中华医学百科全书

军事与特种医学

航海与潜水医学

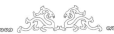

国家出版基金项目
NATIONAL PUBLICATION FOUNDATION

中国协和医科大学出版社

北　京

图书在版编目（CIP）数据

中华医学百科全书·航海与潜水医学 ／ 张建主编 . —北京：中国协和医科大学出版社，2021.5
ISBN 978-7-5679-1712-5

Ⅰ.①航… Ⅱ.①张… Ⅲ.①航海医学—基本知识②潜水医学—基本知识 Ⅳ.①R

中国版本图书馆 CIP 数据核字（2021）第 035771 号

中华医学百科全书·*航海与潜水医学*

主　　编：张　建

编　　审：谢　阳

责任编辑：李元君

出版发行 **中国协和医科大学出版社**
（北京市东城区东单三条 9 号　邮编 100730　电话 010-6526 0431）

网　　址：www.pumcp.com

经　　销：新华书店总店北京发行所

印　　刷：北京雅昌艺术印刷有限公司

开　　本：889×1230　1/16

印　　张：19

字　　数：561 千字

版　　次：2021 年 6 月第 1 版

印　　次：2021 年 6 月第 1 次印刷

定　　价：330.00 元

ISBN 978-7-5679-1712-5

《中华医学百科全书》编纂委员会

总顾问　吴阶平　韩启德　桑国卫

总指导　陈　竺

总主编　刘德培　王　辰

副总主编　曹雪涛　李立明　曾益新　吴沛新

编纂委员（以姓氏笔画为序）

丁　洁	丁　樱	丁安伟	于中麟	于布为	于学忠	万经海
马　军	马　进	马　骁	马　静	马　融	马安宁	马建辉
马烈光	马绪臣	王　伟	王　辰	王　政	王　恒	王　铁
王　硕	王　舒	王　键	王一飞	王一镗	王士贞	王卫平
王长振	王文全	王心如	王生田	王立祥	王兰兰	王汉明
王永安	王永炎	王成锋	王延光	王华兰	王旭东	王军志
王声湧	王坚成	王良录	王拥军	王茂斌	王松灵	王明荣
王明贵	王金锐	王宝玺	王诗忠	王建中	王建业	王建军
王建祥	王临虹	王贵强	王美青	王晓民	王晓良	王高华
王鸿利	王维林	王琳芳	王喜军	王晴宇	王道全	王德文
王德群	木塔力甫·艾力阿吉	尤启冬	戈　烽	牛　侨	毛秉智
毛常学	乌　兰	卞兆祥	文卫平	文历阳	文爱东	方　浩
方以群	尹　佳	孔北华	孔令义	孔维佳	邓文龙	邓家刚
书　亭	毋福海	艾措千	艾儒棣	石　岩	石远凯	石学敏
石建功	布仁达来	占　堆	卢志平	卢祖洵	叶　桦	叶冬青
叶常青	叶章群	申昆玲	申春悌	田家玮	田景振	田嘉禾
史录文	冉茂盛	代　涛	代华平	白春学	白慧良	丛　斌
丛亚丽	包怀恩	包金山	冯卫生	冯希平	冯泽永	冯学山
边旭明	边振甲	匡海学	邢小平	达万明	达庆东	成　军
成翼娟	师英强	吐尔洪·艾买尔	吕时铭	吕爱平	朱　珠
朱万孚	朱立国	朱华栋	朱宗涵	朱建平	朱晓东	朱祥成
乔延江	伍瑞昌	任　华	任钧国	华　伟	伊河山·伊明
向　阳	多　杰	邬堂春	庄　辉	庄志雄	刘　平	刘　进
刘玮	刘　强	刘　蓬	刘大为	刘小林	刘中民	刘玉清
刘尔翔	刘训红	刘永锋	刘吉开	刘芝华	刘伏友	刘华平

刘华生	刘志刚	刘克良	刘更生	刘迎龙	刘建勋	刘胡波
刘树民	刘昭纯	刘俊涛	刘洪涛	刘献祥	刘嘉瀛	刘德培
闫永平	米玛	米光明	安锐	祁建城	许媛	许腊英
那彦群	阮长耿	阮时宝	孙宁	孙光	孙皎	孙锟
孙少宣	孙长颢	孙立忠	孙则禹	孙秀梅	孙建中	孙建方
孙建宁	孙贵范	孙洪强	孙晓波	孙海晨	孙景工	孙颖浩
孙慕义	严世芸	苏川	苏旭	苏荣扎布	杜元灏	杜文东
杜治政	杜惠兰	李飞	李方	李龙	李东	李宁
李刚	李丽	李波	李勇	李桦	李鲁	李磊
李燕	李冀	李大魁	李云庆	李太生	李曰庆	李玉珍
李世荣	李立明	李永哲	李志平	李连达	李灿东	李君文
李劲松	李其忠	李若瑜	李泽坚	李宝馨	李建初	李建勇
李映兰	李思进	李莹辉	李晓明	李凌江	李继承	李森恺
李曙光	杨凯	杨恬	杨勇	杨健	杨硕	杨化新
杨文英	杨世民	杨世林	杨伟文	杨克敌	杨甫德	杨国山
杨宝峰	杨炳友	杨晓明	杨跃进	杨腊虎	杨瑞馥	杨慧霞
励建安	连建伟	肖波	肖南	肖永庆	肖培根	肖鲁伟
吴东	吴江	吴明	吴信	吴令英	吴立玲	吴欣娟
吴勉华	吴爱勤	吴群红	吴德沛	邱建华	邱贵兴	邱海波
邱蔚六	何维	何勤	何方方	何绍衡	何春涤	何裕民
余争平	余新忠	狄文	冷希圣	汪海	汪静	汪受传
沈岩	沈岳	沈敏	沈铿	沈卫峰	沈心亮	沈华浩
沈俊良	宋国维	张泓	张学	张亮	张强	张霆
张澍	张大庆	张为远	张世民	张永学	张华敏	张宇鹏
张志愿	张丽霞	张伯礼	张宏誉	张劲松	张奉春	张宝仁
张建中	张建宁	张承芬	张琴明	张富强	张新庆	张潍平
张德芹	张燕生	陆华	陆林	陆小左	陆付耳	陆伟跃
陆静波	阿不都热依木·卡地尔		陈文	陈杰	陈实	陈洪
陈琪	陈楠	陈薇	陈士林	陈大为	陈文祥	陈代杰
陈尧忠	陈红风	陈志南	陈志强	陈规化	陈国良	陈佩仪
陈家旭	陈智轩	陈锦秀	陈誉华	邵蓉	邵荣光	武志昂
其仁旺其格	范明	范炳华	林三仁	林久祥	林子强	林江涛
林曙光	杭太俊	郁琦	欧阳靖宇	尚红	果德安	
明根巴雅尔	易定华	易著文	罗力	罗毅	罗小平	罗长坤
罗颂平	帕尔哈提·克力木		帕塔尔·买合木提·吐尔根			

图门巴雅尔　岳伟华　岳建民　金　玉　金　奇　金少鸿　金伯泉
金季玲　金征宇　金银龙　金惠铭　周　兵　周永学　周光炎
周灿全　周良辅　周纯武　周学东　周宗灿　周定标　周宜开
周建平　周建新　周春燕　周荣斌　周福成　郑一宁　郑志忠
郑金福　郑法雷　郑建全　郑洪新　郑家伟　郎景和　房　敏
孟　群　孟庆跃　孟静岩　赵　平　赵　群　赵子琴　赵中振
赵文海　赵玉沛　赵正言　赵永强　赵志河　赵彤言　赵明杰
赵明辉　赵耐青　赵临襄　赵继宗　赵铱民　赵靖平　郝　模
郝小江　郝传明　郝晓柯　胡　志　胡大一　胡文东　胡向军
胡国华　胡昌勤　胡晓峰　胡盛寿　胡德瑜　柯　杨　查　干
柏树令　柳长华　钟翠平　钟赣生　香多·李先加　　段　涛
段金廒　段俊国　侯一平　侯金林　侯春林　俞光岩　俞梦孙
俞景茂　饶克勤　施慎逊　姜小鹰　姜玉新　姜廷良　姜国华
姜柏生　姜德友　洪　两　洪　震　洪秀华　洪建国　祝庆余
祝瑹晨　姚永杰　姚克纯　姚祝军　秦　川　袁文俊　袁永贵
都晓伟　晋红中　栗占国　贾　波　贾建平　贾继东　夏照帆
夏慧敏　柴光军　柴家科　钱传云　钱忠直　钱家鸣　钱焕文
倪　健　倪　鑫　徐　军　徐　晨　徐云根　徐永健　徐志云
徐志凯　徐克前　徐金华　徐建国　徐勇勇　徐桂华　凌文华
高　妍　高　晞　高志贤　高志强　高金明　高学敏　高树中
高健生　高思华　高润霖　郭　岩　郭小朝　郭长江　郭巧生
郭宝林　郭海英　唐　强　唐向东　唐朝枢　唐德才　诸欣平
谈　勇　谈献和　陶广正　陶永华　陶芳标　陶·苏和　陶建生
黄　钢　黄　峻　黄　烽　黄人健　黄叶莉　黄宇光　黄国宁
黄国英　黄跃生　黄璐琦　萧树东　梅　亮　梅长林　曹　佳
曹广文　曹务春　曹建平　曹洪欣　曹济民　曹雪涛　曹德英
龚千锋　龚守良　龚非力　袭著革　常耀明　崔　蒙　崔丽英
庾石山　康　健　康廷国　康宏向　章友康　章锦才　章静波
梁　萍　梁显泉　梁铭会　梁繁荣　谌贻璞　屠鹏飞　隆　云
绳　宇　巢永烈　彭　成　彭　勇　彭明婷　彭晓忠　彭瑞云
彭毅志　斯拉甫·艾白　　葛　坚　葛立宏　董方田　蒋力生
蒋建东　蒋建利　蒋澄宇　韩晶岩　韩德民　惠延年　粟晓黎
程　伟　程天民　程仕萍　程训佳　童培建　曾　苏　曾小峰
曾正陪　曾学思　曾益新　谢　宁　谢立信　蒲传强　赖西南
赖新生　詹启敏　詹思延　鲍春德　窦科峰　窦德强　赫　捷

蔡　威　　裴国献　　裴晓方　　裴晓华　　廖品正　　谭仁祥　　谭先杰
翟所迪　　熊大经　　熊鸿燕　　樊飞跃　　樊巧玲　　樊代明　　樊立华
樊明文　　樊瑜波　　黎源倩　　颜　虹　　潘国宗　　潘柏申　　潘桂娟
薛社普　　薛博瑜　　魏光辉　　魏丽惠　　藤光生　　B·吉格木德

《中华医学百科全书》学术委员会

主任委员　巴德年

副主任委员（以姓氏笔画为序）

汤钊猷　　　吴孟超　　　陈可冀　　　贺福初

学术委员（以姓氏笔画为序）

丁鸿才	于是凤	于润江	于德泉	马　遂	王　宪	王大章
王之虹	王文吉	王正敏	王邦康	王声湧	王近中	王政国
王晓仪	王海燕	王鸿利	王琳芳	王锋鹏	王满恩	王模堂
王德文	王澍寰	王翰章	毛秉智	乌正赉	尹昭云	巴德年
邓伟吾	石一复	石中瑗	石四箴	石学敏	平其能	卢世璧
卢光琇	史俊南	皮　昕	吕　军	吕传真	朱　预	朱大年
朱元珏	朱晓东	朱家恺	仲剑平	刘　正	刘　耀	刘又宁
刘宝林（口腔）		刘宝林（公共卫生）		刘敏如	刘景昌	刘新光
刘嘉瀛	刘镇宇	刘德培	闫剑群	江世忠	汤　光	汤钊猷
阮金秀	孙　燕	孙汉董	孙曼霁	纪宝华	严隽陶	苏　志
苏荣扎布	杜乐勋	李亚洁	李传胪	李仲智	李连达	李若新
李钟铎	李济仁	李舜伟	李巍然	杨　莘	杨圣辉	杨宠莹
杨瑞馥	肖文彬	肖承悰	肖培根	吴　坚	吴　坤	吴　蓬
吴乐山	吴永佩	吴在德	吴军正	吴观陵	吴希如	吴孟超
吴咸中	邱蔚六	何大澄	余森海	谷华运	邹学贤	汪　华
汪仕良	沈竞康	张乃峥	张习坦	张月琴	张世臣	张丽霞
张伯礼	张金哲	张学文	张学军	张承绪	张洪君	张致平
张博学	张朝武	张蕴惠	陆士新	陆道培	陈子江	陈文亮
陈世谦	陈可冀	陈立典	陈宁庆	陈在嘉	陈尧忠	陈君石
陈育德	陈治清	陈洪铎	陈家伟	陈家伦	陈寅卿	邵铭熙
范乐明	范茂槐	欧阳惠卿	罗才贵	罗成基	罗启芳	罗爱伦
罗慰慈	季成叶	金义成	金水高	金惠铭	周　俊	周仲瑛
周荣汉	赵云凤	胡永华	胡永洲	钟世镇	钟南山	段富津
侯云德	侯惠民	俞永新	俞梦孙	施侣元	姜世忠	姜庆五
恽榴红	姚天爵	姚新生	贺福初	秦伯益	贾继东	贾福星
夏惠明	顾美仪	顾觉奋	顾景范	徐文严	翁心植	栾文明
郭　定	郭子光	郭天文	郭宗儒	唐由之	唐福林	涂永强
黄洁夫	黄璐琦	曹仁发	曹采方	曹谊林	龚幼龙	龚锦涵

盛志勇　　康广盛　　章魁华　　梁文权　　梁德荣　　彭名炜　　董　怡
程天民　　程元荣　　程书钧　　程伯基　　傅民魁　　曾长青　　曾宪英
温　海　　裘雪友　　甄永苏　　褚新奇　　蔡年生　　廖万清　　樊明文
黎介寿　　薛　淼　　戴行锷　　戴宝珍　　戴尅戎

军事类卷

总主编

    孙建中   原中国人民解放军军事医学科学院

军事与特种医学编纂办公室

主　任

    刘胡波   原中国人民解放军军事医学科学院卫生勤务与医学情报研究所

副主任

    吴　东   原中国人民解放军军事医学科学院卫生勤务与医学情报研

学术秘书

    王庆阳   原中国人民解放军军事医学科学院卫生勤务与血液研究所

航海与潜水医学卷编委会

主　编

    张　建   中国人民解放军海军特色医学中心

副主编（以姓氏笔画为序）

    方以群   中国人民解放军海军特色医学中心

    沈俊良   中国人民解放军海军特色医学中心

编　委（以姓氏笔画为序）

    丁江舟   中国人民解放军海军特色医学中心

    马　丽   中国人民解放军海军特色医学中心

    马海鹰   中国人民解放军海军军医大学

    巴剑波   中国人民解放军海军特色医学中心

    伍俊荣   中国人民解放军海军特色医学中心

    刘李娜   中国人民解放军海军特色医学中心

    许　恒   中国人民解放军海军特色医学中心

    李　慈   中国人民解放军海军特色医学中心

李中付	中国人民解放军海军特色医学中心
杨春龙	中国人民解放军海军军医大学
杨翊方	中国人民解放军海军特色医学中心
肖卫兵	中国人民解放军海军特色医学中心
肖存杰	中国人民解放军海军特色医学中心
时粉周	中国人民解放军海军特色医学中心
何　颖	中国人民解放军海军特色医学中心
何国勤	中国人民解放军海军军医大学
余　浩	中国人民解放军海军特色医学中心
沈　俊	中国人民解放军海军特色医学中心
沈先荣	中国人民解放军海军特色医学中心
陈国良	中国人民解放军海军军医大学
陈锐勇	中国人民解放军海军特色医学中心
周宏元	中国人民解放军海军特色医学中心
郝蕙玲	中国人民解放军海军特色医学中心
胡家庆	中国人民解放军海军军医大学
姚　健	中国人民解放军海军特色医学中心
顾靖华	中国人民解放军海军特色医学中心
陶恒沂	中国人民解放军海军军医大学
曹保根	中国人民解放军海军特色医学中心
喻锡成	中国人民解放军海军特色医学中心

学术秘书

刘李娜	中国人民解放军海军特色医学中心

前　言

《中华医学百科全书》终于和读者朋友们见面了!

古往今来,凡政通人和、国泰民安之时代,国之重器皆为科技、文化领域的鸿篇巨制。唐代《艺文类聚》、宋代《太平御览》、明代《永乐大典》、清代《古今图书集成》等,无不彰显盛世之辉煌。新中国成立后,国家先后组织编纂了《中国大百科全书》第一版、第二版,成为我国科学文化事业繁荣发达的重要标志。医学的发展,从大医学、大卫生、大健康角度,集自然科学、人文社会科学和艺术之大成,是人类社会文明与进步的集中体现。随着经济社会快速发展,医药卫生领域科技日新月异,知识大幅更新。广大读者对医药卫生领域的知识文化需求日益增长,因此,编纂一部医药卫生领域的专业性百科全书,进一步规范医学基本概念,整理医学核心体系,传播精准医学知识,促进医学发展和人类健康的任务迫在眉睫。在党中央、国务院的亲切关怀以及国家各有关部门的大力支持下,《中华医学百科全书》应运而生。

作为当代中华民族"盛世修典"的重要工程之一,《中华医学百科全书》肩负着全面总结国内外医药卫生领域经典理论、先进知识,回顾展现我国卫生事业取得的辉煌成就,弘扬中华文明传统医药璀璨历史文化的使命。《中华医学百科全书》将成为我国科技文化发展水平的重要标志、医药卫生领域知识技术的最高"检阅"、服务千家万户的国家健康数据库和医药卫生各学科领域走向整合的平台。

肩此重任,《中华医学百科全书》的编纂力求做到两个符合。一是符合社会发展趋势:全面贯彻以人为本的科学发展观指导思想,通过普及医学知识,增强人民群众健康意识,提高人民群众健康水平,促进社会主义和谐社会构建。二是符合医学发展趋势:遵循先进的国际医学理念,以"战略前移、重心下移、模式转变、系统整合"的人口与健康科技发展战略为指导。同时,《中华医学百科全书》的编纂力求做到两个体现:一是体现科学思维模式的深刻变革,即学科交叉渗透/知识系统整合;二是体现继承发展与时俱进的精神,准确把握学科现有基础理论、基本知识、基本技能以及经典理论知识与科学思维精髓,深刻领悟学科当前面临的交叉渗透与整合转化,敏锐洞察学科未来的发展趋势与突破方向。

作为未来权威著作的"基准点"和"金标准",《中华医学百科全书》编纂过程中，制定了严格的主编、编者遴选原则，聘请了一批在学界有相当威望、具有较高学术造诣和较强组织协调能力的专家教授（包括多位两院院士）担任大类主编和学科卷主编，确保全书的科学性与权威性。另外，还借鉴了已有百科全书的编写经验。鉴于《中华医学百科全书》的编纂过程本身带有科学研究性质，还聘请了若干科研院所的科研管理专家作为特约编审，站在科研管理的高度为全书的顺利编纂保驾护航。除了编者、编审队伍外，还制订了详尽的质量保证计划。编纂委员会和工作委员会秉持质量源于设计的理念，共同制订了一系列配套的质量控制规范性文件，建立了一套切实可行、行之有效、效率最优的编纂质量管理方案和各种情况下的处理原则及预案。

《中华医学百科全书》的编纂实行主编负责制，在统一思想下进行系统规划，保证良好的全程质量策划、质量控制、质量保证。在编写过程中，统筹协调学科内各编委、卷内条目以及学科间编委、卷间条目，努力做到科学布局、合理分工、层次分明、逻辑严谨、详略有方。在内容编排上，务求做到"全准精新"。形式"全"：学科"全"，册内条目"全"，全面展现学科面貌；内涵"全"：知识结构"全"，多方位进行条目阐释；联系整合"全"：多角度编制知识网。数据"准"：基于权威文献，引用准确数据，表述权威观点；把握"准"：审慎洞察知识内涵，准确把握取舍详略。内容"精"："一语天然万古新，豪华落尽见真淳。"内容丰富而精练，文字简洁而规范；逻辑"精"："片言可以明百意，坐驰可以役万里。"严密说理，科学分析。知识"新"：以最新的知识积累体现时代气息；见解"新"：体现出学术水平，具有科学性、启发性和先进性。

《中华医学百科全书》之"中华"二字，意在中华之文明、中华之血脉、中华之视角，而不仅限于中华之地域。在文明交织的国际化浪潮下，中华医学汲取人类文明成果，正不断开拓视野，敞开胸怀，海纳百川般融入，润物无声状拓展。《中华医学百科全书》秉承了这样的胸襟怀抱，广泛吸收国内外华裔专家加入，力求以中华文明为纽带，牵系起所有华人专家的力量，展现出现今时代下中华医学文明之全貌。《中华医学百科全书》作为由中国政府主导，参与编纂学者多、分卷学科设置全、未来受益人口广的国家重点出版工程，得到了联合国教科文等组织的高度关注，对于中华医学的全球共享和人类的健康保健，都具有深远意义。

《中华医学百科全书》分基础医学、临床医学、中医药学、公共卫生学、军事与特种医学和药学六大类，共计144卷。由中国医学科学院/北京协和医学院牵头，联合军事医学科学院、中国中医科学院和中国疾病预防控制中心，带动全国知名院校、科研单位和医院，有多位院士和海内外数千位优秀专家参加。国内知名的医学和百科编审汇集中国协和医科大学出版社，并培养了一批热爱百科事业的中青年编辑。

回览编纂历程，犹然历历在目。几年来，《中华医学百科全书》编纂团队呕心沥血，孜孜矻矻。组织协调坚定有力，条目撰写字斟句酌，学术审查一丝不苟，手书长卷撼人心魂……在此，谨向全国医学各学科、各领域、各部门的专家、学者的积极参与以及国家各有关部门、医药卫生领域相关单位的大力支持致以崇高的敬意和衷心的感谢！

《中华医学百科全书》的编纂是一项泽被后世的创举，其牵涉医学科学众多学科及学科间交叉，有着一定的复杂性；需要体现在当前医学整合转型的新形式，有着相当的创新性；作为一项国家出版工程，有着毋庸置疑的严肃性。《中华医学百科全书》开创性和挑战性都非常强。由于编纂工作浩繁，难免存在差错与疏漏，敬请广大读者给予批评指正，以便在今后的编纂工作中不断改进和完善。

刘德培

凡　例

一、《中华医学百科全书》（以下简称《全书》）按基础医学类、临床医学类、中医药学类、公共卫生类、军事与特种医学类、药学类的不同学科分卷出版。一学科辑成一卷或数卷。

二、《全书》基本结构单元为条目，主要供读者查检，亦可系统阅读。条目标题有些是一个词，例如"放漂"；有些是词组，例如"潜水员溺水"。

三、由于学科内容有交叉，会在不同卷设有少量同名条目。例如《军队卫生学》《生物武器医学防护学》都设有"生物战剂检验车"条目。其释文会根据不同学科的视角不同各有侧重。

四、条目标题上方加注汉语拼音，条目标题后附相应的外文。例如：

qiántǐng yīxué
潜艇医学（submarine medicine）

五、本卷条目按学科知识体系顺序排列。为便于读者了解学科概貌，卷首条目分类目录中条目标题按阶梯式排列，例如：

航海心理学 ……………………………………………………………………

　舰船员心理选拔 ………………………………………………………………

　　舰船员心理选拔标准 ………………………………………………………

　舰船员心理训练 ………………………………………………………………

　　舰船员生物反馈训练 ………………………………………………………

　　舰船员心理调节训练 ………………………………………………………

　海军卫生勤务 …………………………………………………………………

　　舰船医务舱室 ………………………………………………………………

六、各学科都有一篇介绍本学科的概观性条目，一般作为本学科卷的首条。介绍学科大类的概观性条目，列在本大类中基础性学科卷的学科概观性条目之前。

七、条目之中设立参见系统，体现相关条目内容的联系。一个条目的内容涉及其他条目，需要其他条目的释文作为补充的，设为"参见"。所参见的本卷条目的标题在本条目释文中出现的，用蓝色楷体字印刷；所参见的本卷条目的标题未在本条目释文中出现的，在括号内用蓝色楷体字印刷该标题，另加"见"字；参见其他卷条目的，注明参见条所属学科卷名，如"参见□□□卷"或"参见□□□卷□□□□"。

八、《全书》医学名词以全国科学技术名词审定委员会审定公布的为标准。同一概念或疾病在不同学科有不同命名的，以主科所定名词为准。字数较多，释文中拟用简称的名词，每个条目中第一次出现时使用全称，并括注简称，例如：甲型病毒性肝炎（简称甲肝）。个别众所周知的名词直接使用简称、缩写，例如：B超。药物名称参照《中华人民共和国药典》2020年版和《国家基本药物目录》2018年版。

九、《全书》量和单位的使用以国家标准 GB 3100—1993《国际单位制及其应用》、GB/T 3101—1993《有关量、单位和符号的一般原则》及 GB/T 3102 系列国家标准为准。援引古籍或外文时维持原有单位不变。必要时括注与法定计量单位的换算。

十、《全书》数字用法以国家标准 GB/T 15835—2011《出版物上数字用法》为准。

十一、正文之后设有内容索引和条目标题索引。内容索引供读者按照汉语拼音字母顺序查检条目和条目之中隐含的知识主题。条目标题索引分为条目标题汉字笔画索引和条目外文标题索引，条目标题汉字笔画索引供读者按照汉字笔画顺序查检条目，条目外文标题索引供读者按照外文字母顺序查检条目。

十二、部分学科卷根据需要设有附录，列载本学科有关的重要文献资料。

目　录

hánghǎi yīxué

航海医学（nautical medicine）

研究航海活动中，海上作业与环境条件对人员健康和能力的影响，以及伤病防治的理论、技术、装备和组织方法的学科。是医学科学的一个分支，特种医学的组成部分。是医学、工程学、海军军事学、管理学、航海学等交叉的一门综合性学科，包括军事航海医学（又称海军医学）和民事航海医学。军事航海医学又包括海军卫生勤务学、潜艇医学、海军核防护医学、海军航空医学、海军医学地理等；民事航海医学又包括航海卫生管理、近海医学、航海法医学、海上灾害救援医学等；舰船人体工效学、舰船卫生学、航海流行病学、航海疾病学、航海心理学等又是两者通用的分学科。其目的是预防和治疗航海人员伤病，维护舰船人员健康和安全，提高作业工效和作战能力。

发展历史　根据航海事业发展的 3 个历史阶段，航海医学的发展也相应地分为古代、近代和现代 3 个阶段。

古代航海医学经过了从远古至 15 世纪起源于地中海和爱琴海海域的桨船时期的萌芽期，古希腊官制中已有海军军医制度，公元前 450 年，古希腊、罗马时代，已使用船舶运送海上伤病员；从 15~19 世纪初为帆船时期的航海医学雏形期，此时以风为动力的大型帆船可离开近海远航，船员居住在船上，生活、工作条件或作战方式不同于桨船时期，遇到的医学问题明显增多，一些船医开始用科学态度和实验方法观察和研究长期航行条件下出现的医学问题，航海医学随之逐步形成。英国海军军医林德（James Linde）于 1754 年和 1757 年先后发表了

《论坏血病》和《保护海员健康的最有效的方法》等著作，提出防止坏血病、船上灭蚤、饮食卫生等药物、技术和方法，1761 年又建议将海水蒸馏淡化以供饮用，被誉为英国海军卫生的奠基人。18 世纪中期，英国皇家海军制定了供应海员的食品标准和热能标准。18 世纪末，英、俄、法等国家注重研究海上传染病预防、海员卫生保健、伤病员救治和后送等，当时英国海军认为控制海洋首先取决于征服海洋疾病。从 19 世纪初~20 世纪中期，为近代航海医学的形成期。随着蒸汽机船的出现，航海事业迅速壮大，推动了航海医学研究的逐步深入。20 世纪 20 年代前后，潜艇和航空母舰相继问世，海战由水面扩展到水下和海空，尤其在第一次、第二次世界大战中，航海医学面临一系列新问题，舰船装备日趋复杂，续航力增大，海军航空兵发展，武器杀伤力增强，海战伤亡率增高，海上伤病员医疗救护与后送、舰船卫生、航海流行病、舰船员健康维护及航空卫生保障等任务繁重，为适应航海事业的需要，航海医学特别是军事航海医学成为一门多学科组成的特殊医学领域。20 世纪中期，美、英、法、苏等国相继建立了专门的军事航海医学教育训练和科学研究机构，出版了《海军卫生勤务学》《海军卫生手册》《海军流行病学》《舰艇卫生学》等专著。此后，随着军事科学技术的发展，海军又一次发生了重大变革，出现了装备有导弹、电子等设备的核动力舰艇，海军进入了以核能化、导弹化、电子化和自动化为标志的现代海军阶段，对海上卫勤保障、舰船卫生、海军人员的生理、心理和体力要求

更高；武器杀伤力的增强，对伤员救治技术及装备等也提出了新的要求；核动力舰船的发展推动了核辐射损伤医学防护研究等，极大地丰富了航海医学的内涵。造船技术的发展促进了海上通商贸易的发展，也促进了民事航海医学的进步，催生了航海卫生管理、近海医学、航海法医学及灾害医学救援等学科的形成，各海洋国家相继出版了航海医学著作，如挪威的《医学指南》（内含船上急救）、芬兰的《船舶医学指南》、荷兰的《航运医疗手册》、联邦德国（或西德）的《货船保健指南》、英国的《船长医学指南》、美国的《船用医药柜和海上医疗急救》和《海员保健手册》等。

中国古代航海医学可追溯至春秋战国时代（公元前 770 年~前 221 年），一些依江傍海的诸侯国建立了舟师以进行水战和海战，当时的舟师已重视疾病的预防。公元前 4 世纪战国时代，庄子在《逍遥游篇》中记述吴国舟师曾用药物预防冻伤。宋代以来，航海人员重视食物和淡水的储备、补给，携带不易腐败的食品，注意食用各种动物性食品和新鲜水果、蔬菜，以增强体质、预防疾病。15 世纪初，明代郑和出使西洋的船队配医官、医士 180 余人，调用太医院的医官"主一舶之疾病"，每船 2~3 名，船上还配有擅长辨别中草药的专职药工人员；重视远航中的饮食、饮水卫生，研究航行海区的气候、地理环境，沿途收集和鉴定药物，为海员和停泊地区居民医治伤病，进行医学地理调查。表明当时中国的航海医学已有了一定的规模并达到相当的先进水平。1904 年，在海军处下设医务司，职掌海军

卫生、治疗伤病、制配医药等。清末民国初期，海军建有医院、医务所、医学堂和军医学校，舰船配有军医和卫生人员，开展航海医学保障。中国现代军事航海医学以1949年4月23日中国人民解放军华东军区海军宣告成立为标志，从无到有，逐步发展，已建立了较完善的、与海军使命任务和战略发展相适应的军事航海医学学科专业体系。20世纪50年代初建立了海军医学研究所、海军总医院和多所舰队医院，60年代初建立了海军医学系和海军医学高等专科学校，70年代初建立海军医学科学技术委员会，80年代以海军为主发起成立中华医学会航海医学分会。先后在海军、舰队、基地（舰航）、舰艇支队（水警区）、单舰艇和海军陆战队建立了各级卫勤管理机构和各类医疗、防疫、训练、药材供应等卫勤保障机构。至21世纪初，中国军事航海医学已形成较完善的学科体系，先后出版了《航海医学》《海军卫生勤务学》《舰艇卫生学》《海军流行病学》《航海卫生研究进展》《舰载机医学》《航空母舰及其舰载机医学》《现代舰船卫生学》等反映中国军事航海医学研究和发展的专著，出版《中华航海医学与高气压医学杂志》《海军医学杂志》《海军总医院学报》等专业期刊。随着民用航海事业的发展壮大，海上交通运输、近海石油勘探卫生保障日显重要，民事航海医学保障也逐步形成完善的体系，成立了航运部门的卫生管理机构、各类海员医院、卫生防疫机构，在医学院校设立航海医学系及航海医学研究所，开展航海医学训练、研究工作，显著提高了航海医学保障能力。

研究内容 主要有：①航海环境因素的特点及其对航海人员身心健康的影响，人体的耐受限度和生理病理变化；各种舰船舱室空间、微小气候、噪声、振动、冲击、辐射、气压、空气组分、微生物、照明、色彩等卫生学标准；环境因素的检测、监测与评估方法等。②海上伤病员医疗救护与后送，海上作战卫生减员发生规律，医疗后送的原则、组织体制、救治范围、实施方法、救治与防护技术，以及药品器材和卫生装备保障，舰船医疗舱室设计以及信息技术应用等。③海上落水人员生存医学，战伤合并海水浸泡的救治技术，海上落水伤员的救护组织、装备、方法、步骤和技术等。④舰船人员人体动静态生物学参数测定，舰船、飞机人-机-环境最佳组配和效能最优化设计，舰船装备设施设计、研制和试验的卫生学监督。⑤根据不同航海任务，制定航海人员的体格选拔标准、健康标准和营养素需要量标准，体格检查的技术、方法、饮食、营养监督措施。⑥航海人员体能锻炼方法和制度，各种海上作业安全制度，及其适应力、自持力、医学保障和作业能力。⑦各种军事航海活动的卫勤保障，舰艇航行、潜艇潜航、海上飞行等的医学保障，核潜艇核医学防护，饮食、饮水、特种被装保障等。⑧航海人员常见病、多发病、各种军事作业和海上训练伤等特殊伤害发生发展特点和规律，以及有效的防治方法，特需药物的开发应用。⑨对航海活动有重要影响的传染病的病原学和流行病学及预防、控制方法，海水中的致病菌引起的疾病及海洋生物伤的防治。⑩海洋环境中舰船员、飞行员作业活动中的人

为差错、事故或意外事件与医学的关系，提出相关的改进措施。⑪民事航海活动及近海海域海洋资源开发利用作业环境对人员健康的影响和伤病防治规律；航海法律案件中有关医学问题，为侦查审判案件提供资料和证据。

研究方法 主要包括：①调查分析。深入航海船队、海军部队，调查卫生技术、方法与装备的历史、现状及实际使用的评价，考察其在海洋环境条件下的适用性、战术、技术性能的优劣，提出改进措施。②实验与试验。包括实验室研究与应用研究，进行舰船员伤病救治、卫生防护、卫生防病、饮食卫生，航空医学保障，疾病预防与控制技术基础理论与开发应用研究，并通过实兵演练或实战使用进行验证与改进；将舰船测量的各种物理、化学、生物学参数作为依据，在实验室进行动物对照试验，发现损伤机制、生物效应、病理生理变化等，以推测对人体的影响与规律，开发防治技术与药物；海军专用卫生装备技术性能的实验室试验、调试，战术技术状态的实兵演练或作战现场使用验证，评价其适用性与技术水平，并不断改进。③模拟与仿真。运用模拟仿真理论与方法，评估海上伤病员医疗后送、舰艇核防护医学、航空医学保障、舰艇疾病预防控制等过程与技术方法，提出优化措施与决策建议；在海军专用卫生装备研制方面，运用计算机辅助设计与仿真技术，通过虚拟现场运行环境，验证装备设计的科学性、战技术指标的可行性、过程控制的合理性及运行管理的可靠性，检查缺陷、完善设计；也可对卫生装备配置进行系统仿真和效能评估，提出优化调整措施。④综

合技术。综合运用系统论、控制论、信息论、逻辑学、运筹学等科学技术方法，探索航海医学保障及卫生装备保障的内在联系，进行特征分析和理论概括，促进航海医学理论与卫生技术装备的不断发展。

发展趋势 随着海军舰艇军事活动由近海逐渐向远海延伸，以非接触、非线式作战和精确打击为特点的信息化战争将成为海上主要作战样式，航空母舰和核动力潜艇等装备建设速度加快，国家海洋战略利益不断拓展，海上军事力量参加国际事务逐渐增多，护渔、护航，保护海上交通航道安全、资源安全和领土主权安全，行使海上执法检查和监督，实施海上突发事件人道主义救援任务增加，以及海上航运事业向全球发展，航海医学将更加注重一切与海洋环境航行活动人员发生界面的全要素、全过程的研究和保障，广泛引入新的医学模式，从生物-心理-社会医学角度，大范围、多因素地从整体上综合考虑海洋环境航行活动过程中的伤病防治、卫生防护和医疗保健工作，不断扩展和深化航海医学研究范围及研究内容，以增强防治效果。更注重增进海洋环境航行活动人员的健康和作业效能，重点向特殊环境因素评估与防护前移，实现由单纯的被动保障向主动防护，由对作业环境防护向改善作业环境转变。研究方法向微观和宏观两极方向发展：在微观方面，借助现代高技术和新兴学科手段，从人体器官、细胞水平深入到亚细胞和分子水平；在宏观方面，进行综合研究，不局限于人体，而是把人作为与环境、社会、生态密切相互作用的整体中去加以研究，以探讨各种环境

因素和社会因素对航海人员健康和疾病的影响。研究手段向高技术、多学科交叉、多技术综合等方向发展，广泛运用生物技术、信息技术、新材料技术、核技术及计算机技术等高新技术于航海医学研究中，使试验、检测、测试、评估等结果定量化、微量化和智能化，从定性研究深化为精确的定量研究，以不断提高航海医学研究的准确性、可信性和实用性，促进对人员健康影响的特殊环境因素控制由应急、安全向工效、舒适方面发展。

（张　建　陶永华）

jiànchuán rénjī gōngxiào

舰船人机工效 （man machine performance）

以医学心理学、生理学、人体测量学和生物力学等学科为基础，研究舰船设计与评价中涉及人因素问题的学科。机械工程学的分支学科。目的是使设计的舰船机器、工具、成套设备的操作方法和作业环境更适应操作人员满足人员作业舒适、安全和高效要求。

发展历史 第二次世界大战期间，因各种新式武器的产生，设计人员必须认真考虑操作人员的生理和心理特点，研究如何使机器与人的能力限度和特性相适应，从而产生了工效学。随后，工效学在舰船工业生产中也得到广泛应用和发展，形成了舰船人机工效这个分支学科，涉及的学科（图1）。人机工效在美国、英国等国家又称人因工程。在中国，舰船人-机-环境系统工程研究的前期工作可追溯到20世纪60年代，但大多以单一因素对人的影响研究为主；至80年代开始作为系统学科的一个强劲分支开展研究，已从探讨环境复合因素对人体功能和工效的影响，向改善、

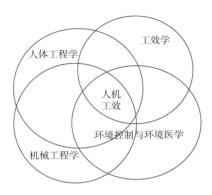

图1　舰船人机工效涉及的学科

控制及消除不利因素，改进防护措施，以及研究环境主要因素不同量级间信息传递的相互关系等方面逐步展开。

研究内容 舰船人机工效主要是人体工程学、机械工程学、环境控制与环境医学和工效学在舰船工程设计中的优化组合，具体研究内容如下。

人体特性 是人的工作或劳动形态特征、生理特征、心理特征以及功能特征。研究人体在舰船环境下与人体有关的问题，如人的感知与反应特性，工作效率，体力负荷，脑力负荷等。目的是使舰船人员在人-机-环境系统中充分发挥作用，保护其功能，挖掘其潜力，创造适应舰船人员生理和心理需求的仪表及其最佳使用条件。

舰船人机关系 为了发挥舰船高效的综合性能，必须配备各类精良的装备和精密的仪器设备。而舰船特别是军用船舶的舱室狭小，对于各类设备的布局显得尤其重要。舰船人员操纵的对象是设备，除了需要高素质的科技基础外，其操作运用熟练程度至关重要。设备在船员的操作下，要完美地显示其优良的性能，还必须要解决人与设备的协调关系。最佳的人机关系才能高效地发挥

出舰船系统的综合效能。人机关系的协调发展是舰船人-机-环境系统优化组合不可分割的重要内容，需要重点研究：①人与机在功能上的合理分配。要使人机匹配达到高效，必须认识人与机在功能上的合理分配。自人类使用工具以来，所从事的一切工作都是人机系统。随着时代的发展，机系统变得越来越复杂。在实践中，人与机的地位不同，机要适用于人，而人与机又同处于客观规律制约下，人就不可能创造出完美无缺的机系统来，人也就不可能达到无须任何作业而由机系统完成某一工作的目的。而在设计机系统中往往忽视人、机功能的分配，当使用机时才对人的作业过程进行设计，造成了很不协调的人机关系。很多舰船设备进行改装的原因之一就是人机匹配不尽合理。为了使舰船的机设备更好地适应于舰船人员，人们不得不在现有的环境中花大力气去改装和完善。这些问题如果在系统总体设计时或舰船建造前已经考虑的话，这种耗时耗财的改装工作可以转变为其他的效益。在舰船日常环境中，舰船人员与机各尽所能，从工作效能上，人能完成多种操作，定性处理能力强；机能超过人的生理忍耐限度去作业，能做高价运算，能多次重复工作而不降低效率且传递信息的速度均比人快，记忆强，但定型处理能力低于人。在控制能力上，人可进行各种控制，其自由度调节和联系均优于机；而机在操作力、精度、速度、数量等方面都超过人，但需外力，人与机工作能力不同。在许多方面人的能力比机差，而人的许多能力又是机无法达到的。因此，研究人机功能就是达到各取所长，使系统完

整，且尽可能做到安全、高效。②人机界面的优化布局。人机界面是人与机器设备沟通的媒介。舰船人机系统中的人机界面也可以形象地认为是一个接触面，在这个接触面上流动的是信息，接触面的大小反映了信息量的大小；接触面越大，信息交互量就越大，说明人与机的联系就越紧密。随着人机系统的界面日益复杂，功能日益增多，需要在人机界面上交互运作的信息越来越多，一个人机界面就会变得很大。作为一个工作领域，舰船系统的人机界面信息交互量也就不可避免地存在，计算机控制操作系统部署于舰船各舱室，如通信、导航、指挥、武备发射和动力控制仪等各类仪器一体化，形成了舰船的高科技自动化体系，显示其强大的技战术性能。但是机必须要由舰船人员去掌握和操纵，这就势必带来舰船人员与机之间各自发挥功能过程中产生的矛盾。最小吨位的舰船，其舱室内的显示屏就不下 10 余个，在战时或训练时，10 余个显示屏出现的各类数据和图像由一个或几个人员在瞬时间内无误报告给指挥人员难度很大；漏报或错看一个符号数据，其后果难以估量。而对于一个舰船人员单位时间内接收信息量的能力计算，上述错误又是不可避免的。人处理信息的能力是有限量的，当达到一定程度时，人的工作效率就会降低，错误率就会上升。即希望在功能相同的情况下，人机界面的面积尽可能的小，以可减少对人的工作压力。在舰船的机系统形成之后，其所需处理的信息总量是一定的。减少界面面积也就是减少人机界面上需要操作的信息流量。因此，减少界面面积的关键是优化人机界面上的

信息传递，其实质是增加人机各自的信息蕴含，即大量的信息并不经过人机界面进行传递，而是隐藏在界面两侧，只有那些重要的并能适应舰船人员单位时间内接收的信息才被输送到人机界面，这就是减少界面面积能减轻舰船人员工作负荷的原因。优化人机界面的信息传递也就解决了舰船人员与机之间行使和发挥各自最大功能而又避免出现错误的问题。优化的依据是认真分析人与机各自的特点，客观地估价人与机的作用，充分发挥人的主观能动性，尽可能地发挥机的潜力，同时要了解它们的局限性。很显然，人适合从事评价、分析、决策等创造性的思维性活动，而机则适合从事事先规定好的重复性工作。在人机界面中用图形表达概念具有明显的优越性，这在舰船系统的视觉信息界面形式中尤为突出，其形状、空间维数、色彩等比文字更容易记忆。因此，人机系统的发展除了减少界面面积获取必要的信息交互量之外，发展简明易记的图像显示也是必不可少的途径。此外，系统的人机交互界面能否得到操作者的认同，也是人机系统成功与否的关键因素之一，为了达到这个目的，机的设计者不仅需要研究设备软件的总体结构和运行模式，而且需要了解操作者的交互观念和掌握设备的程度。对于图形界面与字符界面的处理关系最佳的解决办法就是发展智能化的图形界面，即指在操作界面中通过人工智能系统，使得界面所包含的知识达到最多，而要求操作人员掌握的使用知识减少到最小。因此，研制一个优化的人机界面将会给工作免去许多失误而带来很大效益，这种效益就是人和机密切配合产

生远大于两者各自功能之和的效果。

舰船人环关系　主要研究舰船舱室环境因素对舰船人员的影响与防护措施。通常将舱室环境因素分为有害因素和激励因素。舰船舱室环境中主要有害因素可以分为物理因素和化学因素。物理因素主要包括噪声、振动、温度、湿度和电离辐射等，其中有的舱室噪声可高达 130dBA，温度可高达 45～50℃，以及存在电磁场等；化学因素的气体种类多达 300 余种，有些气体还具有致癌作用。这些因素的存在，给舰船员机体造成了一定影响。早在 20 世纪 60 年代，美国对于战斗舰船和商船上有害气体、噪声对舰船员的影响及防护措施已有研究；80 年代，对于人的因素及海军作战人员在各个岗位的可操作性，及工作环境对舰船员健康危害的评估又有了深入的研究，通过工作空间对人的效应研究与评估，提出了最佳工作环境方案的技术思路；另外，对于航空母舰飞行人员着陆时减少危害，保障飞行员身体不受损伤等问题提出了具有科学依据的可行性方案，将人体工效和生命保障系统的研究放在重要位置。中国从 20 世纪 60 年代也开始着手研究舱室环境单一因素对人体生理、生化指标的影响，70 年代开展多种因素对人体复合作用的模拟实验研究；1972 年，中国首次开展模拟舰船 120 天远航对舰船员耐受力影响的试验，提出了关于舱室环境某些物理因素对舰船员生命支持力影响的限值；1975 年又进行了模拟潜艇若干环境条件潜航 90 昼夜对人体耐受力影响的实验研究，包括 13 种主要气体、噪声、温湿度、照明等理化因素，以及紧张作业，

限制用水，远航营养及体育锻炼等工作生活因素，实验结果为组织实艇长期潜航的医务保证提供了可信资料。通过一系列研究，相继颁布了舰船舱室环境因素卫生学标准 10 余项。此外，对舰船舱室环境微小气候 4 个主要因素：气温、相对湿度、气流和热辐射也提出了卫生学要求。舰船员在舰船复合环境因素中航海，其生理功能可分为 4 种水平状态：舒适、工效、安全和耐限，这 4 种人体功能水平不同程度地客观反映了舰船员与舱室之间关系。中国人民解放军海军运用优化的正交设计原理，利用少数的实验获得了大量的人体科学数据，提出了舰船舱室环境中主要理化因素的 4 种功能水平的卫生学参数（表 1）。这些结果为研究舰船舱室环境因素对舰船人员的影响与提出防护措施提供了依据。

舰船机环关系　指机器设备对环境的影响及环境因素对机器设备所产生的影响。舰船机器设备对环境的影响有很多方面，如舰船机器设备引起或产生舱室的有害因素有振动、噪声、高温

或低温、电磁辐射、有害的化学气体等；舰船标准对这些有害因素一般有最大限值的要求，这些要求又作为舰船机器设备设计的技术参数之一。环境因素对机器设备所产生的影响包括两个方面：①机器设备引起或产生舱室的有害因素又反过来影响机器工作，如机器设备引起舱室振动，反过来又影响机器运转。②机器设备所处的环境对机器设备的影响，如机器设备所处的空间大小、设备管道的限制等。因此，研究重点是用工程技术方法去控制和改造环境，以保障整个系统处于最佳状态。

舰船人机环境系统的优化组合　舰船人机工效的核心，是在人体特征的基础上，研究人机系统总体设计、工作场所与信息传递设计、环境控制与安全保护设计，涉及的研究内容很广泛，所需专业种类很多，是一项复杂的系统工程。其整体化特征打破了各个学科和部门的界限，从一系列基础学科和工程技术中吸取营养。从系统构思直至综合评价，均需多学科知识和方法指导。人

表 1　舰船舱室环境主要理化因素的人体卫生学参数

因素	功能状态			
	舒适	工效	安全	耐限
化学因素				
CO（mg/m^3）	6.0	11.0	16.0	50.0
CO_2（%）	0.2	0.8	1.5	3.0
NH_3（mg/m^3）	0.5	3.5	7.0	2.0
SO_2（mg/m^3）	0.5	1.0	3.0	2.0
二甲苯（mg/m^3）	4.5	11.0	30.0	100.0
物理因素				
噪声（dBA）	65	75	85	95
照明（lx）	200	120	60	20
温度（℃）	25±2	30	35	37
湿度（%）	50±5	65	75	85

体工程学、人的因素、工效学、环境医学、工程心理学，均为舰船人机工效的组成部分。系统优化组合的目标是围绕先进性、安全性、经济性3个方面来制定：①先进性。是根据当代科技特点，在装备的主要性能上要超过或接近先进国家的同类设备，使舰船在近、中、远海的训练或战争中不至于因装备落后而处于劣势。②安全性。指舰船员的生理心理功能的正常发挥应得到可靠的保障，降低或避免对舰船员的危害，提高其工作的可靠性与高效性。③经济性。即尽量降低成本，提高装备的费效比。人机系统总体设计是指在整体上使机与人体相适应。工作场所设计一般包括：工作空间、座位、工作台或操纵台以及工作场所总体布置等，目的是使人以无害健康的姿势从事工作，既能高效地完成工作，又感到舒适和不致过早产生疲劳。信息传递设计包括机器的显示器向人传递信息和机器的控制器接收人发出的信息，显示器研究包括视觉、听觉、触觉等各类显示器的设计、布置及组合要满足人体特征等问题。控制器研究包括各种操纵装置的大小、形状、位置及作用力等适合人的生理结构、生物力学和心理学，以及人的定向及习惯动作等。环境控制与安全保护设计的目的不仅是指舰船人员所从事的工作在短期内能有效地完成，而且指在长期内不存在对健康有害的影响，并使事故危险性缩小到最低限度。环境控制方面，应保证照明、微小气候、噪声和振动等常见的作业环境条件适合操作人员的要求。

研究方法　舰船人机工效研究采用人体科学和生物科学等相关学科的研究方法及手段，也吸取了系统工程、控制理论、统计学、仿真学等其他学科的研究方法，并建立了一些独特的新方法，以探讨人、舰船机械装备、舰船环境要素间复杂的关系问题。具体研究方法有：观察法、实测法、实验法、模拟和模型试验法、计算机数值仿真法、分析法和调查研究法等。

研究方向　主要是工作负荷研究，包括体力活动、智力活动等因素引起的生理负荷和心理负荷；舰船工作环境研究，包括舱室的噪声、振动、微小气候、电磁场、照明、有害气体等及其复合环境下的生理效应、作业能力、工作成效的测量与评定等，还包括工具装备、舱室空间、生活起居等；模拟研究，包括人机信息相互传递的优化与智能模拟等。

（李中付）

qiántǐng yīxué

潜艇医学　（submarine medicine）　研究潜艇特殊环境因素与作业活动对艇员身心健康影响规律及医学防护措施的学科。军事航海医学的组成部分。包括潜艇卫生、潜艇防疫、潜艇医疗救护、潜艇卫勤保障、核潜艇医学防护、潜艇艇员脱险救生医学保障等内容。作用是维护艇员身心健康，提高工作效能，发挥潜艇的技战性能。

发展历史　潜艇医学是随着潜艇出现而产生和发展的。19世纪末，蒸汽和电动力潜艇的出现，潜艇医学问题开始被人们所重视。1913年，俄国学者沃斯特罗·萨布林（Vostro sablin）编写了潜艇医学保障规则。第一次和第二次世界大战期间潜艇医学得到较大发展。1933年，苏军颁布了潜艇失事援救时防险救生作业保障和对潜艇空气再生装置、潜艇水下航行艇员居住条件卫生监督的训令。1935年，英国学者达德利阐述了潜艇艇员在失事逃生过程和密闭舱室中窒息、烟熏和四氯化碳对人体的影响。1937年，苏联学者编写了《长期潜航条件下潜艇舱室居住问题》著作。1940年，美国学者约翰逊（Johanson）提出了潜艇艇员的选拔、低氧和二氧化碳过多的危险、换气、援救装具、潜艇援救等问题。1942年，美海军潜艇医学研究所开展有关潜艇环境生物医学与行为医学方面的基础和应用研究。1943年，美国海军出版的《海军卫生手册》，提出了潜艇结构、居住性等因素对艇员的影响及其防护问题。第二次世界大战后，潜艇医学重点围绕舱室环境控制、维护艇员健康展开研究。1976年，北大西洋公约组织的潜艇医学专业委员会制定了常规潜艇大气控制设计标准草案，以保障艇员的健康和正常工作能力；定期召开学术会议，交流潜艇医学研究成果。进入21世纪后，英、美等国海军为提高潜艇安全性，除采用现代技术外，在潜艇论证、设计、建造、服役各阶段中充分考虑人的因素整合，包括人员任务、作业条件、减少人力、作业负荷、作业能力、能力缺陷、操作程序、训练方式等，使潜艇发挥应有的战斗力。

20世纪50年代始，中国人民解放军海军医学研究所对潜艇舱室物理、化学环境因素，如噪声、高温、高湿、冲击、振动、磁场、电磁辐射和有害气体等进行单一因素或几种因素复合效应的实验研究（图1）；开展了潜艇艇员脱险救生技术、方法和装备的研究，制定潜艇舱室卫生学系列标准及有关卫生防护规定；开展核潜艇辐射防护及核事故应急医学救援

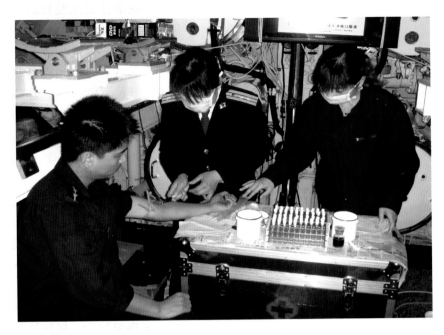

图1　对艇员作血液生化检测

研究。出版了《潜艇医学》《潜艇医学手册》《海上援潜》等著作及教材。

研究内容　主要有：①潜艇舱室环境适居性技术。研究潜艇舱室环境多种因素对艇员的生理、心理和工作效能的综合影响及其防护措施；舱室不良环境因素的检测技术与方法。②制定舱室环境因素控制、营养和给水等卫生学标准。③潜艇环境与武器装备的人机适配性技术。④潜艇艇员脱险救生技术、方法与装备。⑤潜艇艇员常见病、多发病的防治与后送。⑥计算机辅助疾病诊断专家系统及海上远程医学会诊系统等。

研究方法　主要有：①实艇调研。潜艇航行条件下监测各种舱室环境参数和艇员的生理、心理、工效的反应。②实验研究。将实艇测量的各种物理、化学、生物学参数作为依据，在实验室进行动物对照试验，以推测对人体的影响与规律。③模拟试验。在实验室进行模拟潜艇潜航环境和长航时人体体能、工效试验，以及计算机仿真试验，寻求生物、生理学规律。④实艇试验。利用实艇航行条件开展艇员生存能力、体能耐力和作业效率，以及脱险技术与方法等研究。

发展趋势　潜艇医学的未来，将主要研究解决潜艇舱室多种环境因素对人体生理、心理的综合影响及其防护措施；按舰艇人机工程技术原理，不断完善潜艇设计的人机工程要求和卫生学标准；研究失事艇员延长生存时间的措施，重点研究高压暴露后艇员脱险救生的技术、方法和装备；研究潜艇环境职业因素对艇员长期健康的影响等。

（张　建　褚新奇）

jiànchuán wèishēngxué

舰船卫生学（ship hygiene）

研究舰船环境因素、军事劳动作业和生活对人体的影响及医学预防措施的学科。航海医学的分支学科。预防医学的组成部分。目的是运用卫生学的理论和技术、基础医学、临床医学的有关知识以及现代科学技术，研究舰船各种特定物理和化学环境因素、劳动作业和生活条件对舰船员的影响规律及评价方法，阐明卫生学要求，制定卫生学标准，提出有效的卫生防护与医疗预防措施，保障与增强舰船员的身心健康和工作能力。

发展历史　舰船卫生学是随着舰船的发展和医学的进步而逐步形成和发展起来的。古代海军桨船舰队时期，舰船限于近岸航行，未出现特殊卫生学问题。帆船舰队时期，舰船能够远洋航行，使舰员生活环境和卫生条件出现了明显的变化。由于舰船生活卫生条件恶劣，远航中食品和淡水供应困难，舰员受到坏血病、脚气病等营养缺乏病的严重威胁，疾病减员多于战斗减员。公元18世纪50年代，英国海军医生林德致力于研究海军舰艇卫生，先后发表《论坏血病》（1754）、《保护海员健康的最有效方法》（1757）等著作，提出摄入新鲜水果或柠檬汁预防舰员坏血病和进行船上灭虱等观点。俄国海军医生赫拉赫特（Herahet）也先后发表《海军人员保健方法》（1780）、《关于坏血病的实际讨论》（1786）等著作，提出了改善舰船卫生状况和防止疾病的措施。19世纪初~20世纪上半期，蒸汽装甲舰船的出现，特别是20世纪初及以后大型舰船、潜艇、航空母舰的相继出现，给舰船员带来一系列卫生学问题。因舰船结构有重大改变，致使舱室通风和自然照明不足；蒸汽和电力的使用，促使舰船上出现各种新机器，需研究和改善各类作业人员的工作条件；舰船舱室产生高温、噪声、振动和空气污染等有害因素。潜艇的出现，带来了密闭舱室中氧气供给和二氧化碳消除等问题。因此，一些国家先后运用预防医学理论，研究舰船环境、作业和生活条件与舰船员健康的关系，并制定舰船卫生学标准和卫生措施，出版了若干舰船卫生学的著作，逐渐形成和建立了舰船卫生学。1907 年俄国出版了海军医生莫尔科图恩编著的《海军卫生学》著作，这是一部比较完整的海军卫生学指南，不仅论述了舰船生活卫生，还包括舰船多种专业人员的作业卫生。1943 年美国海军卫生部出版了《海军卫生手册》。1951 年苏联出版了巴拉柳波夫编著的《舰艇卫生学》，作为苏联海军医学院的教材和海军军医的读物。20 世纪上半期，舰船卫生学已经形成一门独立的学科。

20 世纪 50 年代以来，舰船卫生学的进展主要有：①舰船与武器装备的高度融合和自动化，致使舰船环境因素日趋复杂，研究内容不断增加。②电子设备在舰船上广泛应用，推动了电磁辐射卫生防护的研究。③舰船上非金属材料大量使用，促使舰船用材料毒理学的研究及其毒性鉴定评价规程的建立。④舰船续航力的延长，航行海域的扩大，促进了远航生理、心理卫生以及远航食品、海水淡化技术等研究。⑤核潜艇的出现，促使深入研究长期密闭环境对机体的影响及其防护措施，以及核辐射的危害与防护。

1984 年由德国与英国合作主编、11 个国家 30 多名专家参加编著出版的《航海医学手册》，是比较有权威的一部航海医学专著，其中也包含有航海卫生学、航海心理学、海员环境、各类航海人员的卫生保障等有关章节内容，对舰船卫生学的发展有较大的促进作用。

20 世纪 80 年代以来，在舰船噪声防护方面，研制出多种类型的听力保护器，由单纯隔声发展到将隔声与通信功能相结合的隔声通信装置，并将消声、吸声、抗噪技术（如自适应消声技术、高频率抗噪声通信技术、高效吸声材料等）和无线电通信技术应用到听力保护装置的研究中。对于舰船冲击伤的研究，在进行大量的模拟和实船冲击试验的基础上，发展到通过建立舰船冲击伤的生物力学模型来分析和预测人体受舰船冲击作用的耐受性与损伤状况。在舰船化学因素方面，美国制定了潜艇大气 44 种污染物 90 昼夜最高允许浓度以及 40 种组分暴露 2 小时和 1 小时的应急允许浓度，先后研制出 6 代以气相色谱仪/质谱仪为基础的潜艇中央大气监测系统。在舰船员饮食保障方面，重视研究舰船食品、果蔬储存保鲜技术，新型食品包装材料的开发与应用，军用口粮和功能性食品的研究与开发。在舰船给水卫生方面，研制了舰船淡水紫外线消毒装置、氯化消毒装置、臭氧净水装置、银离子消毒装置等舰船用淡水处理装置，以及反渗透海水淡化装置。在特种被装卫生方面，国外海军不断发展防护服的综合防护能力，向阻燃、耐热、透气、防水、防寒、保暖等多功能方向发展，并努力提高舰船员服装的舒适性。

中国古代航海事业发达，造船技术先进，舰船硕大坚固，且重视配置生活设施。明朝时期，已重视舰船远航卫生保障措施。明朝郑和 7 次下西洋，由于郑和船队实施了有效的远航卫生和生活保障，医务人员随船远航，船队生活条件良好，给养充足，未见维生素 B_1 缺乏症流行，有力地保证了远航任务的完成。清末和中华民国时期海军，效法西方海军舰艇卫生工作，运用近代医学科学技术开展海军舰艇卫生保障的研究工作与应用。民国时期，国民党海军于 1915~1930 年将天津西医学堂改称为海军医学校，由海军部管辖，以培养海军医学高等人才为宗旨，学科设置较齐全，包括讲授海军卫生学等课程；在抗日战争前制定了一些舰艇卫生规章制度，包括舰艇舱室卫生、个人卫生、饮食卫生、卫生战备、卫生人员职责等卫生工作制度；还注意介绍国外海军医学卫生知识，在 1928 年开始发行的《海军期刊》《海军杂志》和《海军公报》刊载有关舰艇卫生、潜艇医学、维生素缺乏病的防治等国外海军卫生知识。

1950 年 4 月中国人民解放军海军创建后，于 1954 年成立了海军医学研究所，设置有从事舰艇卫生学研究的舰艇卫生和海军营养两个研究组，20 世纪 50 年代先后开展舰艇高温和气体等环境因素的卫生学调查、电渗透海水淡化器研究、舰艇部队膳食调查、舰艇人员热能消耗测定等调研工作，为深入开展舰船卫生学研究积累了经验；1960 年正式组建舰艇卫生研究室，设有营养、给水、高温、毒理等研究组。与此同时，第二军医大学于 1960 年成立了海军医学系，设置有舰艇卫生教研室（后改称为海军卫生学教研室），后南京海军卫生学校（后改称为海军军医学校、海军医学高等专科学校）也设置了舰艇卫生教研室，分别从事舰艇卫生的教学与科研工作；1961 年出版了刘忠权主编的《海军舰艇卫生学》教科书；20世纪60年代初期，舰船卫生学已形成一门独立的学科，并得到了不断发展；20世纪60~70年代，在各类舰船现场卫生学调查基础上，对舰船噪声、有害气体、高温高湿、照明、核辐射等特殊环境卫生及舰船员营养、食品、给水、晕船、远航卫生保障等方面进行了大量研究，先后多次开展模拟舰船某些条件的30~120天大型综合性实验研究；20世纪80~90年代，随着航海事业与舰船装备的发展以及国防建设的需要，舰船卫生学的研究内容不断拓宽，在原有的基础上，对于舰船冲击、振动、磁场、电磁辐射、紫外线、空气离子等特殊环境卫生以及特种被装卫生、航海心理卫生、舰船用材料毒理学和舰船员疲劳、睡眠剥夺条件下的卫生保障等方面，也先后开展了大量研究；2000年，成立了中国海军非金属材料检测中心；21世纪初开始，随着大型舰船发展建设的需要，开展了模拟舰船环境多因素条件下的120天人体自持力实验研究，同时还开展了舰船照明与色彩等方面的研究，使中国舰船卫生学发展成为一门多种专业交叉的综合性学科。

在中国民事船舶航海卫生保障方面，1980年南通医学院建立了航海医学研究所，设有航海卫生、航海生理、生化等研究室，先后对船舶环境卫生、船员营养卫生、心理卫生等开展了大量研究；1987年国家卫生部编印了《船舶卫生指南》，对船上饮用水系统、食品、居住舱室卫生、废弃物处理等实施卫生监督，促进了中国船舶卫生管理工作，提高了船舶环境卫生质量。

20世纪80年代以来，中国在舰船卫生学领域取得了许多研究成果，据1980~2012年间的统计，先后颁布30多项军用或民用的舰船卫生学标准，使舰船设计与建造、舰船卫生保障与卫生监督有章可循；编写出版了《航海心理学》(1989)、《舰艇卫生》(1999)、《振动与冲击手册（第3卷）》(1992)、《物理因素职业卫生》(1995)、《航海卫生研究进展（第1卷）》《2003》和《航海卫生手册》(2009)等著作；先后在各类期刊上发表了有关舰船卫生学的学术论文2000余篇，并取得了一批国家和军队或省部级科技成果奖。这些成果极大地促进了中国舰船卫生学的发展。

研究内容 舰船卫生学的研究内容涉及许多学科和专业，主要可概括为以下几个方面：①舰船特殊物理环境卫生。主要包括舰船微小气候、高温、寒冷、照明、色彩、空气粒子、噪声、次声、振动、冲击、磁场、射频电磁场、微波、紫外线、电离辐射等因素对舰船员健康的影响规律、作用机制及其卫生防护措施，提出相应的卫生学标准等。②舰船特殊化学环境卫生。主要包括舰船舱室有害气体对舰船员健康的影响规律、作用机制及其卫生防护措施，提出其容许浓度标准；舰船舱室空气组分的定性、定量检测及其净化、消除方法；舰船用非金属材料释放有害气体的毒性鉴定与安全性评价及其使用控制等。③舰船员营养、食品与给水卫生。主要包括舰船环境暴露对舰船员营养代谢的影响，营养需要、营养标准与营养评价等；食品营养、食品保藏、合理膳食、食品污染及其预防、食物中毒及其预防等；舰船供水标准、应急饮水供应、水质改善、海水淡化、水质卫生评价等。④舰船特殊作业卫生。主要包括舰船远长航卫生、训练作业卫生、值勤作业卫生、修船卫生、舰船特种岗位（如雷达、无线电通信、电子对抗、声呐、轮机及防化作业等）作业卫生等。⑤舰船卫生学的其他领域。主要包括舰船员疲劳、睡眠、生物节律、晕船、航海心理卫生、被装卫生、卫生保健及污物处理等。⑥舰船人-机-环境系统工程。主要包括人的因素、环境因素、人机关系、人-环境关系、机-环境关系、人-机-环境关系等部分，探讨复杂任务背景下军事作业及环境暴露对满足人员舒适、安全、高效需求的影响及其机制，以实现人-机-环境三者之间的最佳结合。

研究方法 舰船卫生学涉及环境科学、劳动科学、生物科学、营养科学、心理科学等诸多学科领域，其研究的具体对象多种多样，研究方法也不尽相同。但舰船卫生学的基本研究方法与卫生学相同，主要有：①卫生调查研究。主要在现场测试舰船各种环境因素、劳动作业和生活条件变化的性质、数量与规律，观察其对人群健康的影响。在卫生调查研究中，常用流行病学方法，故称为卫生流行病学调查。②实验研究。主要是在严格控制的试验条件下，模拟舰船某种特异因素或几种复合因素对实验动物或人体的作用进行实验研究（图1、图2），以阐明其作用机制，探索卫生防护或医疗预防措施，并为制定卫生学标准提供科学依据。③临床观察。主要研究某些职业病的诊断与防治措施等。在进行舰船卫生学的研究中，无论是在制定研究实验设计或是分析研究资料，均需要运用数理统计学的

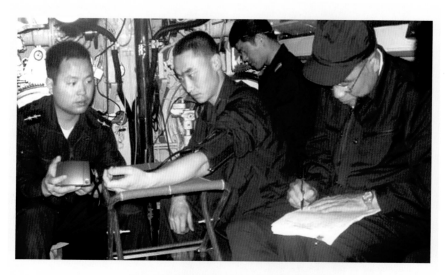

图1　舰船航行时人员生理指标测试

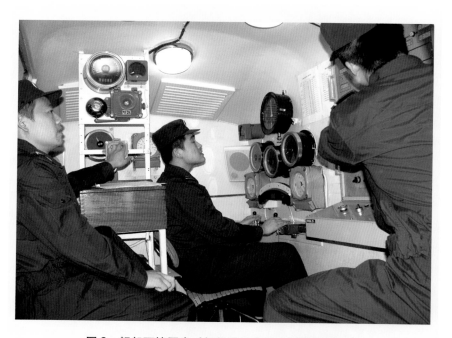

图2　舰船环境因素对舰船员作业能力影响模拟试验

基本理论与统计分析方法，以便通过样本正确推断总体，透过偶然性揭示事物内在的客观规律性。

发展趋势　21世纪，舰船卫生学的发展趋势主要有以下几个方面：①随着科学技术和舰船装备的发展，以及次声、超声、微波、激光等新式武器和其他新概念武器的出现，舰船卫生学的研究范围将不断拓宽，并将对其各分支专业提出新的卫生学问题。②加强对舰船环境因素、生活与作业条件的卫生监测与监督，重视研究其卫生监测方法与设备，并逐渐向自动化、微型化和智能化方向发展。③深入系统地研究舰船环境因素、生活与作业条件对舰船员的复合作用及其防治措施，以便对舰船复杂的环境因素、生活与工作条件进行综合治理。④重视分子生物学、计算机和其他新技术、新方法在舰船卫生学中的应用，深入研究舰船不良环境因素和作业条件对机体作用机制以及心理应激反应，不断完善舰船卫生学标准。⑤加强舰船远航与长航卫生保障，为舰船员提供有效的饮食保障与给水卫生保障措施，不断提高舰船员的体能耐力与健康水平。⑥以增强舰船员作业工效和改善舰船居住性为研究重点与发展方向，重视开展舰船人体工效学和人-机-环境系统工程的研究，实现人、机器、环境三者之间的最佳结合，并由医学部门与造船部门通力合作，努力提高舰船环境质量。

（肖存杰）

jiànchuán wèishēng biāozhǔn

舰船卫生标准（ship hygienic standard）　为保障舰船员身心健康，对舰船环境因素、作业和生活条件的卫生学允许值或限值所作的规定。舰船标准的组成部分。是提高舰船环境质量和舰船员生活质量的重要依据。对推动和激励舰船设计制造者、使用者的卫生质量意识和对健康的自我保护意识，促进舰船卫生工作的法制化、科学化与规范化具有重要作用。制定舰船卫生标准必须结合舰船实际和现有经济、技术条件，才能取得实际效果。

发展历史　舰船卫生标准是随着国内外航海卫生的发展而逐渐发展和完善的。公元15世纪以前的古代桨船时期，航海主要靠人力划桨，而且船小，不能远洋航行，航海卫生问题不突出。公元15～18世纪的古代帆船时期，由于造船和航海技术的进步，船舶能够远洋航行，在远航中由于食品和淡水供应困难，船员受到维生素缺乏症等疾病的严重威胁，被迫采用一些方法进行预防。19世纪初～20世纪上半期，蒸汽装甲船舶的出现，特别是20世纪以后大型船舶的发展，使长远航越来越多，给船员带来一系列航海卫生问题，诸如舱室通风和自然照明不足，舱室高温、噪声、振动和空气污染等带来的有害效应。为此，一些国家先后运用预防医学理论，制定舰船卫生标准，并采取一系列的卫生措施。20世纪50年代以后，特别是80年代以来，航海卫生领域取得了较大进展。在此期间，制订了大量有关舰船特殊理化环境的船舶卫生标准，如美国制订了船舶大气数十种污染物90昼夜最高容许浓度以及短时间暴露的应急容许浓度以及各种条件下的营养需要量和供给标准等。

中国古代航海事业发达，造船技术先进，海船不但硕大坚固，而且重视舱室结构、生活设施的配置。明朝时期，已相当重视海船远航卫生保障措施，郑和船队未曾出现维生素C缺乏症流行的记载，这是由于郑和船队实施了有效的远航卫生和生活保障。清朝末期和民国时期，效法西方航海卫生工作，运用近代医学科学技术开展航海卫生保障。20世纪60年代，随着海军建设的迅速发展，中国海军已开始对潜艇中CO_2等污染物的毒性和消除措施进行研究，在实艇调查、动物实验、模拟舱人员实验的基础上，于1978年提出了"核潜艇常见22种有害气体90天容许浓度"，20世纪80～90年代以来，中国在航海卫生领域取得了许多成果，中国海军相继开展了潜艇长航90昼夜和120昼夜人员试验，通过研

究，先后制定了《潜艇舱室空气45种组分检测方法》《核潜艇舱室空气组分容许浓度》《常规动力潜艇舱室空气组分容许浓度》《潜艇舱室噪声设计卫生标准》《潜艇舱室照明标准》，还制定了《水面舰艇舱室空气组分容许浓度》《水面舰艇舱室噪声级限值》《水面舰艇磁场对人体作用安全限值》《水面舰艇冲击对人体作用安全限值》等一系列国家标准和国家军用标准，建立了中国舰船环境卫生学标准体系。1987年国家卫生部编印了《船舶卫生指南》，依据标准对船上饮用水、食品、居住舱室、废弃物处理等实施卫生监督，促进了中国舰船卫生管理工作，提高了舰船环境卫生质量。

基本内容 舰船卫生标准涉及舰船各种特殊理化环境因素（如船舶噪声、有害气体、高温、高湿、照明、核辐射等）以及舰船员营养、食品、给水卫生等各个方面，舰船卫生标准的种类很多，包括舰船环境卫生、营养与食品卫生、被装卫生、劳动卫生等各个方面，舰船卫生标准是对上述几个方面的具体因素提出的卫生学要求。

舰船卫生标准的类型有标准、规范、规程、准则和要求等。按照其审批权限可分为国家标准、国家军用标准、部（专业）标准和部队（企业）标准等。中国的卫生标准均属强制性标准。卫生标准的制定方法因卫生标准的种类而异。制定舰船卫生标准应遵循以下原则：①对人体健康无直接危害。②对人体健康无间接影响。③对人的主观感觉无不良影响。④紧密结合中国舰船特点以及经济与技术条件现状。一般而言，制定卫生标准是根据标准化对象（如某种有害环境因子）的

剂量-反应关系的研究，确定该对象对人的健康影响的最大无作用剂量或阈剂量，然后考虑安全系数后再得出该标准化对象的卫生标准。由于有些舰船环境有害因素对机体的某些不良影响是无阈值的，因此在实际操作过程中只能根据可接受的危险度来制定卫生标准。

相对于舰船工业标准体系而言，有些卫生标准尚缺乏统一的规划，针对同一对象，不同部门会根据自身工作实际，制定有不同的标准。如有关舰船噪声级规定的标准有《海洋船舶噪声级规定》《内河船舶噪声级规定》《舰船噪声限值和测量方法》《水面舰艇舱室噪声级限值》《运输船舶舱室噪声标准》等。在实际应用中，应尽量选用针对性强的卫生标准执行。同时还要考虑舰船的类型、状态（平时、战时）等因素，只有这样才能达到保障舰船员身心健康的目的。

（周宏元）

jiànchuán yǒuhài wùzhì

舰船有害物质 （toxicant in ship） 舰船舱室空气中有害人体健康的各种化学物质的总称。主要通过呼吸道，其次是经皮肤或消化道吸收。当舰船舱室受到有害物质污染达到一定程度，可引起人体的生理反应或相应的病理变化，为了保护舰船员的身体健康和工作效率，需要重视对超过卫生标准的有害物质采取有效的防护措施。

舰船舱室空气中有害物质的种类和数量与舰船的结构、性质、状态、环境等有密切的关系，常见有害物质的来源有：内燃机产生大量的一氧化碳、二氧化碳和氮氧化物；潜艇用蓄电池充电、放电和蓄电池温度过高时，产生的锑

化氢和砷化氢；武器的弹道残气和火药爆炸时产生的有害物质，如一氧化碳、氮氧化物、氰化氢、二氧化碳和二氧化硫等；制冷机管路发生破损时，有大量氟利昂泄漏；舰船内使用的非金属在常温或高温条件下原材料释放出的有害气体；食品和食品烹调产生的有害气体，如二氧化碳、氨、丙烯醛、一氧化碳等；人体新陈代谢产物，如二氧化碳、一氧化碳、氨、胺、硫化氢、甲烷、氢等。

根据对舰船舱室空气监测结果，有害物质主要是：①脂肪烃。包括 $C_1 \sim C_{18}$ 的直链和支链烷烃、烯烃和少量炔烃，有甲烷、乙烷、丙烯、乙炔等。②芳香烃。包括苯和苯的衍生物，有苯、甲苯、二甲苯、萘等，芳香烃的毒性较高，是重点监测对象。③含卤化合物。卤代烃有二氯甲烷、三氯甲烷、四氯化碳、1,2-二氯乙烷、1,1,2-三氯乙烷和氟利昂-11、氟利昂-12、氟利昂-22 和氟利昂-1301。④含氧化合物。包括：醇类，有甲醇、乙醇、丙醇和丁醇等；醛类，有甲醛、乙醛和丙烯醛；酮类，有丙酮和丁酮；酸类，有乙酸、丙酸；酯类，有乙酸乙酯、乙酸异丁酯、邻苯二甲酸二丁酯等。⑤含其他元素的有机化合物。包括呋喃、噻吩及吲哚等杂环化合物；乙腈、甲胺、乙醇胺和肼等氮化合物。⑥无机气体。包括二氧化碳、一氧化碳、氢气、臭氧、二氧化硫、硫化氢、二氧化氮、氯化氢、氨、砷化氢、锑化氢和汞蒸气。⑦气溶胶。悬浮在舱室空气中的液体或固体微粒，有矿物粉尘、硫酸雾、油雾、盐雾及微生物等。

对人体健康危害的特点是，除因事故可造成某种有害气体的明显毒害作用外，机体的生理或病理变化都不是某种气体单一作用的结果，而是两种或两种以上气体互相协同或互相拮抗的结果。已知的大部分刺激性气体的刺激作用多为协同或相加作用；具有麻醉作用的毒物也多表现为相加作用；一氧化碳和硫化氢、一氧化碳和氮氧化物都具有相互增毒作用。舰船舱室在被有害物质污染的同时，还存在高温、高湿、噪声、振动、摇摆、电磁辐射等其他诸多因素，它们与有害物质对人体健康的影响都有一定的复合作用，可降低机体对有害物质的耐受能力。

（肖存杰　许林军）

jiànchuán shìjūxìng biāozhǔn

舰船适居性标准（ship habitability standard）

对舰船居住、生活、休息环境等条件及其服务设施舒适性要求的规定。适居性指控制舰船环境的各种因素，使之对舰船员没有严重不利影响，且能在该环境中有效地工作生活。基本要求是允许舰船的设计存在缺陷，但不能危及人体健康。目标是营造安全、适宜的环境，提供适当满足个人隐私需求的休息、活动场所与生活条件，配置足够的家具与用品以满足合理贮存个人物品所需，提供良好和便利的生活空间与设施等。为此，各国制定了各种标准以保障舰船员获得良好的舰船居住条件。

1951 年前，美国海军并未在舰船工程设计中考虑到适居性问题，该年大西洋舰队司令才作出结论认为舰船适居性问题将影响军事效能；1968 年，美海军舰船工程中心拟定了适居性改善计划，重点放在改进现有舰船；1975 年，将适居性加入到新舰船的总体设计中；1979 年 10 月 13 日起，执行船舶适居性程序，尽管这些规定一定程度上起到了对舰员的防护作用，但仅是一些原则性的建议，并不针对具体舰船；1998 年适居性改善计划更名为水面舰船适居性改进计划，目标是改善士官与舰（艇）员舰上生活区的生活质量，主要是舰上的铺位与卫生空间。此后，美国海军海洋系统司令部针对舰艇设计制定了舰艇适居性设计规范，并于 1995 年 12 月 1 日颁布《船舶适居性设计标准手册》（T9640-AB-DDT-010/HAB），其中明确规定了舰艇适居性标准的目的、范围、适用性与相关名词的定义，内容涉及环境控制和居住性设施两部分。其中环境控制包括空调和通风、暖气、噪声、照明、材料、通道和头顶空间、淡水等内容；居住性设施包括卧铺、个人物品储存处、公共卫生间、饮食保障、休闲室、娱乐厅、宗教场所、福利及理发店、邮局、商店、洗衣房、干洗室等个人服务设施。2001 年 12 月，美国船运局颁布了《民用船舶适居性指南》，主要内容包括：总则、住宿区、振动、噪声、室内微小气候、照明等要求。2012 年对全身振动测量方法与标准，灯光测量方法与标准，噪声和住宿区域标准等做了修订。

中华人民共和国于 1988 年制订了 GJB 523—88《水面舰艇居住性规范》，是中国舰船适居性的标志性文件；1990 年制订了 GJB 864—90《潜艇居住性规范》；1999 年颁布了 GJB 3551—1999《舰船家具通用规范》，对舰船家具的配置等进行了规定；2000 年前还陆续颁布了一些舰船照明、噪声测量、振动测量、色彩等适居性相关的海军标准与国家军用标准；2000 年颁布的 GJB 4000—2000《舰船通用规范》中对适居性规定内容进行了完善和补充，包括：生活舱室、服务性舱室、工作舱室和贮藏处所等，并规定了冲击、振动、色彩、供暖、通风、空调、噪声、照明、淡水、通道、固定卫生设施等方面的最低要求；颁布的 GBT 7452—2007《机械振动客船和商船适居性振动测量、报告和评价准则基准》，还明确规定了民用船舶适居性因素振动的测量与限值等。

（余 浩）

jiànchuán huánjìng wèishēng fánghù

舰船环境卫生防护（ health protection of the environment factors in ship） 运用预防医学理论、方法及技术，预防和减少舰船环境中存在的物理、化学因素和作业条件对船员的不良影响，保障舰船人员身心健康与工作能力所进行的卫生保障活动。

随着舰船动力设备的出现和舰船吨位的增大，给舰船舱室带来了高温、高湿、噪声、振动、燃料等环境的污染、空气污染和通风不良等问题。舰船环境卫生防护是随着舰船及其装备的发展、医学的进步而逐步形成和发展起来的。20 世纪 80 年代以来，美国海军制定了潜艇舱室噪声控制标准、微波暴露标准、强磁场标准和舰艇振动卫生标准。在舰船噪声防护方面，研制出多种类型的听力保护器，由单纯隔声发展到将隔声与通信功能相结合的隔声通信装置，并将消声、吸声、抗噪技术（如自适应消声技术、高频语抗噪声通信技术、高效吸声材料等）和无线电通信技术应用到听力保护装置的研究中。在大量的模拟和实船冲击试验的基础上，通过建立舰船冲击伤的生物力学模型来分析和预测人体受舰船冲击作用的耐受性与损伤状况。

在顶层设计上消除或降低振动对人员健康、工作效率的影响。开展了射频辐射防护服装，防护手套的研究；定向能武器（激光等）和次声武器对人体组织器官的影响及防护措施的研究。舰船化学因素方面，美国、英国、法国 3 国海军提出了常规潜艇舱室 22 种有害物质的控制设计标准暨核潜艇连续 90 昼夜暴露 22 种污染物的最高容许浓度。还分别制定了 90 天、30 天、48 小时、24 小时、1 小时、0.5 小时和 15 分的潜艇空气污染物的最高容许浓度。研制的潜艇大气生命维持系统，以达到产氧的自动调节与 CO_2 及其他有害气体的自动消除，逐渐实现潜艇大气净化的自动控制。

中国人民解放军海军自组建以来，在中国人民解放军和地方科研院所的努力下，自 20 世纪 60 年代以来，开展了舰船环境因素检测，分别对舰船舱室环境因素对人体危害进行了研究。中国舰船环境因素卫生防护获得了迅速发展。20 世纪 70~80 年代，在各类舰船现场卫生学调查基础上，开展了舰船环境因素对机体的影响及卫生防护措施研究。20 世纪 80~90 年代以来，在原有的基础上，研制了舰船主要环境因素群体及个体的卫生防护装备，并陆续装备于舰船；研究制定了多项舰船舱室环境卫生学标准。促进了舰船环境卫生防护的发展，提高了舰船人员健康水平。

工作内容 主要包括：①舰船高温控制。按照舰船舱室温、湿度卫生学标准进行调节与控制，保证舱温、湿度符合卫生学要求。②舰船噪声控制。对噪声源采取隔声、消声和减振等措施，并控制噪声的传播。③舰船振动控制。在舰船设计、建造过程中将各种

干扰力限制在最小程度，并尽量避免这些干扰力和船体某一固有振动频率发生共振。在振动强烈的部位，采用弹性座架、减振器等减振。④舰船次声防护。在声源、传播途径和接受 3 个环节采取隔声、吸声、减振和消声技术，制定卫生学标准以减少对舰船员身体的影响。⑤舰船冲击防护。采取衰减能量，通过吸能装置降低舰船员的冲击负荷，尽量将其降低至人体耐受限制以下；增大舰船员对冲击力的机械阻尼。⑥舰船磁场防护。在舰船设计和建造时应使居住舱室和人员经常逗留的工作舱室远离强磁场设备，控制各舱室尤其是居住舱室的场强。对于场强较高的舱室或部位，应限制人员在其中的暴露时程。⑦舰船射频电磁场防护。制定电磁干扰允许标准、作业安全卫生标准、环境安全卫生标准、执行职业卫生标准或限值，研究屏蔽、吸收、匹配、衰减等在电磁辐射领域的应用技术。⑧舰船微波辐射防护。减少微波辐射源的直接辐射，屏蔽辐射源及其附近的工作岗位，加强管理，使用个人防护用品和加强医疗预防措施等。⑨舰船核辐射防护。在核舰船上既有 β 辐射和中子流的外照射；又有放射性物质进入体内造成内照射的可能。核辐射防护可采用内外兼防原则。内照射防护避免放射性物质通过吸入、食入和血液进入体内；外照射防护可增大距离防护、屏蔽防护与时间控制。⑩舰船有害气体控制。严格执行舰船舱室空气容许浓度卫生标准，利用舰船有害气体监测设备，定期检测舰船有害气体浓度，及时评估舰船舱室空气质量。

工作方法 主要是：①对舰船舱室微小气候实施控制。根据

舰船舱室微小气候卫生标准要求，可调节舰船不同舱室温度、相对湿度和气流速度，以使舱室达到满足人体功效保证级和舒适级微小气候的要求。②舰船噪声防护。对于经常在噪声超过84dB舱室内工作的人员，应根据需要采用个人防护设备，如耳塞、耳罩等；在舰艇上对于火炮、导弹所产生的强噪声，应采用防噪声头盔；对经常暴露在噪声条件下的舰船员，应定期进行听力检查，以便早期发现听力障碍，及时采取预防和治疗措施。③舰船振动防护。对舰船上振动严重的操作部位，应采取局部减振措施或为舰船员提供减振器材，如为坐势人员提供软性防振坐垫，为立势人员提供弹性脚垫和防振鞋等。另外，为了提高舰船员对振动的耐受力，应加强体育锻炼，注意休息，保证足够的营养与睡眠。④舰船次声防护。舰船员在次声环境作业中，在声压级较低、暴露时间短者，可使用无气孔型耳塞防护；在声压级高、暴露时间长者，宜采用耳塞加耳罩的复合防护。⑤舰船冲击防护。预防或减轻舰船冲击运动对人员的损伤，可采用的防护器材有头戴衬有良好吸能材料的防冲击头盔，可避免或减轻头部冲击伤；上身穿有良好缓冲性能的防冲击背心，脚穿良好性能并适当提高鞋跟高度的防冲击鞋，以避免或减轻躯干和足部等处的损伤。⑥舰船磁场防护。舰船磁场屏蔽较困难，不论场强高低，均应避免与磁场的不必要接触；作业时穿上有良好屏蔽磁场性能的防磁服，以尽量避免或减轻外界磁场对舰船作业人员的影响；对于长期从事接触磁场的作业人员，应定期进行体格检查，并建立健康档案；建立相应的疗

养制度，使机体的某些功能性变化及时得到恢复。⑦舰船射频电磁场防护。应本着可合理达到尽量低的原则，努力减少其电磁污染水平；制定行政管理制度，在场源周围划分"安全""有害"和"危险"区域，并设置标志牌、警告灯等，阻止人员进入可能有害的区域；建立健康监护制度，对长期职业性暴露人员要定期健康检查或专项检查，并建立健康档案，以对其健康状况进行动态观察；职业人员进入高场强区域时，穿防护服，戴防护帽等。⑧舰船微波辐射防护。在舰船某些部位屏蔽不完全的情况下，必须在高场强微波环境下作业时，为避免过度暴露而造成伤害，应采取个人防护措施，使用防护服、防护帽和防护眼镜等。⑨舰船核辐射防护。建立完备的辐射监测体系，可分为个人剂量和内外环境监测，对关键人群组的个体和群体做出剂量评价；严格执行放射卫生防护规定和做好个人防护，按工作性质正确使用个人防护用品，进入堆舱和放射性场所时，必须穿戴个人防护用品。固体放射性废弃物应存放在废物储存箱内，一般带回陆地处理。液体放射性废物，可采用稀释排放方法或将含短寿命放射性元素的废液滞留至放射性充分衰减后，向海洋排放。但必须严格控制，防止海洋污染；督促实施必要的保健制度，其中包括休息、疗养、加强营养和医学检查。⑩舰船有害气体防护。当舰船舱室有害气体超过规定标准时，可采取有害气体吸收、催化燃烧、通风等措施，以改善舱室空气质量；舰船员有害气体个人防护用品有防毒面具和防护服等。

（肖存杰）

jiànchuán cāngshì wèishēng

舰船舱室卫生（compartment sanitation of ship）　为防止和减轻舰船舱室环境对人员健康不良影响所进行的医学活动。航海预防医学的组成部分。包括舱室卫生清扫、个人卫生与防护、污物处理、通风换气、消毒及杀灭虫害等。

20世纪初以来，随着大型舰船，特别是航空母舰、核潜艇相继出现，舰船结构发生重大改变，舱室密闭环境影响通风换气，空气污染重；舱内大量采用人工照明造成自然光照不足；蒸汽和电力的使用，舰船上各种新装备的出现，使舰船舱室产生高温高湿，加上舰船舱室噪声、振动、电磁场、射频电磁波、冲击等，对人员健康和作业能力带来影响；舰船人员密度较高，个人生活用品存放及污物处理等因素，影响舰船舱室卫生条件和环境质量；舰船活动范围广，进出入不同海区及出入境频繁，舱室容易滋生细菌，引发传染病；舰船停泊于不同港口码头或随军需物资和上舰人员的行李物品携带上舰船，易产生虫媒传染病的发生与传播。

舱室卫生的主要内容是：按照舰船卫生学标准和要求，设计、建造和配置舱室通风、空调、照明、污物处理、盥洗等设施设备；开展经常性的舱室卫生整顿，清除污物垃圾，定期进行消毒、杀虫、灭菌工作，降低有害昆虫密度，使舱室环境的各种物理、化学性状保持在正常范围内（图1）；个人卫生与防护，按舰艇条例条令要求保持个人的良好卫生习惯，经常进行清扫，物品有序存放，对有害因素采取防护措施，免受其影响。

搞好舱室卫生的基本方法有：

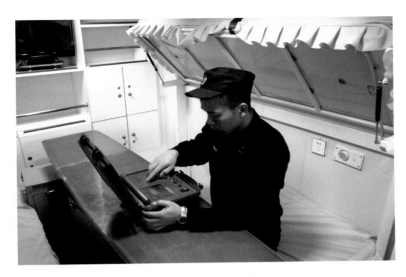

图 1　舰船舱室卫生检测

防振鞋、防振胸围垫；穿戴具有良好屏蔽磁场、微波等性能的防护服和眼镜等。⑨消毒。选用广谱、无毒、无刺激、非燃、非爆、非腐蚀性的消毒剂或药物，以蒸汽、煮沸、浸泡、喷洒、擦拭等方法对舱室、仪器设备等进行消毒、灭菌。⑩消灭病虫害。开展经常性的除害活动，舰船杀虫宜选用高效、速效、长效、广谱，对人体无刺激，对仪表、金属和油漆无明显影响的杀虫剂，并要求对人体无特殊刺激，对仪表、金属和油漆无明显影响。

（肖存杰）

①经常进行卫生清扫。舰船员住舱每日 3 次小扫除，每周 1 次大扫除。②个人用品放置有序。舰船员住舱保持整齐清洁，个人用品应整齐地放入各自的箱柜内；住舱不得存放脏的、潮湿的鞋袜衣物，不得存放包装不好或易腐败的食物，以免舱室空气污染。③及时处理污物。舰船上的各种污物，包括食品废弃物、包装材料、生活垃圾、呕吐物等，应及时处理，防止污染舱室环境。④保持厕所和盥洗室清洁。应定时进行清洗、疏通，做到无异味。⑤温湿度调节。中国人民解放军海军标准规定了舰船舱室不同季节温湿度范围及限值：夏季温度保持在 25～29℃，相对湿度 40%～75%，气流速度≤0.5m/s；春（秋）季温度 21～25℃，相对湿度 30%～70%，气流速度≤0.3m/s；冬季温度 18～21℃，相对湿度 30%～60%，气流速度≤0.15m/s。⑥保持良好的通风。根据舱室空气理化性质、舰船员的劳动强度、季节、气候特点，充分利用自然和机械通风及空调设备，以保持舱内整洁、空气新鲜。

⑦重视照明卫生。根据舰船各作业舱室或工作面，按视觉识别对象的形状、大小、精细程度、距离、对比度及表面反射率等规定不同等级的照度，使其达到照度足够、保持恒定、分布均匀、合理，无眩光与阴影，光源显性好，使舱室内有足够而均匀照明度。⑧个体卫生防护。对于舰船舱室噪声、振动、电磁辐射等环境因素对舰船员健康的影响，如采用防噪声耳罩、耳塞、防振头盔、

jiànchuán cāngshì wēixiǎo qìhòu

舰船舱室微小气候（microclimate of ship cabin）　舰船舱室范围内的空气物理情况。主要由气温、气湿、气流、气压、热辐射等多种物理因素组成。它不仅受舰船本身各种因素制约，而且受外界气候的影响，形成舰船特有的局部气候环境（图 1）。良好的舰船舱室微小气候可保持人体热平衡，使体温调节处于正常状态，从而有利于提高工效、恢复体力。长期处于不良微小气候环

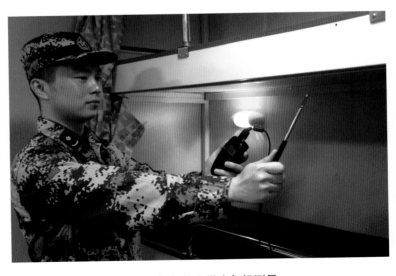

图 1　舰船舱室微小气候测量

境中，可使舰员机体抵抗力下降、工作能力降低。

现代舰船舱室微小气候基本可分为 3 种情况，即空调区、高温区和非控制区。空调区是舰船舱室微小气候受人工控制而变化的区域，主要包括人员住舱、操纵和控制中心、作战情报中心、雷达和无线电室、集控室、会议室、餐厅及其他生活舱室，该区微小气候条件比较稳定，人员舒适度较高。高温区是受舰船动力设备和其他产热设备影响，基本处于高温条件的区域，主要包括主机舱、辅机舱、厨房等，在该区工作期间基本处于高温条件，可产生热应激乃至热损伤等健康损害。非控制区主要是货舱和储藏室等无人舱室，受外界环境因素影响较大，舱室微小气候条件变化也较大，在现代舰船中非控制区越来越少。

舰船舱室微小气候有以下主要特点：①气温变化。微小气候各要素中，气温对人体的影响最大。舰船上热源多，主要有动力机械运转及仪器仪表、电灶、照明设施等工作时的产热；甲板受太阳光照射的蓄热以及人体散热等；潜艇上使用的氢氧化锂、氧烛和蓄电池充电、放电过程等亦可产热；金属结构的船体促使热迅速吸收和传播。舰船在低纬度海域或夏季航行时，机舱、锅炉舱内气温可达 45℃；在高纬度航行时，舱内外温差达到 20℃以上，舱室间温差达 10℃以上。此外，在同一舱室，气温也不均匀，如有的潜艇舱内垂直温差可达 6℃左右，水平温差可达 4℃左右。温度的不均匀和急剧变化可使人感到不适和容易感冒。②气湿变化。一般舰船舱室中的气湿变化主要决定于外界大气候条件，而密闭

和空调舱室气湿主要来源是舰船员呼出气和汗液的蒸发。在常温安静时，舰船员呼出气和汗液蒸发气每日共约 0.7L，在高温下工作则可达到 2~3L，甚至更多。烹调、淋浴、晾晒或烘干衣服，舱室底部积水等蒸发形成的水蒸气，可使有关舱室相对湿度增高。冬季在没有采暖设备的舱室易形成阴冷潮湿的环境，可引起人体局部组织冻伤，发生冻疮。③气流变化。舰船舱室自然通风时气流微弱，尤其是潜艇潜航时，气流一般不超过 0.1~0.2m/s，但各舱室的气流极不一致，当舱外温度降低时，靠近升降梯和舱口的舱室，气流有时可达 6m/s 左右。气流的急剧改变也可引起舰船员不适和感冒。④气压变化。潜艇在备航、备潜前，进行降压以检查固壳的气密性，此时舱室内气压降低；用高气压发射鱼雷后，鱼雷管内的高压气体进入舱室，可使舱内压力突然增高；水下航行时，偶尔高压气管路泄漏，高压气逸至舱室，引起气压逐渐增高。压力的变化常使艇员咽鼓管通气不良者的鼓膜产生疼痛、充血和损伤。⑤热辐射变化。舱室内热辐射的来源主要是动力机械炽热的表面、炊具、仪器及设备等。在舰船舱室高气温环境下，强烈的热辐射可加重人体的热应激。

（肖存杰）

jiànchuán cāngshì zhàomíng wèishēng

舰船舱室照明卫生（ship cabin illumination hygiene） 为保证舰船舱室照明符合卫生学要求所采取的医学预防措施。是为舰船员提供一个良好的光环境，促进人-机-环境之间的信息交流，减少疲劳，提高工作效率并能保持舒适和安全。

舰船舱室照明卫生的发展与

人类照明及舰船的发展息息相关。19 世纪初，舰船照明灯源是蜡烛、油灯，但因是明火光源，在照明卫生和防火方面均没有保障。19 世纪末，白炽灯的出现，舰船照明出现了根本性的变化，它是热辐射光源，具有各种功率和形状、光色及显色性好、不需任何点灯附件、使用方便、并能小型化等优点，但发光效率低，寿命短。20 世纪中期，随着荧光灯的出现，舰船照明卫生有了明确的要求，它是低气压放电发光光源，具有光效高、发光柔和、热辐射量小、寿命较长、并可做成各种光色等特点。21 世纪初，LED（发光二极管）灯在舰船照明中得到应用，使舰船照明卫生更加规范，它具有体积小、寿命长、安全、可靠的优势。

舰船舱室照明卫生有以下基本要求：①合理的照度。照度是决定物体明亮程度的间接指标，在一定范围内增加照度可以提高视觉功能和作业效率，但并不是越高越好，因此，选择合适的照度值至关重要（图 1）。②照度的均匀度。舰船舱室照明，因舱室空间有限、设备布局紧凑、相差过大的极不相同的表面、作业类别较多等因素，比一般室内环境更易造成内照度彼此的突变，会

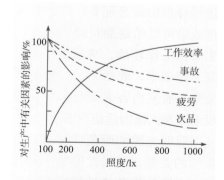

图 1　照度与生产中有关因素的关系

导致舰船员视觉不适，容易引起视觉疲劳，需要规定一个最低的照度均匀度，以保护舰船员的视功能，提高作业效率。③亮度分布。亮度是决定物体明亮程度的直接指标，是人眼观察物体的明暗感觉，它与物体的光辐射能量和人眼的视见函数有关；亮度分布是决定物体可见度的重要因素，过分均匀的亮度分布会降低环境中物体的清晰度，使室内气氛单调、呆板，造成不良的心理负荷；但亮度分布变化过大则会与照度分布不均匀一样引起视觉疲劳与不舒适感。④眩光。眩光是由于在视野中光亮度的分布或范围不适宜，或在空间或时间上存在着太大的亮度差异，以致引起不舒适或降低物体可见度的视觉现象；眩光的控制宜注意光源的亮度、灯具造型和光源的位置等方面；反射眩光的控制宜注意正确安排作业人员与光源的位置，使作业面上照明光线来自适宜的方向，并保持视觉作业不在任何照明光源与眼睛形成的镜面反射角上，必要时可采用间接照明。⑤光源的颜色特性。现代舰船舱室设计中，色彩的调节已受到高度重视；设计人员应利用色彩的冷暖感与透视感、人的心理和生理卫生的作用等，并结合舰船长期在海上航行的特点，对不同用途的舱室进行合理的颜色配置；理想的配色效果可以给舰船员提供舒适的生活和工作环境，减少疲劳，提高工作效率；舰船人员颜色的感觉除与舱室内各表面材料的光谱反射率和人眼的适应状态有关外，还与照明光源的颜色特性有非常密切的关系，所以在舰船照明设计中光源的颜色特性同样是一个非常重要的评价指标。⑥照度的稳定性。照明电源电压的波动和光源的摆动均会影响照明的稳定性，引起照度变化。

随着造船技术的发展，舰船用照明灯具正向着体积小、重量轻、多光源、寿命长、外观美以及光源更加安全、可靠的方向发展。合适的灯具与舱室协调一致，既能给舱室提供适度的照明，又能起到装饰房间和改进舱室色彩的作用，可以给舰船人员创造一个良好的视觉环境。

（李中付）

jiànchuán zàoshēng wèishēng fánghù
舰船噪声卫生防护（ship noise hazard and hygiene protection）运用医学和卫生学的理论和技术，预防和处置舰船员噪声损伤的活动。重视舰船噪声对舰船员的危害与防护，提出噪声控制的卫生学要求和措施，对改善舰船居住与工作环境，提高舰船员耐受力，增强战斗力具有重要意义。

舰船噪声来源多样，有机械噪声、气流动力噪声、脉冲噪声、舰载飞机噪声及各种音响告警噪声；按声场性质可分为空气噪声、结构噪声和水下噪声。舰船噪声都是各种声源产生的噪声合成。舰船噪声对机体的影响主要是对听觉系统和非听觉系统影响。对听觉的影响是特异性的，主要表现为听觉敏感度下降，听阈升高，即噪声引起的听力损失，可分为暂时性和永久性两种。在较强的噪声下短时间停留，可引起耳鸣，听力出现少量下降，脱离噪声后数分钟即恢复正常，这种现象称为听力适应；在噪声下停留更长时间后，听力进一步下降，离开噪声后几小时甚至几天才恢复到原来水平，这种现象称为听力疲劳或暂时性听阈偏移（TTS）；如果噪声暴露后引起不可恢复性听力变化，称为永久性听阈偏移（PTS），临床上称为噪声性耳聋。噪声还可与振动、γ射线、甲苯等联合作用，加重听觉的损伤。噪声不仅引起听觉器官的损伤，还可对神经系统、心血管系统、消化系统、前庭功能、视觉功能、心理、睡眠、内分泌、代谢和免疫功能等产生非特异性影响。

噪声对舰船的生存能力、作战效能、居住性能及人体健康等均带来直接危害和影响，因此，对舰船噪声的控制十分重要。应通过采用宏观控制、选用低噪声设备、隔声降噪、消声降噪及吸声降噪等方法尽可能地减少噪声的发生。同时，应采取个体防护措施，根据舰船卫生学标准和舰船噪声特性，正确选择和使用噪声防护装具是舰船噪声卫生防护的重要方法。噪声防护装具主要是护耳器，由耳塞、耳罩和抗噪声头盔组成（图1）。早期主要是利用耳塞进行防护，随后发展到耳罩和抗噪声头盔；根据噪声强度大小，防护方式有单个防护（单个护耳器）和双重防护（耳塞+耳罩或耳塞+头盔）。平时要注意保养护耳器，不同的护耳器有不同的隔噪性能，为保护听力免于受损，除佩戴适合的护耳器外，必须掌握护耳器的正确佩戴方法，才能发挥其降噪性能，达到保护听力的目的。随着科技的发展，人们对噪声的危害认识越来越清楚，应定期对舰船员的听觉系统、神经系统、心血管系统等状况进行检查，一旦发现失调情况，可采取预先声刺激、高压氧、药物等措施进行防治。

在舰船噪声卫生防护中，佩戴护耳器是舰船员个体进行噪声防护既经济又有效的措施，选用护耳器的要求是：①具有良好的隔声值，佩戴后对环境噪声有较

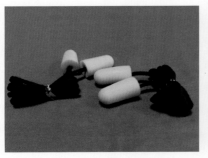
a 耳塞

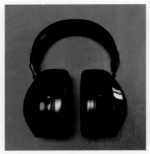
b 耳罩

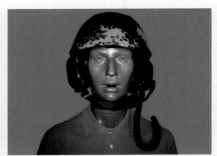
c 抗噪声头盔

图1 护耳器

大的衰减，罩内噪声强度不应高于听觉安全限值。②具有通信功能的护耳器，应能避免环境噪声和电磁噪声的干扰，保证良好的语言清晰度。③结构的设计和制作的选材，要充分考虑使用者长时间佩戴的舒适性。④对皮肤无毒性、无刺激性。⑤经济耐用、重量适宜，易冲洗消毒。对于佩戴护耳器的舰员，上岗时间必须全时段（噪声时段）正确佩戴，定期进行健康检测；并加强培训，内容包括噪声对健康的危害；听力测试的目的和程序；噪声卫生防护的一般方法；使用护耳器的目的，各类型护耳器的优缺点、声衰减值和如何选用、佩戴、保管和更换等。

（李中付）

jiànchuán cìshēng wèishēng fánghù

舰船次声卫生防护（ship fra-sound hazards and hygiene protection）

运用次声医学防护学的理论和技术，预防和处置舰船员次声损伤的活动。次声是频率为0.0001~20Hz的弹性波，人耳听不到，但对舰船员可产生一定的损伤，应重视对其防护，以维护舰船员的健康。

次声波频率低，波长较长，传播过程被介质吸收很少，衰减小，传播距离远，具有很强的穿透力；舰船次声的主要来源既有自然次声，也有机械设备和武器装备产生的次声；舰船上凡能引起振动、流体运动、燃烧和容积变化的装备均能产生次声。15Hz、115dB次声作用人体后，可出现头晕、头痛、心悸目眩、疲劳无力、恶心、呕吐、焦躁不安等症状，工作效率明显下降；10Hz、136dB作用人体15分钟以后，可出现广泛的主观症状，如头重、头痛、头晕、口干、吞咽困难、手心潮湿、极度疲劳、中耳钝痛、鼓膜有振动和压力感，内脏器官也出现明显的振动感。因此，在一定强度次声作用下，可使人出现恐惧惊慌情绪，表现为心率、呼吸频率加速，血压升高，肌张力降低，听阈提高；工作环境中产生的次声对操作者的神经系统、前庭分析器、心血管系统、呼吸系统及工作效率都有不良影响，可引起精神情绪的变化。

舰船次声卫生防护主要内容是：①制定卫生学标准。舰船次声作用可引起舰船员机体出现一系列的生理、心理改变和损伤，为此，舰船次声容许暴露标准是防护的主要依据。然而对次声容许暴露标准的研究仍很不充分，还很难形成普遍接受的标准。但为保护次声环境下作业人员的健康，不少学者从各自的研究出发，针对次声某个方面的影响，提出了次声控制限值；1973年，美国学者约翰逊（Johnson）从控制次声引起的烦恼角度出发提出了次声限值（表1）。由于烦恼对人的工作能力将产生一定影响，故烦恼限值可视为工效限值。美国学者尼克松（Nixon）根据人耳对不同频率次声作用8分钟的痛阈（1~2Hz为150dB，8~11Hz为145dB，12~20Hz为140dB），以等能量观点外推出不同作用时间的人耳暴露容许限值（表2）。波兰推荐的次声标准（PN-86/N-01338），规定了次声控制3种界限（人体健康不受影响、保证正常工作和居住办公区域）（表3）。②次声卫生防护措施。原则与可听声一样，主要是在声源、传播路途和接受3个环节采取相应措施。控制声源：包括提高设备的加工精度和安装工艺，改进结构，调节动平衡，加设消声装置，安装减振器和隔声罩。切断或削弱传播路途：包括采取隔声、吸声、减振和消声技术。由于次声波的物理特性，常用的隔声、吸声材料声衰减量很小，因此，要解决次声卫生防护，首先要研究对次声波有良好屏蔽作用的新型材料或采用新的吸声原理；研究表明电磁感应式吸声体、主动式表面吸声体对低频声有很好的吸声效果。电磁感应式吸声体，可毫不

表1　约翰逊建议的次声限值/dB

影响类别	频率/Hz						
	0.2	0.5	1	2	5	10	20
不会引起任何不良生理效应的上限值	140	137	133	130	127	123	120
引起烦恼的阈限值	120	120	120	120	120	98	80

表2　尼克松建议的次声限值/dB

作用时间/小时	频率/Hz			
	1	5	10	26
1	145	138	135	132
8	136	129	126	123
24	131	124	121	118

表3　波兰推荐的次声限值/dB

影响类别	倍频程中心频率/Hz			
	4	8	16	31.5
人体健康不受影响	110	110	110	100
保证正常工效	90	90	90	85
居住、办公区域	85	85	85	85

费力地使整个 20~100Hz 的低频波段上的吸声系数达到40%以上，对次声频也有很好的效果；主动式表面吸声体，理论上可把入射声波在某个频段的吸声系数提高到100%。控制或减少暴露量：操作人员应尽量远离次声源，减少次声暴露时间，并采用个体防护装置（护听器、防护服）。头盔、耳罩、耳塞对高强度次声只有很小的衰减量，但一般次声源均含有丰富的低频可听声，好的护耳器对低频有较好的隔声性能，因而佩戴护耳器可明显改善主观症状。声压级较低、暴露时间短时，可使用无气孔型耳塞防护；声压级高、暴露时间长时，宜采用耳罩加耳塞的复合防护。此外，从医学方面还可采取综合措施提高机体的抵抗力，减轻次声引起的不良反应；采用调节抗氧化系统功能制剂，可减轻次声对机体的损伤。次声的物理特性决定了次声防护的难度，尚无行之有效的措施，这方面的研究国内外还没有取得突破进展，因此从发展观点来看，均有必要深入开展综合防护措施的研究。

（李中付）

jiànchuán zhèndòng wèishēng fánghù

舰船振动卫生防护（ship vibration hazards and hygiene protection）　运用振动医学防护学的理论和技术，预防和处置舰船振动对人体损伤的活动。目的是通过采取主动和被动防护措施，避免或减轻舰船人员因振动引起的损伤，提高舰船生命力和战斗力。

舰船是一个漂浮于水上的全自由度弹性体，在海上航行，就会受到外界振动的作用；舰船主机、辅机和螺旋桨等往复式或旋转式动力机械运转以及爆炸冲击、武器发射也都是造成舰船振动的主要来源。舰船振动危及舰船人员的身体健康、生命安全，降低人员的工作效率，已成为舰船环境主要有害因素之一。人体是一个十分复杂的系统，它包括若干线性和非线性部件。人体固有振动频率基本在舰船振动的主要频率范围内，当外界激振频率与人体固有频率接近时，就会出现共振现象，容易引起舰船员明显的生理、心理反应，甚至出现病理改变。长时间振动暴露可能导致人体产生以下症状：①对中枢神经系统的影响。1~2Hz 的中低强度振动可起到催眠作用；频率稍高的强烈振动可使人兴奋；17~25Hz 的振动可引起中枢神经系统共振，并可能导致心悸、恶心、多汗、血压升高、视力下降、记忆力衰退等现象。②对消化系统的影响。全身振动可导致胃肠蠕动增加，收缩加强，胃液分泌功能发生障碍，人员常出现慢性胃炎、溃疡、胆囊炎等疾病症状；强烈的振动可引起胃肠道损伤，出现胃肠道出血、腹痛、便血等症状。③对肌肉骨骼系统的影响。连续的振动暴露，可导致人体静态肌肉群持续处于紧张状态，抑制或阻断正常的神经肌肉反射；强烈而长时间振动暴露可导致肌萎缩、肌张力下降、骨骼损伤等。④对感觉系统和听觉器官的影响。低频振动可通过听小骨传导，引起内耳损伤，部分听力丧失；振动还可能导致人体听觉阈值偏移，与噪声联合作用时会加重听觉损伤程度；在全身振动作用下，前庭器官感受器和内脏发生反射，引起自主神经功能障碍，产生运动病，主要症状有头胀、眩晕、面色苍白、出冷汗、恶心、呕吐、心悸、胸闷、厌食等。⑤对视觉功能的影响。当振动频率在16~31Hz以及80Hz时，视觉敏感度下降，分辨能力降低；人体或者目标的振动使注视发生困难，视觉搜索、仪表判读等工作难以完成。⑥对作业能力和工作效率的影响。舰船振动引起人员产生广泛的生理和心理上的反应，必影响其工作能力、效率和安全性；振动使人体嗓音发抖而影响言语质量，难以维持足够的清晰度；手或脚的振动影响操纵活动的速度、反应和准确度，使追踪工作效率下降；肢体与人机界面之间的振动使得动作协调性下降，操作误差增大；长期振动暴露可使手部骨质变形、肌肉萎缩、感觉减退、肌力下降而影响操作能力；振动还使大脑中枢功能觉醒水平下降、注意力分散、思维不集中、空间定向困难、容易疲劳、厌烦等，加剧振动对心理功能的损害，严重时可能造成意外事故或重大伤亡。

工作方法 实施舰船振动卫生防护工作的方法主要有5个方面：①控制舰船振动源。在舰船结构设计论证和建造阶段充分考虑振动因素，将振动强度控制在容许范围内，优化船型设计改变船体固有频率；提高上船机械设备加工工艺和精度，采取阻尼和减振措施优化安装方式；在主要振源处安装橡皮垫或金属弹簧隔振器，采用高弹性橡胶摩擦离合器连接主动轴和从动轴等。②控制振动传播途径。采取缓冲、隔振、吸声等措施，使振动在传递过程中极大衰减；在地板或设备底座上采取橡胶减振层、软木减振垫层、玻璃纤维毡减振垫层、复合式隔振装置等隔振措施。③研制有效的个体振动防护装备。为舰员提供合适的减振器材，防振鞋、防振手套、约束带、抗振座椅等个人防振措施是最有效、经济的方法，可以缓解振动在人体内的传递强度，减轻人体不适感。④综合改善舱室的物理、化学环境。振动对人体的危害与工作舱室环境的高温、噪声、湿度、有害气体等因素有一定的关系，振动与噪声联合作用可以提高职业性耳聋和耳蜗神经炎的发病率，加重噪声对呼吸系统的损伤作用；高温直接影响血管功能，引起血液循环变化，可以促使振动病的发生。有效控制舱室物理、化学环境有害因素，对降低振动对人体的损伤具有一定的作用。⑤噪声作业人员管理。加强作业人员上岗前身体检查，排除对振动敏感的人员；在工作过程中，定期安排职业暴露人员体检，尽早发现和排除异常情况；制订合理可行的工作班次，尤其在工作环境比较恶劣的岗位，尽量缩短作业人员的振动暴露时间；建立健康管理与职业卫生教育制度，开展经常性职业卫生安全教育，实施定期健康检查和安排疗养等疾病预防保健措施。

工作要求 随着航海事业的发展，人们对航行中的舒适性、健康状况和工作效率的要求越来越高，避免或减轻舰船振动对人体的危害已逐步受到重视。因此，制定科学、合理的人体振动暴露安全标准，是保障舰船员身心健康、保持良好作业工效的重要条件。舰船振动的频率、强度、方向、作用部位和暴露时间等是影响人体生理效应的重要因素，通常将全身振动暴露的舒适性降低界限（即加速度均方根值）作为制定船员振动卫生标准的主要指标之一，也是保持人体舒适性的最大限值（图1）；在舰船设计、建造时，应充分考虑引起船体振动的因素，将舱室振动控制在容许的限值内；对振动严重的操作部位，应采取局部减振措施或为舰船员提供减振器材，以减轻振动对舰船员的伤害。

(李中付 黄建松)

jiànchuán cíchǎng wèishēng fánghù

舰船磁场卫生防护（ship magnetic field hazards and hygiene protection） 运用磁场医学防护学的理论和技术，预防和处置舰船磁场对舰船员损伤的活动。航海预防医学的组成部分。目的是预防舰船磁场对人员的伤害，维护健康。

舰船磁场来源于舰船上的各种强磁场设备，包括：扫雷舰艇电磁扫雷具、电磁弹射器、核动力舰船核反应堆、磁动力船、电磁炮、通信设备以及舰船用磁性医疗设备和电磁加热装置等，这些设备在工作时会产生较强的磁场，其强度可高于地球磁场数百倍或数千倍。磁场可对生物体产生多种生物学效应，对机体的各个系统产生影响，特别是神经系统和内分泌系统。长期接触舰船磁场环境，可使舰船员产生头痛、头晕、胸闷、心悸、记忆力减退、失眠、耳鸣、乏力和食欲减退等非特异性症状。为了预防和减轻舰船磁场对舰船员的不利影响，有必要采取相应的卫生防护措施。

防护内容 主要包括：①环境监测。通过监测确定舰船磁场的主要来源，各舱室磁场强度分布特点等，为改善舰船环境条件提供科学依据。②制定卫生标准。通过制定舰船磁场卫生标准，控制人员接触舰船磁场的剂量（强

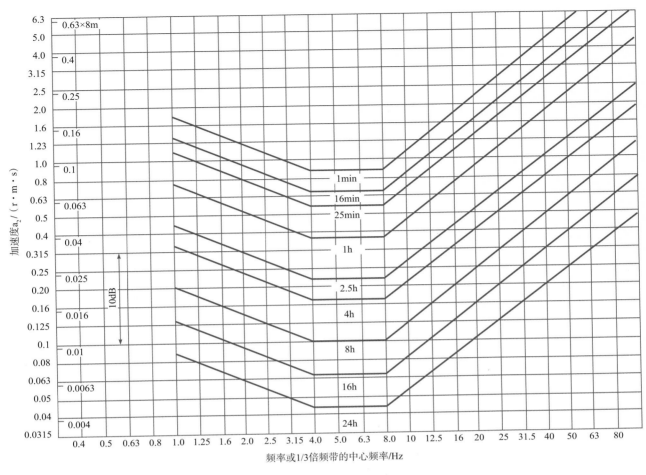

图1　人体垂向振动暴露舒适性降低界限

度-时间）；对舰船磁场环境进行安全性评价，为舰船设计和采取磁场卫生防护措施提供依据。③防护措施。主要是从人员健康的角度提出对相关设备应采取的工程防护要求及应采取的个体防护措施。④医疗保健。对舰船人员的健康状况进行动态观察，建立相关的卫生管理制度，促进人员恢复健康。

工作方法　主要是：①环境监测。在舰船强磁场设备舱室设立固定监测点，对设备产生的磁场强度进行动态观察并进行记录，装备部门应组织卫生部门或相关科研单位对重点设备舱室及舰船人员工作生活场所的磁场强度进

行定期抽样监测，依据卫生标准进行安全性评价。②制定与执行卫生标准。通过对舰船磁场进行大量的调查和模拟舰船磁场环境的动物效应实验结果，结合现有经济技术条件，并参考国内外磁场卫生标准研究状况，制定并定期更新舰船磁场卫生标准；国外一些机构和学者提出的人体恒定磁场的推荐允许值或暂定允许标准，可供制定舰船磁场卫生标准时参考。制定的《水面舰艇磁场对人体作用安全限值》（GJB 2779—96），规定了水面舰艇舱室中电磁扫雷具和其他强磁场设备产生的恒定磁场或频率在0.2Hz以下的极低频交变磁场对舰（艇）

员全身作用的安全限值，一般工作舱室的最大允许磁感应强度为7mT。③加强防护措施。应设法降低舰船磁场设备泄漏强度或对其设备进行屏蔽，以降低工作区域和周围环境磁场强度；在舰船设计和建造时，应使人员经常逗留的舱室尽量远离强磁场设备，以控制各舱室尤其是舰船人员生活舱室的磁场强度；必须在强磁场环境下工作时，应采取个体防护措施；重视研制和装备具有良好屏蔽磁场性能的防磁服（图1），以尽量避免或减轻外界磁场对作业人员的影响；应采取措施减少人员强磁场暴露剂量和频率。④医疗保健。组织舰船人员定期

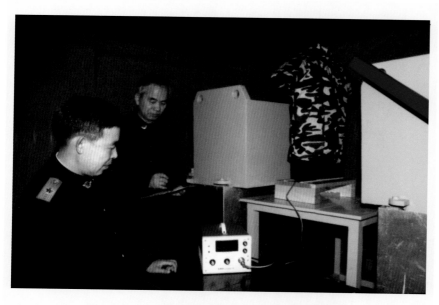

图 1　模拟舰船磁场环境下的舰艇防磁服性能测试

进行体检，建立健康档案，动态观察健康状况，发现磁场作业人员有明显功能障碍者应暂时调离磁场工作环境；加强强磁场工作人员的营养及体能锻炼，增强体能耐力；制订合理的工作与休息制度，舰船员执行一段时间的强磁场环境作业后，应给予一定的休息时间，并建立疗养制度，使机体得以恢复。

（周宏元）

jiànchuán shèpín diàncíchǎng wèishēng fánghù

舰船射频电磁场卫生防护

（ship radio frequency electromagnetic field hazards and hygiene protection）　运用医学与卫生学的理论与技术，预防和处置舰船射频电磁场对舰船员损伤的活动。航海预防医学的组成部分。目的是预防舰船电磁场对人员的伤害，维护健康。

射频电磁场指频率为 100 kHz~300 MHz 的电磁场，包括低频（长波）、中频（中波）、高频（短波）、甚高频（超短波）几个频段。舰船上装备有用于通信、广播、指挥、控制、导航、目标侦察、武备控制、干扰与反干扰等射频电子设备，这些电子设备在工作时会发射多种频率的射频电磁场。由于舰船为金属结构，空间狭小，这些电磁场会在船体内产生感应、反射及驻波等效应，使特定位置的电磁场强度成倍甚至成十倍地增加。舰船电磁场可导致舰船人员多种生物学效应，甚至会危害人员健康。高强度射频电磁场急性作用对人体危害较严重，但发生概率较小。射频电磁场对人体的危害，主要是低强度射频电磁场对人体的慢性作用。

舰船射频电磁场的卫生防护是随着电磁场引起的人员健康问题的出现而提出的，射频电磁场对人体健康的影响最早发现于20世纪30年代，直到50年代，人们才开始对其职业性危害进行系统研究。高强度射频电磁场可引起机体致热效应，对健康的危害是脑萎缩、白内障、晶状体混浊、造血和淋巴器官发育不全、生殖

系统障碍等。人体在反复接触较低强度射频电磁场时，体温虽无上升，但也会对健康产生危害。由于舰船较多部位的射频电磁场的强度较高，有必要采取卫生防护措施来预防和处置舰船射频电磁场对舰船人员的不利影响。

工作内容　舰船射频电磁场卫生防护主要是通过监测和控制舰船射频电磁场的强度，降低舰船人员接触射频电磁场的强度和减少接触时间，从而降低对舰船人员的不利影响。主要工作内容包括：①电磁场监测。通过对舰船各舱室电磁场的监测，确定舰船射频电磁场的强度、主要来源及分布特点，为改善舰船电磁场环境提供依据。②制定卫生标准。通过制定舰船射频电磁场卫生标准，以控制人员接触电磁场的剂量（强度-时间），对舰船电磁场环境进行安全性评价，并为舰船设计和采取卫生防护措施提供依据。③防护措施。主要是从人员健康的角度，提出相关设备的工程防护要求及应采取的个体防护措施。④医疗保健。对舰船人员的健康状况进行动态观察，促进人员恢复健康。⑤管理制度。建立相应的职业安全管理制度，保护接触舰船射频电磁辐射的人员及限制接触时间。

工作方法　①进行环境监测。在配置舰船射频电磁辐射源设备的舱室设立固定监测点，对设备产生的电磁场强度进行动态观察并进行记录，装备部门应组织卫生部门或相关科研单位对有电磁辐射源设备的舱室及舰船人员工作生活场所的电磁场强度进行定期抽样监测，并依据卫生标准进行安全性评价。职业操作人员在电磁场强度较高场所工作时应佩戴个人剂量监测器，记录超过电

磁辐射安全限值的累积量，或当超过限值时发出警告；对监测装置应定期校准。②制定和执行卫生标准。应在对舰船射频电磁场进行大量的现场监测及卫生学调查的基础上，结合在模拟舰船射频电磁场环境下的动物实验结果，根据现有经济技术条件，并参考国内外射频电磁场卫生标准，进行制定并定期更新舰船射频电磁场卫生标准。由于尚无国际公认的舰船射频电磁场卫生学标准，在实际工作中主要借鉴非舰船专用的射频电磁场标准来控制舰船环境电磁场，可参考的标准有：国际标准，1984 年国际辐射防护协会（IRPA）下属的国际非电离辐射委员会（INIRC）推荐的射频电磁辐射导则，提出了 100kHz ~ 300GHz 频率范围电磁场的公众和职业照射限值，其目的是对各国制定自己的标准起指导作用，之后又陆续发布了相关的声明和修正意见，最新的导则是 ICNIRP（国际非电离辐射防护委员会）1998；美国标准，1991 年电气和电子工程师学会（IEEE）颁布了标准（C95.1-1991），该标准对可控环境和非可控环境分别规定了限值，其最新版本为 C95.1-2005；苏联标准，是在现场劳动卫生学调查和动物实验的基础上提出的，1959 年颁布了东欧最早的电磁辐射标准，以后又进行多次修订；国家标准，中国在 20 世纪 60 年代开始研究电磁辐射防护问题，70 年代末开始考虑制定电磁辐射防护标准，1985 年，国家环境保护局依据环境保护法的授权着手制定电磁辐射国家标准，在吸取国外标准合理观点的基础上，结合国内的研究成果、电磁辐射污染现状以及经济承受能力，制定了《电磁辐射防护规定》（GB

8702—88）。同一时期，军队也制定了军用标准《电磁辐射暴露限值和测量方法》（GJB 5313—2004），规定了军用短波、超短波、微波辐射设备工作时，作业区和生活区短波、超短波、微波辐射暴露限值和测量方法。③采取防护措施。在舰船设计和建造时，应使人员经常逗留的场所尽量远离各种电磁辐射设备，对于产生高强度电磁辐射的设备应采取工程防护措施，包括屏蔽、搭接、滤波和吸收；在强电磁场环境下工作时，应采取适当的个体防护措施，重视研制和配备具有良好屏蔽性能的射频电磁辐射防护帽、防护服等。④做好医疗保健工作。对职业人员在从事接触磁场和电磁场工作前，应进行适应性和健康检查，对一些禁忌证患者，应禁止从事该工作；对长期职业性暴露人员要定期（一般每年一次）进行健康检查或专项检查，建立健康档案，以对其健康状况进行动态观察；对电磁场特别敏感者应及时调离；对必须在场强较高区域内短时间工作的职业人员，必须备有专门人员进行替换和定期（3~6 个月）进行健康检查；对职业人员应安排定期疗养，使其在一定时间的累积作用后得以恢复；提高营养水平，加强体育锻炼，增强从业人员的体质。⑤加强职业安全管理。在采取其他防护措施的同时，必须认真制定合理的职业安全管理制度，包括：执行职业卫生标准或限值；依据电磁场环境监测结果，在主要射频电磁辐射源周围划分"安全""有害"和"危险"区域，并设置标志牌、警告灯及报警系统，阻止人员进入可能"有害"的区域，禁止非专业人员进入"危险"区域；对职业人员进

行教育和训练，内容有电磁污染的性质及对人体健康的危害、安全操作及应急知识、常用的防护措施及使用方法等；建立严格的检修和安全操作制度，防止电磁污染水平超出规定限值；禁止携带金属物品进入强电磁辐射区，以免产生附加场，影响携带者健康和环境场分布。

（周宏元）

jiànchuán chōngjī wèishēng fánghù

舰船冲击卫生防护（ship shock hazards and hygiene protection）

运用冲击医学防护学的理论和技术，预防和救治舰船冲击对人员损伤的活动。目的是避免或减轻舰船人员冲击损伤程度，提高舰船员抗冲击水平。

水雷、鱼雷等水中兵器在水下爆炸瞬间可使舰艇产生剧烈的冲击运动，造成舰船人员下肢和脊柱骨折、断裂，内脏器官破裂、出血等损伤，如不提供有效的卫生防护措施，可能对舰船人员造成极大的伤害，直接威胁舰船的战斗力。人体对冲击加速度的耐受性，受多种因素的影响，主要与加速度值、持续时间以及加速度作用方向、人员体位等因素密切相关。在舰船冲击运动加速度阶段，对站立人员主要引起下肢骨骼压缩性损伤，包括下肢的跟骨、胫骨和距骨出现严重的粉碎性骨折，其中跟骨和脚踝的损伤发生率较高；对于坐姿人员，主要引起脊柱椎骨和椎间盘的压缩性损伤，严重者呈粉碎性骨折，多发生于脊柱的生理弯曲处，其中第 12 胸椎、第 1 和第 2 腰椎是易损部位。在舰船冲击运动减速度阶段，人体处于飞离状态而发生二次损伤，容易与周围固体发生碰撞，包括颅骨、四肢、骨盆、肋骨等骨折和皮肤挫伤，特别是

头部易发生脑震荡。在冲击过程中，内脏与骨骼间发生碰撞、挤压和牵拉，造成肝、脾、肺、肾、肠等器官损伤，轻者出现点状出血或淤血，严重者出现片状或条状出血，甚至脏器破裂或大出血等。如果人员被抛入水中可能造成溺水或遭受水下冲击波而产生复合水下冲击伤。

工作内容 预防和减轻舰船冲击运动对舰员的损伤，包括主动防护和被动防护两个方面。

主动防护 主动防护舰船冲击的措施有：①平时应加强舰船员抗冲击知识、技能培训管理；战前或日常训练时开展防护方法专业知识培训，重点开展舰船冲击伤自救互救训练等。②在执行任务或进入雷区时，应将舰船上铁门、舷窗和易活动物体固定好；人员应远离防护门，尽量减少行走，最好采取坐姿并抓牢固定物体，切勿单腿站立。若船员不幸落水或主动弃船逃生时，为避免水下爆炸冲击波对人体的伤害，落水人员应尽量将身体部位（特别是头部）露出水面，并呈水平仰卧姿势，向远离爆炸的方向游泳离开。③穿戴个体抗冲击防护装备，提高人体的抗冲击能力，减少人员伤亡。研制有效的个体抗冲击防护装备，为舰员提供合适的防冲器材，如抗冲击头盔、防冲击背心、防冲击鞋、抗冲击座椅等，用以保护人体的头部、胸腹部、下肢和骨盆避免发生严重的损伤。④在舰船上配备必要的防护救治器材和医务人员，对伤者及时处理。

被动防护 应通过衰减冲击能量，降低作用到人体的冲击载荷。具体内容包括：①提高舰船结构的总体抗冲击水平，在舰船设计、建造阶段提出并达到舰船抗冲击指标要求。②在舰船重要舱室部位设置缓冲平台，对人员或者重要仪器设备起到保护作用；边缘锋利、突起的设备等应避免安装在人员逗留区域内，在舱壁、舱顶、立柱等易发生碰撞部位敷设一定厚度的软木或无毒泡沫塑料等；抗冲击地砖，可铺设在人员相对较为集中的舱室，如控制室、驾驶室、作战指挥室等。

工作要求 为保护舰船员健康，保持良好的作业工效，需要制定和实施有效的舰船冲击安全限值标准。冲击加速度、速度和冲击作用时间等是影响人体冲击耐受性的重要因素，中国颁布的《水面舰艇冲击对人体作用安全限值》标准（图 1），对舰船抗冲击设计、舰员卫生防护与安全性评估具有指导作用。不同人体姿态对应的冲击安全限值和损伤阈值也不相同。

通常需要借助于某些动物进行冲击损伤效应试验以获得某种统计数据或结果，并推算到人体。偶尔可以通过某些海战或事故现场的调查分析，获得有关冲击对人体的损伤效应、伤情特点、发生规律、诊断和救治等有价值信息。

（李中付 黄建松）

jiànchuán wēibō fúshè wèishēng fánghù

舰船微波辐射卫生防护（ship microwave radiation hazards and hygiene protection） 运用微波医学防护学的理论和技术，预防和处置舰船员微波损伤的活动。舰船卫生的组成部分。目的是减轻微波辐射对机体的影响，保障舰船员的安全与健康。

微波指频率在 300MHz～300GHz 的电磁波，按照其波长可分为分米波、厘米波、毫米波。微波是由微波源装置向周围空间辐射出的微波能量，是一种高频电磁波，不具备电离作用，属于非电离辐射。舰船微波辐射有如

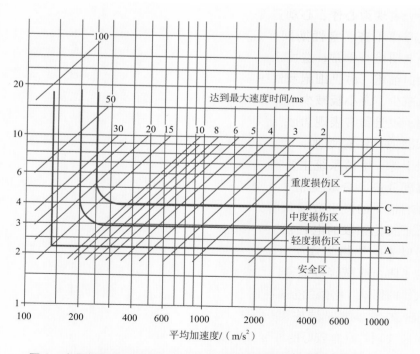

图 1 水面舰船冲击对舰员作用安全限值及其引起冲击损伤阈值曲线
注：A 为安全限值曲线；B 为中度损伤阈值曲线；C 为重度损伤阈值曲线。

下特点：①产生微波的设备多。舰船装备有多种雷达、无线电导航、卫星通信和微波加热等设备，在工作时会通过天线主动向周围环境发射微波；微波发生装置及其与发射天线之间的连接装置（波导管）也会产生微波泄漏，使舰船微波辐射频率较多。②微波辐射强度分布不均。一般来说，舱面及有微波设备的舱室强度较高。③微波设备安装间隔小。发射天线的架设高度受到限制，微波辐射剂量较强。④界面反射致微波强度增加。微波在船体、甲板及各种金属设备界面处会发生反射，某些部位的强度可成倍增加。舰船微波辐射的危害主要是低强度微波辐射长期作用于人体引起的慢性损伤。神经系统对微波辐射较敏感，长期接触微波辐射可引起神经衰弱综合征，主要表现头痛、头晕、全身乏力、易疲劳、睡眠障碍（白天嗜睡、夜间失眠、多梦）、记忆力减退、易激动和工作能力下降等；心血管系统表现为心悸、心动过缓、窦性心律不齐、室性期间收缩等，心电图检查异常；造血系统表现为白细胞、淋巴细胞和红细胞计数减少，血小板减少及其功能受损；视觉器官表现为眼晶状体点状混浊、颗粒增加、视觉疲劳、眼干等；生殖系统主要是使睾丸温度升高，造成生精小管损伤，影响精子的产生数量和质量。相对于其他频段的电磁辐射，微波对机体的生物学效应最为明显，为了防止或减轻舰船微波辐射对人体的影响，必须加强卫生防护。

内容　舰船结构多为钢铁，对微波辐射具有较好的屏蔽作用，一般舱室内微波辐射强度较低，无须进行防护，重点为有微波辐射设备的舱室以及开放的甲板上，卫生防护内容主要包括：①控制辐射源能量泄漏。选择设计合理、符合相关标准的设备。②微波辐射监测评估。通过监测，确定舰船微波辐射的主要来源及各舱室微波辐射强度分布特点等，参照相关标准进行评估，为舰船的设计和采取卫生防护措施提供依据。③加强管理。制定相应的管理措施，控制不必要的微波辐射接触。④防护措施。主要是从保护人员健康的角度提出采取的个体防护方式方法。

方法与要求　主要是：①减少或杜绝辐射源的能量泄漏。舰船微波辐射主要来源于各种雷达及通信设备，通过选择设计合理、有充分屏蔽措施的设备，直接控制辐射源的能量泄漏。尽可能在传输线终端接上等效负载以吸收微波能量，将其转化为热量散发或用抗流装置、滤波装置等抑制器，把电磁波抑制在微波设备内，以避免或减少微波能量泄漏。为了防止设备漏出的能量污染操作环境，制定的设备泄漏标准中规定，微波设备出厂前必须进行漏能鉴定，要求距设备 5cm 处，漏能不得超过 $5mW/cm^2$。同时应建立对设备和操作部位漏能的定期测定制度，如发现泄漏较大，超过微波辐射卫生标准，应及时查明原因予以改进或解决。②采取工程防护措施。对于微波泄漏比较严重的设备，可以采取二次工程防护措施，减少泄漏。在不妨碍操作和影响微波设备正常的辐射特性前提下，对辐射源采取屏蔽和吸收的方法，使微波辐射限制在一个有限的空间内。也可采取将辐射源与操作人员分开设置于不同舱室内，利用舰船钢铁结构隔离辐射源。微波的辐射源为磁控管、速调管、敞开的波导管和发射天线，应保证相关设备良好的密闭状态。③加强微波辐射监测评估。对于舰船员经常逗留地或工作场所，应加强微波辐射监测评估。测试微波辐射强度可采用微波漏能测试仪、综合场强仪及宽带电磁辐射监测器等设备，掌握微波辐射的平均功率密度、峰值功率密度等信息。还可利用微波辐射频谱分析仪分析微波辐射的频率，确定主要辐射源。微波辐射监测评估须由具有专业资质的机构和人员遵循标准的规程进行监测，在测试前应对相关的设备的参数进行详细调研，合理选择测试点，以防漏检、误检。测试工作的详细要求应遵照《舰船总体射频危害电磁场强测量方法》（GJB 1450—92）的相关规定。选用适当的标准对测试结果进行评估非常重要。目前尚无专门针对舰船电磁辐射对舰船人员危害的卫生标准，在对结果进行评估时，可以选用的标准主要有《电磁辐射防护规定》（GB 8702—88）、《作业场所微波辐射卫生标准》（GB 10436—89）、《电磁辐射暴露限值和测量方法》（GJB 5313—2004）等。④加强管理。对从事微波作业的舰船员应进行安全教育，正确使用微波设备，熟悉操作规程；正确认识微波对人体的影响，消除不必要的恐惧心理和麻痹大意思想。应根据工作实际，合理地制定相应的工作制度。根据微波辐射监测结果，按照微波辐射强度大小将相应场所划分为无危险区、受限工作区和危险区。无危险区微波辐射弱，可在此区域内连续工作；受限工作区微波辐射强度较高，作业时间应根据辐射剂量大小加以限制；在危险区域内应装置木栅，设置各种明显警戒标志，严禁无关人员入内。设备运转时，不要打开锁闭的机壳和机门。⑤个人防护措施。因工作需要，必须在高磁场强微波辐射环境下作业时，可使用防护服、防护帽和防护眼镜等个人防护用品，避免长时间接触高强度微波辐射而造成伤害。在检修发射机、接收机，尤其在取下机壳，打开波导管检修或在装接波管法兰、机器外壳屏蔽不严密而产生漏能情况下工作，会受到微波超允许量的辐射而遭受损伤，操作员或维修人员必须采取有效的个人防护措施。⑥医疗保健与健康监护。对从事微波作业的舰船员，在开始工作前应进行体格检查及适应性评价，凡有明显神经衰弱、心血管系统疾病或晶状体混浊等疾病者不宜从事该项工作。长期接触微波的舰船员需定期健康检查，并对其健康状况进行动态观察。鉴于微波对机体的影响面较广，应进行包括血常规、视觉系统、心血管系统、神经系统等方面的检查。

（周宏元）

jiànchuán yǒuhài qìtǐ wèishēng fánghù

舰船有害气体卫生防护（ship harmful gas hazards and hygiene protection） 运用航海医学防护学的理论和技术，预防与处置舰船有害气体对人员损伤的活动。航海预防医学的组成部分。包括制定卫生标准，控制非金属材料毒性，限制携带含污染物物品，加强对有害气体的监测，采取集体和个人防护措施等，对维护舰船员健康具有重要作用。

形成与发展 舰船有害气体卫生防护问题最早是从潜艇需求提出的，早期潜艇中装备超氧化钾（钠）再生药板用于提供艇员呼吸所需的氧气和消除呼出的二氧化碳。随着潜艇装备的发展

和人体健康的需要，潜艇中增加了有害气体净化消除装备，包括供氧装置、二氧化碳消除装置、有害气体燃烧装置、有害气体净化装置等。中国人民解放军海军在20世纪50年代对舰艇环境进行卫生学初步调查的基础上，从60年代初起，对舰艇环境中有害理化因素做了较深入的现场和模拟条件下的调查，研究了相应的检测与防护措施，80年代制定了水面舰艇、常规动力潜艇和核潜艇空气组分容许浓度卫生标准，初步形成舰船有害气体检测与卫生防护体系，90年代修订了核潜艇空气组分容许浓度卫生标准，2012年修订了新的水面舰艇和核潜艇空气组分容许浓度卫生标准，配备了系列舰船用气体检测仪器和供氧装置、二氧化碳吸收装置、有害气体净化装置等有害气体净化设施，形成了较为完整的舰船有害气体检测与卫生防护体系。

工作内容 舰船舱室有害气体卫生防护是一项复杂的系统工程，内容极为广泛，是舱室环境控制中最重要的部分。有害气体卫生防护包括：①舰船外部控制措施。即控制外来物质对艇内的污染，包括舰船用非金属材料释放气体及毒性研究、上艇物品控制措施等。②舰船内部防护措施。是对影响艇内空气质量的因素和已造成污染的空气进行控制，包括空气再生、气体监测、空气净化与消除及舱室空气异常时的个人防护等。

工作方法 主要针对舰船外部控制和内部防护两个方面开展工作。

舰船外部控制 主要是控制污染源，减少舰船上的污染物。舰船上污染物主要来自非金属材料，尤其是各种聚合材料，若能

解决好这些材料在舰船上使用的有关问题，则将显著减少舱室空气的污染，从而可减轻净化系统的负担。具体方法是：①对个人用品的限制。带入舰船的任何挥发性材料都可能成为舰船大气的一部分，为禁止舰船员将有害于大气的材料和物品带上舰船，如美国海军专门制定有一个材料禁用单，明确列出了可以带上潜艇和不可带上潜艇的材料。②对非金属材料使用的限制。非金属材料是舰船舱室有害气体的主要来源之一。舰船舱室中非金属材料用量大、种类多、成分复杂，非金属材料释放有毒有害气体是连续不间断的，对舰船人员产生的危害是长时间且具有累积作用。因此，应用无毒无腐蚀性艇用非金属材料对提高潜艇大气质量具有十分重要的作用。对毒性不明的新工艺、新配方、新材料需要通过专业机构进行毒性鉴定，合格后方可用于舰艇。应根据评价过的舰船用非金属材料，编制成舰船用材料毒性手册和管理规范，明确规定舰船上可使用的材料、不可使用的材料和限制使用的材料，以严格控制使用容易污染舰船舱室空气的材料。

舰船内部防护 具体方法是：①气体监测。监测舰船舱室空气成分是为了确定与艇员生存有关的气体浓度是否处于规定的范围之内，为确保空气质量提供依据。中国海军常规动力潜艇中装备有便携式气体监测设备，可测定氧气、氢气、二氧化碳、一氧化碳等气体；核潜艇装备有能连续监测上述气体的固定式气体监测设备，还装备了便携式气体监测设备。②空气再生。主要是为艇员生存提供必需的足够氧气和消除舱室中的二氧化碳。空气再生装

置主要包括供氧和二氧化碳清除设备。

潜艇舱室供氧　主要有：①再生药板供氧。再生药板的主要成分是碱金属过氧化物和超氧化物（如过氧化钠、超氧化钾等），在一定湿度的空气中吸收人体呼出的二氧化碳，同时释放出氧气。②电解水供氧。在一定电压情况下，将水电解成为氢气和氧，根据所使用电解质不同分为碱液作为电解质电解水制氧和固体聚合物作为电解质电解水制氧装置（简称SPE）两种形式。③氧烛供氧。氧烛的主要成分有氯酸钠、铁粉、过氧化钡，经启动后氯酸钠分解成为氧气。氯酸盐氧烛是一些国家海军常规潜艇和个别核潜艇的主要供氧设备，同时还是各种潜艇的应急氧源。常规动力潜艇一般采用再生药板供氧和氧烛供氧方式；核潜艇由于电力比较充足，一般采用电解水供氧方式，同时配备部分再生药板或氧烛作为应急供氧设备。

潜艇舱室二氧化碳清除　潜艇内艇员的新陈代谢、设备运行会不断地产生二氧化碳，需要从潜艇大气中连续地清除掉，否则二氧化碳的浓度急剧增加，很快就会达到不宜生存的程度，艇员的健康和安全就会受到威胁。常规潜艇早期采用由超氧化钾或超氧化钠制成的再生药板来去除二氧化碳，后主要采用氢氧化锂去除二氧化碳。各国海军采用的方法不尽相同。①美国海军核潜艇。主要采用1975年完成的以一乙醇胺作为二氧化碳吸收剂的装置，后经过定型被称做MARK-Ⅲ二氧化碳吸收装置，先后经过四代的不断改进和完善，形成了MARK-Ⅳ和MARK-ⅢB两型，成为美国海军潜艇的主要二氧化碳清除装

置。②英国海军核潜艇。1963年研制成功第一艘核潜艇后，采用的是美国一乙醇胺装置清除二氧化碳，而后使用了自行研究和改进的一乙醇胺装置，与美国不同之处有：英国二氧化碳吸收设备为泡沫床、美国为并流丝网填料塔；英国吸收液为30%的一乙醇胺水溶液，美国为20%的一乙醇胺水溶液；英国二氧化碳脱附压力是210kPa、温度为135℃，美国为281～175kPa、143～128℃；英国的装置出口尾气净化用稀硫酸氢钠溶液，美国用树脂法。③法国海军潜艇。有两种方法：核潜艇采用分子筛，将氧化铝清除水和分子筛吸附法清除二氧化碳结合为一体，以便节省空间和冷却水；常规潜艇用碱石灰。④日本海军潜艇。有两种方法：一种是固定式一乙醇胺二氧化碳再生吸收装置，另外一种是采用氢氧化锂为吸收剂的移动式二氧化碳清除装置，主要在训练时和应急救援时使用。⑤德国海军潜艇。采用的是氢氧化锂溶液吸收剂，工作原理和流程与一乙醇胺再生式二氧化碳清除装置类似，但具有起动简便、结构紧凑、成本低、效率高和寿命长等特点；它与氯酸盐氧烛配合使用，构成常规潜艇完整的空气再生系统。

空气净化与消除　为保障舰船员身体健康，提高舰艇作战能力，必须将舰船舱室的有害气体控制在卫生标准的允许水平，主要措施是：①使用催化燃烧装置（图1）。一氧化碳、氢气和碳氢化合物是舰艇中的主要有害物质，也是净化消除的重点。催化燃烧装置在催化剂的作用下将一氧化碳、氢气和碳氢化合物氧化成二氧化碳和水加以清除，所采用的催化剂一般是对氢、一氧化碳、

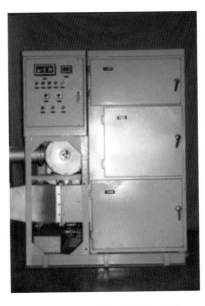

图1　有害气体催化燃烧装置

碳氢化合物的转化率高的霍加拉特剂。但该装置在315℃的高温下，有些卤代烃如氟利昂会分解为有毒的腐蚀性气体如氯化氢、氟化氢和光气等。②使用活性炭过滤器。潜艇大气中通常存在有许多大分子量有机蒸气和气味，潜艇中用来清除这些污染物的设备是安装在走廊、厕所、厨房、浴室、冷藏库、机舱及导弹舱中的活性炭吸附床。活性炭对许多有机物质有较好的吸附作用，在潜艇空气净化中得到了广泛的应用。滤器中的活性炭一般采用经高温蒸汽活化的椰壳炭，可以吸附空气中大约70%的脂肪烃和30%的芳香烃，并可以有效地吸收人体散发、烹调和食品的气味以及二氧化硫、三氧化硫和尼古丁。③使用静电除尘器。潜艇大气中悬浮着对艇员和设备有危害的大量气溶胶，必须加以清除。静电除尘器可以有效地清除亚微米大小的气溶胶，是比较有效的气溶胶清除装置，存在问题是容易发生短路，在遇到大量烟雾时

（如着火），很容易过载和失效。

舱室空气异常时的个人防护 当舰艇因遭受敌方导弹、鱼雷、炸弹及水雷攻击，会产生爆炸或火灾；平时在训练或执行任务时也会由于意外导致火灾等事故。在舰艇火灾中，非金属材料会燃烧，一方面迅速消耗舱内氧气，另一方面释放出大量有毒有害物质，一般的过滤式防毒面具无法实施防护，只能采取隔绝式防护措施。人员佩戴的隔绝式化学生氧呼吸器，是一种利用人体呼出的二氧化碳与药剂产生化学反应生成氧气的隔绝式呼吸救生装置，不仅能够有效隔绝有毒空气，而且能够在消除二氧化碳的同时产生氧气供舰艇员正常呼吸，为处理应急情况、逃生或等待救援赢得宝贵的时间。

（肖存杰 许林军）

jiànchuán wèishēng fánghù zhuāngbèi
舰船卫生防护装备 （ship hygienic protection devices） 预防、控制舰船物理、化学、微生物因素对舰船员损害而使用的服装、器具、装具和设备的统称。海军卫生装备的组成部分。舰船上的高温、低温、冲击、振动、噪声、微波、X射线、电离辐射等物理因素，有毒、刺激性、腐蚀性物质等化学因素，细菌、真菌和病毒等微生物危害因素都可能对舰船员产生不利影响，使用卫生防护装备对维护健康具有重要作用。

自航空母舰诞生以来，美军对舰船卫生防护装备备受重视，已配备了从防护面具到防护靴的全套卫生装备，能够为舰船人员提供全身的有效防护，避免物理、化学、微生物因素的侵害，且呈现出了集成化、智能化、数字化、多功能化、标准化、系列化，防

护性能强，心理负荷低，舒适性好等发展特点。中国人民解放军舰船卫生防护装备诞生于20世纪50年代，1959年研制出第一代防毒面具；随着舰船装备的发展，舰船卫生防护装备也相应发展，已经成为门类比较齐全、基本上能够适应舰船人员需要的装备，在减少舰船人员损伤、保护舰船员身心健康方面发挥了重要作用。

舰船卫生防护装备主要是利用一些特殊的材料和结构以及物理、化学原理进行防护。其功能与舰船卫生防护措施密切相连，按功能可分为：舰船物理因素防护装备，包括护耳器、防紫外线护目镜、防冲击背心和防冲击鞋、防振动手套、防磁服等；舰船化学因素防护装备，包括呼吸器、防毒面具等；舰船微生物因素防护装备，包括生化呼吸器等详见（表1）；特殊职业防护装备，包括消防头盔、潜水服等。

舰船各类卫生防护装备具有特殊的功能和用途，主要是：①头部防护装备。用于保护头部

不受冲击、振动、火焰等有害因素的伤害，如航母飞行甲板人员头盔，消防头盔等。②脸部防护装备。用于保护前额不受物理、化学因素的伤害，如防爆面罩、配帽型防护屏。③眼部防护装备。具有防紫外线、防雾、防冲击、防化学物品飞溅、防激光等功能，如防紫外线眼镜、防微波护目镜、防雾镜、防冲击护目镜、激光防护镜、防化学护目镜等。④听力保护装备。又称护耳器，主要功能是预防或减少舰船噪声对舰员听觉系统的损伤，如耳塞、耳罩（包括有源消声耳罩）、防噪声头盔等。⑤呼吸防护装备。主要具有防尘、防雾、防烟、防毒、防生化等功能，而又能保证舰船人员能够正常呼吸，如自吸过滤式防尘口罩、多功能活性炭口罩、过滤式防毒面具和空气呼吸器、防生化呼吸器等。⑥手部防护装备。具有防冲击、防振动、耐油、耐火、耐腐蚀、耐寒、射线防护等功能，如防冲击和振动手套、耐高温手套、耐低温手套、防强

表1 舰船的危害因素及个人卫生防护装备

危害因素类别	危害因素	个人卫生防护装备
物理因素	主要有冲击与振动、噪声、高温、低温、电离辐射（其波长短、频率高、能量强，如高速带电粒子有α粒子、β粒子和质子，不带电的粒子有中子、X射线和γ射线），非电离辐射（如紫外线、红外线、激光、微波等）	卫生防护装备主要有护听器（如耳塞、耳罩、防噪声头盔）、防紫外线眼镜、防微波护目镜、防雾镜、防冲击护目镜、激光防护镜、防化学护目镜、防爆面罩、配帽型防护屏、微波防护帽、防冲击头盔、防冲击和振动手套、耐高温手套、耐低温手套、强酸强碱手套、防化手套、绝缘手套、电离辐射防护手套、防冲击背心和防冲击鞋、防冲击波背心、防振动手套、防火隔热服、静电防护服、防电离辐射服、舰船防冲击鞋、绝缘鞋、作训鞋或靴、作战靴等
化学因素	主要有粉尘、有毒的物质（固体、气体、液体）、刺激性和腐蚀性物质	卫生防护装备主要有防尘帽、自吸过滤式防尘口罩、多功能活性炭口罩、过滤式防毒面具和空气呼吸器、防生化呼吸器、防尘口罩、特殊防毒面具、防化服、防化鞋等
微生物因素	主要有病毒、真菌、细菌（如炭疽杆菌、布鲁氏菌）等	卫生防护装备主要有防生化眼镜、防生化呼吸器、防生化帽、防生化手套、防生化服等

酸强碱手套、防化手套、绝缘手套、X射线防护手套等。⑦足部防护装备。具有防冲击、防振、防砸、防穿刺、防静电、防滑、耐油、耐酸碱、耐电压等功能，如舰船防冲击鞋、绝缘鞋、作训鞋或靴、作战靴等。⑧身体防护装备。具有防护冲击、冲击波、电磁波、微波、磁场、射线、核辐射、有害固体、有害液体等功能，如冲击防护背心、冲击波防护背心、磁场防护服、射频电磁场防护服、微波防护服、核辐射防护服、防火隔热服、静电防护服、化学防护服和一些特殊职业服（消防服、潜水服等）。

(李中付)

jiànchuán rényuán yíngyǎng wèishēng

舰船人员营养卫生（nutritional hygiene for ship crew）

应用营养卫生学的理论和方法，研究和改善舰船人员膳食营养状况的医学预防活动。航海卫生的组成部分。目的是保障舰船员获得数量适宜、比例合理的营养素，以维护健康和保持良好的作业能力。

形成与发展　古代舰船在港期间，舰船员的饮食与在陆地并无差别；远航时，受船只贮存条件限制，食品贮藏数量有限，方法单一，容易变质，携带食品主要为粮食、腌腊食品、干菜等，新鲜食品严重缺乏，尤其缺少蔬菜水果，舰船员易罹患坏血病、口腔溃疡等营养缺乏病。1747年英国海军医生林德（Lind）用柠檬汁给船员补充维生素C，使航海坏血病得以控制；19世纪日本海军由于食用精制米面，导致维生素B_1缺乏，脚气病流行，而食用糙米后使脚气病得以控制。这些航海史上的著名事件，促进了营养学科的发展。现代化舰船上，食品贮藏空间增大，冷藏条件改善，含气调理食品、冷冻食品、罐头食品、压缩食品以及低温真空干燥食品等新型食品技术逐步得到应用，厨房烹饪设备的改进，使舰船人员获得更全面的营养供给，促进了舰船人员营养保障的落实。发达国家海军通过对舰船环境对机体影响、人员营养需要及供给的制度化、标准化，炊事人员培训等研究，积累了较成功的经验。美军通过营养调查，制定了舰船员营养标准，研究了膳食构成改进方法、提高军事作业效能营养、口粮营养评价、战创伤营养保障、营养教育以及新技术在营养方面的应用；AR40-25《军人营养标准及教育》规定了军人的一般作业及特殊环境下能量及营养素供给量、战时最低营养标准以及饮料的营养素要求等；针对现役军人中肥胖流行，美海军编写了《海军营养与体重控制自学指南》，作为普及营养知识和控制体重的教材，指导官兵自觉保持能量平衡，摄取适量的营养素，维持适当的体重，维护了健康和作业能力。中国人民解放军自1949年起，逐步开展对官兵能量代谢和营养需求的研究，1981～1984年，研究制定《中国人民解放军军人日膳食营养素供给量》标准，海军提出了水面舰艇、潜艇等的舰艇人员营养素供给量，1995～1997年经修订更名为GJB 823A—1998《军人营养素供给量》，新增了核潜艇人员营养素供给量，2006年又进行了新的修订，为落实该标准，1988年全军协作制订了GJB 826—90《中国人民解放军军人食物定量》，以实物形式明确了军人的营养素供给，便于军需、财务等部门确定经费、筹措物资，也有利于基层部队对照使用，1995年、2006年分别作了修订，减少了灶别种类，增加了食物品种，调整了部分食物的定量，适当调整高能量食物定量，修订后更名为GJB《军人食物定量》，在部队推广应用。

工作内容　营养素共有6种：蛋白质、脂肪、碳水化合物（糖类）、维生素、矿物质与微量元素、水，前3种是供给能量的营养素，后3种虽不供给能量，但在维持新陈代谢及正常生理功能方面不可缺少。供给数量适宜、比例合理的营养素是保持身体健康及良好作业能力的必要条件之一。为此，营养卫生的工作内容主要有以下几种。

营养保障　保障营养合理的主要措施是：①根据舰艇特点和作业强度的不同，制定不同的舰船员营养素供给量标准。②提出食品选择、合理配膳、科学烹调的卫生要求，使膳食中所含营养素达到供给量标准。③在严寒、炎热、恶劣海况等特殊气候和环境条件下航行时，注意人员对营养素的特殊需求。④长期航行时，为预防维生素类的缺乏，应及时补充复合维生素制剂。⑤战时或舰船失事时，条件艰苦，难以正常进餐，需备有战备口粮及救生食品，并配置一定比例的淡水，以满足人体最低的营养需要。

营养卫生监督　主要是：①监督膳食的营养价值，保证膳食合乎营养标准，满足舰船员能量及营养素的消耗需要。②参加食谱制订，核算膳食的营养素成分，监督指导科学烹调，协助军需部门合理调配膳食，用营养成分相当的食品代替供应不足的食品。③监督食品的卫生质量，检查食品的采购运输、装载储藏、加工制作等阶段的卫生情况。④定期进行营养调查，根据调查结果采取有效措施，防治营养缺乏病。⑤经常进行营养卫生教育和宣传，普及营养知识，使舰船人员结合自身实际合理饮食。对舰船人员营养的监督，主要以现场营养调查获取资料，多采用称量法与查账法相结合的方法进行膳食调查（图1），同时对舰船人员进行营养体格检查，收集部分人员的血尿样品，进行生化分析和负荷尿试验，确定受试期间人员体内的营养状态，综合三方面的资料，全面评价一定时期的舰船员营养状况；也可模拟舰船某种环境因素，通过动物试验或人体试验的方法获得研究资料；采用的方法通常涵盖生理学、生物化学、分子生物学的常用技术。

舰船员营养代谢特点 航海时舰船员受多种因素的综合作用，可影响营养素的代谢，分解代谢增加，营养素消耗增加，使体内营养素含量减少，发生营养不足甚至出现营养素缺乏症。舰船员营养代谢的特点主要是：①能量

代谢。航海时多种环境因素如高温、寒冷、低剂量辐射、振动及精神紧张等影响，可使舰船员的能量消耗增加；但随舰船设备的日益机械化、自动化的发展，日常操作劳动强度减轻，加上舰船空间有限，活动量不足，人员能量消耗降低，总的能量消耗呈下降趋势；各国舰船员能量消耗量为 12.47~14.63MJ（2 980~3 496 kcal），能量供给量为 12.55~16.73MJ（3 000~4 000kcal），极地航行时能量供给量可增加至18.83MJ（4 500kcal）；各国供给舰船员产能的各类营养素所占总能量的比例是，一般为蛋白质12%~18%、脂肪20%~35%、碳水化合物50%~65%。②蛋白质代谢。高温、前庭刺激、低剂量电离辐射或精神紧张都可导致蛋白质代谢变化，主要是引起蛋白质分解代谢增强，氮排出量增加，蛋白质消耗较多，在航海条件下蛋白质需要量增加；蛋白质占能量来源15%左右较适宜；在低剂

量电离辐射环境下，应注意供给优质蛋白质，保证机体自行修复损伤的需要。③脂肪代谢。摇摆及高温环境使人们厌恶脂肪，使脂肪摄入量减少；长期航行对脂质代谢影响的主要表现为血清胆固醇明显增加，脂蛋白含量下降，β-脂蛋白含量增加；极地等低温环境时，膳食中脂肪供给可适当增加，以使机体增强抵御寒冷的能力。④维生素代谢。航海环境中，多种维生素消耗量增加，应注意供给充足的维生素；夜间航行及观通、雷达等岗位人员长时间用眼，需要供给维生素A；长期航行，维生素C、维生素B_1、维生素B_2及维生素D容易不足，维生素C适宜供给量为每天100~200mg；维生素B_1及维生素B_2按供给能量计算，即每供给能量4.184MJ（1 000kcal）应供给维生素B_1和维生素B_2各0.5~0.8mg，即每天1.5~3mg；潜艇长期在水下航行时，要补给维生素D；晕船时，血中维生素B_6含量与尿中4-吡哆酸排出量减少，给予维生素B_6（吡哆醇）对防治晕船有一定效果。⑤矿物质与微量元素。低纬度地区航行，随高温出汗，钾、钠、钙、镁等消耗增多；受低剂量电离辐射应注意适量补充锌、硒等元素，以增强机体自我修复损伤的能力；潜艇水下航行时无日光照射，维生素D活化受限，影响钙的吸收，锌元素等消耗增多，需注意钙、锌等元素的补充。

（巴剑波 刘民航）

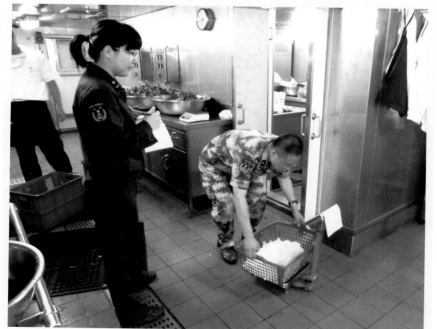

图1 称量法膳食调查

jiànchuán rényuán yíngyǎngsù gōngjǐliàng

舰船人员营养素供给量（daily dietary allowance for ship crew） 为保持舰船人员身体健康，每日应从膳食中供给的能量

和各种营养素的量。舰船员营养卫生的组成部分。目的是提供符合营养需要和饮食习惯的膳食，供给充足的能量、优质的蛋白质、丰富的维生素和矿物质，达到营养素比例适宜、能量供应平衡，保持并增强人员身心健康，胜任所担负的职责。

营养素供给量于 1941 年由美国国家研究院应美国政府要求，为保障第二次世界大战时期的士兵营养需要，防止营养缺乏病，制订推荐的膳食营养素供给量，简称 RDAs。此后，各国根据本国实际制订了舰船人员的营养素供给量，如美军的 AR 40 - 25/BU-MEDINST 10110.6/AFI 44-141《营养标准和教育》，规定了能量和 22 种营养素的每日膳食供给量。中国人民解放军于 1981～1984 年研究制订了 GJB 823—89《中国人民解放军军人日膳食营养素供给量》，海军提出了包括水面舰艇、潜艇的舰船人员营养素供给量，1995～1997 年修订更名为 GJB 823A—1998《军人营养素供给量》，新增了核潜艇人员营养素供给量，2006 年起又进行了新的修订研究。上述标准可用于舰船单位配餐指导和评价舰船人员膳食营养状况。

制订舰船人员营养素供给量的依据主要来自人体代谢研究、舰船人群观测研究、航海性营养疾病临床研究和必要的动物实验，分别获得人体对营养素的需要量、营养素摄入量与舰船员疾病的关系，营养素补充与疾病转归，航海环境对营养素代谢的影响等资料；在此基础上，提出试行的营养素供给量，通过部分舰船单位的应用试验，最后确定提出切合实际的舰船人员营养素供给量。中国人民解放军海军舰船人员营养素供给量包括能量和 14 种营养素的每日膳食供给量（表 1），对营养素的来源和比例的要求，由 GJB 823A—1998《军人营养素供给量》中规定。

膳食中营养素的质量要求是：膳食中产能营养素占总能量的百分比分别是蛋白质 12%～15%、脂肪 20%～30%、碳水化合物 55%～65%；摄入动物性蛋白质应占蛋白质总量的 30%～50%；摄入动物性脂肪不得超过脂肪总量的 50%；摄入蔗糖能量不得超过总能量的 10%；每天膳食中胆固醇应在 800mg 以下；维生素 A 摄入量至少应有 33% 来源于动物性食物。

（巴剑波　刘民航）

jiànchuán shípǐn wèishēng

舰船食品卫生（ship food hygiene）　为防止食品污染和各类有害因素对舰船人员健康的不良影响所进行的医学预防活动。基本任务是确保舰船人员食品的安全性和使用性。目的是提高食品质量，保护舰船人员健康。

《中华人民共和国食品卫生法》第六条规定：食品应无毒、无害，符合应当有的营养要求，具有相应的色、香、味等感官性状。但食品中可能含有天然存在的有害物质，或由于食品组成成分在某些情况下分解而形成的有害物质，或在食品生产、加工、烹饪、运输和贮存等过程中污染的有害物质，都可能引起食源性疾病，威胁食用者的健康，甚至生命。海军舰艇部队食品主要由地方有关部门供应，经过加工、运输、装载上船、贮藏等多个环节，舰船人员在海上主要食用携带和贮存在舰船上的食品。但舰船环境具有很大的特殊性，特别是舰船远航或长航期间，生活环境差，用水紧张，膳食制作条件不理想，消毒受限制，新鲜食品得不到及时补充。因此，提高食品卫生质量和加强舰船特殊环境条件下的饮食卫生管理，维护舰船人员的健康，是舰船食品卫生

表 1　舰船人员营养素供给量

	水面舰艇人员	潜艇人员	核潜艇人员
能量（MJ）	13.8～15.1	13.8～15.1	14.6～15.5
（kcal）	（3 300～3 600）	（3 300～3 600）	（3 500～3 700）
蛋白质（g）	110	120	120
钙（mg）	800	800	800
铁（mg）	15	15	20
锌（mg）	15	15	20
硒（μg）	50	50	50
碘（μg）	150	150	150
维生素 A（μgRE）	1 500	1 800	2 250
维生素 D（μg）	10	10	10
维生素 E（mg）	30	30	30
维生素 B_1（mg）	2～2.5	2～3	3～4
维生素 B_2（mg）	1.5～2	2～3	3～4
烟酸（mg）	20	20	30～40
维生素 B_6（mg）	2～3	2～3	3～4
维生素 C（mg）	100～150	100～150	150

工作的主要任务。

舰船食品卫生的主要内容包括：①食品供应的卫生监督。②食品装载与贮存的卫生管理。③厨房和餐厅的卫生管理。④炊事人员个人卫生管理。⑤食品卫生的教育与宣传。

舰船食品卫生工作的具体组织实施程序和过程各国大同小异，主要包括：①出海前食品卫生监督，在出海前舰艇食品准备过程中，对食品的采购、运输、验收和装船4个环节进行监督检查（图1），必要时采样送卫生防疫机构进行化学、细菌学或生物学检验。②出海期间的饮食卫生管理，对食品贮藏舱、食品加工间、厨房、餐厅及炊厨具等凡能接触到食品的场所和用具进行卫生检查、定期消毒，并对食品库贮藏的食品定期监测，防止食品腐烂变质。③食品加工烹调卫生监督管理，应确保主副食品既要烧熟烧透，又要色、香、味良好，容易消化。④食品留样管理，对制作完的每种饭菜及时进行留样，每种食品需按要求留样100g以上，分别盛放于已消毒的容器中，立即加盖，以免被污染，待留样食品冷却后，用保鲜膜密封，标明留样时间、品名、餐次、留样人，即刻存放于专用冰箱；留样食品需保留48小时，直至制作食品饮用后没有问题时方可倒掉。⑤炊事人员个人卫生监督管理，炊事工作人员必须进行体格检查和定期健康检查，合格者方能上岗；严格监督检查炊事人员遵守个人卫生制度。⑥食品卫生宣传教育，有计划地进行食品卫生法的教育和食品卫生安全知识的宣传，培养舰船人员良好的饮食卫生习惯。

（巴剑波　薛凤照）

jiànchuán jiùshēng shípǐn

舰船救生食品（survival food for ship）　舰船人员遇险待救时维持生存的专用食品。舰船人员的固定装备之一。仅供救生或紧急时食用。要求体积小、单位体积的热量高，包装密闭坚固、不透气不透水，贮存时间长，便于携带，食物组成合理，食用时用水少又不消耗体内更多的水分，短期食用不致引起严重的生理变化。

美军舰船救生食品最具代表性，至2012年舰船救生食品有：通用食品救生包和弃船救生食品包。通用救生食品包，包括逃难和逃生时的单兵救生口粮，亦可用于限制饮用水的各种场合；弃船救生食品包，由美海军舰艇人员弃船时使用，也适用于限制水的场合，可贮藏在舰艇救生筏中。中国人民解放军舰船救生食品的装备始于20世纪50年代，使用的是701、702、761压缩干粮等通用救生食品，1986年研制了86型舰艇救生食品，此后，海军配备的是JT-07型舰艇救生食品。

救生食品的热量每人份大多在1 600~3 000kcal之间。在救生状态下，水的供应量受限，食品中供给蛋白质的量以低于供给热量的15%为宜，蛋白质含量过多会增加氮的排出，从而增加水的消耗。为了追求食品的小体积高热量，人们总是设法多增加脂肪，但是脂肪的含量不能过高，在口粮中不应超过总热量的70%。糖的供应要充足，不得少于总热量的20%。食品中应含有氯化钠，每天供应量不应低于4.5g。维生素对提高机体的应激能力有一定的作用，可在口粮中加入维生素C、维生素B$_1$、维生素B$_2$等。JT-07型舰船救生食品由3种压缩饼干、巧克力和山楂糕组成，其营养成分及热量来源比例如下：热量6 766kJ，蛋白质27g，脂肪62.9g，碳水化合物236g。

舰船救生食品应放置于各舱室、救生艇或救生服中。有时需落水后食用，因此要求包装密封防水，贮存中不应损坏原包装。由于舰船救生食品中各种组成食品的营养成分不一样，有的含糖

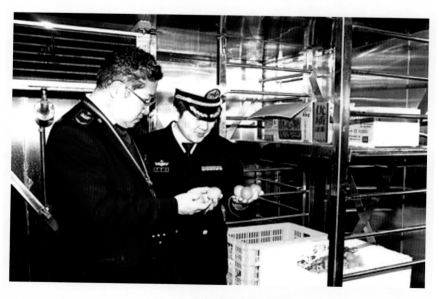

图1　对装船食品进行检查

多，有的则含脂肪多，在食用时不应偏食，以免引起不良的代谢变化。在遇险待救的情况下，一般都缺乏饮用水，为此，在JT-07型舰船救生食品的外包装上特别注明有水的饮用方法：前24小时尽量少饮用救生淡水，24小时后每人每天饮水量不超过500ml，淡水即将耗尽时每人每天饮水量不超过100ml。

舰船救生食品发展的特点及趋势：注重食品的适用性，努力使其达到系列化和标准化；不断用新的科学技术改进老食品，研制新食品；重视功能性食品的研发，除具有一般食品的营养和感官功能外，还具有调节人体生理活动的功能；追求食品的小体积高热量，许多国家一直致力于开发体积小、重量轻、营养丰富的舰船救生食品。

（巴剑波　薛凤照）

jiàntǐng yuǎnháng shípǐn

舰艇远航食品（naval rations for long voyage of ship）供舰艇人员远航食用的配套集体食品。舰艇执行任务常远离基地，不能随时得到食物补给，舰上食品贮存和烹饪条件受限，海上航行常使舰艇人员食欲降低。特别是潜艇部队，全封闭、有害气体、高温、高湿、晕船等复合因素的影响，常引起艇员口感差、食欲下降、心烦体乏、疲劳度增加，要求舰艇食品必须营养素全面，接受性好，适应舰艇人员远航的需要。

在舰艇环境中，营养不良引起舰员工作效率降低，对舰艇和舰员的安全造成不利影响。如维生素A的严重缺乏，会影响舰员的夜视能力；大量的脂肪和糖的摄入会导致舰员的体重增加，反应迟钝，动作不迅速；糖的摄入过多，可使舰员广泛发生龋齿。

肥胖症、结肠癌、消化性溃疡等病症在海军发病率较高，都可能与高能量膳食与脂肪及精制糖摄入过多有关。为保证舰员的营养，舰艇远航食品一般采取以下措施：保证食品质量、供应量充足；食品具有多样性、接受性好；营养素全面、确保平衡饮食；具有促进食欲、提高耐力等功能。要求三大营养素搭配合理，膳食中产生能量的营养素占总能量的百分比为：蛋白质12%～15%，脂肪20%～30%，碳水化合物（糖类）55%～65%。

世界各国舰艇远航食品不尽相同，最具代表性的是美军舰艇特种集体口粮，即"加热即可供餐的组合集体口粮"（UGR-H&S），采用软包装袋，口粮耐保存，安全可靠，开启食用方便。中国人民解放军舰艇远航食品包括：常规潜艇、核潜艇、水面舰艇用3种类型，每种类型主要由软包装集体食品组成（表1）；分为主食类、荤菜类、水果类、饮糖类等；食物供应量：1人1天3100～3300g，总热能：18.8～20.6MJ。中国人民解放军舰艇远航食品从20世纪60年代起，先后在加工技术、工艺配方、营养素及热量配比、包装形式等方面进行了多次改进完善，按顺序分别是："60-1

表1　软包装集体食品常用品种

序　号	荤　菜	序　号	半荤菜
1	红烧大排	26	芋艿烧排骨
2	红烧猪肉	27	五香花生米
3	麻辣鱼块	28	板栗烧鸡
4	牛肉贡丸	29	香葱芋艿
5	辣子鸡	30	油焖笋尖
6	干煎鲳鱼	31	水笋烧肉
7	咖喱鸡块	32	干锅茶树菇
8	五香带鱼	33	豆干烧肉
9	油炸鸡腿排	34	茭白肉丝
10	咖喱牛肉	35	宫爆肉丁
11	辣鸡腿	36	酱爆肉丁
12	五香牛肉	37	雪菜笋丝
13	包心鱼丸	38	回锅肉
14	红烧蹄髈	39	家常豆腐
15	红烧肋排	40	鱼香肉丝
16	叉烧酱肉	41	家乡肉
17	红烧带鱼	42	炒菌菇
18	红烧牛肉	43	藕块烧肉
19	剁椒青鱼	44	玉米松仁
20	红烧鸡中翅	45	咸鱼烧黄豆
21	红烧翅根	46	豆干烧素鸡
22	花椒鸡	47	雪菜炒毛豆
23	面筋烧肉	48	干贝素虾仁
24	酸菜鱼	49	五花肉豆腐泡菜
25	红烧咕咾肉	50	雪菜炒干丝

型远航食品"（曾称 1 号军粮），共有 22 个品种；"62-2 型"，品种由 22 种增至 28 种；"70-3 型"，品种由 28 种增至 33 种；"77-4 型"，品种增至 41 种；"86-5 型"，增加了新型软包装食品，品种增至 65 种；"9971"型，由 56 个品种的马口铁罐头食品组成；"9972"型，由 80 多个新鲜和冷冻食品品种组成；2010 年定型的"新型舰艇远航食品"，由 50 个品种的软包装集体食品组成。

舰艇远航食品主要特点：食品的种类齐全、比例适宜、接受性好、营养素含量丰富；加热即可供餐，能减少炊事劳动强度、厨房动火次数、油烟污染、炊事用水及对环境和装备的影响；开启食用方便、废弃物少；体积小、耐贮藏、便于运输携带。

(张 建 李中华)

jiànchuán jǐshuǐ wèishēng
舰船给水卫生 （ship water supply hygiene）

为保证舰船员饮水及生活用水符合卫生学要求所进行的医学预防活动。海军舰船卫生的组成部分。基本任务是饮用水消毒和水质检验以及防止给水系统被污染。目的是保证获得清洁卫生的生活饮用水，保障舰船员身体健康。

水是影响舰船自持力的重要因素。国内外海军均有因淡水供应不足，不得不终止训练或战斗而被迫返航或遭到战斗失败的事例。为保障节约淡水，大、中型舰船分别配置有饮用水、洗涤水与海水 3 个系统；小型舰船饮用水与洗涤水共为一个系统。水面舰艇还设有应急预备水柜，潜艇各舱配有失事淡水箱，有的舰船还设有海水淡化系统。舰船给水卫生主要问题有：①水量需求大但供水量有限。舰船舱室环境属

高温、高湿，舰船员在高温环境中出汗多，汗液在高湿下又不易蒸发，饮水和清洁皮肤等生活用水的需要量较大；除海水淡化外，主要依靠携带淡水解决。因此，舰船长期航行时，淡水往往紧缺。②配水程序复杂，易受污染。通常，舰船淡水来自城市自来水或码头自备水站，远航中有时靠水船补水，配水过程中要通过多种管路或容器，随时有遭受污染的可能。③水舱贮存水易变质。导致变质的因素主要有：装载水的过程中可能受到污染；舰船舱室高温高湿、通风差，水质易受影响；水舱内壁涂料剥落；水舱底部余水难以排尽，水底沉淀物受舰船颠簸易浮起；水中余氯随时间延长耗尽，细菌再繁殖。

舰船给水卫生工作内容主要包括：①监督检查港岸配水质量，防止水质污染。②定期消毒水舱淡水，防止变质。③长航时执行供水量标准，节约用水。④开发水质净化、海水淡化等新技术，延长舰船自持力。⑤制定和修编舰船给水卫生标准。

工作方法主要是：军医协同有关部门检查岸上供水设施、水源卫生状况及水质检验报告，保证配水质量。按平时和战时区分，分别执行 GB 5749《生活饮用水卫生标准》和 GJB 651《军队战时饮用水卫生标准》。舰船饮用水消毒主要采用加漂白粉或漂白粉精的氯化法、臭氧氧化法和紫外线消毒法。当接受不符合卫生标准的饮用水或舰船远航时，均采用氯化消毒法；当发生大批传染病员或接受重污染的水源水以及饮用水系统遭到严重污染时，则用超氯消毒法，对舰船水柜进行严格消毒，使淡水和给水系统达到规定的卫生学要求后方可使用。

长航期间，按照 GJB 4000《舰船通用规范》严格控制供水量，定期检验和消毒水舱贮存的淡水。相关研究机构和部队积极研究、引进新技术、新材料，有效提高海水淡化技术水平和舰船贮存水保鲜与水质改善方法，保证舰船员生活用水质量符合经济及社会发展水平。

(伍俊荣)

jiànchuán yǐnshuǐ xiāodú
舰船饮水消毒 （disinfection of drinking water for ship）

为保证舰船员饮水及生活用水的卫生安全，杀灭水中病原微生物的卫生保障活动。舰船给水卫生的重要内容。对保证获得卫生安全的生活饮用水，保障舰船员身体健康具有十分重要的意义。

舰船水舱贮存水受舱室通风差、温度高、水舱底部沉积物、细菌和病毒污染及水中消毒剂随时间延长耗尽等多种因素影响，致使水中微生物再度繁殖，细菌数量增加、水质恶化，必须消毒后方可饮用。舰船饮水消毒应按舰船给水卫生标准的要求，采取适当的方法杀灭水中病原微生物，保证水质卫生、安全可靠，防止肠道传染病的介水传播。舰船上常用的方法有物理消毒法和化学消毒法，主要有：①煮沸消毒。其原理是加热煮沸，使水中细菌的细胞膜破坏，氨基酸和核酸漏出，细菌因胞内成分凝聚、蛋白质变性而死亡。水加热至 70℃ 数分钟能杀灭肠道传染病致病菌；加热至 100℃ 沸腾时，可杀灭芽胞；煮沸 15 分钟可杀灭炭疽芽胞。②紫外线消毒。其原理是紫外线可透入病原体内，破坏核糖核酸（RNA）和脱氧核糖核酸（DNA）的正常代谢功能，从而导致病原体死亡。紫外线是一种不

可见光线（波长范围 136～390nm），波长在 200～300nm 的紫外线对水中的细菌、病毒、芽胞等具有杀灭作用；其中波长为253.7nm 的紫外线杀菌能力最强；紫外线消毒后不能在水中保持持续消毒能力，经紫外线消毒的水应及时饮用。③氯化消毒。其原理是氯气或氯制剂加入水中后，迅速水解生成氧化能力较强的次氯酸，可以杀灭微生物。氯化消毒分常氯消毒和超氯消毒，常氯消毒用于舰船贮存淡水的定期消毒，加氯量一般为 1～3mg/L，消毒时间常温下为 15 分钟、较低温度下为 30 分钟，舰船远航期间，一般定期采用小剂量常氯消毒法，投加氯 30 分钟后，余氯浓度达0.5～1.0mg/L，可达到消毒目的；超氯消毒主要用于舰船饮水系统受到严重污染或水媒传染病流行时以及应急供水的饮水消毒，加氯量一般为 10～20mg/L，消毒时间为 10～15 分钟，超氯消毒后的水若要立即饮用，需按加氯量的3.5 倍投加硫代硫酸钠或活性碳过滤进行脱氯。④臭氧消毒。其原理一般认为是臭氧能迅速地扩散透入细胞壁，氧化破坏细胞酶而杀灭病原体。臭氧（O_3）是一种强氧化剂，它能杀灭水中的细菌、病毒、芽胞、包囊等，杀菌效果比氯快 600～3000 倍，并可除去水中的色、臭、味等。

（伍俊荣）

yuǎnháng jǐshuǐ wèishēng
远航给水卫生 （water supply hygiene for ocean-going voyage） 为保证远航中舰船员饮水及生活用水符合卫生学要求所进行的医学预防活动。海军舰艇部队舰船给水卫生的组成部分。目的是保证舰船员饮水的质和量符合舰船给水卫生标准，保障远

航任务的顺利完成。

舰船远航，时间长、远离岸基、补给困难、生活艰苦、卫生条件受限，特别潜艇艇员长期潜航在水下，受到高温高湿、有害气体、营养不良等的不利因素影响，仅由于汗液和皮脂的分泌，皮肤上易致细菌等微生物生长繁殖，若不能洗澡和换洗衣服，不仅影响皮肤正常生理功能，还可引发皮肤疾病；为维持舰船员日常饮水和生活卫生用水，需要有优良的饮用水维持日常生活的需要，才能确保舰船员的身心健康，维持作业能力，因此，做好远航给水卫生十分重要。

远航给水卫生的主要工作是：①远航前。装载质优量足的淡水，保证远航舰船的自持力，保障舰船员顺利完成训练或战斗任务。②航行中。有计划地节约用水，维护水质饮用标准，保证舰船员生理和生活卫生的需水量、维持机体对水分和清洁卫生的需要；对水舱贮存的淡水定期进行检验和消毒。③返航后。对配水设施和水舱进行清洗检查，维修保养，补充消毒器材，保证下次出航任务的顺利进行。

工作方法主要包括：①远航前。水舱（柜）配水前军医应了解岸上配水设施及水源周围的卫生状况，查看水质检验报告，保证配水质量平时符合国家生活饮用水卫生标准、战时符合军队战时生活饮用水卫生标准；确认配水栓、软管等配水设施清洁无污染，督促舰船水舱余水尽可能排去；一旦遇到水质不符合卫生要求但任务又紧急必须立即装水时，则应对配送上舰船的淡水加强消毒。②航行中。应重视计划用水，严格按照供水量标准控制用水；在淡水供应不充裕的情况下必须

首先保证饮水需要；各国海军为保证舰船员的生活饮用水，制订了适用于本国的舰船员饮用水供应标准，中国人民解放军海军GJB 4000—2000《舰船通用规范》规定了不同舰船每人每昼夜的最低淡水量（饮用水和洗涤水）：水面舰艇为 25～35L（含饮水量10L），常规潜艇 12～15L（含饮水量 7～8L），核动力潜艇 30～35L（含饮水量 10L）；两栖战舰船还应考虑搭乘人员的淡水消耗量，每人每昼夜按 15L 计算；航行期间水量不足的情况下，可利用清洁容器收集降水，消毒后使用；在淡水十分缺乏的情况下，可将海水加入等量淡水作为烹调食物用或消毒后短期使用；为保证航行期间淡水的质量，应对水舱贮存的淡水定期进行检验和消毒；用海水淡化装置制备淡水时，取水点应远离海岸线、港口码头、江河入海处、石油副产品大量外流和大量渔业加工的海域，防止取用受污染的海水。③返航后。对配水设施和水舱进行清洗检查，做好维修保养；补足或更新水质检验和净化消毒所需的用品和制剂；必要时对水舱内壁重新涂刷。

（伍俊荣）

jiànchuán jǐshuǐ wèishēng biāozhǔn
舰船给水卫生标准 （water supply standard of ship） 为保证舰船员生活饮用水供应量和饮用安全规定的水质水量标准。舰船卫生标准的重要组成部分，内容包括供水量标准和水质卫生标准。目的是为舰船的供水、饮用水检测监督、饮水管理等提供依据。

舰船给水因配水环节繁杂、舰船水舱容积有限，在海上航行受风浪影响颠簸摇晃，水舱（柜）不便清洗等，使舰船给水卫生具有特殊性，因此，国家和军队制

定了一系列与舰船给水有关的规范和标准。民用船舶和军用舰船通常制定不同的标准，且各国制定的标准不尽相同。中华人民共和国民用船舶给水的水质标准执行 GB 5749《生活饮用水卫生标准》，供水量未作明确规定；中国人民解放军海军舰船给水水质标准平时执行 GJB 3295A《舰艇淡水供应卫生要求》，战时执行 GJB 651《军队战时饮用水卫生标准》，供水量执行 GJB 4000《舰船通用规范》第 038.6.1 条淡水供应量的规定。

GB 5749《生活饮用水卫生标准》规定了生活饮用水水质卫生要求、水质监测、水质检验方法以及影响水质的其他重要方面的要求；标准规定水质指标 106 项，其中 42 项是反映生活饮用水水质基本状况的水质指标—常规指标，62 项是根据地区、时间或特殊情况需要实施的水质指标—非常规指标。GJB 3295A《舰艇淡水供应卫生要求》规定了舰艇驻泊、航行及锚泊时供应生活用淡水的水质卫生要求、卫生防护要求、净化消毒要求、水质监测和水质检验方法，适用于各类舰船驻泊、航行及锚泊时舰船人员的生活用淡水（包括饮用水和洗涤水）；水质标准共有微生物、毒理、感官性状、一般化学、消毒剂等 5 类 32 项指标，划分为 22 项舰艇淡水供应水质常规指标和 10 项舰艇淡水供应水质非常规指标。GJB 651《军队战时饮用水卫生标准》规定了战时饮用水水质标准及对水源选择、卫生防护、水质检验的要求；水质标准按战时饮水期分为 7 天（军用毒剂染毒时 3 天以内）和 90 天以内两类制定，分别有感官性状、一般化学、毒理学、细菌学、军用毒剂、放射性等 5 类

18 项和 4 类（无军用毒剂）20 项指标。GJB 4000《舰船通用规范》规定了不同舰船每人每昼夜的最低淡水量（饮用水和洗涤水）：水面舰艇为 25 ~ 35L（含饮水量 10L），非住宿艇保证饮用水 3 ~ 5L；常规潜艇 12~15L（含饮水量 7~8L），核动力潜艇 30 ~ 35L（含饮水量 10L）；两栖战舰艇应考虑搭乘人员的淡水消耗量，每人每昼夜按 15L 计算。

(伍俊荣)

jiànchuán yǐnyòngshuǐ wèishēng biāozhǔn

舰船饮用水卫生标准（sanitary standard of drinking water for ship） 为保证舰船人员饮用水供应量和饮用安全而规定的水量水质标准。舰船卫生标准的重要组成部分。目的是为舰船饮用水供应、检测监督与管理等提供依据，维护舰船员的健康和作业能力。

一般情况下，舰船饮用水和生活用水为同一水源供应，执行同样卫生要求。特殊情况下，舰船淡水供应受到一定的限制，因而把生活用水和饮用水区分开来。饮用水仅包括直接饮用、烹调食品和漱口用水；与生活用水比较，量很小，在整个生活饮用水中占很少的比例，其水质必须符合国家或军队规定的生活饮用水水质卫生标准的要求，而生活用水的要求则可以适当放宽。但当生活用水和饮用水不能区分时，两者就应该按同样要求执行。

民用船舶和军用舰船通常制定有不同的标准，且各国制定的标准不尽相同。中华人民共和国民用船舶饮用水水质标准执行 GB 5749《生活饮用水卫生标准》，供应量未作明确规定；中国人民解放军海军舰船饮用水水质标准平时执行 GJB 3295A《舰艇淡水供

应卫生要求》、战时执行 GJB 651《军队战时饮用水卫生要求》，舰船饮用水供应量执行 GJB 4000《舰船通用规范》第 038.6.1 条淡水供应量的规定（见舰船给水卫生标准）。舰船失事时，救生水水量和水质标准执行 GJB 3925《舰艇救生水卫生要求》；饮用海水淡化水等低矿化度水时须经矿化处理，执行 GJB 1355《低矿化度饮用水矿化卫生标准》。

GJB 3925《舰艇救生水卫生要求》规定了舰船救生艇（筏）、救生钟和深潜救生艇内配备的救生水的水量、水质、检验等卫生要求。舰船救生艇和救生筏按额定乘员每人配置 3L 和 1.5L 非密封或密封式救生水，救生钟和深潜救生艇内按额定乘员每人配置 1.5L 密封式救生水。密封式救生水水源应符合 GB 5749 的要求，采用蒸馏法生产密封、保质期 3 年、水质指标 17 项；非密封救生水水质平时符合 GB 5749、战时符合 GJB 651 的要求。GJB 1355《低矿化度饮用水矿化卫生标准》规定了平战时饮用淡化水（蒸馏法）、冰雪水、雨水等含盐量在 100mg/L 以下的低矿化度水经矿化处理的水质卫生要求，内容包括矿化标准、矿化水的饮用、矿化方法和水质检验等；矿化标准规定了经矿化处理后、钾、钠、钙、镁等 10 项指标的最高限量值和适宜浓度范围；且规定矿化水应经消毒后方可饮用，90 天内饮用时水质应符合 GJB 651 要求，超过 90 天饮水时水质应符合 GB 5749 要求。

(伍俊荣)

jiànchuán zuòyè wèishēng

舰船作业卫生（ship operation hygiene） 针对舰船作业劳动及其环境有害因素所采取的使人员

免受或减轻伤害的医学预防活动。基本任务是在舰船员劳动作业中，加强卫生监督检测，规范作业行为，制定卫生标准和防护措施，防御各种不良因素对舰船员健康的影响。目的是保障舰船员的身体健康。

发展历史 舰船作业卫生是随着舰船的发展和作战的需要，以及航海医学的进步而逐步发展起来的。从 19~20 世纪，随着大型舰船、潜艇、航空母舰的相继出现，舰船结构发生了重大改变，舰船上各种新机器、设备和武器装备高度密集，自动化程度越来越高，在航行中可产生多种有害因素，如高温高湿、噪声、振动、磁场、射频电磁场、微波、核辐射和有毒有害物质等。舰船环境中存在的物理化学因素，其危害性达到一定程度，即可引起舰船员身体出现某种程度的生理反应或病理性变化。因此，一些国家先后运用舰船卫生学的理论、方法和技术，研究舰船环境、作业和生活条件与舰船员健康的关系，并制定舰船卫生学标准和卫生措施。20 世纪 50 年代以后，特别是 80 年代以来，随着舰船续航力的延长，电子设备在舰船上的广泛应用，航行海域的扩大及长远航的常态化，舰船员训练强度不断加大，作业岗位繁多，工种复杂，频繁的执勤作业，促进了舰船物理化学因素对舰船人员作业能力影响的研究，制订了相关卫生学标准及防护措施，使作业卫生防护更趋全面，维护了舰船员作业生理、心理卫生。中国人民解放军海军创建初期，便十分重视舰船作业卫生保障，20 世纪 50 年代后期起，相继成立了专门的海军军事医学研究机构，开展了舰船作业环境因素调查与检测，研究了舰船作业主要环境因素对机体作用特点和影响规律，并根据这些规律制订了卫生防护措施及卫生学标准，为保护舰船人员身心健康起到了积极的作用。

工作内容 主要包括：①舰船长远航作业卫生。按照舰船长远航个人和内务卫生制度要求，注意口腔、皮肤、服装卫生；注意通风，保持舱室空气新鲜，温度适宜，清洁卫生；做好饮食和给水卫生，做好一日三餐的食品出库、烹调前、制作后的卫生监督和检验；根据人体昼夜生物节律、作业特点和航行条件的影响，制定合理的作息制度。②舰船训练作业卫生。舰船轮机人员长时间暴露在高温、噪声和振动的环境中，工作中易碰到高温部件和高温高压的输送管道而发生烫伤；雷达、通信人员作业时，置身于微波辐射和长期处于坐姿状态；舰船员经常在舷梯和狭窄的舱门中穿行，易发生摔伤和磕碰；帆缆人员解系和甩缆时，上肢较易受伤；航行或遇到风浪时舰船摇摆，易使炊事人员作业困难和发生高温液体溢出而致烫伤等。针对这些致伤因素，需要加强卫生预防教育和采取相应的预防措施，并做好医疗处置准备，一旦发生伤员随时进行救治。③舰船执勤作业卫生。舰船航行时执勤作业，尤其是长远航期间，易受海况、舱室空间狭小、人员拥挤、气象、时差、温度变化的影响，引起执勤舰船员晕船、昼夜节律失调，导致失眠、疲劳、生理心理负荷增加，体质下降，需要加强舰船员生理心理卫生防护工作，提高执勤作业耐力。④修船作业卫生。舰船员在修船期间，尤其在定期修理期间，要参与各种修理工作，诸如拆装机器、搬运武器、敲刮铁锈、喷刷油漆等；尤其在修理过程中的突击抢修阶段，工作强度较大，工作内容在短期内发生较大的转变，同时要经常处在一种强迫的姿势或体位下长时间工作，容易引起一些意外损伤、中毒等，需要预先进行修船作业的卫生教育，使舰船员掌握卫生防护知识，保护身体避免伤害。⑤雷达作业卫生。舰船雷达种类多，功率大，频谱宽，辐射强。舰船上雷达波辐射强度分布不均，舱面部分场强高；雷达波辐射到舰（船）体、甲板及舰船金属设备界面时会发生反射，形成驻波，使舰船环境电磁场分布发生变化，改变原来的电磁辐射强度，使有些部位的辐射强度成倍甚至几十倍地增加，对舰船员的健康和工效发生较大影响；需要采取卫生预防措施，如进行物理隔离、穿戴防护器具等，以防雷达辐射的损伤。⑥无线电通信作业卫生。舰船无线电通信作业环境温度、湿度一般处于舒适范围内，但通风换气较差，二氧化碳浓度偏高；若服装、鞋袜不洁或抽烟，则环境中异味偏大；空气中负离子水平明显降低，空气细菌总数视空气污浊程度而变化；由于无线电通信使用不同频率的电台，作业场所内金属体的二次辐射，存在着电磁辐射对人体的影响；人员长时间在此作业环境中工作，在心理状态上会有不及室外清心舒畅的感受，需要做好卫生宣传教育，克服不良卫生习惯，加强工作场所通风及个人心理调适，以适应所从事的工作环境条件。⑦声呐作业卫生。声呐兵肩负着发现目标并确定目标种类、方位、距离和运行要素的任务，他们是潜艇的"耳朵"和"眼睛"。但是，声呐兵在忍受舰船高噪声环境的同时，还要用耳机集中精力监听紊乱刺耳的声呐信号，同时还要密切观察显示器，易造成其视、听神经疲劳，从而使其耳和眼的灵敏度和分辨力大大减低，需要重视对声呐作业人员进行眼耳的生理卫生防护研究，提供有效的防护措施。⑧轮机作业卫生。舰船上机舱的噪声、振动较高，加上高温、高湿等微小气候的影响，容易分散人的精力，影响舰船员的工作效率，也影响分辨判断的质量。舰船机舱内机油、柴油、润滑油等较多，产生挥发性有害气体浓度较高，而且机舱内通风差，致使舱室内空气卫生较差，需要加强轮机作业环境卫生的改善，并采取有效的防噪声、防高温技术措施，提供良好的轮机作业人员的卫生防护条件。⑨潜艇鱼雷发射作业卫生。当潜艇使用鱼雷发射管实施水下鱼雷攻击、空放和布放水雷时，可使舱室内气压在短时间内迅速上升，引起艇员听觉器官急性气压伤，需要对艇员进行有效的卫生防护教育，保持听觉器官健康，具有自行调节功能，必要时配备卫生防护器材。⑩舰船防化作业卫生。按照舰船舱室有害物质容许浓度卫生标准要求，定时对舱室有害物质进行检测，一旦有害物质超标立即采取通风和卫生防护措施。

工作方法 主要包括：①按照长远航卫生工作计划，重点做好个人卫生和舱室卫生，搞好饮食饮水卫生，建立合理的作息制度，保证舰船员良好的睡眠。②根据舰船训练和舰船员劳动作业特点，针对特殊岗位、特殊体位、精神紧张、应激反应和作息时间紊乱等，训练应循序渐进，遵循强度由轻到重、技能由易到难、技术由简单到复杂、频率由低到高的原则，使舰船员生理心理逐渐适应舰船作业的要求。③根据舰船执勤作业卫生特点，严格执行作息制度，充分保障休息；注意作业安全，防止外伤与意外事故；采取心理疏导、药物预防和合理饮食保障，克服晕船；通过个人防护，减少噪声、电磁波对人体的危害；经常保持舱室内通风，维持一定量新风量，减少疾病的传播，为舰船员提供舒适环境。④舰船修船期间要搞好居住地的厨房、餐厅、厕所、食品库、宿舍及其周围的环境卫生；在舱内外喷涂油漆、涂料、润滑剂等有害化学物质时，要加强通风及个人防护措施；在舷外或攀空作业时，除要设立安全防护网外，还要检查和监督各种安全操作规章制度的落实，尤其在寒冬季节，舱面湿滑，更要防止作业人员坠落伤；在拆装舰船机器的各种零部件时，要预防作业人员的机械损伤。⑤舰船雷达传播系统的波导管、同轴馈线、法兰接头等有很好的屏蔽防泄漏作用，维修时不能碰坏和随意更换；雷达、微波通信等发射设备检修应停机进行，或避开天线主波段，切忌在发射状态下正面接触天线；在雷达开机情况下，无特殊任务者不准在天线波束扫描区内走动；个人卫生防护可采用头戴金属网状织物制成的头盔和眼帘，可衰减微波能量约71%；为保护眼睛，作业人员应佩戴涂有二氧化锡膜的防护眼镜。⑥加强通风换气，达到室内通风换气标准，有条件时选用负离子发生器、臭氧发生器；定期清洁、监测空调净化设备；严格执行电磁辐射卫生标准，控制作业场所的电磁辐射场强，某些场强过高的作业场所可采取个人防护措施，如防护服、防护眼镜和防护头盔等。⑦声呐兵在不值班时可带护耳器以有效地保护听力；改善声呐室的照明状况，适当增加舱室内光源的强度，合理安排光源的分布，可以有效地缓解声呐兵的视疲劳，特别要注意多做眼保健操。⑧加强轮机作业人员的听力保护，严格执行轮机舱噪声卫生标准，某些噪声过高的作业场所可采取听力防护器材，如耳塞、耳罩和头盔等。⑨鱼雷发射时，艇员佩戴密闭性能良好的耳塞、耳罩，可避免鱼雷发射时舱室急剧变化的压力直接作用于鼓膜，从而减缓外耳道压力上升的速率，佩戴护耳器在一定程度上可减轻中耳的损伤。⑩加强舱室有害气体监测（图1），必要时采取机械和化学方法，以降低有害气体浓度，使之在相关卫生标准安全限值范围内。

（肖存杰）

jiànchuán léidá zuòyè wèishēng

舰船雷达作业卫生（ship radar operation hygiene） 针对舰船雷达作业及其环境有害因素所采取的使舰船员免受或减轻伤害的医学预防活动。舰船卫生的组成部分。目的是维护舰船员的健康，保障任务的完成。

舰船雷达电磁辐射源可分为，高功率源：指离辐射源100m的距离，主束功率密度达到或超过$1W/m^2$；低功率源：指离辐射源100m的距离，主束功率密度低于$1W/m^2$的辐射源。舰船雷达波辐射特点是：①雷达种类多、功率大、频谱宽、辐射强。一艘大型舰船常装备有各种中远程对海、对空警戒、攻击、侦察、火控、跟踪、气象和导航等雷达，频率范围0.3～50GHz，发射的峰值功率最高可达数百千瓦。②雷达波辐射强度分布不均，舱面场强高。

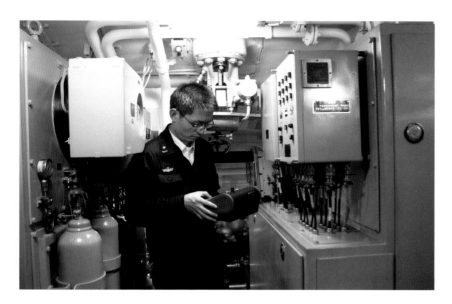

图1 舰船舱室内颗粒物含量检测

舰船空间十分受限，多种电子设备安装间隔甚小，发射天线的架设高度受到控制，雷达射束及散射线可以照射到上甲板部分工作岗位，其辐射剂量较高，甚至可高达 mW 级。③舱室的微波功率密度，一般不超过卫生标准。只在检修发射机、接收机，尤其取下机器外壳，打开波导管检修或在装接波导管法兰，机器外壳屏蔽不严密而产生漏能等情况下，雷达操作人员或维修人员才会受到微波超容许量的辐射而致损伤。舰船雷达作业人员除受微波影响外，还受舱室噪声、振动和照明等环境因素的综合影响，生理—心理处于高度紧张状态，脑力易于疲劳。

舰船员长期接触雷达超剂量微波，可对神经系统、心血管系统、感官（视觉）系统、免疫系统、血液系统、消化系统、生殖系统等产生不良影响。因此，舰船雷达作业卫生内容主要是制定卫生学标准和采取卫生防护措施两个方面。中国在1984年颁布了GJB 7—84《微波辐射安全限值》，

1989颁布了 GB 10436—89《作业场所微波辐射卫生标准》，规定了作业人员允许微波辐射的平均功率密度。舰船雷达作业卫生防护措施主要有：①重视设备维护时的防护。舰船雷达发射系统，如机柜、磁控管、速调管等周围多有板状金属结构，应具良好的屏蔽防护作用；传播系统的波导管、同轴馈线、发蓝接头等亦应有很好的屏蔽防泄漏作用，维修时不能碰坏和随意更换。②停机检修天线。舰船雷达、微波通信等微波发射设备在检测维修时应停机进行，或避开天线主波，或应用人工目标模拟器、等效天线、功率分配器（或定向耦合器）、衰减器等，使工作人员尽量不受或少受微波辐照；切忌在发射状态下正面接触天线，在不加高压下应限定接触时间或在背面接触天线进行维护。③选择合适的指挥和值勤位置。指挥和值勤的位置应避免在天线旋转或俯仰扫描的波束范围内，在发射功率为200kW时值勤位应设于距天线25m以外，减少过强微波束作用；在雷达开

机情况下，无特殊任务者不准在天线波束扫描区内走动，以减少接触高剂量微波的机会。④避开扫描区或远距离值勤。一般情况下，微波天线轴向正前方近场距离内辐射功率密度值较大，应尽量避开此区域；雷达微波能量与距离呈指数衰减，在天线扫描区域内执行勤务，舰船员应尽可能远离天线，减少雷达微波的辐射量。⑤改善作业环境。利用空调等改善雷达舱室的微小气候，创造良好的通风、调温条件；减轻舰船噪声、振动的影响；改善舱室照明和雷达显示终端的照度。⑥佩戴个人防护装具。头戴涂金属的网状织物制成的头盔和眼帘，可使微波能量衰减约71%；用织有金属或涂金属的织物制成的围裙，保护胸腹和会阴部；为保护眼睛，作业人员应配戴涂有二氧化锡膜的防护眼镜。

（李中付）

jiànchuán wúxiàndiàn tōngxìn zuòyè wèishēng

舰船无线电通信作业卫生

（ship radio communication operation hygiene） 针对舰船无线电通信作业环境有害因素所采取的使舰船员免受或减轻伤害的医学预防活动。舰船卫生的组成部分。目的是维护舰船员健康，保障任务的完成。

无线电通信设备辐射的特点是：频谱广，覆盖从低频到超高频的频段；功率大，报务房内的电场强度一般在 100V/m 左右，最高处超过 1 500V/m，某些导航设备的发射功率可达 2.2MW；环境复杂，辐射强；舰船上大量的通信设备安装在严格受限的金属空间内，会因感应、反射和形成驻波等使环境电磁场分布发生畸变，某些部位的场值将几倍甚至

几十倍地增加；当各种通信电子设备同时工作时，整个船体将变成一个不断变化的电磁实体，对人体有较大的负面影响。

舰船无线电通信作业舱室环境温度、湿度一般处在舒适范围内，但通风换气较差，二氧化碳浓度偏高；若服装、鞋袜不洁或抽烟，则环境中异味偏大；空气中负离子水平明显降低、细菌总数超标，易患"空调病"；人员长时间在此作业环境中工作，在心理上会有不及舱外清新舒畅的感受。无线电通信使用不同频率和不同功率的长波、中波、短波、超短波电台，其功率越大，频率越高，天线与作业人员的距离越近，则电磁辐射对人体影响越大，同时也与作业场所内金属物体的二次辐射、设备的泄漏和防护状况有关。无线电通信作业方式多为脑力劳动的技巧性作业，体力消耗不大，脑、手和视、听器官同时并用，易使精神高度紧张；长时间处于前倾的坐姿，形成静态紧张，易导致腰背肌群疲劳；长时间接受高频噪声的刺激，易产生听觉疲劳。

舰船无线电通信作业卫生的工作内容与方法主要有：①改善作业环境。控制舱室有害的理化因素，包括振动、噪声和有害气体等，使其在容许的标准范围内；保持舱室空气清洁，加强通风换气，达到室内通风换气标准的要求；有条件时，选用合格的负离子、臭氧发生器；监测空调净化设备，定期清洁；注意作业人员个人卫生，服装、鞋袜经常清洗，保持干净与卫生，禁止吸烟。②舱室色彩与照明适当，避免视觉疲劳、闪光和眩光。③控制与预防电磁辐射。严格执行电磁辐射卫生标准，控制作业场所的电

磁辐射场强；加强无线电通信设备的工程技术防护，减少设备的电磁泄漏，避免二次辐射等；某些场强过高的作业场所，采取个人防护措施，如穿戴防护服、防护眼镜和防护头盔等。④规范工作制度。对长期从事无线电通信作业人员进行定期体检，建立健康档案，合理安排工作和休息；坚持积极性休息制度，进行健身操、眼保健操等体育锻炼，提高体能和体质；条件许可，应在休息时脱离空调环境，呼吸新鲜空气；保证作业人员有足够的营养供给，充足的睡眠，进行必要的健康教育。

(李中付)

jiànchuán shēngnà zuòyè wèishēng

舰船声呐作业卫生（ship sonar operation hygiene）　针对舰船声呐作业环境有害因素所采取的使人员免受或减轻伤害的医学预防活动。舰船卫生的组成部分。目的是维护声呐作业人员的健康，提高作战能力。

声呐员是舰艇的"耳朵"和"眼睛"，他们对舰艇战斗力具有重要作用。但声呐员在忍受高噪声环境的同时，要用耳朵集中精力监听紊乱刺耳的声呐信号，同时要长时间密切观测显示器，以便发现目标并确定目标种类、方位、距离和运行速度，易造成视、听神经疲劳，从而使耳朵和眼睛的灵敏度和分辨能力降低。因此，要求声呐员具有良好的听觉和视觉功能，以便能正确识别目标信号。然而，声呐员的作业特点导致了其视、听负荷过重，加上中枢神经系统累积性疲劳，使视觉、听觉功能下降，影响识别目标的能力。为此，有必要采取预防医学措施，提高声呐员的作业能力。

舰船声呐作业卫生工作内容

与方法主要有：①改善声呐员舱室工作环境。舰艇舱室内仪器设备繁多，可利用空间极小，若采用增加安装设备进行降低噪声的方法就较困难；而增加一些简单易行的防护措施却可以有效地预防听力损伤的发生，将耳塞、耳罩等护耳器配发给声呐作业人员，在不值班的时候也可佩戴，可有效地保护听力。另外，舱室的色彩和照明要适当，可以有效地缓解声呐员的视觉疲劳。②定期检查与重视保护听力与视力。声呐员具有良好的听觉和视觉功能非常重要，舰船卫生部门要定期检查声呐员的听力与视力，并建立个人健康档案，以便及时发现问题，把不适宜继续在声呐岗位工作的声呐员及时调整工作岗位。③增强体质，合理的饮食营养。声呐作业人员应注意锻炼身体，保持良好的体能状态，特别要注意多做眼保健操，使睫状肌等眼部肌肉得到放松，使其对恶劣环境有较好的耐受能力，从而有效地保护视力；应注意远航期间的合理饮食营养，特别注意要摄取足够的维生素；要多给声呐员疗养的机会，使其得到充分的休息和放松。

(李中付)

jiànchuán lúnjī zuòyè wèishēng

舰船轮机作业卫生（ship turbine operation hygiene）　针对舰船轮机作业环境有害因素所采取的使人员免受或减轻伤害的医学预防活动。舰船卫生的组成部分。目的是维护轮机作业人员的健康，提高作业能力。

轮机作业环境特点及对舰船员的损害主要是：①噪声高、振动大。舰船机舱的噪声一般在95～115dB（A），而以高速柴油机为动力的小型水面舰艇机舱可高

达 125dB（A）以上；在舰船航行时，轮机作业人员噪声暴露强度一般均超过军事作业岗位噪声容许限值；轮机振动是舰船舱室环境主要有害因素之一，振动使舰船员感到不适，影响工作效率及身体健康。②温度高。机舱热源来自机械运转产热及内燃机表面的热辐射，气温可高达45℃以上，由于舰船航行特点及舱室结构与配置特殊，使气流速度分布不均匀，与其他舱室间的温差大，高温作业，人体出现一系列生理功能变化，影响身体健康；轮机作业人员意外伤害多，挫、烧、烫、电灼伤等时有发生。③空气质量差。舰船机舱内机油、柴油、润滑油等较多，产生的挥发性气体浓度较高，机舱内通风差，致使舱室内空气卫生不良；机舱中油漆等可引起中毒和皮肤损害。④有害物质多。汽油、煤油等对皮肤具有脱脂作用，含有的丁香烃类对皮肤有刺激性；柴油含烷烃、芳香烃；润滑油除含烃外，还含沥青质，对皮肤刺激性强；因保养、维修主机和辅机时，经常接触燃料、润滑油，或以煤油、汽油洗手，易造成轮机人员皮肤疾患。

轮机作业卫生防护工作的内容与方法是：①机舱噪声防护。严格执行军事作业岗位噪声容许限值，是预防噪声危害、保护轮机人员健康的重要措施；加强轮机作业人员的听力保护，佩戴护听器，如耳塞、耳罩等；重视高噪声环境作业人员的卫生保健措施，轮机作业人员下更后，给予适当的休息时间，以利于听力恢复，定期对轮机作业人员的听力进行观察和检查，根据检测结果对其采取相应的保护措施，必要时调离工作岗位。②机舱振动防护。严格执行舰船舱室振动容许限值；在舰船设计与建造过程中，应尽量减低机舱的振动水平，为主、辅机安装减振器等；为轮机作业人员提供减振器材和减振座椅，以保持良好的体位。③机舱高温防护。加强通风降温与空气调节；舰船在航行过程中，应开启机舱机械通风的空气淋浴设备，有空调装置的舰船即采用送风、冷却等多种组合形式，调节机舱集控室的微小气候；合理的水盐补充及饮水制度是提高机体耐热能力，预防过热的重要措施之一；补充的水盐量要适当，以达到补偿损失的量为原则；缩短在机舱热环境下暴露的持续时间，适当调整轮机作业人员值更时间，保证充分的休息与睡眠。④改进操作方法与佩戴防护用品。改进保养和维修主、辅机的操作方法，用器械代替双手接触油料；配发个人防护品，如手套、袖套、围裙等专用工作服；被油料沾污的防护用品应及时清洗；避免用汽油、柴油洗手，改用中性肥皂洗手；洗涤时禁用过热的水和毛巾用力擦洗皮肤。

（李中付）

qiántǐng yúléi zuòyè wèishēng

潜艇鱼雷作业卫生（submarine torpedo operation hygiene）

针对潜艇鱼雷发射中舱室气压迅速上升与有害气体所采取的使艇员免受或减轻伤害的医学预防活动。潜艇卫生的组成部分。目的是维护艇员的健康，提高潜艇作战能力。

潜艇鱼雷发射作业对人体的影响有：①鱼雷发射舱室瞬间增压引起听觉损伤。在常规潜艇鱼雷空放训练中，舱室的增压过程在 10 ~ 20s 以内，增压终值在 60~80kPa 范围内；当舱室空气压力发生急剧变化时，人体咽鼓管不能充分开放，会造成鼓室内、外的压力不平衡，引起中耳气压伤；当鼓室内、外压差为 8kPa 时，鼓膜和圆窗膜向中耳腔凸出，中耳和邻近的咽鼓管段黏膜发生水肿，出现阻塞感、耳胀、耳痛、耳鸣，还会发生传导性听力损失；当压差为 12kPa 时，最常见的体征有鼓膜的半透明性消失，鼓膜内陷、充血、出血，中耳黏膜水肿、充血、出血、发炎，锤骨周围及整个长突发炎，有时鼓膜后发现气泡等；当压差增加到 13~65kPa 或更高时，可导致鼓膜破裂和内耳气压伤。②鱼雷发射释放的有害气体引起人体损伤。鱼雷发射时向舱室释放的气体中包含有一氧化碳和硝烟等，可能导致舱室有害气体超标，从而对作业人员的机体产生损伤；尤其是一氧化碳超标对舰员危害大，轻者头痛、恶心，重者呼吸与心肺功能下降。

潜艇鱼雷作业卫生工作内容与方法主要是：①舱室快速增压防护。制定潜艇发射鱼雷舱室瞬间增压限值，为避免艇员受舱室瞬间快速增压的伤害，中国于1985 年颁布了 GJB 44—85《潜艇鱼雷发射装置规范》，规定不同鱼雷发射数量的舱室瞬间增压限值及每个脉冲形成的时间；1995 年制定了 GJB 2533—95《潜艇鱼雷发射时舱室空气压力容许限值》，重点在于限制鱼雷发射舱室增压的速率，防止出现耳气压伤，提出适宜值和上限值两个限值（图1）。②改进鱼雷发射装置及佩戴护听器。将舱室的增压速率和终压控制在人体安全限值以内，防止艇员出现耳气压伤；鱼雷发射时，艇员佩戴密闭性能良好的耳塞、耳罩可避免舱室急剧变化的

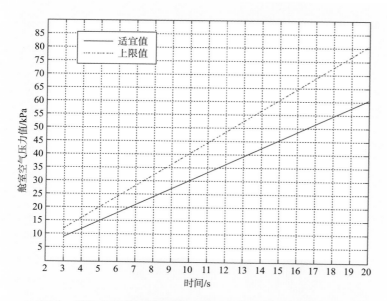

图1 潜艇发射鱼雷舱室瞬间增压限值（适宜值和上限值）

压力直接作用于鼓膜，从而减缓外耳道压力上升的速率，一定程度上可减轻中耳的损伤。③舱室有害气体防护。制定潜艇舱室空气组分容许浓度标准，为避免艇员受舱室有害气体的伤害，中国于1991年颁布了GJB 11.3—1991《常规动力潜艇舱室空气组分容许浓度》，规定了二十几种有害气体的容许浓度；2000年制定了GJB 4219—2000《潜艇舱室空气组分应急容许浓度》，规定了十几种有害气体不同时间的容许浓度；配置一氧化碳报警与消除装置，把一氧化碳浓度控制在标准之内；发射鱼雷时，艇员佩戴专用呼吸器可以有效消除有害气体对人体的伤害。

（李中付）

jiànchuán fánghuà zuòyè wèishēng

舰船防化作业卫生（ship chemical defense operation hygiene）

针对舰船防化作业中有害因素所采取的使操作人员免受或减轻伤害的医学预防活动。航海卫生的组成部分。目的是保护人员健康，保障作业顺利完成。

当舰船遭受核、化学武器袭击或通过沾染区域时从事防化作业的人员，导弹推进剂作业人员，施放烟幕作业人员，在作业时都需要采取个人防护措施，所使用的个人防护器材基本上采用陆军的防毒衣和防毒面具；导弹推进剂作业时采用专用防毒面具。早期使用的由橡胶材质制成的隔绝式防毒衣，在作业时由于身体热量无法排出，导致体力下降很快，后更换为活性炭布质的透气式防毒衣，在一定程度上改善了舰船防化作业时的疲劳程度（图1、图2）。

舰船防化作业卫生内容主要有：①舰船核、化武器卫生防护。舰船一旦染毒或沾染放射性灰尘，侦检与洗消都十分困难。当敌方进行核、化武器袭击时，舰船防化兵应立即实施侦察，迅速查明核、化武器种类与染毒程度，及时采取积极有效的防护措施，达到减轻或避免伤害目的。现代新建舰船在设计中一般都考虑到防化卫生的能力，大型舰船都采用了全封闭式或半封闭式结构，尤其是全封闭式舰船由于具有良好的密封性能和集体滤毒通风系统，对化学武器袭击有良好的防护性能；但对半封闭式或普通舰船的集体防化能力较弱，主要依靠及时正确地穿戴防护器材进行防护。②舰船导弹推进剂作业卫生防护。舰船导弹主要采用液体推进剂，在导弹推进剂加注、导弹装卸以及发射前夕作业过程中，一旦燃

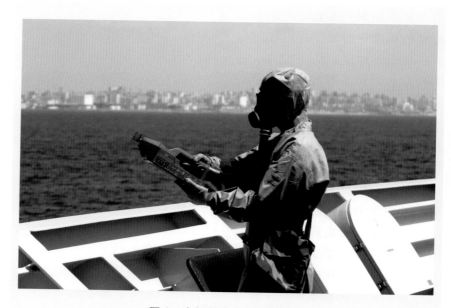

图1 在舰船上进行侦毒作业

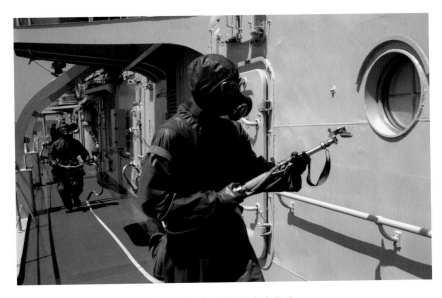

图2　舰船上进行洗消作业

料发生泄漏，会对舰船上人员构成危害。为此，在导弹燃料加注、运输、检修与保养、发射各环节中，应严格按照操作规程进行作业；作业人员应穿戴好防护服，备好专用防毒面具；操作现场一旦发生泄漏，人员应立即进行全身防护，并及时采取措施，消除推进剂危害。③舰船烟幕作业卫生防护。舰船上装备的海上发烟筒、烟幕施放器及烟幕投射器等使用的发烟剂大多数对人体具有较强的刺激、腐蚀作用，在发烟剂的保管、运输、使用、清洗保养中都会因操作不当或防护不好造成对人员的伤害，因此，在装填作业、排出发烟剂和清洗施放器材时均要进行全身防护。

舰船防化作业卫生工作方法主要是：①职责与分工。舰船防化作业卫生由舰船防化部门组织开展，卫生部门负责防化作业安全的卫生保障。②实施方法。舰船防化作业前，均应预选拟定防化作业时的防护预案；经常开展防化作业中的卫生训练，提高伤害处理与救治能力；加强防化作

业卫生防护器材与设备的维修保养工作；防化作业训练时，军医或卫生员必须在现场，保障防化作业的安全。③基本要求。舰船防化部门应与卫生部门协同，加强对防化人员的安全教育与卫生教育；防化作业训练时，必须着制式防护器材，提高使用的准确性；舰船卫生人员应加强对防化人员个人防护器材与设备使用方法进行监督与指导；舰船军医应负责对防化作业事故的处理与评价。

（肖存杰　许林军）

xiūchuán wèishēng

修船卫生（hygiene of ship repair）　运用舰船卫生学的理论和技术，维护修船期间舰船员健康的医学预防活动。舰船卫生的组成部分。对防止舰船员在修船中发生各种伤害，保障修船任务的顺利进行具有重要作用。

各种舰船通常都要定期进行维修，或因突发故障或战损，需要做临时性修理，维修期短则几月、长则数年。在修理期间，由于舰船员的生活环境、劳动条件

及强度发生了较大变化，对修船环境及工作不适应，修理操作不熟练，容易发生机械性伤害、化学性伤害或物理性伤害。主要包括：①疾病。因舰船员增加了与社会人员接触面及陆上环境，接触传染源的机会增多，易发生呼吸系统及消化系统疾病及传染病。②动力性机械伤。有软组织压轧伤、开放性骨折、皮肤撕脱伤、手毁损性压轧伤等。③非动力性损伤。有刀、斧、锤以及舱面坠落物等所致的各类损伤，及高空坠落伤等。④眼外伤。有眼异物伤、电光性眼炎、化学性与高温性眼外伤等。⑤中毒。修理中，舰船员经常要接触到油漆、涂料等化学成分十分复杂的物质，尤其在高温季节或通风不良的狭小舱室中，有害化学物质大量挥发到空气中，人体吸入后可引起中毒。⑥烧伤。修理期间，舰船上的易燃易爆物如汽油、柴油、油漆等较多，稍有疏漏，易引起火灾，导致人员烧伤。

修船卫生工作内容主要是：①修船准备阶段卫生。按修船任务、周期与季节，详细调查修船场所的环境、流行病学情况，制定卫生防病计划；对舰船员进行修船作业安全卫生、急救知识教育与训练；完善安全操作规章制度、劳动保护制度与卫生监督措施。②修船实施阶段卫生。舰船员离船住宿时，搞好居住区卫生，杜绝传染病的发生；做好夏季防暑降温、冬季防冻保暖工作，防止发生中暑或冻伤；喷涂油漆、涂料等有害化学物质时，加强通风及个人防护措施，督促作业人员穿戴防护衣帽、眼镜、口罩、手套等；严格检查密闭油柜、水柜内氧含量及有害气体浓度，确认安全后才能进入；舷外或攀空

作业、使用检修机械、焊接作业时，认真监督检查各种安全操作措施的落实；加强零部件的存放管理，防止滑落。③修船结束阶段卫生。全船进行卫生整顿，重点做好食品库、冷藏库、厨房及各舱室的清洁卫生；对淡水柜进行消毒，保证饮用水达到卫生标准要求；对疾病治愈后返船人员建立健康档案，跟踪处理；总结修船卫生执行情况及经验教训。

实施修船卫生的要求是，应重视加强健康教育和安全生产、劳动防护宣传，提高舰（船）员自我保健意识；紧紧依靠行政管理，落实各项修船安全卫生规章制度；加强卫生监督机制，认真落实卫生防护装备配置与使用。

（巴剑波　刘建）

jiànchuán yuǎnháng wèishēng

舰船远航卫生 （hygiene of ship sea navigation）

运用舰船卫生学的理论和技术，改善舰船远航卫生环境，防止有害因素的影响，维护舰船人员健康的医学预防活动。在海上远距离长期航行，舰船环境中微小气候、照明、噪声、振动、冲击、磁场、核辐射、风浪等物理因素，脂肪烃、芳香族化合物、含氯有机化合物和气溶胶等有害化学物质，有害生物、细菌、病毒等都会对人员健康产生影响；与社会、家庭长期分离，海上生活单调，劳动负荷大，生物节律紊乱等社会因素对舰船员心理也会产生不良影响。开展舰船远航卫生对于减少各种理化因素的不利影响，防止远航特殊条件下舰船员身心不良变化具有重要作用。

舰船远航时，舰船员因受各种外界因素的综合影响可发生应激性、代偿性和适应性的功能变化。当外环境发生变化时，机体

的内环境平衡会发生偏移，即环境应激。这种偏移在应激因素变化的一定范围内是可逆的，机体可通过自身内环境的稳定调节机制修复到原来的水平。但当环境应激因素变化过大或作用时间太久，机体的内环境稳定平衡机制受到不同程度的破坏时，相应的机体反应只能部分修复或完全不能修复，这时机体就出现永久而不可逆的功能改变。此时舰船员机体功能变化是多方面的，一方面取决于航行条件的性质、变化程度和作用时间；另一方面也取决于机体本身的生理贮备能力、调节能力和疲劳程度；而且还取决于个体对居住性因素和航行条件的适应性和敏感性，可以不同程度地出现神经系统、心血管系统、呼吸系统、消化系统及运动功能、物质代谢、激素的变化。强烈的环境不良因素长期作用将产生累积效应，使机体发生显著的功能改变，进而导致工作能力下降，发生疲劳和过劳，甚至引起疾病。

要顺利完成舰船远航任务，除确保仪器设备处于良好状态外，做好远航卫生对保障舰船员健康、完成任务具有关键作用。远航卫生是在舰船领导主持下，卫生人员具体组织实施和全体舰船员参与配合下的综合性工作，主要内容是：应按舰船远航程序分阶段实施，①备航阶段工作。制定有效的卫生工作计划，出海前，应紧密结合远航任务、时间、季节、海区等，严密进行组织计划；掌握舰船员健康状况，有针对性地开展医疗保健工作；做好卫生防疫工作，进行远航前的卫生大扫除和个人卫生整顿、卫生防病教育，对装船食品、饮水等进行卫生监督检查，以防止远航中传染

病的发生；做好药品器材准备，根据远航任务，结合实际需要进行补充储备，确保远航中伤病防治的需要。②航行阶段工作。搞好个人和舱室卫生，坚持个人和内务卫生制度；注意通风，保持住舱空气新鲜、温度适宜、清洁卫生；搞好饮食饮水卫生，落实卫生监督和检查制度，确保食品、水质卫生，严防食物中毒；从人的昼夜生物节律、作业活动特点和航行条件出发，制定合理的作息制度，保持机体正常功能和维持高效的工作能力；保证良好的睡眠，坚持航行中的体育锻炼，增强体质，提高续航耐力。③返航后工作。重点是进行卫生整顿，运用康复医学手段，尽快恢复和维护舰船员的健康；总结卫生工作经验，为下次远航做好准备。

为确保舰船员远航任务的完成，做好远航卫生要求做到以下几点：航前准备充分，卫生物资器材齐全、人员健康、防病知识教育深入有效、规章制度明确、食品饮水等符合卫生标准；航行中严格落实卫生制度，有组织地按航前卫生计划实施，舰船员自觉遵守各项卫生制度，严格卫生监督检查，发现问题及时纠正；返航后卫生整顿彻底，舰船员体质恢复良好。

（余浩）

jiànchuán yuǎnháng sānjiēduàn wèishēng bǎozhàng

舰船远航三阶段卫生保障 （hygiene support in three phases of an ocean-going navigation）

根据舰船备航、远航中、返航后3个阶段不同卫生保障工作要求，运用舰船卫生学理论和技术，防止有害因素影响，维护舰船员健康的医学预防活动。舰船员在海上远距离长期航行，不

仅受颠簸、高温或低温、高湿、噪声、次声、振动、冲击、磁场、微波、辐射、化学有害物质、空气污染等理化因素的刺激，还受连续轮流倒班值勤、时差变化等导致生物节律紊乱、生活单调、与外界信息交流少、工作繁忙、活动受限、饮食改变等产生的不良影响。这些不良环境因素不仅种类繁多且同时、复合地形成综合作用，对机体产生叠加效应，可协同地影响舰船员的生理心理功能，长期积累可使机体发生显著的功能变化，致使工作能力下降，甚至引起疾病。做好远航卫生保障工作对维护舰船员健康，保证任务的完成具有重要作用。

远航卫生保障通常按备航、远航中、返航后 3 个阶段组织实施，主要内容有：备航阶段，应紧紧围绕做好减少海上远航不利环境因素，创造海上健康航行条件进行一系列的组织、技术、物资及心理准备工作，包括加强卫生力量、改进卫生措施、制定卫生工作计划、了解舰船员身体状况、卫生防疫准备及药品器材储备等工作，确保远航中卫生防病的需要；航行阶段，应按照卫生工作计划，做好疾病预防工作，努力降低发病率，保障舰船员健康，顺利完成远航任务，包括搞好个人和舱室卫生、饮食饮水卫生、建立合理的作息制度、保证良好的睡眠、进行心理疏导、组织体育锻炼等工作；返航后阶段，应积极组织卫生整顿、运用康复医学手段恢复舰船员体力、组织疗养和疾病矫治、进行卫生工作总结和统计分析，为远航卫生保障水平的不断提高积累经验。

舰船远航卫生保障对完成远航任务具有重要作用，做好远航卫生保障工作的要求是：①坚持预防为主的思想。舰船员是实施远航任务的主体，其健康状况可决定远航任务完成的成败；只有舰船员具有良好的生理心理功能才能保障任务的完成，因此，做好卫生预防工作可以使舰船员保持良好的体质，具备实施远航的条件，否则，舰船员带病出海，或远航中因卫生不良造成疾病，就会因伤病减员而导致远航任务无法完成。②严格卫生规章制度。只有充分落实远航中的各项卫生制度才能保证舰船员的健康，保持优良的舱室环境、坚持严密的卫生监督检查制度，可以防止发生危害舰船员的不良卫生情况发生，确保航行安全。③充分发挥全体舰船员参与卫生工作的积极性。通过健康教育、心理辅导、制度讲解等理论知识的传授，使舰船员了解远航卫生工作的重要性和必要性，发挥自觉性和能动性，从而把卫生保障工作作为远航中的一项重要工作组织落实。

（余　浩）

jiànchuán xùnliàn zuòyè wèishēng

舰船训练作业卫生 （ship training opertion hygiene）　舰船训练作业过程中维护舰船员健康的医学预防活动。舰船卫生的组成部分。

舰船训练作业卫生随着劳动作业卫生的发展而产生。由于特殊的作业性质和环境，舰船员训练作业的致伤因素极为复杂，有机体本身的内因，也有船舶环境和气候等外因。1855 年普鲁士军医布鲁斯汉特（Breithanpt）最先报道了长行军后士兵足部肿胀症状。20 世纪 40 年代，哈特雷（Hartley）提出了应力性骨折的理论，70 年代用核素成像技术得到了证实，启发了舰船训练作业卫生的快速发展，特别是以色列、美国、日本等国发展迅速。中国的舰船训练作业卫生从 20 世纪 90 年代开始逐渐发展，1996 年，第四军医大学牵头，陆、海、空三军协作开展了专题研究；海军于 1998 年开展了舰船训练作业卫生的专项研究，进行了前瞻性流行病学调查，制定了有效的预防措施。

根据舰船训练作业和舰船特殊环境特点，舰船员心理应激，作息时间紊乱等因素，舰船训练作业卫生工作主要是：①预防舰船训练作业中对舰船员机体内分泌、免疫、消化、心血管和中枢神经等系统的影响。②重点要做好舰船训练作业中常见伤害的预防。如轮机人员长时间暴露在高温、噪声和振动环境中，易因碰触高温部件和高温高压输送管道而发生烫伤；雷达、通信人员置身于辐射环境中，导致辐射损伤；舰船员在舷梯和狭窄舱门中穿行，高低错落且多为金属结构，易发生摔伤和碰伤；帆缆人员解系缆和甩缆时，易致上肢伤；船舶摇晃，炊事人员作业困难或因高温液体溢出而致烫伤；舰船员在闷热、潮湿的舱室内作业，长时间得不到高质量的休息而导致作业能力下降；训练作业中技能和经历参差不齐，新船员精神紧张、技术生疏，老船员思想麻痹懈怠，易引起意外损伤等。需要根据可能发生的各种伤害做好有效的卫生预防工作。

做好舰船训练作业卫生的方法是：①科学合理地安排训练作业卫生计划，严密组织实施，有效控制内外因素，保护人员健康。②加强舰船训练作业卫生教育，做到人员齐全、时间保证、内容充实。③落实预防训练伤的措施，舰船医务人员对各岗位人员要进行有针对性的现场指导，使其尽可能熟悉各岗位的环境危害因素，掌握预防措施；训练作业应循序渐进，强度由弱到强逐渐展开。④培养舰船人员良好的心理素质，开展经常性的心理指导，使舰船员克服精神紧张、思想麻痹、消沉、畏惧、厌恶、焦虑等不良倾向，保持良好的精神状态。⑤采取综合性的训练作业干预措施，推广应用科学的训练作业方法；训练前后进行充分的准备和放松活动；保证足够的睡眠时间和营养供给，加强体能训练，保持良好的训练状态。

（张　建　方旭东）

jiànchuán zhíqín zuòyè wèishēng

舰船值勤作业卫生（ship duty operation hygiene）

运用舰船卫生学的理论和技术，改善舰船员值勤作业卫生条件，防止有害因素影响，维护健康的预防医学活动。值勤作业中舰船员受作业环境、作息制度、劳动强度等因素作用可能对身心健康产生不利影响，开展值勤作业卫生对于维护舰船员健康与作业能力具有重要作用。

舰船员通常按照值班勤务制度，按部署要求进行值勤作业，对舰船的武器装备与设施实施不间断的管理、操作和运行，以使舰船的各项性能得到最佳发挥。值勤时，受到舰船多种环境因素的影响，使其神经内分泌系统、心血管系统、免疫系统以及体能、耐力发生一系列变化，有些变化属机体应激代偿反应，对靶器官有一定的保护作用；而有些变化超出身体调节、代偿能力，若不能去除诱因，及时采取预防措施，将会产生病理变化导致疾病。如高温、高湿、噪声、振动等物理因素，多种有害气体等化学因素，及晕船、心理紧张、作业负荷大

等影响，可引起体能下降，免疫功能降低，可导致值勤作业人员抗病能力减弱。

值勤作业卫生的主要内容是：①针对值勤作业有害因素，制定作业卫生保障预案。包括根据值勤作业任务、航行季节、时间长短、海区、流行病学调查及水源、食品补给等情况，制定卫生保障计划、健康教育、卫生制度教育内容和实施方法；卫生保障物资准备计划；健康体检和疾病矫治计划；对作业环境、劳动负荷、营养、给水等卫生监督措施。②针对值勤作业对舰船员生理、心理变化的 4 个时期，采取相应的卫生保障措施。在不适应期，应严格执行作息制度，充分保证休息，缩短适应过程；注意作业安全，防止外伤与意外事故；进行心理疏导，战胜惊涛骇浪引起的恐惧与晕船；加强有害气体监测，控制有害气体浓度；加强全舰船卫生管理，降低环境对值勤人员作业的影响。在相对适应期，开展适当的体育锻炼，改善精神状态，增强体力；改善饮食，保证营养，补充消耗。在适应失调期，科学地安排休息，解除疲劳积累；对身体不适，应针对性采取缓解措施；在再适应期，应强化安全教育，克服麻痹心理，减少工作失误；消除各种不良因素，如变更作息时间、调整饮食结构、清洁舱室环境、适量体育活动，以消除疲劳和恢复体能。③做好伤病预防工作。舰船舱室集工作、生活、休息、值勤为一个场所，加强舱室消毒、杀虫、灭鼠、通风，保持整洁卫生，可减少疾病的传播；加强卫生监督，预防各种伤害发生，有利于值勤工作的完成。

做好值勤卫生的要求是：应根据引起舰船员伤病的有害因素

制定相应的有效预防措施；加强卫生监督，确保预防措施的贯彻落实；卫生管理措施需要舰船行政部门进行组织实施，应加强协调，得到舰船领导的支持才能落实。

（余　浩）

jiànchuán gāowēn zuòyè wèishēng

舰船高温作业卫生（ship heat injury sanitation）

针对舰船高温作业环境有害因素所采取的使人员免受或减轻伤害的医学预防活动。舰船卫生的组成部分。目的是防止机体过热，维护舰船员健康和作业能力。

现代舰船已普遍安装空调设备和完善的通风系统，舰船员受舱室环境气温、气湿、热辐射的影响状况，已得到了较大的缓和。但舰船上仍存在一些高温作业区域，主要是动力舱室和低纬度航行时暴露的甲板区域；主机舱、辅机舱、锅炉舱等舱室温度有的高达 50℃ 以上；在夏季强烈阳光下，甲板上作业温度高达 45℃ 以上。舰船员在高温下作业，可引起体内神经调节机制紧张，作业能力下降，必须采取卫生防护措施，以减少损害，维持作业能力。

舰船高温作业区域除了甲板岗位以外，往往不受季节影响，一年四季几乎不变，故高温作业的舰船员高温暴露时间长，主要影响有：①对机体的影响。包括对心血管系统、消化系统、呼吸系统、神经内分泌系统、血液系统、泌尿系统与能量代谢系统等均有较大的影响；长期在热环境里工作，心脏经常处于紧张状态，久之可使心脏产生生理性肥大，心电图显示窦性心动过缓或过速、窦性心律不齐，高血压患病率在 10% 左右；高温下作业，可能导致肾缺氧，有时可出现轻度肾功能不全，尿中有蛋白、管型、酮

体、红细胞、白细胞乃至发生血尿；在高温下作业，同时伴有高湿、机体不适应、热调节功能不全等情况下，还可能发生中暑。②对作业能力的影响。舰船员在高温下作业，可出现注意力不集中，工作错误次数增多，肌肉活动能力降低，动作准确性和协调性差，反应迟钝和疲乏、失眠等现象，并容易引起意外伤害事故，作业能力大幅度下降；温度对舰员作业效率的影响（图1）所示，最佳作业温度范围在16~24℃。

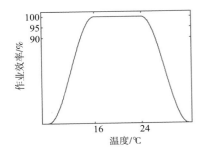

图1 温度对舰员作业效率的影响

舰船高温作业卫生工作内容与要求是：①对高温岗位实施监测，在高温舱室配置测量气温、相对湿度、气流速度、辐射热等仪器，进行危害因素检测与评估。②控制作业岗位温度，采用良好的隔热、通风、降温措施，努力使工作岗位微小气候符合卫生学要求。③落实高温作业保护措施，合理安排工作时间，减少高温暴露时间或进行轮换作业，适当增加休息时间等。④提供足够的、符合卫生标准的防暑降温用品、饮料及必需药品；合理补充水、盐，提高机体耐热能力。⑤定期健康检查，对患有心、肺、脑血管性疾病、中枢神经系统疾病及其他不适合高温作业的舰船员，应当及时调整岗位。⑥制订高温

防护应急预案，定期进行高温作业卫生培训，普及高温防护、中暑急救等知识；组织热适应锻炼，可有效提高机体耐热能力。

（李中付）

jiànchuán dīwēn zuòyè wèishēng

舰船低温作业卫生（ship low temperature operation sanitation）

运用舰船卫生学的理论和技术，使舰船员在低温作业中免受或减轻伤害的医学预防活动。航海卫生防病的组成部分。目的是预防在严寒水域尤其是高纬度航行条件下低温作业致舰船员体温过低或局部冻伤的发生，保障作业安全和人员健康。

人在低温环境下作业能力取决于中枢神经系统和四肢功能的完善性，一旦人中枢神经系统受到寒冷侵袭，严重者会使思维混乱，导致肢体运动不协调；另一方面，如果四肢受冷严重，会导致肢体麻木与动作笨拙，难以完成复杂的作业。因此，加强舰船上低温环境作业人员身体的保暖，防止体热散失和适时的热量供应对作业效率的提高显得非常重要。

舰船员在寒冷水域航行时进行户外作业，即使时间很短，也会对机体产生一定影响，严重者可引起冻伤，做好卫生防护工作十分必要，内容主要包括：①头面部及肢端防护。暴露的面颊、鼻、耳、手指及被冷水浸泡或穿着过紧鞋袜的足部，均极易引起冻伤，是低温环境中卫生防护的重点。②体温过低防护。舰船员长时间冷环境暴露或体温过低一般不太被注意，但此时人体产生的热量已少于散失的热量，处理不及时会产生严重后果；在比较温和尤其是阴凉、潮湿的气候下也会发生体温过低，并会不知不觉地加剧，逐渐出现举止不协调

和行为失常，导致作业速度变慢，以至无能力完成作业计划，且会出现嗜睡，最后失去知觉，会由于心力衰竭或心室纤维性颤动而突然死亡。也是浸入冷水中（包括低水温潜水）死亡最常见的原因。预防方法是早期发现病症，将患者移离低温环境，严重者施以保温和复温。③事故预防。冷环境中作业速度减慢和嗜睡是导致人体热量损耗恶性循环的开始，而后又会进一步导致产热减少。在低温环境中，迟钝、不灵敏以及由于不舒适而引起的思维无法集中等因素，都会增加事故发生的可能性。早期征兆有时会被忽视，特别是这一阶段患者常变得孤僻，需要尽早采取预防措施，防止事故的发生。

卫生防护方法主要有：①耐寒锻炼。在冬季长期坚持冷水洗脸、洗脚，进行冷水浴和户外活动，可改善全身代谢，心血管、神经与内分泌等系统的功能，使人体在寒冷中能动员体内能量，增加产热，减少散热，保持体温。通过耐寒锻炼，加速人体适应性，使人体产生冷习服，增强抗寒能力。②采用防护装备。用重量轻、保暖性能好的新型材料制作衣服、保温屏障和隔热靴鞋，使人体得到良好的保护，并能有效地进行作业操作。③加强营养卫生。提供高热量膳食，适当增加脂肪和糖的含量；增加维生素 B_1、维生素 B_2 和维生素 C 的供给量，提高人体对低温的抵抗力；还应注意提供热菜、热饭和热饮料。④加强防冻知识教育。舰船员因缺乏寒冷作业的经验，往往对寒冷估计不足，容易忽视个人防护；必须要加强防冻知识教育，经常活动手脚和摩擦暴露部位的皮肤可防止冻伤，并穿戴防护装备，使

舰船员牢记机体对寒冷的抵抗力取决于机体的生理状态及其周围的微小气候，养成防寒的生活习惯。⑤重视个人卫生。寒冷环境室内活动相对多，但舰船舱室居住环境狭小，应注意个人卫生整顿，采取措施预防呼吸道传染病及皮肤病等的传播。

（丁江舟）

舰船员被服卫生（bedding and clothing hygiene of ship crew）

jiànchuányuán bèifú wèishēng

为保证舰船员被服的防护性、舒适性和适用性，在被服的研发、生产、使用和储藏等各个阶段采取的卫生学措施。航海卫生的组成部分。目的是在恶劣气候环境、特殊工作岗位和海战中为舰船员提供必要的被服卫生防护，防止和降低外部环境对人员的伤害。舰船员被服包括：服装、鞋帽、手套、袜子、被褥、毯子和蚊帐等；按使用岗位分为通用被服和专用防护被服；按使用对象分为个人被服和公用被服。

被服卫生源于人们对御寒和卫生方面的需求，古希腊哲人恩培多克勒（Empedocles）创建的皮肤呼吸学说是服装卫生学的思想萌芽；1886年，卫生学始祖佩滕科费尔（Max von Pettenkofer）开始研究服装对环境卫生的重要作用；1891年，鲁布纳（Max Rubner）确立服装卫生学基础，研究服装材料卫生学性能与人体生理现象之间的关系，提出用卫生学的观点改进服装设计；从20世纪70年代后期~90年代，服装热湿传递性和舒适性的研究不断深入；21世纪，关于服装材料和服装卫生舒适性的研究与应用得到很大发展。随着化学科学、材料科学、纺织科学的发展，为满足舰船员海上作业、作战需要，对舰船员被服卫生提出了更高的需求，要求具有调节体温、呼吸和血液循环，维护皮肤生理功能，避免产生皮肤刺激，便于机体活动和操作，防止或降低恶劣环境与战争对人体伤害，不成为传播疾病的媒介及灾害发生的促发因素等功能；并要求材质对人无害，不对机体主要器官产生异常压迫，穿戴者精神愉快和舒适，有健康和安全感等性能（图1）。

舰船员被服卫生的内容主要是：针对舰船员生活工作的自然气候、岗位环境和特殊作业等的需求，论证提出舰船员被服体系，研制、生产和配发被服产品；具有良好的防寒保暖、防风、防雨水、隔热防暑、舒适、安全等性能；制定使用规范，指导被装的洗涤、干燥、消毒和储藏等，为舰艇员岗位作业提供有效的个体被服卫生防护，降低不利因素对舰船员健康的危害，保障舰船员作业效能并提高其生活质量。

舰船员被服卫生的要求主要是：①根据舰船员卫生需求，综合季节、工作环境和岗位防护需求等因素，论证提出科学的被服产品体系。②基于被服的防护性、舒适性和适用性的需求，通过合理选择、科学应用、优化研制适应任务需要的被服材料，开发防护性能良好、款式结构合理、穿着使用舒适的被服产品，提高舰船员适应海洋环境和作业环境的能力。③根据被服材料的特性和脏污程度，选择合适的洗涤剂类型、洗涤干燥的方式、消毒方法等，保持被服的卫生性能和使用性能。④被服存储要叠放整齐；储藏场所应具有良好的通风、防尘、防潮、防霉等措施。⑤专用防护被服的洗涤、干燥、储藏等要符合其特殊要求，重点保持其防护功能。⑥在舰船舱室及设施设备的布局设计中，应考虑到满足被服的使用、洗涤、干燥、储藏等的要求。

（巴剑波　李亿光）

舰船员卫生保健（health care of crews）

jiànchuányuán wèishēng bǎojiàn

运用预防医学理论和技术，对舰船员实施健康保护和指导的活动。海军舰艇部队卫生工作的重要组成部分。海军建设"健康军营"的重要举措。目的是维护与促进舰船员健康水平，预防疾病发生，早期发现和矫治疾病，提高海军舰艇部队战斗力。

舰船员卫生保健主要包括舰

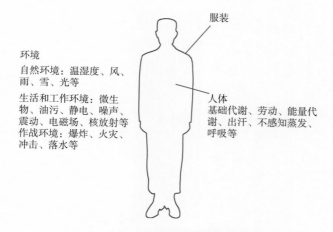

图1　人体、服装和环境关系示意图

船员医学体检与健康鉴定、保健疗养、体育锻炼、个人卫生、常见病诊治及其预防等内容；由海军舰艇部队卫生机构组织实施，需紧密结合航海实际，突出海勤作业人员的特点，以《海勤人员体格检查标准》《海勤人员疗休养规定》《海军舰艇条令》等军队规章制度和标准为依据，开展舰船员卫生保健工作。舰船员日常卫生保健工作主要是个人卫生整理、环境卫生清理、健康教育学习、体育锻炼组织与监督、常见病及多发病预防和诊治，使舰船员保持良好的健康状态，增进体能和抗病能力；舰船员定期卫生保健工作主要是医学体检、健康鉴定和保健疗养等，通常按照每年一次或者根据需要安排进行。随着舰船上编配女性舰员发生的人员结构变化，航母及核潜艇海上战备值勤的展开、远洋护航任务的增加，海上作业时间延长等新情况的出现，舰船员生理心理负荷加重，卫生保健工作不断拓展，需要制定人员定期休整和岸舰轮替等新的卫生保健措施和制度，以保障舰船员的健康。

（巴剑波）

jiànchuányuán yīxué xuǎnbá

舰船员医学选拔（medical selection of crews）

按照航海环境对人员体格及健康的要求，从医学角度挑选合格舰船员的活动。目的是从拟从事水面舰艇、潜艇和潜水等岗位作业的人员中将符合航海职业要求、具备健壮体格和良好心理素质的人员挑选出来，以提高海军部队战斗力。

航海作业与陆上作业的环境条件不同、作业性质不同、风险因子不同，对从事航海作业人员的生理心理健康水平的要求较高。航海环境变化和劳动作业负荷要求舰船员具有较强的环境适应能力、良好的生理心理健康基础和承受能力；某些特殊的航海作业岗位对舰船员生理功能提出了更高要求，潜水员和潜艇艇员应具有牙列整齐、良好的咬合关系和咬合功能，高气压作业人员具有良好的耳鼓膜功能；因此，对从事航海作业人员需要从生理、心理等多方面进行必要的医学选拔，以保证舰船员具有良好的健康水平和较高的航海作业能力。

舰船员医学选拔内容主要包括：身体发育及营养状况、外科（含皮肤科）、内科、神经科、精神科、医学心理科、眼科、耳鼻咽喉科、口腔科以及常规医学检验和特殊项目检查等，重点在身体发育及营养状况、皮肤疾病、牙列形态及其咬合功能、耳鼓膜功能等方面严格于陆勤人员。除此之外，还需参考感知能力、智力水平、肢体运动协调能力、环境适应能力、情绪自控能力和人格特征等综合能力素质，给予医学等级判定。舰船员医学选拔的等级判定分为潜水员合格、潜艇人员合格和水面舰艇人员合格3种，以区别于对普通兵员体格的要求。该判定是确定参选人员是否能从事航海作业的必要条件。

舰船员医学选拔通常由指定的、经过培训合格的医务人员进行，按照《海勤人员体格检查标准》执行。

（巴剑波）

jiànchuányuán jiànkāng jiàndìng

舰船员健康鉴定（health appraisal of crews）

按健康标准和勤务要求，对舰船员身体、心理和社会适应状况所作的医学鉴别与评定。医疗预防工作的重要措施。航海医学保障的重要工作内容。目的是评价舰船员的健康状况，确定被鉴定者是否符合海勤人员的健康要求；对影响舰船员健康的因素，有计划地采取医疗预防措施，保障舰船员健康，巩固和提高部队战斗力。

舰船员健康鉴定须在体格检查基础上进行，通常结合海勤人员定期年度体格检查实施，因某种原因未进行定期体检的，必须在本年度内进行补检；也可结合潜艇远航、潜水训练、海上重大军事任务前的任务体检进行。中国人民解放军舰船员健康鉴定结论有：潜水员合格/不合格、潜艇艇员合格/不合格、水面舰艇舰员合格/不合格、海勤其他人员合格/不合格、待定（即暂限制从事海勤作业）等。舰船员健康体检后，应根据其健康水平进行健康等级划分，是评价受检对象健康状况和现职工作适应能力的依据和标准。健康等级分为甲、乙、丙、丁四级，甲级：健康状况良好，对现职工作适应能力强，出勤率高，或者有轻度不适，但能胜任现职工作；乙级：健康状况一般，有轻度慢性疾病或者缺陷，但对现职工作无明显影响，或者患有一般疾病经治愈预后较好，或者无明显疾病，但体质较弱、年龄偏大、体胖，不影响现职工作；丙级：健康状况较差，有中度慢性疾病或者缺陷，经住院治疗、疗养，治愈预后较差，对现职工作有明显影响或者某些疾病诊断尚未明确，结论待定；丁级：健康状况差，属于海勤人员体格条件不合格，患有严重疾病或者外伤后遗症，经反复治疗仍不能胜任现职工作，需调离现职岗位或作病退处理。舰船员健康鉴定后，应及时组织疾病矫治和建立健康档案工作，并依据体检结论和健康等级决定被鉴定者是否能继续从事海勤工作或执行任务。疾病矫治后可重新申请健康鉴定。健康鉴定档案应纳入个人档案，在人员调动、转业、复员、退役时一并移交。

(巴剑波)

海勤人员疗养 (health care and resting therapy of crews)

综合运用疗养学等相关医学科学适宜技术，对海勤人员进行的休养和康复相结合的医疗保健活动。军队特勤疗养的一部分。目的是促进海勤人员的身心健康，巩固和维护部队战斗力。

苏联在第二次世界大战期间为使肩负紧张战斗任务的海勤人员恢复体力和维护健康，各舰队都组建了休养所，为海军飞行员、舰艇人员及潜水员等提供疗养，获得良好的效果；第二次世界大战后，为海勤人员制定了专门的疗养制度，促进了他们的健康，提高了战备水平。中国在民国时期，海军在沿江沿海舰队、学校、炼营屯驻地分设海军养病院和养病所，制定简章供海勤人员疗养恢复健康；抗日战争期间，国民政府海军组建了以康复为主的海军养病所和休养所，担负伤病员救治后的休养和恢复任务。中国人民解放军海军创建初期，总参谋部就批准组建了一批海军疗养院，收容海军飞行人员、潜艇人员、潜水员、水面舰艇人员进行健康疗养及伤病员的康复疗养，对维护海勤人员健康和伤病恢复做出了贡献。

海勤人员疗养通常以集中安排为形式，以医学疗养、疾病矫治、康复为内容，以健康鉴定和生理功能性训练为重要环节，利用疗养地阳光、气候、海滨、湖泊、温泉、治疗用泥、树木、花卉、景观等自然疗养因子，开展

与航海疾病相关的预防和治疗，改善或增进健康状况，并结合生理功能性训练等特有项目，实施全维健康维护和恢复。疗养内容包括：①健康体检。按各类海勤人员规定的体检项目进行年度健康体检。②健康鉴定。根据《海军海勤人员体格检查标准》，依据体检结果做出体检结论及健康等级评定。③疾病矫治。以"抓重点、早计划、早治疗、科学选择、综合矫治"为原则进行疾病矫治。④体能训练。按照《军人体能标准》（通用体能项目），组织训练及考核。⑤生理功能训练。组织开展与生理功能有关的加压训练、水下逃生训练等。⑥心理训练。针对海勤人员心理特点，组织开展心理测试、情感素质训练、智力素质训练、意志素质训练等。⑦文化生活。组织开展景观游览、音乐欣赏等文化娱乐活动。⑧健康教育。组织开展保健养生、职业保健、自我健康管理等知识宣教。⑨膳食调理。根据海勤人员膳食供给标准及作业特点提供科学营养的膳食。

海勤人员疗养的对象是海军潜艇艇员、潜水员、水面舰艇舰员等。通常由海勤人员所在部队提出申请，经上级卫生部门审核批准后，统一计划逐级下达，以建制为单位集体持证疗养，由海勤疗养院具体实施。核潜艇和潜水人员每年疗养1次，每次疗养期限30天；水面舰艇人员每2年安排1次疗养，每次疗养期限30天。

(巴剑波　陈赛铮)

jiànchuányuán tǐyù duànliàn wèishēng jiāndū

舰船员体育锻炼卫生监督

(health supervision of crews physical exercise) 运用运动医学理论及卫生学要求，对舰船员

体育锻炼进行的监察与督导。保障舰船员体育锻炼安全的必要措施之一。通常由舰船员和舰艇军医共同实施。主要是对舰船员体育锻炼时间、地点、运动量、生理参数、个人卫生、运动损伤及相关影响因素进行卫生学监测、检测、评估和督察。目的是保证舰船员正确和合理地开展体育锻炼，符合生理卫生要求，防止运动损伤，增进健康体质。

舰船员体育锻炼卫生监督分为个人卫生监督和军医医学监督两种，个人卫生监督主要包括：锻炼者自行对衣着和鞋安全性、运动场地及条件（如障碍物、油污、积水、冰雪、护栏等）安全性、运动环境（如高温、曝晒、浓雾、寒冷、强风、照明不足等）安全性、主观感受（如精神状况、睡眠质量、运动功能、情绪、营养状况等）适宜度，运动量强度，心律、脉搏等生理指标状况，运动损伤征兆等进行评估、调整与适应；军医医学监督：除了上述内容帮助锻炼者做好监督外，还包括对锻炼者脉搏、血压、肺活量、握力、体重等生理指标的医学观察，运动量和运动效果的客观评价，运动损伤的预防、紧急救治和康复，运动医学健康教育和指导等。由于受舰船环境狭小、运动空间有限、舱面障碍物多、运动时间受舰船任务等因素影响，决定了舰船员海上体育锻炼可选项目有限、体育锻炼不规律、运动伤害风险高的特点，可能导致体育锻炼运动量增减紊乱、运动损伤以及健康受损事件的发生。应该结合海上特点科学合理地选择舰船员海上体育锻炼项目和运动量，达到维护舰船员健康和增强体质的目的；同时，积极采取有效预防措施防范运动损伤和伤

害事件的发生。舰船靠泊期间，在码头或港区应组织有序、有规律的体育锻炼，弥补海上体育锻炼的不足；可在适应陆地环境并充分准备活动后，再进行强度逐步增加的体育锻炼。此外，应监督舰船员体育锻炼前后的合理饮水、进食、睡眠、沐浴、冷热环境的适应情况，在体育锻炼前应适量饮水、做好准备活动、适应锻炼环境以及禁止在体育锻炼前1~1.5小时内过饱饮食；在体育锻炼后应进行整理活动、适当休息，以恢复体力和调整生理功能，避免剧烈运动后即行暴饮暴食、运动骤停、冷水冲浴或频繁进出冷热温差大的环境，防止机体不适或引发疾病。

（巴剑波）

jiànchuányuán gèrén wèishēng

舰船员个人卫生（individual hygiene of crews）

针对舰船环境有害因素，舰船员个人所采取的免受或减轻伤害的医学预防活动。是航海卫生的组成部分。舰船员自我卫生保健的基本内容。目的是养成良好的个人卫生习惯，维护舰员群体健康。

舰船员个人卫生主要内容包括：养成勤洗澡、理发、剪指甲、洗手，饮食卫生，保持服装整洁，经常进行文体活动和体育锻炼等个人卫生习惯。中国人民解放军海军舰艇条令对"舰员卫生"作了明确规定，要求全体舰员养成良好的卫生习惯，经常锻炼身体，增强体质，按规定接受预防注射，积极预防各种疾病；每天洗漱、经常洗脚、刮胡须、剪指甲，勤洗勤换服装及卧具；通常每周应洗澡1次，舰船返航后应洗澡；每3周理发1次，蓄短发、不得露于帽外；每天按规定整理内务并保持整洁；住舱应按规定清扫，

经常通风，保持整洁和空气清新；饭前便后要洗手，不吃腐败不洁食物，瓜果必须洗净后方能食用；炊事和帮厨人员应严格遵守个人及饮食卫生制度，工作前要洗手，工作时应着工作服等。舰船员还应做到饮食饮水卫生、合理膳食营养、勤解大便、垃圾在指定位置分类堆放、防止日光暴晒、做好作业卫生防护、科学开展体育锻炼、做好个人心理卫生等。这些卫生措施可有效减少舰船员疾病的发生，对维护和促进舰船员个人和群体健康水平具有重要意义，也可减轻卫勤保障压力，提高舰船战斗力水平。

舰船员个人卫生多为常识性、养成性、自觉性行为，需要共同遵守和维护。卫生部门可在舰船领导的组织指挥下，通过健康宣教、卫生整理、检查评比、知识竞赛、个别指导等方法和手段督促舰船员保持良好的个人卫生；同时，也要指导舰船员掌握特殊卫生设施（如舰船便器）的操作使用方法，防止卫生设施的不准确使用和人为损坏。舰船员个人卫生与舰船具有的卫生设施和条件密切相关，现代舰船的适居性设计为舰船员保持良好的个人卫生创造了良好的条件。

（巴剑波）

jiàntǐng wèishēng fángyì

舰艇卫生防疫（health and epidemic prevention on navy vessel）

运用预防医学理论和技术，在舰艇上预防疾病，控制和消除传染病流行的卫勤保障活动。海军舰艇卫生工作的组成部分。目的是消除和阻断舰艇有害因素对舰员健康的影响，增强舰员体质，保障舰员健康，维护舰艇战斗力。

发展历史　桨船时期，船上用水桶装水，常因变质而使船员

致病；15~19世纪，"舰船热"是海上流行的疾病，实际是现代医学所称的黄热病、疟疾及斑疹伤寒等所致，1585年英国德雷克舰队因疟疾流行而死亡600人，1746年法国昂维尔舰队因斑疹伤寒流行，数天内死亡千人，导致作战计划落空；当时的船医发现，一些疾病的发生和流行与舰船的卫生条件和饮食质量等因素有关，为开展防治工作提供了有益的启示；18世纪末，发现用烟熏和消毒方法可消灭船上的蚊媒而预防黄热病，对斑疹伤寒也提出了一套防止传播的措施；19世纪初，俄国海军成功地研究了平战时预防传染病流行的理论和实际问题，一些国家进行了流行病学调查，提出了预防方案，制定了各种卫生制度，进行预防接种，实施舰船消毒、杀虫和灭鼠，完善港口检疫，由于对传染病采取了积极的防治措施，"舰船热"基本得到控制；近代对海军有重要意义的生物学、传染病学、生物战剂的防护研究取得了长足的发展，舰艇卫生条件更好，舰员的发病率显著下降。

工作内容　主要包括：①健康教育。根据舰艇特点及海上作业环境变化，对舰员进行有针对性的卫生知识宣传教育，普及卫生常识，提高对卫生防疫重要性的认识，自觉参加卫生防病活动，养成良好的卫生习惯，增强自我保健意识和能力，促进健康。②疾病监测。舰艇卫生人员应随时掌握舰员发病情况，及时发现和掌握疫情动态，健全疫情报告制度，做好日常卫生防疫保障和应急疫情处置工作，提高卫生防疫工作的科学性和针对性；抓好传染源管理、切断传播途径和保护易感人群3个环节，加强新兵

上舰前的集体检疫，对外出归队舰员、临时上舰人员和传染病病愈人员实施规定时间的医学观察，限制舰员上岸或舰间往来，做好战俘或难民收容与缴获物资的卫生管理工作，必要时实施检疫，防止外部传染病上舰；对患传染病的舰员，做到早发现、早诊断、早隔离、早治疗、早离舰；舰艇航行中发现传染病舰员应进行舱室隔离或床边隔离，并且做好随时消毒，尽快后送离舰。③卫生监督和治理。督促落实《内务条令》《舰艇条令》和《部队卫生管理制度》，做好舰船卫生工作；随时检查食品质量、厨房卫生、食品加工卫生、饮水卫生和内务卫生等，动员舰员进行卫生整顿；适时进行消毒、杀虫、灭鼠活动（图1），使舰艇保持媒介生物无害化水平；指导舰员加强体质锻炼，提高免疫力增强舰员机体防病能力。④预防接种。依据舰员免疫状况、航行任务和卫生流行病学调查结果，进行有计划的预防接种，达到有效的防疫效果。

⑤长远航卫生防疫。重点抓好航前、航中和航后3个环节：航前，应掌握途径港和目的港的传染病疫情，严格检出和处理舰内传染源，检查食品和饮用水质量，进行以消毒、杀虫、灭鼠为中心的卫生防疫工作，补足卫生防疫药械，有针对性地进行预防接种，办理检疫证书；航中，加强舱室和个人卫生管理，加强食品和饮用水的卫生监督，早期发现并管理好传染源；航后，迅速处理传染病人员，全员进行健康体检和检疫，组织全舰进行卫生扫除和洁治等工作。

组织实施 舰艇卫生防疫工作一般在舰领导的统一指挥下，由舰艇卫生人员具体组织、全体舰员参与下进行；在技术上接受海军各级疾病预防控制机构和海军医学科研机构的指导和支持；一般通过拟制舰艇卫生防疫计划及预案方案、进行健康教育和群众性除害灭病活动等措施，严格贯彻卫生防疫制度，加强舰艇卫生管理，具体落实各项舰艇卫生

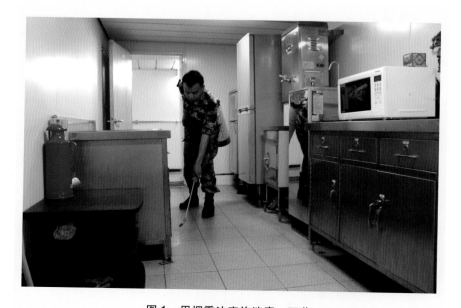

图1　用烟熏法实施消毒、灭菌

防疫工作。

（巴剑波）

舰船检疫（shipquarantine）

依法对舰船上的人和物进行疫病检查、定性和处理的活动。目的是控制检疫传染病通过舰船传播，保障人员的健康。舰船检疫可分为①国境卫生检疫。对出境的舰船及人员、物资，在最后离开的国境口岸进行的检疫，入境回国时在最先到达的国境口岸所接受的检疫。②国内卫生检疫。在入出检疫传染病疫区和非检疫传染病疫区的舰船上发现检疫传染病疫情时，对舰船及人员、物资所实施的卫生检疫。

舰船检疫最早出现在14世纪，由于鼠疫在欧洲、亚洲及非洲北海岸的大面积流行，促使医学必须研究有效的防护措施。当时人们发现鼠疫的流行常常是经由水路船舶反复传入，因此，各国都对船舶采取了"检疫"措施。到16世纪时，检疫已十分普遍，并且出现了健康证书制度，用以证明有关舰船经过的前1个港口没有疾病流行，具有卫生证书的舰船可以驶进港口，而无须接受隔离。之后，在欧洲特别是地中海沿岸的国家纷纷商讨检疫法，并在19世纪初期，制定了《卫生公约》，以防止地区性的疾病传播。1851年，第一次国际卫生会议在巴黎举行，次年，世界上第一个《国际卫生公约》制订。该公约有137条，其实质就是一部带有卫生检疫性质的国际法规。此后，国际卫生会议多次召开，"卫生公约"的内容与范围不断完善拓展。世界卫生组织（WHO）于1950年开始起草《国际公共卫生条例》，之后经多次修改补充，1969年修改的《国际卫生条例》

为目前国际检疫法规的主要文本，该条例于 2005 年再次修订，检疫范围更加扩大，涵盖了现存的、新的和重新出现的疾病，也包括非传染病因素所致紧急事件。1979 年中国承认了《国际卫生条例》，自 1979 年 6 月 1 日起，中国对该条例承担义务。

舰船检疫内容包括：①染疫人、染疫嫌疑人、被检疫传染病污染的部位。②携带国家禁止或限制的物品。③携带动植物的危险性有害生物。④携带人类检疫传染病的传播媒介，如鼠、病媒昆虫等。⑤相关有效检疫证件。⑥食品、饮用水以及环境卫生。⑦装载货物等。

舰船检疫重点是：①人员的健康状况。②生活、活动场所，如住舱等。③存放和使用食品及饮用水、动植物产品的场所，如厨房、餐厅、洗刷间、食品舱等。④危险性有害生物容易隐藏的场所，如夹缝、舱壁、货舱、机舱等。⑤存放泔水、动植物性废弃物、垃圾等的场所和卫生间；⑥饮用水舱及压水舱。应根据查验结果，对人员实施隔离、留验、医学观察等医学措施，对舰船实施消毒、杀虫、灭鼠等卫生处理，对经检验不合格的动植物产品采取强制性措施等。

(郝蕙玲)

舰船消毒 （ship disinfection）

jiànchuán xiāodú

杀灭或消除舰船环境中病原体的卫生防疫措施。是舰船卫生工作的组成部分。预防微生物致舰船员疾病的重要手段。对保护舰船员健康和维护战斗力具有重要作用。

舰船机动性大、来往于各地，舰船员常处在各种传染性、地方性、疫源性疾病的威胁之下；舰船舱室狭小，居住密度高，相互接触频繁，易传播传染性疾病。为防止疾病传播，需要及时消毒以杀灭舰船环境中的病原体。根据消毒对象分为：舱室空气消毒、手消毒、食具消毒、卫生洁具消毒、食物消毒、饮水消毒、表面消毒、污物消毒等。

舰船消毒主要包括：①预防性消毒。在未发现传染源时，对餐具、扶梯、把手和卫生间等进行经常性消毒。②随时消毒。发生传染病时，对患者的排泄物、呕吐物、分泌物及其他污染的物品和场所进行及时消毒。③终末消毒。传染病病人离舰后，对病人所住舱室及一切受污染物品进行彻底消毒。

舰船消毒常用方法有：①化学消毒法。主要采用消毒剂浸泡、喷洒、喷雾、擦拭及熏蒸。使用的消毒剂有含氯类、强氧化剂类、醛类、醇类、酚类、季铵盐类及氯己定、碘伏等。②物理消毒法。包括热力、电离辐射灭菌，紫外线与微波消毒等。还有通过日晒、风吹、干燥等进行自然净化，通过冲洗、抹擦、清扫、过滤等方式进行机械清除等方法。

舰船消毒要求是：①合理、有效、安全、不损坏物品。②根据不同传播途径，正确选择消毒对象。③根据传染病种类、病原体抵抗力、被消毒物品的性质和舰船环境特点，选择适当的消毒方法。④供水受限时选择耗水量小的消毒方法。⑤选择使用广谱、高效、无毒、无刺激、不燃、不爆的消毒剂。

(郝蕙玲)

舰船杀虫 （ship disinfestation）

jiànchuán shāchóng

对入侵舰船的医学昆虫进行防治的卫生防疫措施。舰船卫生工作的组成部分。预防虫媒传染病、防治害虫对舰船员侵袭的重要手段。对保护舰船员身体健康具有重要作用。

舰船上主要的有害节肢动物是蟑螂，其他还有蚊蝇、虱、蚤、臭虫、恙虫、螨虫等，能携带痢疾杆菌、沙门菌、铜绿假单胞菌、金黄色葡萄球菌、链球菌、大肠埃希菌等 40 多种细菌，乙型肝炎、脊髓灰质炎等多种病毒，致病性寄生虫卵及多种真菌，对传播疾病具有一定的作用。舰船杀虫是通过有效手段，把害虫控制在不足为害甚至无害化的水平，以达到除害灭病和减少骚扰的目的。

舰船杀虫方法主要有：①环境治理。根据害虫的生活习性，直接或间接地改变、消除它们赖以生存的条件，如搞好舱室卫生、通过堵洞抹缝、及时清除垃圾、清除积水等方法消除栖息地，以达到控制滋生繁殖的目的。②化学防治。以天然或合成药物毒杀或驱走害虫，以达到防治目的。杀虫剂应选用对害虫广谱、高效、无不良气味，对人体低毒、无刺激，对仪表、金属或涂漆表面无明显损害的制剂。为防止害虫产生抗药性，应经常更换药剂，达到彻底杀虫目的。③物理防治。利用机械、光、声、电、温度等方法进行防虫或杀虫。如拍、陷笼陷阱、粘捕、开水烫杀等。④生物防治。利用某些生物或其代谢产物来控制害虫。如使用微生物制剂、信息素制剂、昆虫生长调节剂等。除上述方法外，通过检疫措施来防止害虫上舰船也是重要方法。

(郝蕙玲)

舰船灭鼠 （ship deratization）

jiànchuán mièshǔ

对入侵舰船的鼠类进行杀灭的卫

生防疫措施。舰船卫生工作的组成部分。是防治鼠疫、斑疹伤寒、流行性出血热等鼠源性疾病及防止其对舰船设备破坏造成故障的重要手段。对保护舰船员健康及舰船安全航行具有重要作用。

舰船灭鼠主要采用：①物理方法。利用鼠笼、鼠夹、粘鼠板、电子捕鼠器等进行捕杀。②化学方法。有毒饵法、熏蒸法、驱鼠法。用毒饵灭鼠应首选慢性抗凝血灭鼠剂。慎用急性灭鼠剂。③生物学方法。主要是利用对鼠类的致病微生物或微生物毒素进行杀灭。

舰船灭鼠工作要求：①鼠药应专人负责保管；鼠药出入库有详细记录；灭鼠原药或母粉（母液）专柜存放，双人双锁保管。②灭鼠前要进行鼠情调查，有针对性地开展灭鼠工作。③熏蒸法一般仅在发生鼠源性疾病或鼠害特别严重而其他方法又不奏效时使用，同时注意安全，以防事故发生。④使用急性灭鼠剂要投放前饵。⑤毒饵灭鼠要选择新鲜食物作诱饵。⑥利用器械捕鼠后常会污染鼠的血迹或排泄物，应妥善清理，否则会影响以后的捕获率。做好消毒处理工作，不应徒手接触污染物。捕获的鼠不能徒手从鼠夹上取下，应戴手套、口罩，用镊子将鼠尸放在密闭塑料袋中。捕获的鼠应进行及时处理，可将捕获的鼠作焚烧等无害化处理。

（郝蕙玲）

jiànchuán wèishēng fángyì zhuāngbèi
舰船卫生防疫装备 （sanitary and anti-epidemic equipment for-ship）

预防、控制和消除传染病在舰船上流行而使用的器材、仪器和设备的统称。舰船卫生防疫装备主要是在通用卫生防疫装备基础上，根据舰船特殊环境作业要求选型而来，如具备便携、现场使用、快速侦检性能的侦检装备，具体积小、重量轻、污染小等特点的消杀器械等就适合在舰船环境条件下使用，而一些车载式或大型装备则不适合在舰船上使用。卫生防疫装备按结构与功能可分为3类：①侦察采样装备。由侦检报警器、微生物采样器、媒介生物采样器等构成，用于对舰船生物战剂污染、疫情等进行侦察、采样。如JWL-Ⅱ型空气微生物采样器，体积小、机动灵活、带有自动定时采样装置，用于空气微生物的监测；ZJKJ-KWQ1及ZJKJ-KWQ2空气微生物采样箱，可对采样实时监测，并可自动累计及标化采样体积；媒介生物采样箱，可调查、采集、保存和送检蚊、蚤、蝇、蠓、蚋、虻、蜱、螨及病原宿主标本。国外如美陆军装备研究部与Bendix公司研制的一种化学发光侦察仪—XM19侦检报警器，可用于生物气溶胶的侦检。②检验装备。由检水检毒箱、水质细菌检验箱、水质理化检测箱、水质分析检测箱、食品细菌检验箱、食品理化检测箱、病原微生物检测箱等构成，用于水质、食品的污染物以及舰船上的病原微生物、生物战剂的检验鉴定。如WEF-91-2型检水检毒箱可检测一般水质、常见毒物和军用毒剂29项；ZJKJ-SPX01食品细菌检测箱，可检测食品菌落总数、大肠菌群、肠道致病菌、葡萄球菌及嗜盐性弧菌等；ZJKJ-SPL01食品理化检测箱，可对18类食品中所规定的50多个项目进行检测。国外如美海军研制的便携式微生物快速诊断箱，可用于流感嗜血杆菌、脑膜炎双球菌、葡萄球菌、痢疾杆菌、血吸虫、锥虫、毛线虫、肝炎病毒等的检测。③消杀灭装备。由各种喷雾机（器）（图1）、烟雾机、消杀灭器材箱等组成，用于舰船消毒、杀虫、灭鼠及洗消，以迅速切断传播途径和传染源。如手动喷雾类的长江-104型背负式喷雾器、电动喷雾类的3WCD-5型电动离心式喷雾机、1035BP超微粒雾化喷雾器、2610型烟雾机等。

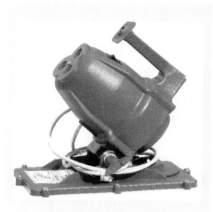

图1 超低容量喷雾器

（郝蕙玲）

jiànchuán chūrùjìng jiǎnyì
舰船出入境检疫 （entry and exit country of ship quarantine）

依法对出入境舰船上的人和物进行疫病查验、定性和处理等的活动。国境卫生检疫的组成部分。目的是防止传染病由国外传入或由国内传出，保护人员的健康。

舰船出入境检疫起源于14世纪，至今已经历了600多年的改进、完善和发展，以防止国际间传染病的传播和蔓延，使其危险性降低到最小限度。舰船出入境检疫主要是对开往境外和来自境外的舰船及其运载的人员与货物，在最后离开的港口和最先抵达的港口所进行的检疫查验、传染病监测、卫生监督与卫生处理等工作（见军港检疫）。分为舰船出境检疫和入境检疫。

舰船出境检疫的主要程序与方法是：①船方应当在舰船离境前4小时内向检验检疫机构申报，办理出境检验检疫手续。已办理手续但出现人员、货物的变化或者因其他特殊情况24小时内不能离境的，须重新办理手续。②舰船在口岸停留时间不足24小时的，经检验检疫机构同意，可以同时办理出境手续。③办理出境检验检疫手续时，船方应当向检验检疫机构提交航海健康申报书、总申报单、货物申报单、船员名单、旅客名单、载货清单以及其他特别需要提供的相关证书。④经审核船方提交的出境检验检疫资料或者经登轮检验检疫，符合有关规定的，检验检疫机构签发《交通工具出境卫生检疫证书》，并在舰船出口岸手续联系单上签注。

舰船入境检疫的主要程序与方法是：①船方在舰船预计抵达口岸24小时前（航程不足24小时的，在驶离上一口岸时）向检验检疫机构申报，填报入境检疫申报书。②接受入境检疫的舰船，在航行中发现检疫传染病、疑似检疫传染病，或者有人非因意外伤害而死亡并死因不明的，必须立即向入境口岸检验检疫机构报告。③检验检疫机构对申报内容进行审核，确定采取相应的检疫方式，根据入境舰船的情况可分为锚地检疫、电讯检疫、靠泊检疫、随船检疫等。④办理入境检验检疫手续时，船方应当向检验检疫机构提交航海健康申报书、总申报单、货物申报单、船员名单、旅客名单、船用物品申报单、压舱水报告单、载货清单以及其他特别需要提供的相关证书。⑤检验检疫机构对经检疫判定没

有染疫的入境舰船，签发《船舶入境卫生检疫证》。⑥对经检疫判定染疫、染疫嫌疑或者来自传染病疫区应当实施卫生除害处理的或者有其他限制事项的入境舰船，在实施相应的卫生除害处理或者注明应当接受的卫生除害处理事项后，签发《船舶入境检疫证》。⑦对来自动植物疫区经检疫判定合格的舰船，应舰船负责人或者其代理人要求签发《运输工具检疫证书》。⑧对须实施卫生除害处理的，应当向船方出具《检验检疫处理通知书》，并在处理合格后，签发《运输工具检疫处理证书》。

（郝蕙玲）

jūngǎng jiǎnyì

军港检疫（naval port quarantine）

在军港对有疾病传播嫌疑的人员、舰船、物品等所进行的检疫查验、卫生监测、卫生控制、卫生监督和必要的卫生处理等活动。是国境卫生检疫的组成部分。目的是防止传染病在国际传播和流行，保护人员的健康。

欧洲在中世纪曾多次发生疫病流行。1347年的一次鼠疫波及了整个欧、亚两洲和北非海岸。威尼斯首先实行检疫，1348年设健康检查员，负责检查来往可疑船只，并进行必要的消毒等。1377年在亚得里亚海东岸的拉古萨共和国（Ragusa）首先颁布了对海员的管理规则，对来自鼠疫流行地区的货船和水手，以及被疑为受鼠疫传染的人，必须在空气新鲜、阳光充足的邻近小岛停留30天后才准入境，不久，30天的隔离仍被认为不安全，于是延长至40天（最长80天），称为四旬斋（quarantenaria），是为现代检疫（quarantine）一词的来源。1383年，法国马赛成立特设的海

港检疫站，以后许多沿海城市都采取了这种防范鼠疫的公共措施，到16世纪时，海港检疫已十分普遍。历经几百年的改进、完善和发展，海港检疫内容已由预防和控制传染病发展到应对各种严重影响公众健康的突发公共卫生事件，检疫的措施也由早期的检疫隔离发展到检疫查验、卫生监测、卫生控制、卫生监督和卫生处理等，检疫的范围由对人员、交通工具和货物等的检疫扩大到对环境的卫生监督等。中国海港检疫始于1873年的上海港，于1986年颁布的《中华人民共和国国境卫生检疫法》达到了《国际卫生条例》所规定的义务。

军港检疫内容有：①人员检疫。检疫传染病有鼠疫、霍乱和黄热病；监测传染病有脊髓灰质炎、流行性感冒、疟疾、登革热、流行性斑疹伤寒、回归热；禁止入境疾病有艾滋病、性病、精神病、开放性肺结核病、麻风病；其他传染病有埃博拉出血热、疯牛病等。②舰船和其他交通工具检疫。包括染疫人、染疫嫌疑人、被检疫传染病污染的部位，携带国家禁止或限制的物品，携带动植物的危险性有害生物，携带人类检疫传染病的传播媒介如鼠、病媒昆虫，相关有效检疫证件，食品、饮用水以及环境卫生，装载货物等。③动物及动物产品检疫。包括出入境、过境的动物及动物产品，装载动物及动物产品的容器、包装物、铺垫材料等。④环境检疫。广义上包括军港水源、土壤、大气和特定公共场所等。

检疫措施主要有：检疫查验、卫生监测、卫生控制、卫生监督、卫生处理等。检疫工作主要环节包括：①检疫查验。是对上述对

象实施的医学检查和卫生检查，达到早发现、早管理和早控制的目的。②结果判定。依据国内、国外相关规定，对是否为染疫人和染疫嫌疑人、染疫舰船和其他交通工具、染疫动物及染疫环境进行判定。③结果处理。是对相关人员采取的隔离、留验、医学观察等医学措施；对相关舰船和其他交通工具实施消毒、除鼠、除虫等卫生措施；对不合格的动物及其产品实施强制性措施。

(郝蕙玲)

hǎijūn yīxué dìlǐ

海军医学地理（naval medical geography） 研究海洋和沿海地理环境对海军人员健康和卫勤保障影响的学科。海军医学的分支学科。军事医学地理学的组成部分。目的是为部队提供医学地理信息，以便有效地组织实施卫勤保障。

海军医学地理是海军医学与地理学的交叉学科，属区域性军事医学地理，限于沿海地带和有限的战术、战役内陆纵深有关的舰艇驻泊区、预设作战海区和地域、战时展开卫勤机构地域以及自作战地域至伤病员最终治疗地的医疗后送途径地区；揭示区域内相关的自然地理环境、经济状况、环境卫生条件、卫生资源分布等情况对海军部队平战时健康和实施卫勤保障的影响，以为制定卫勤保障计划及组织实施保障提供依据。

中国明朝永乐三年~宣统八年（1405~1433年），郑和（1371~1433年）率领庞大远航船队先后7次出使西洋，随船医士匡愚所著《华夷胜览》一书，反映了作者所经九国沿海地域的风俗、物产、人物等方面的情况，含有部分海军医学地理的要素。18世纪末，已有海军医学地理的研究，法国发表了"关于塞瓦斯托波尔地区及保障船员和新兵健康一些方法评论"（1789年）。19世纪上半叶开始，俄国海军医生在参加探险实践中，致力于军事医学地理研究，在工作报告中概述了各个地区的医学地形学，完成了有关黑海港和沿岸医学地形学的研究。1818年，德国发表了"阿尔汉格期克医学地理学经验"。20世纪，美、德等国绘制了医学地理方面的地图，美海军《舰队港口手册》载有医学地理内容。20世纪80年代初期，中国人民解放军海军编印了《沿海地区岛屿流行病学与医学动物》《海军流行病学地图志》等；80年代中期，组织卫生人员对沿海军事医学进行全面调查，在此基础上，1987年出版了《中国海军医学地理》，是中国第一部军种性质的军事医学地理专著，标志着中国海军医学地理的形成。

研究内容主要有：①自然地理。与海军部队卫生勤务有关的地理位置、境界、地形地貌、港湾码头、岛屿、河流航道、水文、气象和生态等。②经济地理。包括行政区划、居民情况、工农业生产布局和能力、海陆交通、车船运输工具等。③医学地理。影响海军部队群体健康的地方病、传染病和医学动物等，居民卫生状况，海洋有害生物；战时卫生动员潜力，包括卫生行政机构、卫生技术人员、医疗防疫力量、创伤救治能力、医药生产及其供应能力；水源、污染处理、居民发病率与死亡率等。④军事地理。包括所调查地理位置的军事意义，驻军及其医疗卫生机构、海上民兵组织以及该地区战时卫勤保障历史经验等。

研究方法通常有：①实地调查法。对调查地域内的自然地理条件及其对海军人员健康及卫勤保障有影响的各种因素作系统或专项调查，用文字和图表进行详细描述。②统计法。对沿海地域内的地理和人文资料、流行病资料数据，用统计学的方法进行定量分析研究，获得规律性的结果。③评估法。采用试验方法，对有关医学地理研究对象进行试验性实际使用或计算机仿真模拟，以评估其保障能力、动员潜力或影响能力等。④监测法。利用各种技术，如遥感技术、计算机技术等，对不同地域医学地理信息作动态测试、分析、比较和更新。

随着现代地理信息技术的发展，海军医学地理的内容将更充实，查询和使用更方便。

(杨春龙)

hǎijūn héfánghù yīxué

海军核防护医学（naval nuclear protection medicine） 研究海上核武器爆炸及海军核设施运行或核事故条件下，核辐射的生物效应、致伤规律及其卫生防护的学科。又称海军核辐射防护医学。核防护医学的重要组成部分。海军核防护对象主要是海上核武器爆炸、核动力舰船、海军装备的核武器及海军放射性废物处理等涉核设施。其中核动力航空母舰和核潜艇由于舱室密闭，不同舱室辐射水平不同，并同时存在核辐射、有害气体、噪声、振动等因素，它们复合作用于舰员机体，可引起健康和作业能力的一系列改变；海上核事故可能远离陆地、舰艇上医疗资源有限、后送困难等，其医学应急与防护存在许多特殊性，是研究的重点。

发展历史 1945年美国在日

本广岛和长崎投下了两颗原子弹后，许多国家相继开展了核武器爆炸的核防护医学研究，一些国家也开展了海上核武器爆炸对海军人员损伤效应与防护研究。美国自 1954 年 1 月 21 日第一艘核潜艇"鹦鹉螺"号下水，以及 1961 年 11 月 25 日的"企业"号核动力航母服役，就开始了核动力舰船运行时核辐射损伤医学防护研究。1982 年，联合国辐射效应科学委员会提出了电离辐射复合其他理化环境因素生物效应研究的重要意义。1979 年美海军潜艇医学研究所启动了核潜艇艇员和海军船坞涉核人员健康流行病学研究，发现癌症死亡率比美国男性公民高出 2.34 倍，并以骨、结缔组织、脑和中枢神经系统肿瘤为主。中国人民解放军核防护医学研究始于 20 世纪 50 年代初，1951 年军事医学科学院成立，先后设立了放射医学研究所和放射病临床专科医院，着重开展了大剂量电离辐射的损伤效应、机制及其防治措施研究，为治疗急性放射损伤研制了系列抗辐射药物和防护装备；各大军区、军兵种军事医学研究所、相关军医大学、国防科工委先后设立了教学和研究机构，建立了专业科技队伍；1959 年中国人民解放军海军医学研究所设立了专门从事海军核辐射防护医学的研究室；有关单位也相继开展了海军核防护医学相关研究，获得了不同类型核武器在不同爆炸方式下对海军舰艇不同战位人员的特殊损伤规律与防护方案；研究和评价了核潜艇舱室辐射安全，核潜艇舱室环境因素对艇员健康和作业能力复合效应，核潜艇艇员健康维护和损伤救治相关技术和装备；研究了小剂量长期慢性照射、小剂量电离

辐射复合有害气体和噪声等有害环境因素对机体的生物效应与医学防护措施；研制了核潜艇核事故艇内医学应急的基本技术和装备。

研究内容　海军核防护医学涉及面广，内容多，主要有以下几个方面。

核武器爆炸对海军人员的特殊损伤效应和防治措施　主要包括：①核武器各种爆炸形式对舰艇人员的杀伤特点及其防护措施。②核武器爆炸对军港人员的杀伤特点及其防护措施，包括军港设施对人员损伤的防护作用、军港核防护设施破坏与人员损伤的关系、军港人员核武器损伤的防护措施等。③海军人员核武器爆炸损伤的诊断和救治措施，包括核武器爆炸对海军人员特殊损伤和复合伤（核武器爆炸伤复合海水浸泡伤、水下冲击伤、高气压伤等）的诊断和救治技术与装备。

核动力舰船舱室辐射水平的监测与评价　主要包括：①核动力舰船舱室空间狭小、高湿、振动、盐雾等环境条件下的辐射监测技术与装备。②根据核动力舰船不同舱室的外照射水平和可能的放射性污染、放射性气溶胶浓度，以及人员可能滞留时间等因素，对辐射安全进行监测与评价。

小剂量电离辐射长期照射对机体的生物效应与防护措施　主要包括：①小剂量电离辐射长期慢性照射对机体的生物效应及其损伤机制，包括对机体各大系统的损伤效应、生殖效应、遗传效应，机体细胞水平的损伤效应，基因、蛋白质、多糖、脂质以及生物活性小分子的损伤效应及其机制。②小剂量电离辐射长期慢性照射对机体损伤的医学防护措施。

核动力舰船核辐射复合其他环境因素对艇员作业能力和身心健康的影响评价与防治措施　主要包括：舰艇环境因素的监测技术与装备，舰艇人员健康和作业能力评价技术，核辐射复合有害气体、噪声等对人员损伤的生物学效应与医学防护措施。

核动力舰船核事故医学应急　主要包括：①核动力舰船核事故医学应急方案，包括各级应急机构的设置与组织指挥体系、各级医学应急预案、医学应急准备与响应标准、医学应急演练方案等。②舰艇内医学应急技术与装备，包括舰艇内医学应急预案、核应急人员辐射剂量的快速监测技术与装备、辐射损伤伤员剂量快速诊断与分类技术、舰艇内急性放射损伤和复合伤的救治技术与装备、舰艇内人员放射性沾染的监测与洗消技术与装备。③核潜艇水下核事故医学应急技术与装备，包括核潜艇水下核事故医学应急预案、水中核辐射监测评价技术与装备、核污染情况下的援潜救生技术与装备、核辐射损伤复合高气压伤的诊断与救治技术与装备。

军港和海上放射性污染防治　主要包括：①军港和海洋环境放射性污染监测与评价，包括军港与海洋环境放射性本底调查，军港和海洋放射性污染源项分析，海洋与洞库特殊条件下的放射性监测技术与装备，军港和海洋放射性污染的预警报警技术与装备；②军港和海洋环境放射性污染的防治，包括军港和海洋环境放射性物质扩散规律、军港放射性污染的洗消技术与装备、放射性废水处理技术与装备、海水放射性污染监测技术与装备、海洋生物对放射性物质的吸收消除技术。

研究方法　研究中应特别注意：勤务研究和技术研究相结合，宏观研究和微观研究相结合，定性研究和定量研究相结合，现场研究和实验室研究相结合，动物实验研究和人体研究相结合。主要采用以下研究方法。

调查研究　核辐射损伤的远期效应、海军涉核人员的健康和作业能力评价等研究均需采用调查方法。一般包括海军涉核人群健康调查、流行病学调查、疾病谱调查、病因学调查等。调查研究对象主要包括核动力航母涉核人员、核导弹洞库涉核人员、核潜艇基地人员、核潜艇艇员、海军医疗单位涉核科室人员等。这些调查对象是客观存在的，不受人为干扰，但作用于他们的因素复杂且难以控制，可能还存在许多未知因素，调查研究设计时除了要考虑核辐射影响因素外，同时还应充分考虑舰艇舱室其他环境因素如有害气体、噪声等影响因素。海军涉核人员相对集中，且人数不多，一般采取普查方法进行，以获得尽可能准确的结果。

实验研究　由于核辐射以及海军涉核环境的特殊性，海军核防护医学中核辐射的生物效应、损伤机制与医学防护的大部分研究需要进行实验研究。核辐射的损伤效应与医学防护的实验研究需要在专门的涉核实验室进行，外照射研究需要有专门的核辐射照射试验室（简称辐照室）。辐照室常用有γ源和中子源等，将动物、组织或细胞在辐照室接受一定剂量照射后，采用分子生物学和生物学技术观察受照物在整体、细胞和基因蛋白等分子水平的变化；放射性核素体内污染和体表污染的研究需要在专门的同位素试验室进行，将放射性物质造成动物体表或体内污染后，观察动物的分子、细胞和整体水平的改变。试验过程应特别注意试验人员的防护，试验过程产生的放射性废气、废水和固体废物应在专门的设施处理达标后才能排放，必要时放射性废物应送三废处理站处理。

临床研究　主要包括两个方面：一是放射损伤患者的临床治疗，二是抗放药物研发的Ⅰ～Ⅳ期临床试验。放射患者的临床治疗首先是根据所能获得的资料尽可能准确诊断患者受照剂量，按放射病的治疗程序制定科学的临床治疗方案，进行分级救治；在海上时应尽可能利用舰船上现有资源开展救治。抗放药物的临床试验一般情况下难以获得临床病例，可能的话可结合肿瘤放疗患者放疗副作用开展相关辐射防护药物的疗效观察。

现场验证　海军核防护医学涉及现场验证方法主要包括：核武器爆炸对舰艇人员的特殊损伤研究中的舰艇现场模拟实验，核动力舰船舱室环境辐射水平的现场监测与评价，核动力舰船长航时艇员健康和作业能力的现场动态变化检测与评价，核防护和核应急技术与装备部队现场适应性试验和性能试验（图1），军港和海上放射性污染防治的现场调查与评价。

模拟研究　主要是建立与核动力舰船等海军核设施相似的模型，通过模型间接研究海军核防护医学的实验方法。通常需要借助模型，再现海军核设施各要素和变量之间相互作用的动态过程，注重的是变化、发展的动态过程。通常分为物理模拟（如核潜艇模式堆）和数学模拟。随着计算机技术的发展，虚拟模拟在海军核防护医学研究中越来越得到广泛的应用，主要是采用计算机模拟技术，进行海军核设施运行时或核事故时的放射性源项模拟、放射性核素在舰船舱室的扩散模拟、核动力舰船核事故医学应急模拟和数字人体模拟等。

演练　主要包括：海军指战员核爆炸防护演练、核设施辐射防护技术和装备配合使用演练、核事故医学应急救援演练和军港

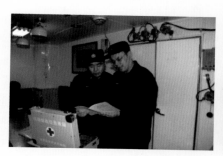
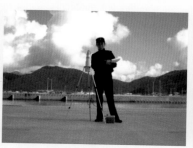
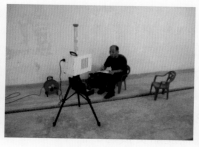

　a 战位急救箱的部队适应性试验　　　　b 洞库的气溶胶监测　　　　c 军港环境辐射水平现场监测

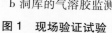

图 1　现场验证试验

与海上放射性污染防治演练。目的主要有两个：一是检验核防护医学研究的新技术和新装备在实战中使用的可靠性和融合性；二是在海军核设施发生事故时，能有效合理地组织医学应急救援工作。由于现实中核事故的发生往往伴随其他事故（如核潜艇核事故常伴随着高压蒸汽泄漏、有害气体释放、火灾或高压暴露等），核事故医学应急演练方案设计时应尽可能将两个乃至多个应急预案结合起来演练，对每个预案的节点和多个预案的交叉点制定相应的应急措施，为减少损伤和救治快速有效提供有力支撑。

发展趋势　随着海军核潜艇和核动力航母的发展，海军涉核人员不断增加，长期小剂量核辐射及其复合舰船舱室其他环境因素的损伤的效应、分子机制与防护研究随着医学、生物学技术的进步将向分子水平不断深入。生物工程和药物筛选技术的进步将推动分子靶点明确、高效低毒的抗辐射药物问世，急性放射病的干细胞疗法、基因疗法将得到大的发展和更好的应用。中医药的进步和中西医结合疗法的发展在急性放射损伤治疗中取得越来越好的效果。此外计算机模拟技术的应用将极大提高核防护和核事故医学应急技术与防护装备的研制水平。

（沈先荣）

héjiànchuán fàngshè wèishēng fánghù
核舰船放射卫生防护　（radio-logical health protection of nuclear ship）　运用海军核防护医学的理论和技术，预防与救治电离辐射对核舰船员损伤的活动。目的是保护核舰船人员免受或少受电离辐射危害，确保其健康和安全，保障部队战斗力。

核动力舰船绝大多数为潜艇，但也包括其他一些舰船，例如航空母舰和破冰船等。为了保护环境，保障核舰船员的健康与安全，各国均根据国际辐射防护委员会（ICRP）建议的基本概念、原则和规定，结合各自的具体情况，制定和健全相应的放射卫生防护管理规定或制度，为核动力舰船设计、建造、人员训练和基地码头卫生管理等方面的放射卫生防护提供依据。1954年，世界上第一艘核动力潜艇——美国"鹦鹉螺"号服役时，就采取了辐射监测等防护措施。1988年，根据《放射卫生防护基本标准》（GB 4792—84）的原则与要求，结合中国核潜艇的具体情况，颁布了国家军用标准《核潜艇放射卫生防护规定》（GJB 429—88），对艇员的剂量当量限值与导出限值、事故和应急照射、放射防护管理进行说明和规定；同年还颁布了国家军用标准《核潜艇基地放射卫生防护规定》。随着电离辐射防护研究领域中的新认识和核动力舰船的发展，核舰船放射卫生防护得到进一步完善。根据1990年ICRP 60建议书及1997年正式出版的《国际电离辐射防护和辐射源安全的基本安全标准》（BSS）关于辐射安全基本要求，各国政府结合自身实际情况，都制定或修订了本国的辐射防护标准。2001年，中华人民共和国卫生部第17号部长令颁布了《放射工作卫生防护管理办法》；2002年，卫生部等三部门联合起草并颁布了《电离辐射防护与辐射源安全基本标准》。截至2007年，放射卫生防护标准系列共有91项标准，进一步完善了放射卫生防护标准体系。随着ICRP 2007年建议书的发布和IEAE新的基本标准的修订，各

国的放射防护标准又需要重新修订。核舰船放射卫生防护规定根据新的标准也进行了修订，2009年，中国颁布了国家军用标准《核潜艇及其基地放射卫生防护规定》GJB 429A—2009，修订并替代了原有国军用标准 GJB 429—1988 和 GJB 430—1988。健全的放射卫生防护标准体系将对核舰船放射卫生防护起到重要的指导作用。

工作内容　核舰船放射卫生防护工作涉及范围较广，在许多方面与医学、卫生学密切相关，主要工作内容有：①健全放射防护有关的规章制度，主要内容包括核辐射剂量限值、放射性核素的年摄入量限值、放射性物质污染表面的导出限值、核辐射监测、放射性废物处理和核舰船人员体格检查等。②放射防护知识及有关制度的宣传教育。③建立完备的辐射监测。包括个人剂量监测和内外环境监测。个人剂量监测主要是对舰船员所受的 γ 和 β 射线及中子照射的剂量、机体表面和体内污染的情况进行监测。在日常工作中和辐射事故时，都应对舰船员所受的照射剂量进行监测，以便控制舰船员的个人剂量，防止超过规定的剂量限值。内环境监测主要是对舱室中的外照射（中子和 γ 辐射）剂量、表面污染情况以及空气中放射性气体和气溶胶的浓度进行定期或连续的监测，控制舰船员的个人剂量，及时判断有否放射性污染和污染程度，以便及时采取去污措施，防止污染扩散，减少内污染的机会。外环境监测则是对核舰船周围环境进行监测，最终对关键人群组的个体和群体做出剂量评价。④对内外照射的防护。在核动力舰船上，外照射主要是 γ 射线和

中子，内照射则以 α 和 β 射线为主。⑤协助处理放射性废物。核动力舰船的反应堆在运行和维修过程中都会产生大量的放射性废物，包括固体、液体和气体。⑥对舰船内的食品和饮水进行放射卫生监督。⑦对核舰船人员进行医学监督。⑧核事故医学应急处置及对受照人员健康做出评价。核动力舰船发生核事故时，由于辐射源失控或放射性物质严重泄漏，人员有可能受到较大剂量的外照射和内照射，应视情采取相应的应急处置措施和对受照人员的健康作出评价。

工作方法 主要有：①人员剂量监测和辐射环境监测。人员剂量监测主要采用热释光测量系统进行日常监测，采用电子个人剂量计进行应急监测（图 1）。辐射环境监测主要采用不同量程的探测器对 γ 和中子辐射水平进行在线监测（图 2），采用取样后在线分析的方法监测主要舱室空气中放射性气溶胶浓度、碘-131 浓度和气流 β 放射性浓度，并配备便携式仪器进行必要的补充监测；表面 α 和 β 放射性污染水平主要采用便携式表面污染仪进行定期检测，并在开展可能污染环境和人员的工作后加强检测。②加强对内外照射的防护。主要从以下 3 方面加强防护：严格执行放射卫

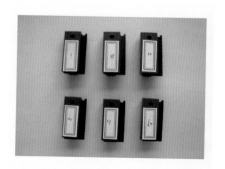

图 1 个人剂量计（用于个人受照剂量监测）

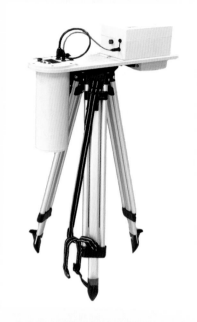

图 2 γ 辐射水平在线监测仪（用于核舰船内外环境辐射监测）

生防护规定和做好个人防护；除采用屏蔽物外，还可根据不同情况利用距离防护和时间防护加强外照射防护；防止放射性物质污染舱室环境和设备以加强内照射防护。③处理放射性废物的原则。固体放射性废物应存放在废物储存箱内带回陆地处理；液体放射性废物，属于低活性放射性废液的，可采用稀释排放法或将含短寿命放射性元素的废液滞留至放射性充分衰减后向海洋排放，但必须严格控制，防止海洋污染；对高活性放射性废液的处理，常用化学沉淀、蒸发浓缩、离子交换及电渗析等方法处理，符合有关规定后再排放；放射性气体处理则主要采用与外界交换空气的办法消除舱内污染，或通过净化过滤后由通风系统排出。④在核动力舰船上，食物和饮水的贮存应远离核反应堆舱和其他放射污染源，以免受到放射性污染或因

中子照射而产生感生放射性。平时应定期或不定期地测量食物和饮水中的放射性，一旦发现污染要采取措施消除或控制食用。核事故时，食物和饮水必须经过放射性剂量检测其是否受污染及污染程度后方可食用。⑤通过体检和门诊（临床）观察，收集并积累资料，评定舰船员的健康状况，保障舰船员的健康以适应其工作，提供原始的健康状况资料，以便在发生核事故或职业病时做比较。按照放射卫生防护要求做好以下工作：经常对舰船员进行放射卫生防护知识的宣传教育，严格监督执行各项放射卫生防护制度；督促和实施必要的保健制度，包括休息、疗养、加强营养和医学检查等。⑥核舰船发生核事故时，应视情采取相应的应急处理措施。剂量监测、个人防护、服用碘片和其他抗放药物、撤离污染岗位、控制食品和水源、控制舰船员出入、人员和舱室除沾染、伤员后送等。

（何颖　刘李娜）

héqiántǐng fàngshè wèishēng fánghù guīdìng

核潜艇放射卫生防护规定

（rule of radiological health protection in nuclear submarine） 参考国际及国家相关规定，根据核潜艇部队具体情况制定的核潜艇电离辐射防护和辐射源安全国家军用标准。核潜艇部队开展各项涉核工作，保障放射工作人员健康和辐射安全必须执行的技术标准之一。该规定适用于核潜艇及其基地的放射工作人员，也适用于核潜艇试验试航及训练基地从事放射工作的人员。目的是使人员免受或减轻核辐射伤害，受伤害时及时得到救治，保护核潜艇部队的战斗力。

主要内容：①规定了与现行国际标准 IBSS-1997 和国家标准 GB 18871—2002 相一致的核潜艇艇员和基地工作人员从事放射实践所引起照射的个人剂量限值以及氡子体和钍射气的职业照射剂量限值。②提出了对工作人员的体表、衣物，工作场所的设备、墙壁和地面等的表面进行放射性污染监测与去污的要求，规定了表面污染控制水平（表1）。③规定了事故和应急照射的剂量控制原则。④将核潜艇及其基地的放射性工作场所划分为控制区和监督区，按规定实施隔离措施，防止放射性污染。⑤规定了个人受照剂量、工作场所及环境辐射监测与评价的对象、监测项目和基本方法。⑥规定了个人辐射防护措施的具体要求，包括在控制区域的停留时间、防护用具、污染物品管理、体表污染洗消、工作范围的限制等。⑦规定了放射性废物的管理原则、处理程序的具体要求。⑧提出了对放射工作人员的健康管理、超剂量照射人员的特殊体检与医学处理、女性工作人员孕期防止受照的特殊要求，对从事放射性工作人员的年龄下限及培训、健康档案要求等。

（沈先荣　张建国）

héqiántǐng tuìyì fúshè wèishēng fánghù

核潜艇退役辐射卫生防护（radiological health protection of decommissioned nuclear submarine）

运用辐射防护的理论和技术，预防与救治核潜艇退役过程中电离辐射对人员损伤的活动。目的是在核潜艇退役过程中，使人员免受或少受电离辐射危害。

从 1980 年 3 月人类历史上第一艘核潜艇美国"鹦鹉螺"号退役，截至 2009 年共有 200 余艘核潜艇退役（部分拆解），伴随产生了退役过程中人员损伤和环境危害的风险，如核潜艇退役时，含有放射性物质的系统和回路被打开，工作人员将直接接触放射性物质，受到照射和被污染的风险显著增加。另外由于切割产生的气溶胶和烟尘、负压系统拆除导致的气体扩散等问题，增大了工作人员和公众的受照风险。因此，各国都认识到核潜艇退役辐射卫生防护工作的重要性，并且随着人类对辐射防护理论和技术的认识深入，核潜艇退役的经验积累，在借鉴核电站退役相关工作的基础上，核潜艇退役辐射卫生防护的内容和方法不断完善和发展。

核潜艇退役辐射卫生防护基本内容主要包括：剂量控制和放射卫生防护管理。剂量控制涉及作业人员剂量控制、公众剂量控制、工作场所空气中放射性物质控制、表面放射性污染控制、应急工作人员剂量控制等；放射卫生防护管理涉及退役作业设计要求、作业人员管理、作业现场区域划分与管理、辐射安全措施、放射性废物向环境排放的管理等。

退役核潜艇内含有放射性物项的处置过程包括：源项估算、切割（图1）、搬运、存贮等。核潜艇退役辐射卫生防护的主要方法有：①开展各类人员的剂量预测评估。针对不同工作性质制定优化的辐射卫生方案和备用方案。②配备作业人员防护器材。包括防沾染服、口罩、呼气器和外照射屏蔽器材等。③开展人员剂量监测。建立工作人员剂量档案，剂量控制符合剂量限值的要求。④开展工作场所和流出物辐射监测。⑤建立基于放射性污染控制的区域划分，开展污染检测和人员洗消。⑥建立临界事故和照射事故的医学应急保障力量。

（杨翊方　陈　伟）

héqiántǐng tǐngyuán fúshè sǔnshāng yīxué fánghù

核潜艇艇员辐射损伤医学防护（medical protection for radiation damage of nuclear submariners）

运用放射医学防护知识和技术，预防和救治核辐射对核潜艇艇员损伤的活动。目的是使核潜艇艇员免受或减轻核辐射伤害，并在受到伤害时得到及时的救治。

国际上核潜艇动力装置多采用压水堆，主要由压水堆、一回路系统、二回路系统和传动装置及轴系与推进器等部分组成。反应堆内的核燃料铀-235 在发生裂变时，产生中子和 γ 射线，并释

表 1　规定的放射性表面污染控制水平（Bq/m²）

表面类型		α 放射性物质		β 放射性物质
		极毒性	其他	
工作台、设备、墙壁、地面	控制区*	4	4×10	4×10
	监督区	4×10^{-1}	4	4
工作服、手套、工作鞋	控制区	4×10^{-1}	4×10^{-1}	4
	监督区			
手、皮肤、内衣、工作袜		4×10^{-2}	4×10^{-2}	4×10^{-1}

注：*该区内的高污染子区除外。

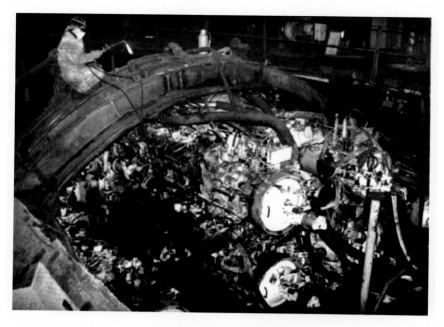

图 1　俄罗斯维克多-1 级潜艇退役切割

放出多种放射性核素。反应堆运行时的辐射源主要是中子、γ 和 α 与 β 射线；反应堆停堆后主要辐射源是裂变产物和活化产物衰变时放出的 γ 射线，基本上没有中子辐射。核潜艇反应堆运行时产生大量核辐射，当核辐射超过一定剂量限值或核潜艇发生核事故时，均会对核潜艇艇员机体造成损伤。在非核事故情况下，核潜艇核辐射对艇员机体作用的主要特点为：低剂量率照射，作用时间长，生物效应发生晚，损伤作用轻微，剂量效应不明显；机体通常具有对射线的作用进行修复和适应的能力；艇员个体对射线的敏感性差异显著；在核潜艇舱室内除了存在低剂量核辐射，还有许多其他对人体有害的物理、化学因素，这些因素复合作用于艇员机体时，与核辐射单独作用时产生的效应有明显差异，其差异程度与各因素作用的先后秩序、作用程度、方式和时间长短等有关，并出现协同、相加、拮抗、增敏和防护等复合效应。核潜艇发生核事故时，可能导致艇员出现急性或亚急性外照射放射病、皮肤 β 放射损伤、内照射损伤和放射复合伤等。因此，无论核反应堆正常运行或核事故情况下，均应采取严格的医学防护措施，以避免或减少核潜艇艇员受到不必要的照射。

工作内容　主要包括：核潜艇艇员辐射损伤医学防护相关法规、标准和规章制度的制定，辐射损伤医学防护知识的培训及有关制度的宣传教育；外照射剂量的监测与评价，体表污染的监测与洗消，体内污染的测量与处理，内外照射的医学防护措施；电离辐射远后效应的观察、评价和健康医学保障；核潜艇核事故应急医学处置。

工作方法　主要包括：①建立和健全辐射损伤医学防护有关的规章制度，如《核潜艇及其基地放射卫生防护规定》。随着国际上辐射防护体系和辐射损伤医学防护研究的发展，根据国际辐射防护委员会（ICRP）和国际原子能机构（IAEA）最新报告、新的建议和概念的提出，海军有关研究单位对核潜艇艇员辐射损伤以及多种环境因素复合作用生物效应研究的最新成果，适时制定和修订具有海军核潜艇艇员辐射损伤医学防护特色的相关法规标准和规章制度，如《核潜艇艇员健康鉴定标准》。②加强辐射损伤医学防护知识的培训及有关制度的宣传教育。制定《核潜艇核事故医学应急训练与考核大纲》《核潜艇基地医院核事故医学应急训练与考核大纲》等相关训练与考核大纲；编写《核潜艇辐射防护与核事故应急卫生训练教材》《艇内医学应急手册》《艇内自救互救》等培训教材，定期举办以核潜艇艇军医为主要对象的辐射防护相关知识培训班等，进行相关理论知识、业务技能等考核，并纳入核潜艇部队日常训练工作。③对核潜艇艇员个人受照剂量进行监测。主要采用热释光测量系统对艇员受照剂量进行日常监测，采用电子个人剂量计对艇员受照剂量进行应急监测，建立核潜艇艇员个人受照剂量档案。④加强内、外照射医学防护。按照工作性质正确使用个人防护用品（图 1）；在放射性工作场所时，不允许吸烟、饮水和进食；严格遵守在各舱允许停留或工作的时间；反应堆运行时，人员未经允许不得进入堆舱；工作中注意遵循时间防护、距离防护、屏蔽防护三原则；舱室空气中出现有放射性气体和气溶胶时，艇员应使用隔绝式呼吸器，采用有独立的空调通风系统，净化舱室空气；采用内污染检测仪测量相关人员体内污染，并根据实际需要服用阻吸收或促

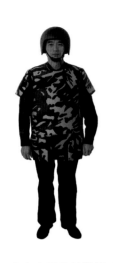

图 1　个人中子防护装具（用于核潜艇核事故时艇员个人中子防护）

排药物；采用 α 和 β 射线表面污染检测仪对可能受到表面沾染人员进行体表污染测量，确定体表受污染时，根据受污染情况及时进行局部或全身洗消。⑤核潜艇艇员电离辐射远后效应的观察与评价。组织开展核潜艇艇员辐射流行病学调查，进行外周血白细胞、血小板等血液学指标检查，以及染色体畸变、微核等细胞遗传学检查，调查分析核潜艇艇员癌症发生率及其配偶流产率、胎儿致畸率等致癌效应和遗传效应。⑥核潜艇艇员健康医学保障。核潜艇艇员的健康状况，除应符合一般艇员的标准外，还应符合从事放射性工作人员的健康要求。通过核潜艇艇员个人健康的定期体检（包括常规体检和特殊体检），长航前后的健康体检和门诊观察，建立核潜艇艇员健康档案；结合艇员受照剂量，对艇员进行健康鉴定和评价，督促和实施必要的保健制度，如疗养制度，提供心理咨询和治疗、合理的膳食营养保障等。⑦核潜艇核事故医学应急处理。核潜艇发生核事故

时，艇员可能受到较大剂量的外照射和内照射。根据事故发生的实际情况，组织采取相应的医学应急处理措施，如艇员受照剂量估算、个人防护和洗消、伤员诊断和分类、服用碘片等抗放药物和促排或阻吸收药物、伤员后送与救治等（图 2）。

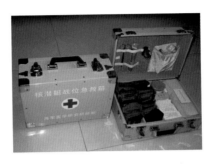

图 2　核潜艇战位急救箱（可用于核潜艇核事故辐射损伤伤员辐射防护）

（何　颖　刘李娜）

héqiántǐng tǐngyuán jiànkāng guǎnlǐ

核潜艇艇员健康管理 （personnel health management for nuclear submariners）

对核潜艇艇员健康状况进行检测、评估、有效干预与连续跟踪服务的医学活动。目的是维护艇员的健康，保障战斗力。中国对放射性工作从业人员的健康管理依据是 2007 年卫生部颁布的第 55 号令，即"放射工作人员职业健康管理办法"。核潜艇艇员属于特殊的放射性工作从业人员，其健康管理应在国家有关规定的基础上，结合艇员所处的艇内高温、高湿、高污染、高颠簸；舱室空间狭小、封闭；长期处于微缺氧和心理应激状态等环境特殊性，进行专项管理。为保障核潜艇艇员的健康，应做好以下管理工作：①核潜艇艇员的医学选拔。②上岗前的职业健康检查。③在岗期间的定期

职业健康检查。④应急照射或事故照射后的健康检查。⑤离岗时的职业健康检查。⑥建立个人剂量检测档案。⑦建立职业健康监护档案。⑧进行健康教育和健康促进。具体方法是：①根据 1991 年海军后勤部颁发的"核潜艇人员体格检查标准"选拔核潜艇艇员和上岗前职业健康检查。②上岗后的核潜艇艇员应定期进行职业健康检查，检查应包括眼晶体、造血系统、尿样放射性分析等项目，必要时增加外周血淋巴细胞染色体畸变分析、细胞微核率检测等项目。③核潜艇艇员在出航前后应进行必要的健康检查。④对受到应急照射或事故照射的艇员，要及时组织健康检查、医疗救治和医学鉴定，并进行医学随访观察。⑤核潜艇艇员脱离放射工作岗位时，要对其进行离岗前的职业健康检查。⑥定期对核潜艇艇员个人剂量进行监测，建立并终生保存个人剂量监测档案。⑦为核潜艇艇员建立并终生保存职业健康监护档案，该档案包括既往病史和职业照射接触史，历次职业健康检查结果及评价和处理意见，职业性放射性疾病诊疗、医学随访观察等健康资料。⑧艇员上岗前要接受放射防护知识培训，考核合格方可参加相应的工作，上岗后要定期接受放射防护知识培训，单位应定期为艇员提供休假和疗养的机会，促进艇员的健康水平。

（何　颖　侯登勇）

héqiántǐng gèrén jìliàng xiànzhí

核潜艇个人剂量限值 （personal dose limit for nuclear submariners）

军队有关审管部门对核潜艇人员规定的辐射剂量约束值。目的是最大程度防止核潜艇人员的确定性效应（又称组织反

应 ICRP2011），并将随机性效应限制在可接受的水平。该限值不适用于医疗照射和天然本底照射。

1928 年，国际 X 射线和镭防护委员会（IXPC，国际放射防护委员会 ICRP 前身）发表关于 X 射线与镭防护的建议书，第一次出现剂量限值范畴的概念，这一限制相当于每年个人剂量约为 1000mSv；1934 年，委员会提出了安全阈值概念，约为现在年职业剂量限值的 10 倍；1956 年，ICRP 出版的建议书制定了周和累计剂量限值，工作人员的年剂量限值为 50mSv，对公众为 5mSv；1996 年，6 个国际组织依据 ICRP 第 60 号出版物联合发布了《国际电离辐射防护和辐射源安全基本安全标准》，剂量限值进一步降低。至此剂量限值有关概念、单位和量值等几经修订，形成较完善的理论体系，是辐射防护的重要组成部分。中国放射防护基本标准和核潜艇放射防护的有关标准也进行了相应修订。由于核潜艇人员军事工作的特殊性，剂量限值不能完全参照国家标准，而根据具体工作的紧迫性划分为：常规剂量限值、应急照射剂量限值和战时剂量限值。常规剂量限值用于核潜艇正常运行情况下的剂量控制；应急照射剂量限值用于核潜艇事故应急时的剂量控制；战时剂量限值用于战争条件下为保证任务完成时的剂量控制，基本要求（表 1）。其中常规剂量限值和应急照射剂量限值以有效剂量（mSv，毫希沃特）为单位，对于组织和器官使用当量剂量（mSv，毫希沃特）为单位，用于评价随机性效应；战时艇员剂量限值以吸收剂量（Gy，戈瑞）为单位，用于评价确定性效应。

（杨翊方）

héqiántǐng tǐngyuán héfúshè jìliàng jiāncè

核潜艇艇员核辐射剂量监测

（personnel dose monitoring for nuclear submariners） 利用艇员佩戴的剂量计进行的剂量监测和评价活动。也指通过对体表和体内或排泄物中的放射性核素的测量进行的剂量监测。目的是保障艇员的健康。

在核技术利用的早期，人类已经认识到核辐射对人体的危害，因此从人类第一艘核潜艇"鹦鹉螺"号服役起，装备有核潜艇的国家就核潜艇艇员核辐射剂量开展长期监测，持续记录形成艇员剂量档案，作为艇员健康档案的一部分，并保存 50 年。随着科技进步，监测手段不断改进，外照射监测从早期的个人剂量笔发展到 LiF（Mg、Cu、P）热释光剂量计，体内污染监测从碘化钠探测器发展到高纯锗探测器。

根据核潜艇对艇员辐射危害的种类，艇员核辐射剂量监测工作的内容通常包括：外照射监测、体内污染监测和体表污染监测。核潜艇艇员外照射监测项目包括：γ 射线、中子和高能 β 射线外照射监测；核潜艇艇员体内污染监测主要监测艇员体内摄入的放射性核素量，当一次摄入量估计超过年摄入量限值的 3/10 时，必须及时进行体内污染监测；核潜艇艇员体表污染监测主要监测艇员体表的放射性污染水平，当艇员离开控制区、放射性污染区或可能导致放射性污染的事故现场时，必须进行体表污染监测。

艇员核辐射监测的方法主要有：①核潜艇常规外照射个人剂量测量：应采用热释光剂量计（图 1）和相应的读出器。对预期可能产生较高剂量照射的艇员，应根据操作场所的辐射水平，佩戴直读式或具有音响报警功能的其他剂量计，如电子个人剂量计（图 2）；某些特殊情况下，没有佩戴剂量计的艇员，其外照射个人剂量可以根据工作场所的空气吸收剂量率和工作时间的乘积来估算，也可直接参照同一岗位的艇员的剂量计读数估算。②体内

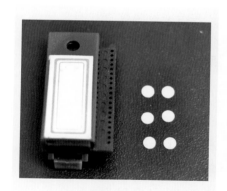

图 1 热释光剂量计

表 1 核潜艇个人剂量限值表

剂量限值划分	常规剂量限值	应急照射剂量限值	战时艇员剂量限值
剂量限值基本要求	①连续 5 年内的年平均有效剂量不超过 20mSv ②任何单一年份内的有效剂量不超过 50mSv ③一年中眼晶体所受的当量剂量应小于 150mSv ④一年中四肢（手和脚）或皮肤所受的当量剂量应小于 500mSv ⑤受到内外复合照射时，应满足①和②要求	①除抢救生命的行动外，有效剂量在 100mSv 以下 ②抢救生命的行动，有效剂量在 500mSv 以下 ③涉及反应堆和全艇安全等重大行动，有效剂量才可超过 500mSv	①月累积剂量一般不应超过 0.5Gy ②年累积剂量一般不应超过 1.5Gy ③总累积剂量一般不应超过 2.5Gy

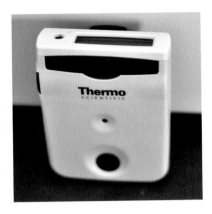

图2 电子个人剂量计

污染监测方法包括直接监测、取样监测、辅助监测，直接监测是利用全身计数器或局部人体计数器直接对人员进行体外测量，来估算其体内或组织内放射性核素及其摄入量；取样测量是对人体排泄物或体液样品进行测量和分析；辅助监测是利用舱室空气、食物和饮水的放射性污染测量结果，估算艇员放射性物质摄入量；由摄入量估算艇员待积有效剂量。③体表污染监测一般采用便携式α、β射线表面污染测量仪或全身体表污染检测仪查找身体污染部位和污染程度，从而估算局部受照剂量。

（杨翊方）

héqiántǐng dījìliàng diànlí fúshè shēngwùxué xiàoyìng

核潜艇低剂量电离辐射生物学效应（biological effect of low dose ionizing radiation in nuclear submarine）

由核潜艇核反应堆产生的低剂量电离辐射将能量传递给艇员机体引起的生物学变化。核潜艇在正常运行时，反应堆及邻近堆舱的舱室存在以中子和γ射线为主的低剂量电离辐射，其包括两方面的含义：一是一次或数天内受到较低剂量的照射，例如事故照射或应急照射；二是长期受到剂量当量限值范围内的低剂量率的慢性照射，如核潜艇艇员的职业照射、环境污染照射等。国际上对低剂量及其剂量范围尚无统一明确的定义，通常指一次低于1 Gy或长期接受低剂量率照射所能引起生物效应的量。

20世纪初，对低剂量电离辐射生物效应的理解及其理论模型等大多从大剂量电离辐射生物效应中推导而来，提出辐射剂量与效应呈线性关系，不存在剂量阈值，推测任何微小剂量的辐射都将增加癌症发生的概率。20世纪80年代以来，研究发现低剂量辐射能够对机体产生有益的效应，使机体发生适应性反应，即机体受低剂量照射后，在一定时间内再受到高剂量照射，便产生一定的自身保护能力。流行病学调查发现长期低剂量辐射暴露人群发生的生物效应是损伤和修复交替进行的过程，长期低剂量电离辐射具有一定的辐射损伤效应，同时也具有刺激机体免疫功能的效应。核潜艇艇员健康调查研究发现，长航后期普遍出现免疫功能下降、白细胞和血小板下降、头晕、乏力、记忆力减退等症状，但航后一段时间健康状况有所恢复。主要研究方向包括：剂量与效应间的量效关系、辐射致癌机理及危险评价、核潜艇低剂量电离辐射复合其他舱室环境因素的生物效应、辐射旁效应等。近年来，辐射剂量与生物效应之间是否存在线性关系，是否存在剂量阈值等有一定争议，人群流行病调查认为存在剂量阈值，原因在于机体的低剂量适应性效应和防御功能。目前对辐射致癌危险的认识主要来自日本原爆、切尔诺贝利核事故等受照人群的随访资料，认为辐射致癌具有不确定性。辐射致癌机制研究认为：DNA是辐射致癌作用的主要靶点；肿瘤发生起源于单细胞突变，其进程伴有染色体畸变、基因突变等遗传学变化；肿瘤发生是多阶段性的。辐射诱发旁效应指发生在照射细胞周围的未照射细胞中的生物效应，该效应会导致高于预测值的辐射损伤效应，并被认为是对传统辐射作用模式的挑战（图1）。

核潜艇低剂量电离辐射生物效应具有多样性和复杂性的特点。根据机体出现变化的时间不同，可分为近期效应和远期效应。远期致癌风险是低剂量辐射对机体健康的主要危害，近期效应主要表现为：兴奋效应（适应性反应）、旁效应和超敏感反应。效应的产生不仅与剂量、剂量率有关，

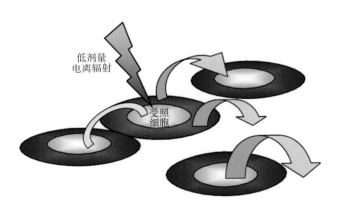

图1 低剂量电离辐射旁效应示意图

还与辐射的品质（如中子或γ射线）以及受照艇员个体差异有关。进一步探讨上述效应的发生机制及其生物学意义，对核潜艇辐射防护医学的理论与实践具有重要价值。

（何颖　刘李娜）

héqiántǐng cāngshì fùhé huánjìng yīnsù shēngwù xiàoyìng

核潜艇舱室复合环境因素生物效应（biological effect of environmental multi-factors in nuclear submarine）　核潜艇密闭舱室有害因素复合作用于机体产生的各种生物学改变。

核潜艇舱室是一个典型的多种有害因素同时存在的密闭环境，有害因素包括物理、化学等因素，如核辐射、多达300余种的有害气体、部分舱室达55℃的高温环境、噪声、振动、摇摆等。其对人体的复合作用和长时间的累积作用，以及紧张的战备训练和值更制度，打乱了艇员的生物节律，使艇员常常处于应激状态。20世纪70年代开始，美国海军潜艇医学研究所等单位非常重视核潜艇电离辐射等复合环境因素对人体生物效应的研究，1979年开展了对1 000名艇员健康状况的研究，1980年与耶鲁大学流行病室合作对在核潜艇上服役20年的艇员健康状况进行调查，1989年对核潜艇艇员进行了流行病学研究。中国人民解放军海军的一些研究机构和医院也对核潜艇艇员进行了多次长航前后的医学观察，结果表明艇员出现的生物效应难以用艇内已知的任一单因素作用进行解释。例如，围绕艇内主要理化因素的复合生物效应进行了多次动物实验，发现了一些多因素复合作用的规律，认为某些因素复合作用所诱发的生物效应具有显著的协同性作用，某些因素复合作用时则出现拮抗作用。

核潜艇舱室复合环境因素生物效应主要包括：①对性腺的影响。CO与γ射线、苯和甲苯复合作用时，对性腺的影响具有明显的增强性协同作用。②对染色体畸变的影响。CO与γ射线、苯和甲苯复合作用，γ射线和苯、γ射线和甲苯以及苯和甲苯复合作用时，对诱发淋巴细胞染色体畸变均呈现明显的协同作用，但苯和γ射线对淋巴细胞无着丝粒呈现拮抗作用。③对外周血细胞的影响。γ射线和甲苯对血小板减少以及γ射线和苯对血红蛋白降低，都呈现明显的协同作用。④病理变化。高剂量γ射线复合不同浓度的苯、甲苯和CO，造成脾脏、骨髓和睾丸组织都出现不同程度的病理改变，其中影响病变最大的因素是γ射线，其他因素尤其是苯和甲苯，都有增强病变的作用。⑤对听觉的影响。高剂量单次急性电离辐射与噪声同时作用时，噪声与射线复合作用为相加；先高剂量γ射线照射，后噪声暴露，对听觉的损伤为协同作用；先噪声暴露，后高剂量γ射线照射，对听觉的损伤为拮抗作用；而低剂量γ射线与噪声对听觉的复合效应为拮抗作用。

核潜艇舱室复合环境因素生物效应的主要特点是多种环境因素对机体作用的复杂性、累积性和个体差异性。多种因素对机体作用的生物效应不等于各单因素诱导产生生物效应的总和，常常出现协同作用或拮抗作用。由于各因素通常在安全限值以内，其诱导产生的生物效应在短期内并不十分明显，只有长期作用时才会出现可以观察到的累积作用。复合因素长期作用于机体时，机体将出现损伤和修复的动态平衡，这种平衡的维持与机体健康密切相关，与个体的调节能力也密切相关，因此，常常体现出不同个体间生物效应的差异。

（何颖　刘李娜）

héqiántǐng héshìgù yīxué yìngjí

核潜艇核事故医学应急（medicine emergency for submarine nuclear accident）　核潜艇发生核事故时采取的相关医学救援活动。又称核潜艇核事故医学应急救援。为快速救治核事故伤员而采取的有别于常规医学手段的紧急医疗救援行动。核潜艇核事故应急的重要组成部分。包括核潜艇核事故医学应急准备与医学应急响应。

核潜艇以核反应堆为动力，是海上移动的小型核电站，并可能装载有核武器，其内外环境比核电站恶劣得多，发生核事故的可能性要高于陆上核电站。据资料报道，苏联核潜艇发生核事故的概率为10^{-3}/堆年，而商用核动力堆核事故的概率为10^{-5}/堆年。据资料统计，截至2016年，国外已发生过255起较大的核潜艇事故，其中核事故35起，占14%，共计造成1000多名艇员丧生，致使18艘潜艇沉没。因此，各国都非常重视核潜艇核事故的医学应急救援工作。核潜艇核事故医学应急准备，是各级核事故应急机构为应付核潜艇核事故医学应急救援而进行的应急准备工作，是核事故应急计划的一部分，各级应急机构的医学应急组织应结合具体情况作好医学应急计划和准备工作。核潜艇核事故医学应急响应指各级核事故医学应急组织在接到核潜艇发生核事故通知时，为控制或减轻核事故应急状态的后果，立即按照核潜艇核事故医学应急救援预案规定的响应程序进行工作，采取必要和有效的应急医学救援行动，有序救治各类伤员，最大限度地减少核事故造成的人员伤害，保护部队战斗力和民众的健康。

工作内容 主要有以下两项。

核潜艇核事故医学应急准备 包括：①制定核事故医学应急预案。②建立医学应急组织。建立完善海军、舰队和基地海军三级核事故应急医学救援组织体系，落实人员编配，明确职责分工。③物资准备。按各级医学应急救援机构标准，做好抗辐射药材、医疗器械、辐射防护装备、辐射测量仪器设备等准备。各级医疗机构还要做好批量伤病员救治和机动保障的医疗床位、卫生物资、运输工具、通信工具、生活物资等准备，按照规定落实药材及物资的储备和管理。④技术准备。潜艇基地卫生机构应在核潜艇部队加强核与辐射损伤医学防护的基础知识普及教育；各级医学应急救援机构应组织和加强本级医疗救护人员的培训和演练、演习工作；教学和科研院所等单位负责核潜艇辐射防护医学及核事故应急医学教学、培训工作和核事故医学应急救援相关技术、装备的研究工作。

核潜艇核事故医学应急响应 包括：①应急待命。艇内卫生部门按预案组织艇员服用碘化钾片，进行个人防护，做好现场医学救护的准备工作，包括药品、器材的准备与分发，成立现场医学救护组织，做好抢救伤员准备工作。艇外其他各级医疗机构按预案要求做好分级救治准备工作，艇外核事故医学应急救援队携带救护药材和装备到达指定位置待命。②艇内应急。核潜艇内的医学应急组织应立即实施现场救护，包括伤员检伤分类、辐射剂量快速估算、辐射防护及现场急救等，并及时通报艇外应急组织。③艇外应急。艇外应急医学组织做好收治伤员、支援现场救护和为公众提供医学保障等工作；按照分级救治要求，潜艇基地医院和二级救治医院的核事故应急医学救援队实施一级救治；二级救治医院接收伤员，实施二级救治，必要时送三级救治机构实施三级救治。④医学应急救援终止。进入常态医疗体系，对应急医学救援工作进行总结与评估。

工作方法 主要如下。

救援准备工作 包括：①制定核事故医学应急预案。军队各级核事故医学应急组织应在总后勤部卫生部和海军后勤部卫生部制定的相关核事故医学应急预案的指导下，根据本单位在核事故医学应急救援中承担的职责和任务，制定核事故医学应急预案。②建立医学应急组织。各级承担核潜艇核事故医学应急救援任务的卫勤机构应当按照预案及有关规定要求，完善组织体系，落实人员编配，明确职责分工，加强救援队伍建设，保证组织健全，人员在位。③物资准备。海军后勤部卫生部、军区（战区）联勤部卫生部向同级装备部门提出核辐射监测装备和个人防护装具申请，抗辐射药品的筹措与轮换更新，由军区（战区）联勤部卫生部门按照后勤供应渠道组织实施。④技术准备。军队核事故各级医学应急组织定期开展核事故医学应急培训，适时组织开展核事故医学应急专项演练，定期或不定期地组织不同规模和范围的核事故医学应急演习。

响应工作 包括：①应急待命。核潜艇卫生防护部门领导组织艇内现场医学救护的准备工作，成立现场医学救护组织，做好抢救伤员准备工作。各级核事故应急医学救援协调机构组织相应各级医疗机构按预案要求做好分级救治准备工作。②艇内应急。由核潜艇卫生防护部门领导负责医学应急救援的各项组织指挥工作，在艇内建立临时救护所和急救站，指挥艇上现场医学救护和艇员的自救互救。各级核事故应急医学救援协调机构指导各级医疗机构做好相应的分级救治工作，核事故医学应急救援队携带装备和药材，在事故现场应急计划区以外区域展开救护所，负责接受经过洗消的各类伤员，获取和估算受照剂量，进行伤员分类，实施紧急救治，并组织伤员后送（图1、图2）。③艇外应急。各级医学应急组织在执行艇内医学救治响应程序的同时，当公众出现辐射损伤伤员时，应积极救援地方伤员，并迅速按级上报。④医学应急救援终止。核事故医学应急救援的应急状态终止后，尚未医疗终结的事故伤员，转入常态医疗体系，由相应的医疗机构继续完成后续治疗，海军核事故应急医学救援协调小组负责组织完成应急医学救援工作的总结与评估。

（沈先荣 蒋定文）

héqiántǐng héfúshè shēngwù jìliàng gūsuàn

核潜艇核辐射生物剂量估算

（biological dose estimation of radiation in nuclear submarine）利用辐射剂量与生物学改变的关系度，对核事故潜艇人员进行体内实际损伤程度计算和评估的活动。

自20世纪60年代以来，辐射生物剂量估算的形成与发展已人员剂量估计。淋巴细胞微核方法是目前被公认的另一种生物剂量估算方法。1985 年，弗伦奇（French）建立了胞质阻断微核法，1999 年被中华人民共和国批准为受照剂量估算方法的卫生行业标准。该方法因微核易于识别，计数迅速，适用于大群体受照情况检测。但该方法也存在微核自然发生率高、辐射特异性较差，细胞培养时间比染色体培养时间更长等不足。

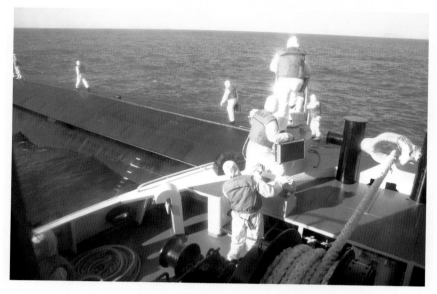

图 1　核事故应急医学救援队由救援船进入失事核潜艇进行一级医学救治

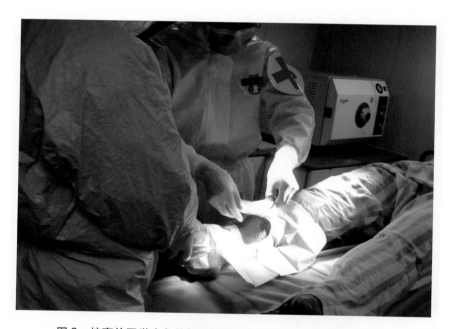

图 2　核事故医学应急救援队对辐射伤员污染伤口进行手术洗消

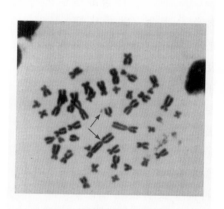

图 1　染色体畸变示意图

注：箭头指向为双着丝粒及碎片。

染色体畸变分析是目前公认的估算辐射剂量的"金标准"，已被应用于核潜艇部队官兵的健康体检和远后效应评价。其具体估算方法如下：首先在离体条件下，用健康人血照射不同剂量，根据畸变量与照射剂量的关系制作刻度曲线；发生事故或需要检测分析时，取受试者的血，在标准条件下进行培养、制片及畸变分析；根据所得的双着丝粒或双着丝粒＋环的畸变率，从相应射线所建立的刻度曲线回归方程估算人员所受的剂量。核潜艇空间狭小、医疗条件相对有限，发生核事故时人员受照情况比较复杂，因此，核潜艇核事故医学应急采用的生

有半个多世纪的历史，最早主要用于人群急性照射。至 21 世纪初，已在临床上得到应用的主要有染色体畸变分析、淋巴细胞微核分析、早熟凝集染色体分析、染色体荧光原位杂交技术及体细胞基因突变分析等。其中，在临床应用最早、最为普遍的是染色体畸变分析，其次是淋巴细胞微

核分析。1962 年，美国科学家本德（Bender）和古奇（Gooch）首先将染色体畸变（图 1）分析应用于核事故受照人员的剂量估算。染色体畸变分析是一种公认的比较成熟的技术，已被国际原子能机构（IAEA）收入技术报告丛书中。但染色体畸变分析费时，技术要求高，不宜用于大群体受照

物剂量估算方法主要是临床体征和症状分析，包括受照者早期临床表现、简易的淋巴细胞计数和体征。该方法可在受照后 2~3 天粗略地估计剂量，适用于大群体受照情况的检测，是简易、快速组织医疗后送的重要依据。

（何 颖）

héqiántǐng héshìgù tǐngnèi shāngyuán jiùzhì

核潜艇核事故艇内伤员救治

（aid and treatment for the wounded inside submarine in nuclear accident） 在核事故潜艇内为挽救伤员生命，防止伤情恶化采取的以紧急救治措施为主的伤员救治活动。核潜艇核事故医学应急的重要组成部分。其基本任务包括：核事故时在艇内开展伤员自救互救，初级分类诊断与后送，危重伤员的紧急救治，现场早期医学处理，放射性污染去污，放射病及放射复合伤的救治。目的是使核事故时艇内伤员获得有序、快速、高效的抢救，降低死亡率和伤残率，提高核潜艇的核事故应急能力。

自 1954 年第一艘核潜艇美国的"鹦鹉螺"号下水以来，发生了多起核潜艇事故，仅沉没的恶性事故就达 18 起，并造成 1 000 多名官兵丧生。核潜艇核反应堆除了具有陆地核反应堆发生核事故的各种潜在可能外，海上长航对艇员和设备的影响也是诱发核事故的重要因素。核潜艇长航时核反应堆一般处于变工况运行，海上航行时的振动、摇摆、舱室复杂环境因素长期作用于艇员机体，繁重的作业与作战任务，艇员的生理心理负担等均是核事故的诱发因素。中国人民解放军十分重视核事故医学应急工作，制定了一系列有关的法规标准，成

立了医学应急组织，制订了医学应急预案，开展了一系列的艇内医学应急相关的技术与装备研究，具备了核潜艇艇内伤员救治的基本技术能力。

工作内容 主要包括：①伤员受照剂量快速估算。是伤员分类、诊断和救治的重要依据，由于受到核潜艇艇内条件的限制，核潜艇核事故时主要依据物理剂量和伤员的体征、症状做出判断。②伤员检伤分类。核潜艇核事故时，一回路蒸汽泄漏等情况可能导致多个舱室出现放射性物质污染，可能发生数十甚至上百名伤员，应根据伤情、伤类、受照射剂量、放射性物质污染程度等，对伤员进行分类，以使在有限的医疗资源条件下，能够在特定的时间内对伤员进行有条不紊地救治和提高医疗后送质量。③伤员紧急救治。对艇员产生生命威胁需要紧急救治的伤情主要有：呼吸道阻塞、大出血、休克、开放性或张力性气胸、长骨开放性骨折、断肢、心脏及心包创伤、15%~30%体表面积Ⅱ~Ⅲ度烧伤等；艇医务人员应尽可能利用艇内资源对危及生命的伤情及时开展紧急救治。④伤员自救互救。核潜艇由于医疗资源有限，核事故时部分舱室可能封闭，自救互救特别重要。除了开展常规的战伤自救互救外，伤员在艇内还应开展穿戴防护装具、服用抗放药物等救护行动。⑤放射性污染去污。核潜艇核事故发生放射性物质泄漏时舱室可能存在高浓度的放射性物质，艇员体表易受到放射性污染，造成皮肤放射损伤；当体表有外伤时，各伤口也可能受到污染；放射性核素可经伤口和皮肤侵入体内，还可能吸入放射性污染空气和/或食入放射性

污染食品而造成放射性核素内污染，造成内照射损伤。对放射性污染伤员除了伤员及时采取自救互救措施外，医务人员应尽快对放射性污染伤员进行污染水平监测，及时采取去污措施，包括体表完整皮肤的去污，眼、耳、鼻等部位的精细去污，伤口去污，以及内污染的促排等。⑥放射损伤和放射复合伤的防治。核潜艇出现核事故时应给艇员预防性服用抗放药物（如碘化钾片）；对于放射损伤伤员应及时进行分型分度诊断，采取对应的急性放射病治疗措施；核潜艇核事故常伴有其他事故，如爆炸、火灾、进水等，可能出现放冲、放烧、放烧冲等复合伤病人，应根据伤员情况采取对症处理。心理干预也是核潜艇核事故时的重要医学救治措施。

工作方法 核潜艇核事故时应按程序开展艇内伤员救治。非放射损伤伤员的救治按常规方法进行，放射损伤伤员的救治按图 1 所示流程进行。

伤员受照剂量快速估算 如条件允许，伤员受照剂量的检测估算应尽可能在相对"干净"的舱室展开，对有体表污染的人员先实施体表污染检测和去污。一般程序为：①现场收集的个人剂量计的测量并记录。②对疑似中子受照艇员开展中子剂量测定。③根据艇内各探测器、放射性气溶胶连续监测仪以及惰性气体监测仪等设备的读数，估算相关受照人员的外照射剂量和内照射剂量。④根据受照艇员的各阶段临床体征、症状，以及生物剂量估算方法进行生物剂量估算。⑤根据上述获得的数据综合评价得出艇员受照剂量。

伤员检伤分类 在艇内核事

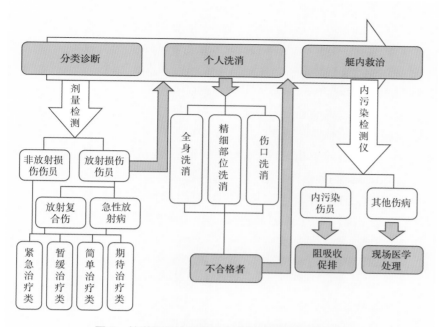

图1 核潜艇核事故辐射损伤伤员艇内救治流程

故现场，对批量伤员的检伤分类工作不可能做得过细，可将伤员分为4类：①Ⅰ类。为紧急救治类，包括呼吸道阻塞造成的窒息，大血管损伤出血造成的休克，心搏骤停，开放性或张力性气胸引起的严重呼吸困难，后送有危险的重度复合伤等伤员。②Ⅱ类。为暂缓治疗类，包括腹部创伤，无呼吸障碍的胸部伤，泌尿生殖系统伤，无颅内压升高的闭合性颅脑伤，开放性骨关节损伤，占体表面积<20%Ⅰ~Ⅱ度烧伤等，经应急处理后伤情稳定，暂缓（一般延迟6~8小时）处理对恢复无明显影响的伤员。③Ⅲ类。为简单治疗类，包括小的撕裂伤、挫伤、撞伤、肌腱损伤、轻度骨折、体表面积小于10%的轻度烧伤等，能走动、有视力、饮食和大小便可自理的轻伤员。④Ⅳ类。为期待治疗类，包括严重的颅脑伤，大面积的严重烧伤，胸腹部巨大开放性损伤，严重的复合伤等，救活无望或存活希望甚微，抢救十分困难的伤员。伤员数量

较少时，Ⅱ类伤员可作为Ⅰ类处理；伤员数量较多时，Ⅲ类伤员以自救互救为主。伤员分类后尽快填写好伤票并佩戴伤标，尽快将伤员安置到指定地点，以便于医学应急处理。检伤分类流程可参考（图2）。

放射性污染去污 主要包括体表污染和污染伤口的去污。①体表污染去污。根据皮肤表面状态、污染程度、污染时间、去污剂性能和去污效率、污染放射性核素的种类和理化性质等，可选择机械方法（清洁水冲洗、擦拭、软毛刷刷洗等）、物理方法（肥皂或合成洗涤剂，与机械法结合）和化学方法（络合剂、氧化

剂、复合去污剂等）去除放射性污染。②污染伤口去污。应尽快去除伤口表面污染物，让其自然流血，必要时在伤口上方绑一止血带，松紧度以能阻止静脉血回流即可，促使伤口少量流血，尽可能排除伤口周围组织污染的放射性核素；用塑料布等覆盖和保护伤口周围区，然后用生理盐水或无菌水，亦可用清水大量反复冲洗直至污染被清除；去污过程中如有剧烈疼痛，可局部应用麻醉剂，如2%的利多卡因；如伤口深，污染物进入血管和淋巴管，可用络合剂反复灌洗伤口，并进行适当的外科处理；伤口多次去污后如仍存留放射性，应立即进行清创及外科手术处理，切除伤口边缘及污染组织。

伤员自救互救 具体方法是：①灭火。帮助重伤员脱离火灾现场，扑灭伤员着火衣服，注意火灾现场的口鼻防护，防止呼吸道烧伤。②搬运。将伤员迅速搬运至无辐射或辐射较轻的舱室。③通气。清除伤员口鼻内异物，保持伤员呼吸道通畅，昏迷伤员应取侧卧位，将舌拉出以防窒息；对呼吸停止的伤员，做口对口或放置口咽通气管进行人工呼吸；对张力性气胸伤员，在锁骨中线第2、3肋间用带有单向引流管的穿刺针穿刺排气。④止血。应用加压包扎法止血，若无效可用止血带并标记注明上止血带的时间。

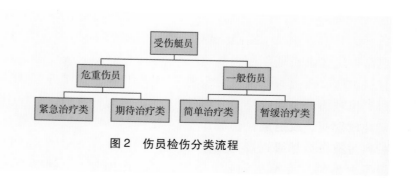

图2 伤员检伤分类流程

⑤固定。对骨折伤员利用就便器材进行骨折固定，也可借助躯干固定。⑥包扎。开放性创伤，进行简易包扎及遮盖创面；大面积烧伤伤员，用烧伤急救敷料、三角巾、纱布或清洁布单、衣服保护创面，有休克症状者，可口服盐水等。⑦复苏。心搏骤停的伤员，应在保持呼吸道通畅同时做人工体外心脏按压。⑧放射性沾染伤员的处理。帮助伤员戴口罩，服用碘化钾片、523 片及促排药物；用水冲洗或干擦（无干净水时）暴露部位；遮盖伤口和裸露的部分，防止沾染加重。

艇内伤员医学处理　艇上医务人员除了指导伤员开展自救互救，对伤员进行剂量估算、检伤分类和去污外，还应及时对伤员进行以下医学处理：①首先将伤员撤离核污染严重的区域和严重损坏或着火的舱室，转移至相对安全舱室，再行处理。②组织辐射损伤伤员尽早服用稳定性碘和使用其他抗放药物，如口服碘化片 100mg、523 片 20mg；初步判断伤员有无放射性核素内污染，必要时及早采取阻吸收和促排措施，如普鲁士蓝胶囊 1g，促排灵注射液 500mg。③对艇员进行初步放射性污染检查和初步去污处理，并注意防止污染扩散；对开放性污染伤口去污染后可酌情包扎。④收集留取可供估计伤员受照剂量的物品和生物样品。⑤条件许可时，组织伤员分级分类后送，按初步分类、诊断结果，将各种急性放射病、放射复合伤、内污染伤员及现场不能处理的非放损伤伤员及时后送至上级医疗单位救治；必要时将中度以上急性放射病、放射复合伤和严重的内污染伤员越级直接后送到三级医疗单位（专科医院）救治；

伤情危重不宜后送者应继续就地抢救，待伤情稳定后及时后送。

（沈先荣）

héqiántǐng héshìgù fàngshèxìng
nèiwūrǎn yīxué chǔlǐ

核潜艇核事故放射性内污染医学处理（treatment for inner radiation contamination in submarine nuclear accident）

运用核防护医学理论和技术，对核事故潜艇艇员内污染进行医学诊断和治疗的活动。核潜艇核事故情况下，放射性核素从反应堆中泄漏出来，通过呼吸道、胃肠道、皮肤黏膜和伤口等各种途径进入人体，在体内沉积，以电离辐射的方式长期损伤人体组织。放射性内污染医学处理的依据主要是 2000 年中华人民共和国卫生部颁发的"放射性核素内污染人员的医学处理规范（GB/T 18197—2000）"。核潜艇核事故放射性内污染的医学处理应该在国家标准的基础上，结合核潜艇核事故的具体情况进行。当疑有放射性核素内污染时，应尽快进行：样品和资料的收集、分析和测量；确定污染放射性核素种类和数量；清除初始污染部位放射性核素；阻止放射性核素继续吸收；加速排除已进入人体的放射性核素。医学处理的具体方法是：①内污染剂量估算。核事故时，如有放射性核素泄漏，艇员可能通过呼吸道、食管、伤口等途径摄入放射性核素，应尽快采用甲状腺和肺部计数器（图 1）进行内污染测定，并收集毛发、鼻咽拭子、随身佩戴的金属饰品等样品进行放射化学分析，必要时采用整体计数器进行全身放射性核素检测。②内污染阻吸收。对经口进入体内的，应及时采取催吐，洗胃，口服吸附剂、沉淀剂及缓泻剂等

措施，加速残留在胃肠道中的放射性核素的排出，阻止胃肠道吸收；对经呼吸道进入体内的，应及时向鼻咽部喷入肾上腺素或麻黄碱，使鼻腔黏膜血管收缩，减少对放射性核素的吸收，用棉签擦拭并剪下鼻毛，清洗鼻咽部，以除去附着的放射性污染物；对从伤口进入的，应尽快进行局部除污染，及早进行清创手术。③内污染促排。包括络合剂促排：用络合剂 DTPA（二乙烯三胺五乙酸）等，与体内的金属离子型放射性核素形成离解度小、溶解度大、扩散力强的络合物由肾脏排出；利尿剂促排：用利尿剂如氢氯噻嗪等，加速放射性核素经肾脏排泄；肠道阻吸收：用普鲁士蓝、褐藻酸钠等药物，干扰核素在肠道中的循环，阻断肠道的再吸收；同位素稀释：口服稳定性碘（^{127}I）制剂，以阻断吸收入血的放射性碘（^{131}I）在甲状腺的积蓄，提高其排出体外的速率，减少甲状腺的吸收剂量。

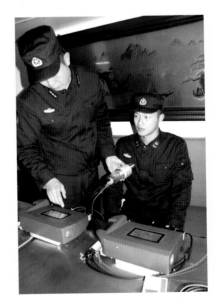

图 1　采用肺部计数器进行内污染监测

（何　颖　侯登勇）

héqiántǐng héshìgù fàngshè fùhéshāng

核潜艇核事故放射复合伤

（radiation combined injuries in submarine nuclear accident）核事故潜艇艇员同时或相继遭受核辐射及其他致伤因素叠加作用而引起的损伤。核潜艇核事故情况下的一种主要特殊损伤。具有发生率高、伤情严重及诊断困难等特点。一般可分为放烧复合伤、放创（含放冲）复合伤和放烧创复合伤3类。放射复合伤是两种以上损伤共存于同一机体中，由于两种损伤之间的相互影响，在临床上表现出不同于单一伤的特点，其最主要的特点是发生"复合效应"，表现在"相互加重"作用。其临床病理过程比单纯放射损伤或其他单一伤复杂，基本特点与复合伤中伤情最重的主要损伤相吻合，但会加重该主要损伤的伤情，加快病情的发展，延缓治愈时间，增加后遗症等。以放射损伤为主要损伤者，临床表现也具有初期、假愈期、极期和恢复期的阶段性病程，但放射损伤的程度加重，死亡率增加和生存时间缩短；病程发展快，临床症状重；初期反应期的症状可被复合的烧伤、创伤所致的疼痛、休克、出血等掩盖；假愈期常难以出现或时间缩短；极期不仅提前和延长，而且症状严重；如能进入恢复期，症状消退缓慢；造血功能障碍突出；休克发生率增加，原来不致引起休克的外伤却可发生休克；感染发生率高、出现早、程度重，感染并发症严重；代谢紊乱明显；伤口或创面愈合延缓，一些后遗症持续较久等。核潜艇核事故放射复合伤可根据以下几个方面进行诊断：①根据核潜艇核事故时伤员所处的位置和防护情况，有否烧灼感、有否被撞击、抛掷及挤压等状况，可大致估计是否受到放射损伤、烧伤或冲击伤。②根据核事故时人员所处事故艇内现场辐射监测情况，个人剂量计读数，体表测量结果等，判断所受外照射剂量和体内、体表放射性物质的污染水平和受照剂量。③从早期症状和体征判断伤类、伤情。④根据外周血白细胞数的变化进一步判断伤类伤情。放射复合伤的治疗原则主要包括：①现场急救。包括止血、包扎、固定、镇痛、防休克、防窒息等措施。②全身治疗。防治休克和保护心功能；尽早应用抗辐射药物，放射复合伤伤员有放射性核素的内外污染，应尽早服用阻止放射性核素吸收的药物，必要时可应用加速排出措施；控制感染和调节免疫；控制肠源性感染和恢复肠道功能；防治出血、保护造血系统和促进造血系统重建；纠正水、电解质紊乱。③针对各类伤情的局部对症处理。如早期外科处理和创伤促愈等。

（沈先荣　蒋定文）

héshìgù zhuānyòng yīliáo jiùhù fāngcāng

核事故专用医疗救护方舱

（special medical shelter for nuclear accident）配备有放射性污染去污、辐射剂量检测和医疗设备及药品器材等，可实施核事故伤员应急早期医学处理和救治的专用方舱。目的是在核事故现场对伤员开展必要的辐射检测和医疗救治，为伤员后期治疗和污染控制提供条件。由于核事故的突发性，要求救援装备可快速部署支援，且具备系统的救援能力。因此，在机动式军事卫生装备发展过程中，部分国家研制了用于核事故医疗救护的方舱，如美军SANLJET300/3型、德国INDECON型救援方舱等。该类方舱设计时充分考虑使用环境、救治功能需求和污染控制等因素，通常由定制方舱或标准尺寸方舱进行设备集成而成，按照方舱类型可分为非扩展式方舱和扩展式方舱。中国人民解放军海军某型核事故专用医疗救护方舱为1个轴向抽拉扩展式方舱（图1），展开尺寸6500mm×2240mm×2240mm，内部由污染去污区、剂量监测区和救治区3部分组成，在方舱内集成有滤毒通风系统、空调系统、供水供电系统、辐射监测系统、去污系统、伤员急救系统等设施设备；可对核事故伤员进行辐射污染监测、去污染、重伤员急救、外伤紧急处置等；主要工作流程为：伤员进入方舱后依次进行分类，放射性污染洗消（去污）、内污染和外照射剂量监测、医疗救治、出舱后送。该方舱可与其他装备相互匹配组合或独立开展核事故条件下的医疗救治或技术保障，具有较强的环境适应性和机动性；可由船舶、车辆承载，快速配属到核事故应急医学救援的前沿，对核辐射伤员实施早期辐射监测、放射性去污和早期医学救治。

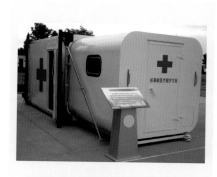

图1　核事故专用医疗救护方舱

（杨翙方）

héqiántǐng héshìgù dānbīng jíjiùbāo

核潜艇核事故单兵急救包

（individual first-aid packet for submarine nuclear accident）核潜艇核事故时艇员个人用于自救互救的便携式急救药材包。核潜艇单兵自救互救的主要工具。第一次世界大战后，各国军队发现自救互救可以减少阵亡率和伤残率，由此提出单兵急救的概念，发展出用于单兵自救互救的单兵急救包，在军队广泛开展自救互救训练和战伤急救。单兵急救包根据用途不同分为一般战伤、烧伤、特种武器伤急救包等。核潜艇核事故单兵急救包与普通的单兵急救包不同，由于核潜艇核事故时，伤员不仅可能遭受创伤、烧烫伤等损伤，还有可能遭受核事故特有的放射性损伤，因此，核潜艇核事故单兵急救包根据核潜艇核事故伤员伤情特点，除配备普通战伤敷料外，还配装有辐射防治药物。核潜艇核事故单兵急救包的容积一般较少，重量轻，内部设计有用于分别放置药品器械的隔断，一般为手提式，有的也可佩戴于肩部、腰部或大腿外侧等。理想的核潜艇核事故单兵急救包应具有以下特点：包装材料密封性好，能适应核潜艇环境，如海水、低温或高温等；体积小、携带轻便、保质期长、价格便宜、操作简便快捷；材料无毒、无害、无刺激、功能齐全，同时配备有放射损伤和非放射损伤的自救互救药材（图1）。其内装载的战伤敷料有三角巾、绷带、烧伤敷料等，主要用于包扎、固定、止血、保护伤口、防止伤口感染、促进伤口愈合；辐射防护药物主要有碘化钾、尼尔雌醇、普鲁士蓝、舒必利（消呕宁）等药物，用于急性放射病的防治。

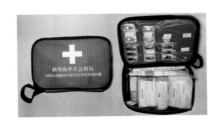

图1 中国人民解放军核事故单兵急救包

（马 丽 蒋定文）

héqiántǐng héshìgù shāngyuán xǐxiāoxiāng

核潜艇核事故伤员洗消箱

（wounded soldier decontamination box for submarine nuclear accident）核潜艇核事故时放射性污染伤员去污用的一种箱式装备。由箱体、放射性污染去污皂、去污剂、无水去污物品、去污用药品及辅件组成。去体表核污染装备主要有洗消车、去污方舱、去污帐篷等，适合在陆地开阔的场所使用；便携式箱式去污装备较小，适合在核潜艇、小型舰船等狭小空间及污染人员较少时使用。中国陆军研制有核辐射应急洗消箱，配置有洗消液和紧急情况下伤口手术处理所需的医疗器械和用品，可在有水情况下满足20名伤员的体表去污。根据核潜艇上空间狭小，水量有限等特点，中国海军研制了核潜艇核事故伤员洗消箱，具有船陆两用，结构紧凑合理，展开后暴露充分；药械取用方便等性能；箱体材质为工程塑料，金属外框，具有防水、耐磨等特性；现有Ⅰ型和Ⅱ型两种：①Ⅰ型洗消箱（图1）。盖板背部设计有3个置物袋，用于放置各类放射性污染洗消剂，托盘内放置有剪刀、镊子和镇痛、祛痰、抗炎等洗消用药品；箱体内部由隔板分割为两部分，左侧固定有洗消皂、冲洗瓶、量杯，右侧配置有独立包装的10人份单兵放射性污染洗消盒，盒内配有活性炭口罩、手套等个人防护用品，还有洗消巾、洗消海绵等一次性洗消物品；并附有体表放射性核素污染测量和去污记录表。Ⅰ型洗消箱配置种类齐全，可保障40~50人在有水条件下的精细洗消及10人份无水条件下的应急洗消，一般用于核潜艇上放射性污染伤员的体表、眼、口腔、鼻腔、外耳道的去污及放射性污染伤口的去污，也适用于其他涉核人员的放射性污染去污。②Ⅱ型洗消箱。为简化版，箱体较小，配置时利于节约艇上空间，箱内主要配有去污皂、洗眼液、冲洗瓶及10人份单兵放射性污染洗消盒，可在核潜艇事故封舱情况下，没有水源的舱室人员体表、伤口紧急去污时使用。

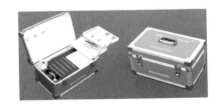

图1 核潜艇核事故伤员洗消箱

（马 丽）

hǎijūn hángkōng yīxué

海军航空医学

（naval aviation medicine）研究海军航空活动中，环境因素对飞行人员健康的影响及伤病防治规律的学科。军事航空医学的组成部分。军事航海医学的重要分支。由海军航空生理学、海军航空病理学、海军航空心理学、海军航空毒理学、海军航空生物动力学、海军航空卫生学、海军航空卫生勤务学、海军航空工效学以及海军飞行人员医学选拔及医学鉴定等各学科组成。主要研究海军飞行人员航空实践中所出现的可能影响飞行员身体健康的各种医学问题；研制有针对性的技术装备和防范措施，以增强飞行人员对海上特殊环境的适应能力，提高舰基起降作业效率和海上飞行能力，保障飞行人员的职业健康和海上飞行安全。

发展历史 海军航空医学始于 1921 年，当时有 5 名美国海军军医到纽约长岛学习航空医学，1939 年组建海军航空医学校，1940 年建立航空医学研究室，开始了高空用氧和航空生理方面的研究，同时对海军飞行员进行海上救生与生存训练教育。第二次世界大战促使海军航空医学迅速发展，各交战国都注意组织不同专业人员与医学专家合作，对一些亟待解决的航空医学问题，如高空减压病、缺氧防护、正加速度防护、海上幸存与救生、夜间飞行与疲劳、运动病、航空心理学等，开展了比较系统的研究，在理论和实践上都取得了显著成果。战争后期，喷气式飞机问世，对航空医学发展又是一次较大的推动，为保障超音速飞机在大气同温层的飞行，对密封增压舱、加压供氧、高过载防护和弹射救生等展开了研究，并取得重大成果。战后，对发展新的飞行器，如高机动性能战斗机、垂直/短距离起降飞机、直升机等，以及解决长距离飞行、低空或超低空飞行、舰载机的着舰与起飞中的医学问题也做了大量工作，与此同时，航空临床医学也取得了很大进展。20 世纪 70 年代后，伴随航空母舰和各类型舰载机的发展，航空母舰医学逐渐形成；80 年代，美、英、法等国海军在体格标准方面对飞行员提出新的要求，进一步建立和完善选飞标准和健康鉴定，深入开展对持续性高过

载及其防护研究，重视视觉功能和运动病的防治、空间定向障碍和飞行员工作能力研究，强调海上救生、临床航空医学以及直升机航空医学研究；至 90 年代，加强对加速度生理、防护装备、飞行错觉、激光武器损伤与防护以及女飞行人员的航空医学问题研究。

中国人民解放军海军航空医学建立与发展始于 20 世纪 50 年代初，随着海军航空兵部队的建立和发展，海军后勤部卫生部、舰队后勤部卫生处、海军航空兵各级航空卫生保障机构以及海军医学研究所航空医学研究室、海军总医院海军空勤人员健康鉴定中心、海军医院（疗养院）空勤科等单位，在普通医学和军事航空医学的基础上，对海军航空兵和海上飞行卫生保障等问题进行研究，逐步建立了海军航空医学并开始组织实施海上航空卫生保障。20 世纪 70~80 年代，提出了中远海飞行、海上低空和超低空、舰载直升机飞行卫生保障，制订了适合海军实际情况的飞行医学保障技术措施，逐步完善海上飞行卫生保障体系；与此同时，从 20 世纪 50 年代初~80 年代末，对海军飞行人员常见病、如晕机病、海上飞行错觉、心血管疾病等防治进行调查研究。20 世纪 70~90 年代，先后进行了舰载直升机航空卫生保障和飞行人员海上跳伞卫生保障研究，展开了飞行人员心血管生理、飞行员视觉功能、视觉工效的评价方法及提高视锐度及目标识别的研究；开展飞行人员个人救生用品、海上救生技术与装备研究，研制了飞行员海上救生装备、直升机水下脱险装置和逃生方法；开展冷海水浸泡对机体影响及防治方法研究，研制了中国第一代防寒抗浸飞行服；

同时，对飞行人员健康鉴定、疗休养制度以及生理心理训练方法进行了研究。21 世纪初，主要围绕舰载直升机飞行人员医学保障，开展了舰载直升机飞行人员体格选拔标准、海上飞行视性错觉、直升机飞行人员海上救生和水下逃生等有关研究；进行了长航时对舰载直升机飞行人员生理心理变化影响及航空医学保障措施研究，从视觉、认知、心理等方面开展有关筛选、评价、检测和监护等系列指标体系和装备研究；并对飞行员长期驻舰适应、舰载机短距离起降加速度、海上飞行错觉、航海和航空环境对人体的复合影响以及落水飞行人员海上生存、海上空中营救（图 1）、空中医疗后送等问题进行了研究。随着航空母舰的配置入列，对固定翼舰载飞机飞行员医学问题开展广泛的研究，以不断提高海军航空医学的保障水平。

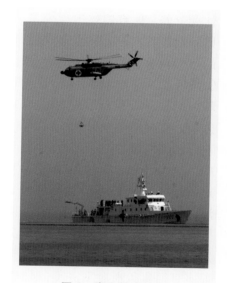

图 1　海上航空救生

研究内容 海军航空医学主要研究对象为海军航空兵部队飞行人员，针对海上飞行作业各种环境因素、心理因素以及劳动负荷强度对飞行员的影响和机体反

应特点，揭示海军航空中人-机-环境-任务之间物质、能量和信息传递过程中的特殊规律，研制有针对性的技术装备和防范措施，以增强飞行人员对海上特殊环境的适应性，提高舰基起降作业效率和海上飞行能力，保障飞行人员的职业健康和海上飞行安全。主要研究内容包括：①根据海军飞机性能、飞行环境要求及其装备不断提高的需要，修订飞行合格医学标准；阐明人机系统中生理心理反应及未来航空技术对操作者的要求，将医学科技成果应用于改进飞行员的选拔、训练和保留；研究飞行模拟器训练中的生理心理问题、复合因素应激对生理心理影响及机制，选拔理想的舰载机飞行人员。②海军飞行人员体格条件和体格检查、心理检查方法，飞行人员的生理心理训练，以及增强体质、提高飞行耐力及环境适应能力的措施。③飞行人员平时训练、生活作息、饮食营养、体育锻炼卫生保障规则的制订与实施；驻舰飞行人员的日常保健，身心健康的维护。④飞行人员驻舰及对海上特殊环境适应性评价，工作能力预测与监视；提高海上飞行效率、延长飞行年限的措施；舰基起降飞行应激生理与航空卫生保障要求，对人体心理影响及其防护措施；海上飞行环境变化因素致作业能力下降和海空、舰基飞行疲劳以及海上飞行空间定向障碍等问题。⑤随舰远航和水上飞机飞行时工作负荷强度、环境因素和心理因素对飞行人员的影响和机体反应的规律。⑥航空、航海疾病和飞行人员常见病的预防、治疗、健康疗养和生理心理学鉴定；利用心脏生物阻抗原理对心脏功能在各种环境下进行连续的、无创伤

的观察。⑦飞行事故中人的因素作用，预防飞行事故和海上遇险生存、营救、医疗后送的卫勤组织实施方法、保障措施和信息技术应用。⑧人-机界面问题，飞行人员对海上航空环境的反应规律、飞行人员与飞行器间的相互关系；用数学方程定量描述人的操纵控制行为，通过操作者数学模型方式评价整个系统效能，并采用生理心理学方法，综合、定量地评定飞行人员作业时的智力/认知工作负荷，优化人机界面，提高海军航空人机环境系统的总体功能。⑨提出生命保障系统与个体防护救生装备系统设计的生理、心理和卫生学要求，完善海上军事飞行的生命保障系统、个人防护系统和海上救生系统，强调防护救生装备与生命保障系统一体化需求，着重提高其防护性能，从医学技术方面保障海军飞行人员的生命安全。

研究方法　海军航空医学主要在现代医学科学技术发展的基础上，应用系统科学、心理科学、分子生物学、生物医学工程和电子计算机等先进的理论技术，通常在实验室条件下用海军航空专用科研设备、专业技术训练装备、海上飞行及错觉模拟装置、低压环境及甲板起降加速度模拟装置、下体负压模拟设备、载人离心机或在实际飞行活动中进行研究。从整体、组织、器官、细胞及分子水平，在综合分析的基础上，通过航空医学应用基础理论和生物医学工程研究方法解决海军航空环境对人体的影响，逐步完善海上军事飞行的生命保障系统，个人防护系统和海上救生系统，保障海军飞行人员的身心健康和飞行安全。研究中涉及的关键技术主要有：①人工智能技术。主

要含图像理解、自主规划、语言和文本处理、知识表达和推理、自适应操作与控制等；未来航空器上人机对话、人工智能操纵是飞行员的主要任务，是解决复杂系统控制与人的有限能力之间矛盾的关键。②模拟与建模技术。用于航空医学实验中模拟实时的高度逼真、危险性大且不宜人进入的实验环境，在不损耗实验设备和危及人员安全情况下展现人的生存能力；模拟技术在航空医学研究领域已经得到广泛重视并在实验中得到广泛应用。③复合材料技术。在海上航空个体防护救生装备方面有其特殊用途。④生物技术。在航空医学保障方面的应用很广，包括运动病的防治、作业能力的提高和新概念武器损伤的防治等。

（丁江舟）

jiànzǎijī fēixíngyuán jiànjī shuāngshìyìng

舰载机飞行员舰机双适应
（dual adaptation of carrier-based aviator）　飞行员由陆基转为舰基飞行，机体对舰船环境与舰基飞行环境产生相应双重适应性的反应过程。提高舰载机飞行员的双适应能力，对保护健康、保障飞行安全具有重要意义。美国作为航母大国，对舰载机飞行员舰机双适应问题非常重视，1939年起陆续在以彭萨克拉为主的海军航空医学研究部门，建造了六自由度舰船运动模拟器、水平冲击加速度模拟发生器等专门设施开展冲击加速度、特殊环境感官生理学（视、听觉）、人体工效学、心理学等研究，制定了相应的保障对策、方案和装备，用于指导选拔和训练。中国学者在20世纪90年代，针对直升机上舰医学保障的需要，从预防航海晕动病的角

度出发，提出通过前庭功能选拔与训练的手段提高飞行员舰-机双适应的概念；至21世纪，随着舰载直升机频繁参与远海任务的常态化，加之首艘航母及舰载机投入部队使用，随之产生的舰载机飞行员舰机双适应的问题逐渐被军事训练及医学保障人员所重视。舰载机飞行员舰机双适应可根据涵盖的基本内容（适应源）划分为：①舰船环境因素适应。飞行员上舰后，需要适应在噪声、振动、摇摆、电磁辐射等物理环境，有毒有害化学气体、舱室人工照明与微小气候环境，跨昼夜航行及长期信息隔绝与社会心理支持缺失等不良驻舰环境下进行生活、作业，并维持战斗力。②舰基飞行环境因素适应。飞行员适应短距离起降飞行的技术要求；克服海上飞行错觉，保障飞行安全；以及具有海上生存能力。舰载机飞行员舰基双适应的主要特点是：①复杂性，表现为适应源多且易发生复合作用。②差异性，表现为既有个体差异又有群体差异，故舰载机飞行员特殊医学指征的选拔至关重要。③习得性，表现为通过真实或模拟环境训练可以提高个体的适应能力，因此科学合理的针对性训练必不可少。④脱适应性，与许多适应性问题一样，当个体脱离舰基飞行环境后已习得的双适应能力会发生下降甚至消失，需要通过再次训练得以重新获得。

（沈俊朱伟）

jiànzǎijī qǐjiàng jiāsùdù shēngwùxué xiàoyìng

舰载机起降加速度生物学效应（biological effect of acceleration during carrier-based airplane takeoff and landing）舰载机短距离起降中人体因水平加速度过

载产生的各种生物学变化。舰载机从航母甲板上以弹射起飞（图1）-拦阻着舰（图2）的特殊动力和制动方式行短距离起降时，人体由于飞机纵向过载所承受的胸-背（背-胸）向水平加速度载荷可引起躯干主要部位的生物动力学分布特征及组织与器官的生理反应，导致生理功能产生长期和短期效应。加速度生物效应产生的突出性问题为头颈部的损伤，

如美海军F/A-18机种飞行员中，就有74%曾发生颈区疼痛、37%有过颈部损伤，其次还有起降引起胸背痛以及灰视等问题。起降过程中，导致舰载机飞行员头颈部易发生损伤的生物物理机制在于：飞行员在瞬间水平加速度暴露时易产生"甩鞭效应"，人体固有生物体特性造成加速度会沿脊柱向上扩布产生生物超调效应，但因飞行员肩胸部有束缚带限位

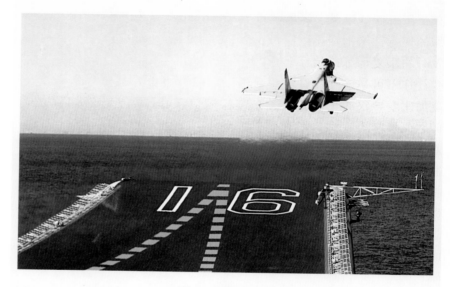

图1　舰载机起飞

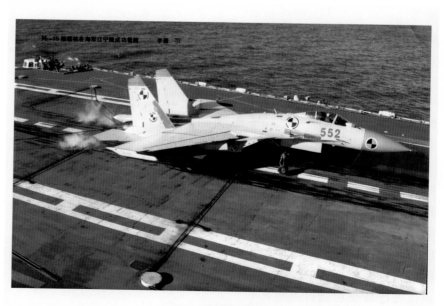

图2　舰载机着舰

保护，结果作为"鞭梢"的头颈部成为承受加速度最集中的部位，因此也极容易受到损伤。舰载机飞行员头颈部、颈部损伤的发病形式有急、慢性之分。急性颈痛是一过性的损伤，经过康复治疗可以痊愈；导致飞行员头颈部急性损伤的主要诱因可能包括非正常起降、飞行员主动防护不充分及存在头颈部潜在性损伤。头颈部慢性损伤的主要诱因则在于头颈部反复承受剪切、扭转等复合外力所引起的椎骨、神经和软组织的退行性结构变化，如未得到及时的康复训练或治疗，退行性变往往不可逆转。针对舰载机起降加速度导致的飞行员损伤防护问题，采取的应对措施有：开展基础研究，重视临床早期诊断，制定相关工业标准，加强飞行员主动防护教育与专项训练，推广康复治疗以及研制相关防护装备。

（沈　俊　朱　伟）

jiànzǎijī fēixíngyuán shìgōngnéng jiǎnchá

舰载机飞行员视功能检查

（visual function examination of carrier-based aviator）　对舰载机飞行员视觉器官的视觉作业效能进行医学检测的活动。包括视觉系统感觉光的能力、分辨外界物体空间细节、灰度和颜色的能力等。目的是确保飞行员具有良好的视觉效能，保证飞行任务的完成和飞行安全。

1912年，美国陆军部发布的第一批飞行候选人员体检标准的指令中就包括视力和色觉等视功能检查项目；1918年在纽约长岛的空军医学研究所建立了第一个研究飞行人员视觉的实验室。舰载机飞行员视功能检查技术是随着科学技术和航空事业的发展而不断地更新和完善的；为准确反映与飞行员完成舰基飞行任务密切相关的视觉能力，根据舰基飞行任务、飞行环境等特定条件而规定了视功能检查的内容和方法，主要包括常规检查和特殊检查。

常规视功能检查项目包括：①视力检查。是各项视功能检查中最基本、最传统的项目，它反映飞行人员分辨很小远距离目标的能力，常用兰氏环形视力表或标准对数视力表进行测试。②视野检查。用于测定飞行人员视网膜周围对外界物体敏感度的能力；视野越广阔，越有利于空间定向和捕捉空中目标，常用周边视野和平面视野计检查。③深径觉检查。用于鉴别自己与视野内其他空间方位相对位置的能力，包括距离、前后、高低等，对起飞、着陆（舰）、编队飞行或避开障碍物等均起重要作用。多用深径觉计进行检查，其他如立体镜、随机点立体图等立体视检查结果均可供参考。④隐斜视检查。分为测定隐斜性质和隐斜深度两种方式。常用方法有遮盖试验法、红色镜片试验法、隐斜视计检查法。⑤调节检查。用于测定飞行人员在近距离区分目标及交替注视远、近目标的能力。常用调节近点测量尺和标准近视力表进行检查。⑥色觉检查。用于测定飞行人员鉴别颜色的能力。早在航空医学初创时期就被列入了选拔飞行人员的医学标准中。色觉检查的方法较多，有假同色图片法（色盲本）、色相排列法、色觉镜、彩色线团挑选法等。⑦暗适应检查。用于测定飞行人员对暗处的适应能力。正常的暗适应功能对夜间飞行具有非常重要的保障作用。飞行人员暗适应功能不正常时，禁止参加夜航。常用暗适应仪进行检查。

特殊视功能检查项目包括：①动态视力检查。用于测定人眼识别相对运动目标的视力。动态视力与飞行密切相关是显而易见的，良好的动态视力对于目标的快速扫描和识别显得极为重要。②对比敏感度函数检查。用于测定视觉系统对亮度在空间呈各种不同周期的正弦分布视标的对比度阈值，其倒数为对比敏感度，可反映出视觉系统识别具有不同大小和对比度物体的综合能力。③对比视力检查。用于测定人眼对不同对比度目标的分辨能力。眩光失能检查是测定眩光对视觉影响轻重程度的方法（图1）。

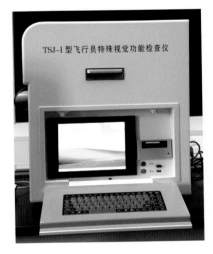

图1　飞行员特殊视觉功能检查仪

（时粉周）

jiànzǎijī fēixíngyuán duìbǐ shìlì

舰载机飞行员对比视力

（contrast visual acuity of carrier-based aviator）　舰载机飞行员眼睛对不同对比度两个空间单位最小距离的分辨能力。以对比度加视角来衡量，对比度越低，视角越小，表示对比视力越好。在舰载机飞行员视功能中，最重要的是形觉功能，但传统的常规视力形觉功能检查指标具有许多局限性，因其检查视标的对比度固定且接近100%，不能全面反映如海上低能见度等自然环境下的视力情况。相比而言，对比视力的检查视标具有同时改变目标大小和对比度两个参数评价视功能的特点，检查时所用的视标多为不同对比度的兰氏（Landolt）环（图1），对比度＝（背景亮度−视标亮度）/（背景亮度＋视标亮度）×100%。因此，可更敏感、全面地反映舰载机飞行员在低对比度环境条件下的分辨能力。

舰载机飞行员在海上、雾天、傍晚和黎明等环境中的舰基飞行条件下，观察的目标具有低对比的特点，对目标的感知取决于目标的相对大小和视觉系统识别目标背景对比的能力。多年的研究和实践证明，飞行员视觉功能在临床标准条件下测得的常规视力很难或不能反映飞行时的实际视觉功能状态和工作能力，具有良好常规视力的飞行员也存在对比视力的个体差异，而这些差异将影响飞行活动中发现和识别目标的能力。多项研究发现，人眼辨认低对比度（对比度40%～2%）、小视角（视角20′～5.5′）目标的正确率和反应时与11%对比水平

上的视力显著相关；雾天低能见度条件下识别低对比、大视角（视角2.5°）目标的辨认效率与30%和11%对比水平上的视力显著相关；飞行员在低能见度条件下观察地标的能力主要与低对比视力有关。对具有良好对比视力的舰载机飞行员来说，可明显扩大其在低能见度条件下的观察距离和提高其在低能见度条件下辨认目标的效率，从而使其在海上雾天等低能见度环境中飞行时对低对比度的视觉目标进行分辨的能力增强，做出相应反应的速度加快。

人的视觉辨认能力，即分辨物体的轮廓或细节以及识别目标与背景或目标体内各结构间的亮度差别、大小分辨和对比度辨别在眼睛辨认中既是彼此相互影响，又是互为独立的功能。对比视力与常规视力的不同之处在于引入了对比概念，反映了视觉系统具有识别不同大小和对比度物体的综合能力，即在常规视力概念基础上增加了对比度参数，成为评价视觉质量的重要指标之一。

（时粉周）

jiànzǎijī fēixíngyuán xuànguāng shīnéng

舰载机飞行员眩光失能

（glare disability of carrier-based aviator）因视野内高亮度物体或强烈的亮度对比而引起的舰载机飞行员视功能下降。当在视野中有眩光源时，光线在眼内产生散射，这种散射光叠加在视网膜的目标图像上，形成面纱样亮度，降低了目标的对比度，致使视物模糊，造成视功能下降，可影响飞行安全。

视野内有亮度很高的物体或强烈的亮度对比，引起视觉不舒适或造成视觉功能降低的现象称

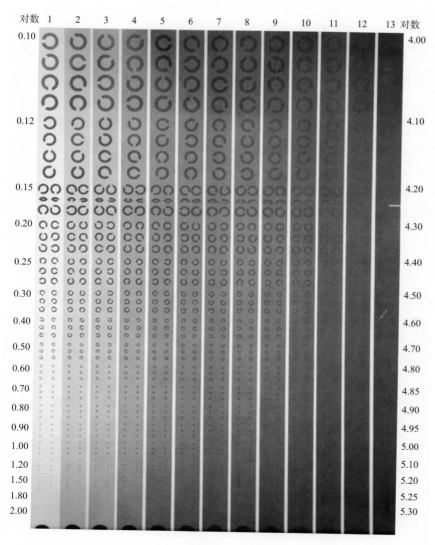

图1　兰氏环对比视力表

为眩光。根据眩光对视觉影响的轻重程度可分为不舒适眩光和失能眩光；后者造成的视功能下降被称为眩光失能。在舰基飞行中，常会遇到由于阳光直射、海面反光、甲板灯光照射等原因而引起的眩光，这种耀眼的眩光可导致眩光失能，使飞行员的视功能下降，其下降程度的大小与飞行安全和飞行任务的完成直接相关。常规视力正常的飞行员也存在眩光失能的情况，且个体差异较大，眩光失能较大的飞行员视觉作业工效降低，影响飞行安全。眩光失能与光线的强度有关，受照光线强度越强、照射时间越久，视功能恢复正常所需时间也就越长；还与眼的适应状态密切相关，同等强度的眩光对明适应条件下视觉功能的影响比对暗适应条件下视觉功能的影响要小，相应的眩光失能值也较低；还与年龄、眼内屈光介质的浑浊程度、角膜屈光手术等因素有关。

眩光失能检查是用作视功能评价指标的实用方法之一。眩光失能的程度以眩光失能值表示。眩光失能值就是眩光引起的视力或对比敏感度相对于无眩光时的下降程度，以百分比表示；也有用眩光得分或失能眩光指数对眩光失能进行定量评价的。眩光失能检查通常采用的视标为正弦波条纹或兰氏环，眩光光源为环绕检测视标的环形光源，眩光亮度通常是视标亮度的几倍到几百倍（图 1）。在飞行员选拔体检中经常会检出晶体周边混浊而视力正常或屈光手术后视力正常的人员，对这部分人员的视功能综合评价，可增加眩光失能检查内容，以确定其在有眩光存在的飞行环境中的视觉作业能力。

（时裕周）

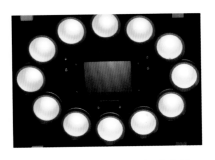

图 1　眩光失能检测视标及光源

hǎijūn hángkōng shēnglǐxué

海军航空生理学（naval aviation physiology）　研究海上航空作业及环境因素对人体生理功能的影响及其防护措施的学科。军事航空医学的组成部分，也是军事航海医学的组成部分。主要探讨飞行人员海上航空作业对生理心理的影响及对环境的反应与适应，建立防护措施，完善海上军事飞行的生命保障系统和个人防护系统，促进生理功能恢复和身心健康，保障飞行安全，提高作业能力。

发展历史　航空生理学发展应溯源于 19 世纪的高空生理学，第一次载人热气球升空试验成功于 1783 年 9 月，法国蒙哥尔费（Montgolfier）兄弟发明的热气球升空 500 米，成为人类第一次飞行，从此人类活动范围扩展到陆地与水域之外的第三环境。1875 年，另三人乘气球飞行，但因未带足氧气，其中两人不幸死亡；同时代的法国生理学家保罗·伯特（Paul bert 1833~1886）最先利用低压舱进行高空生理研究，通过 679 次多种试验，于 1878 年发表了航空医学史上科学巨著《大气压》一书。一次大战期间，飞机被用于军事行动，一些交战国相继认识到医学对飞行工作的特殊重要性，先后成立了专门的卫生机构，设置航空军医，制定军事飞行人员体格标准，开展了最早的飞行卫生保障工作，并对缺氧、供氧、寒冷、营养、视功能、前庭功能等进行了初步研究，当时很重视缺氧耐力检查和飞行人员耐受情况分级，进一步推动了高空生理研究工作。自 20 世纪 30 年代到第二次世界大战结束，航空医学及生理学进入成长时期。第二次世界大战期间，主要交战国均注意大力组织航空生理研究工作，并取得一系列重大进展。航空生理研究在新中国成立前基本上处于空白状态，生理学家蔡翘教授 1952 年率先开展了高空生理研究。20 世纪 60 年代初期始，为适应海军航空兵的发展，中国人民解放军海军医学研究所及海军总医院对海上飞行中存在的大气环境、低压缺氧、定向障碍等航空生理问题开展研究；20 世纪 70~80 年代，分别在海上飞行错觉、视觉生理、海上及空中运动病防治、飞行员心血管生理与疾病、低温海水浸泡生物效应与冷水浸泡防护、飞行人员海上生存及其救生装备等方面开展研究；20 世纪 90 年代~21 世纪初，先后对舰载机飞行员舰船适应、舰基或海上飞行等航空生理问题及其防护措施等方面进行了研究。

研究内容　主要包括：①海上飞行活动中高空缺氧、低气压、压力剧降等大气环境因素对人体的影响、耐受阈限、代偿适应能力及其作用机制。②维护和增强飞行人员对舰基及海上等异常环境和飞行负荷适应能力的方法和措施，海军飞行人员环境负荷耐力试验以及动态心、肺、视觉和前庭功能检查方法等。③海空环境、水上飞行以及舰载机飞行中载荷耐受、容许暴露强度及时间、空间定向障碍等问题。④海上航空因素引起的疾病和损伤的医学防治措施，根据其特殊的环境生理学问题及飞行劳动负荷特点，提出相应的飞行员医学生理和心理学鉴定选拔标准，专门针对海上航空特点用的生理、心理功能检查方法。⑤制定海上航空防护救生装备设计的生理标准和卫生保障措施，生命保障系统与个体防护装备的生理学及卫生学要求；海上飞行事故的生理学及医学原因调查与分析。⑥温度负荷等其他异常高空环境因素对人体的影响和防护措施。

研究方法　通过航空生理学应用基础理论和生物医学工程研究，利用系统工程方法、虚拟现实技术和模拟仿真技术等进行航空生理研究；通常在实验室条件下，利用海军航空专用生理科研设备、专业技术训练装备、海上飞行及错觉模拟装置、低压环境及甲板起降加速度模拟装置、下体负压模拟设备、载人离心机或在实际飞行活动中进行生理学研究。

（丁江舟）

hǎijūn hángkōng wèishēngxué

海军航空卫生学（naval aviation hygiene）

研究海上飞行活动的环境条件对海军飞行人员健康影响，寻求有效预防措施的学科。海军航空医学的组成部分。目的是维护海军飞行人员健康，保障飞行安全，增强海军航空兵的战斗力。

发展历史　自 1910 年 11 月 14 日美国飞行员尤金 B. 埃利（Eugene B. Ellie）驾机在巡洋舰上起降成功，海军航空卫生学也随着海军航空事业的发展而发展，1921 年海军军医开始学习航空医学，1939 年组建海军航空医学校，1940 年建立航空医学研究室，开始了飞行环境因素如高空用氧和

航空生理方面的研究，对海军飞行员进行海上救生与生存训练教育等；第二次世界大战期间，开展了高空减压病、缺氧防护、正加速度防护、海上幸存与救生、夜间飞行与疲劳、运动病、航空心理学等的研究；战后，针对高机动性能战斗机、喷气式飞机、垂直/短距离起降飞机的问世，航母弹射器等的发明，直升机成功搭载于驱逐舰、护卫舰等存在的航空卫生问题，先后开展了解决长距离飞行、低空或超低空飞行、舰载机弹射起飞等飞行活动对飞行员的影响与防护，长期驻舰对飞行人员的影响与防护、飞行员海上救生等研究，海军航空卫生学逐渐成为独立的学科。

研究内容　主要有：①海上与舰基飞行卫生保障。包括海上与舰基飞行作业特点、飞行疲劳评定、提高作业工效措施、抗舰基起降±Gx 与持续性+Gz 训练、提高缺氧耐力训练、加压呼吸训练等。②舰基和航行环境对飞行人员的影响及其卫生保障。包括舰船运动、跨时区与跨气候带航行、舱室微小气候环境因素（如噪声、振动、人工照明、密闭舱室气体等）的特点及其对飞行人员的影响，舰船舱室环境卫生学要求，异常环境因素控制，抗晕船训练、体能训练卫生等。③海上飞行环境因素对飞行人员的影响及其卫生保障。包括不同条件（如高空、夜间、热区寒区海域）飞行卫生保障，海上光环境变化特点及其对飞行人员的影响与视觉训练等。④营养及食品卫生保障。包括飞行活动及环境因素对消化、代谢的影响，飞行人员合理膳食的基本要求，海上飞行、驻舰航行、舰基飞行等条件下飞行人员的营养卫生保障等。⑤特

种防护装备的卫生保障。包括航空供氧、抗舰基起降±Gx 与持续性+Gz 装备的生理卫生学要求，海上遇险个人救生装备的生理卫生学要求，相应训练的医学监督等。⑥机务人员的作业特点及其卫生保障。包括机务人员的作业与环境特点及其影响、职业危险因素及健康维护等。⑦心理卫生保障。包括长期驻舰与舰基飞行条件下人员心理变化特点，健康维护与心理干预等。

研究方法　呈现多样性，主要有：①测量法。是借助器械设备进行实际测量的方法，常用于环境因素及对人体影响特点的研究。②群体测试法。根据特定的研究内容，设计标准的调查问卷，对海军飞行人员进行生理、心理反应的研究方法。③抽样测试法。从海军飞行（含机务，下同）人员的群体中，随机抽样或分层抽样选取样本，进行研究的方法。④询问法。通过与海军飞行人员的访谈，了解对特定环境或任务反应的研究方法。⑤实验法。在模拟海上飞行、驻舰等环境和条件下，测试实验对象的行为或反应的研究方法；观察分析法，通过不加任何干扰的观察，记录海上飞行、驻舰等环境中海军飞行人员的行为表现、活动规律的研究方法。⑥系统分析评价法。将海军飞行人员–舰载机–舰船–环境–任务作为一个综合系统来加以分析的研究方法。⑦计算机辅助研究。随着计算机技术和数字技术的发展，建立人、舰载机、舰船、作业环境、任务等相互作用的计算机模型，探讨特定条件下人员–舰载机–舰船–环境–任务之间的相互作用与影响等，是海军航空卫生学研究手段的发展方向。

（沈后）

hǎijūn hángkōng xīnlǐxué
海军航空心理学 （naval aviation psychology）

研究海上环境和飞行活动对海军飞行人员心理状况影响规律及心理创伤防治措施的学科。是心理学的分支之一，海军航空医学的组成部分。也是军事航海医学的组成部分。主要揭示海上航空特殊环境因素对人心理活动影响的规律及其机制，从人适应飞机、适应海上航空作业环境和飞机适应人几个方面探讨防护与对抗措施，为提高人-机-环境系统效能提供心理学依据。包括舰载机飞行人员心理学选拔、海上飞行训练心理学、航空心理卫生和航空工程心理学等。对提高舰基及海上飞行作业效率、保证飞行安全、发展航空事业具有重要作用。

20世纪50年代末，随着海军航空兵的发展，海上飞行日渐增多，海上飞行安全问题也涉及心理学问题，至此海军航空医学领域中的心理学问题开始受到重视，开展了海上飞行错觉的调查和研究；发现飞行错觉的发生除与环境因素有关外，还与人大脑认知活动的局限性或障碍相关。1960年中国人民解放军海军后勤部卫生部组织有关人员和中国科学院心理研究所等单位对海军飞行部队飞行员海上飞行错觉进行了调查，分析了飞行错觉发生率和引起错觉的心理因素，提出了克服错觉的办法。1965年海军医学研究所等单位编撰了《海上飞行个案》一书，为飞行人员和卫生人员认识和预防飞行错觉起到了积极作用，降低了因飞行错觉引起的飞行事故。在调查中还发现，心理因素也是飞行员消化性溃疡和高血压病发病率高的重要原因之一。

海军航空心理学研究客体主要是海上航空作业人员。主要研究内容有：①海军飞行人员心理学选拔。包括飞行学员心理学合格检查和心理学分类等。②海上、舰基飞行训练心理学分析。包括飞行人员飞行训练中甲板起飞、下滑着陆（舰）、海上飞行、编队飞行、仪表飞行、复杂气象飞行、夜间飞行等心理特点。③飞行人员在海上航空环境因素影响下的心理负荷和行为反应特点。提出飞行人员承受飞行任务负荷的耐限。④依据海上及舰基飞行作业环境、飞行任务。分析海上飞行错觉、航空（海）性病症的发生机制，提出预防和克服错觉、航空（海）性病症的措施。⑤海上航空环境、远航时舰上环境和飞行人员群体生活对心理素质的要求。提出从心理学角度筛选与训练飞行人员的方法。⑥依据航空工程心理学要求和海军飞行器设计中的人-机界面问题。提出海军飞行器研制中显示器和控制器的工效学要求。⑦海上航空心理卫生保障措施。提出海军飞行人员心理学鉴定方法和标准以及心理咨询和治疗技术。

海军航空心理学研究遵循客观性原则、系统性原则和发展的原则。根据被检者的外显行为和成绩表现去了解其心理活动，研究中严格控制或设立一定条件，有目的地引起被检者某一种心理活动，并进行相关测验、测量和调查。主要方法有：行为观察法、心理测验法、调查法、作品分析法、个案史法、晤谈法、评价法、实验法等；实验法还可分为实验室实验、模拟实验和自然实验。海上航空活动是一个巨系统，研究过程中要有整体观和层次结构观，要把人放在这个巨系统中，

从事物的相互联系、相互作用和航空人员的能动性去考察他们的心理，揭示其心理活动规律，以及工作效率和个体差异的本质。

（丁江舟）

hǎishàng fēixíng cuòjué
海上飞行错觉 （flight illusion at sea）

飞行人员在海上飞行过程中对飞机的空间状态、位置和运动状况发生的错误知觉。是降低飞行质量、危及飞行安全，严重时可导致飞行事故的重要原因。研究制定预防和克服错觉的措施是航空医学的重要内容。

海上飞行错觉通常与海空飞行环境因素的影响、感受器生理功能的限制和大脑认知活动的局限性有关，主要由两个基本因素决定：①感觉通道输入错误的空间信息。一般由参与空间定向的感受器的心理生理特点受飞行因素作用所致。②中枢加工错误。一般由于正确空间信息不足，片面的空间信息与大脑中已有的空间定向信息发生错误联系所致。尤其在现代高座舱认知负荷条件下，飞行人员对空间定向信息的分析中，其信息加工链中任何一环节上的加工错误，均可能导致飞行错觉的发生。按表现形式可分为倾斜错觉（图1）、俯仰错觉、方向错觉、倒飞错觉、反旋转错觉、速度错觉、距离（高度）错觉等；按感受器通道可分为前庭本体性错觉、前庭视性错觉、视性错觉等；按认知水平可分为：Ⅰ型（飞行中飞行人员未意识到自己已发生了飞行错觉）、Ⅱ型（飞行人员能意识到发生了飞行错觉，同时体验到与实际空间状态或仪表视觉空间状态之间的矛盾冲突）、Ⅲ型（又称不可抵御型，飞行人员虽然意识到发生了飞行错觉，但失去了对飞机操纵的控制

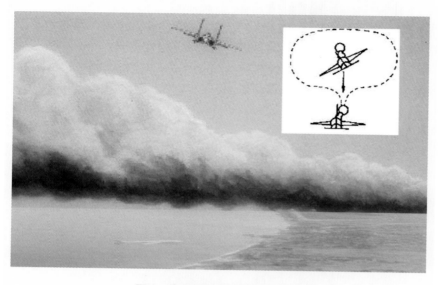

图1　海上飞行倾斜错觉示意图

能力）。特别是使用与飞行员感知觉系统有关的设备，如夜视仪可导致由错觉引发的飞行事故率的上升，头盔显示仪也带来同样问题。

预防措施有：①开展飞行错觉知识教育。②加强仪表飞行训练。③开展有关错觉的生理心理训练。克服与处置措施有：①树立克服错觉的坚强意志，要勇敢、坚定、沉着。②坚信仪表，立即完全转入仪表飞行。③停止大动作量的动作，绝对禁止凭感觉做粗猛地修正动作。④及时向地面指挥员或长机报告，以便适时得到帮助。对发生严重飞行错觉的飞行人员的处置措施是：明确诊断，果断临时停飞，全面检查与实施医学鉴定。

海上飞行错觉发生特点是：①发生具有普遍性。几乎所有的各类飞行人员或多或少或轻或重都发生过飞行错觉，但多数发生次数少，程度轻，易克服，为一过性，而健康状态不佳、心理品质与飞行技术差者最易发生。②不具有机型特异性。各种机型

上都可发生，机动性大的飞机上更易发生，歼击机飞行人员的发生率最高，多座机其次，民航飞机最少。③飞行错觉发生后出现的症状及影响差异大。发生飞行错觉后，几乎所有的飞行人员都有程度不同的"别扭"感觉，分别出现情绪紧张、恐惧、自主神经反应、不相信仪表、不能判断飞机状态及异常感觉等现象，有的还可发生焦虑、神经衰弱，甚者出现飞行恐惧，失去飞行信心。不能克服者，甚至可导致严重飞行事故。

（沈　俊）

hǎishàng hángkōng jiùshēng

海上航空救生 （marine aviation lifesaving）

对飞行人员海上遇险跳伞或飞机坠水后进行搜寻、救护及后送的活动。目的是挽救飞行人员的生命、保存战斗力、鼓舞士气。海上飞行事故的突发性、海洋环境的复杂性以及海上不良的生存环境，要求海上航空救生应具有实施营救的快速反应能力。

美国具有许多组织参与搜索

营救活动，这些组织由联邦政府负责协调，分区域开展工作；联邦警卫队、空、海军分别负责营救沿海、内陆和海洋的遇险者；海外驻军由该地区驻军管辖的航空救生机构担任；空军还设有营救配合中心，可日夜提供营救配合能力，并担任搜索营救管理、培训及装备的研制工作。俄罗斯在各军区或战术空军集团军内指定独立直升机团中运输中队的机组承担搜索营救机任务。日本航空救生系统主要由海上保安厅和航空自卫队的航空救生团组成。

海上航空救生一般包括：①脱险离机。首先，飞行人员跳伞后在海上要成功与降落伞分开，或直升机坠水后成功逃离直升机舱。②生存求救。飞行人员利用生存物品和救生装备在海上生存并发出求救信号。海上生存能力受海上生存环境、自身掌握的生存知识和基本技能、个人求生意志和随身携带特殊救生装备的影响，受过训练的飞行人员通过正确使用各种救生物品可保证其遇险后能在海上生存72小时以上。③搜索营救。由作战训练部门组织营救分队，在海上对飞行人员进行搜索定位、捞救和后送。搜索营救过程要求快速、可靠、准确和自动化程度高，并具有训练有素的专业技术人员和先进的搜索营救装备（图1）。一般由海军、空军、陆航、武警及地方部门联合组成，配置性能优良的地面指挥通信系统、打捞救生船、潜水工作船、潜水支援船、救援飞机等；搜索营救由各级司令部负责组织领导，各航空营救分队具体实施；卫生人员参加航空营救分队，主要实施医学指导和伤病员的救护治疗等。

基本要求包括：①及时定位。

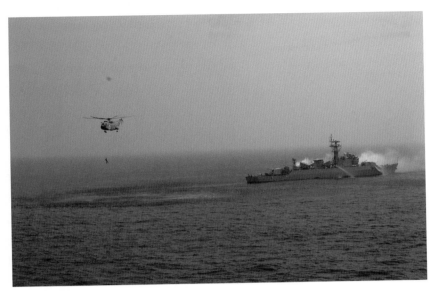

图1　海上航空救生演练

海上环境复杂，应及时启动搜索营救系统，对飞行人员遇险海区进行搜索，甄别求救信号，进行海上定位。②快速捞救。发现海上目标，应立即组织舰船、飞机等前往打捞，争取时间。③安全后送。海上救治条件有限，除对生命有危险飞行员进行紧急救治外，应尽早安排后送。后送时各级救治机构应根据规定填写医疗后送文件，严格掌握后送指征，选择正确的后送体位，指派护送人员实施途中监护。后送中，应注意减少运输中和海况的不良影响，避免伤病情恶化或途中死亡。

（丁江舟　司高潮　雷呈祥）

hǎishàng hángkōng jiùshēng zhuāngbèi

海上航空救生装备 （marine aviation life support equipment）

海上飞行人员遇险时应急离机、降落、生存和求救装置和装具的总称。其用途是使飞行人员在遇险时能迅速离机、安全降落，着水后能在各种险恶环境下生存并得到及时营救。

航空救生装备自飞机诞生起人们就开始重视其配置，随着飞机性能的不断提高和军事航空保障的需要而逐步完善，特别是海上飞行，一旦失事，飞行员将面临落水后的恶劣环境影响，更需要配置优良完善的救生装备。按功能用途可分为：①离机脱险装备。包括降落伞、弹射座椅、救生斧、水下应急呼吸器、水下应急逃生照明指示灯等，其作用是保证遇险飞行人员能在飞机失事时顺利离开飞机。②海上生存物品。包括救生筏、救生衣、救生背心等水上漂浮设备；救生手册、生存刀、指北针、空勤急救盒、驱鲨剂、防风火柴、渔猎用具、应急口粮、饮用水、海水脱盐剂、防寒服等生存器材，其作用是保证遇险飞行人员能够在海上保存体力和精力，有较长生存时间等待救援。现配套的海上个人救生物品可使受中度以下损伤的遇险飞行员，能保障在除冷水浸泡以外各种恶劣环境下独立生存48小时的基本需要。③求救联络器材。包括救生电台、信标机、太阳反光镜、光烟信号管、闪光标位器（图1）、救生信号枪（弹）、海水染色剂、口哨等。海上无参照物、环境恶劣，遇险飞行人员位置随着海水流动不断发生变化，搜索定位非常困难，通过求救联络器材可及时发出求救信号，便于营救分队的搜索救援。④搜索营救装备和系统。包括指挥通信系统、搜索定位和营救打捞装备等，如应急无线电信标、卫星携载设备、地面接收站、打捞救生船、救援飞机、任务控制中心和救援协调中心等。可形成各层次不同海域、不同方式的立体式救生方案，并组织实施。

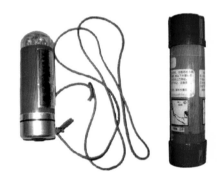

图1　闪光标位器及光烟信号管

发展趋势为：①自动化。为避免飞行员弹射跳伞时已昏迷或意识模糊导致救生装备无法启动的情况，海上救生设备应向全自动化方向发展，无需人工操作。②集成化。航空救生装备过多给飞行人员造成许多不便，应向性能集成或装备集成方向发展。③重视直升机救生装备研究。直升机乘员救生的困难在于机顶上有转动旋翼，乘员不能向上弹射，如果向下弹射，人机干扰也很大；随机坠水后，由于冲击、滚转或下沉而难于打开舱门逃生，需要发展直升机乘员水下逃生应急装备。

（丁江舟　司高潮）

zhíshēngjī shuǐxià táoshēng yìngjí zhuāngbèi

直升机水下逃生应急装备

(helicopter underwater escape emergency equipment) 直升机发生事故坠海下沉时，机上乘员用于迅速安全离机的应急器材。可为遇险直升机乘员水下生命支持指示逃生方向，支持生存能力，赢得时间等待救援。

直升机具有垂直起降、空中悬停、机动性好、起降环境要求低等特点，是海上运输、侦察、作战、后送的主要工具；但一旦发生意外事故突然着水，往往造成机身变形或下沉后因水体的巨大压力而无法打开或抛弃逃生舱门。直升机乘员从倾覆的直升机机舱中逃离平均时间需 40～60 秒，如果水温很低，这个时间还会进一步缩短。据美国海军安全中心统计，1963～1983 年间共有 300 架直升机坠入大海，因无法离机死亡 380 人。针对直升机海上坠海事故的高死亡率，多国研制了先进的离机逃生装备。美国从 20 世纪 90 年代中后期开始，为直升机乘员装备了新型的组合式救生装备，其中水下逃生用呼吸装置和水下逃生出口照明设备是乘员坠海遇险逃生必备的应急装备。

主要包括 3 类器材：①救生斧。短柄斧子，主要用于打开变形或锁死的舱门。②水下应急呼吸器。由氧气瓶、减压阀、导气管和咬嘴等组成，可随救生衣穿戴，能保证水下 2～10 分钟的应急呼吸用，是直升机乘员水下逃生过程中的生命支持系统。美海军飞行员配发 2 种水下应急呼吸器：SRU-36/P 型与 SRU-40/P 型。中国自行研制的 SJ-04 直升机水下应急呼吸器（图 1）由 69-4 型空气潜水呼吸器与 0.7L 铝合金高压气瓶组成，主要技术性能指标为：气瓶工作压力 20MPa、整机重量小于 2kg、工作水深 10m 以浅、水中使用时间大于 5 分钟、呼吸阻力小于 500Pa、最大供气流量大于 300L/min、高空适应性 7000m 以内、环境使用温度 −20～55℃。③水下应急逃生照明指示灯。由照明灯、指示灯、控制盒 3 部分组成，采用水控开关和手动开关两种方式；水控开关可确保装置触水后即刻开启水下灯源，标示直升机乘员水下逃生路线。美国和英研制的有 HEELSCYALUME、EXIT 等照明指示设备。中国的 SJ-04 水下灯集水下照明、指示功能于一体，采用水控开关，能清晰地显示水下逃生通道和方向，主要技术性能指标：水下灯自备电源、自成工作系统，工作电压 6～24V，系统总有效工作时间大于 3 小时，连续照明指示时间大于 20 分钟，环境水浊度 1.0mg/L 以下，指示灯可视距离大于 1m；照明灯可视距离大于 3m，呈稳态照明，照明指示角大于 120°，指示频闪发光频率为 60 次/分钟，工作深度水下 10m 以浅，水密性大于 0.2MPa；高空适应性 7 000m 以内，环境使用温度−20～55℃。

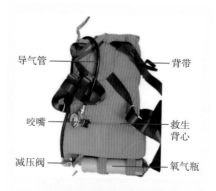

图 1 SJ-04 直升机水下应急呼吸器

(丁江舟 司高潮)

hánghǎi jíbìng

航海疾病 (seafaring diseases)

航海活动中，人体受各种海上及舰船环境因素作用而引起的病症、损伤和功能紊乱等的统称。航海人员暴露于多种人工和自然环境因素中，面临海上不良水文、气象、温度、湿度和舰船上噪声、振动、颠簸、微波、辐射、有害物质、微小环境气候、空气污染等因素影响，舱室狭小，居住拥挤，淡水及新鲜蔬菜、食品供应受限，远离陆地、社会和亲人，文化活动少，生活单调，环境孤独，容易产生性压抑、厌倦、疲劳、不安全感；值勤多，工作强度大，体力消耗多，精神压力大，影响了正常休息和睡眠，这些特殊环境因素加重了航海人员的体力、脑力和心理负荷，由此而引起不同于其他人群的疾病发生。

发展历史 自有航海史以来，即有航海疾病记载。中国唐太宗率领两支队伍对高丽作战时，海上的一支队伍因传染病流行而全军覆没；郑和七次出使西洋，船队共配有医官、医士 180 名，沿途采集药物、治疗疾病，记载瘴气为主要疾病。1500 年，西班牙一艘 360 人的军舰在 2 个月航行中，123 人死于疾病。此后，许多国家远征队出现了伤寒、霍乱、痢疾等传染病，每年数百人死于坏血病。最早把航海疾病限定于维生素 C 缺乏症的坏血病和运动病的晕船，后把胆汁逆流性胃炎、腰腿痛、活动减少症以及皮肤病、感染性疾病也列入其中。20 世纪中期以来，航海进入电子化、核能化、自动化为主要标志的现代化时期，航海医学进一步发展，航海疾病成为其一个专业学科，研究航海中有关心理及特发病、多发病、常见病的发病机制、临床表现以及适合航海条件下执行任务时的诊断方法和防治措施。各国对此进行了多方面的研究和防治，出版了针对航海疾病防治的各种手册和指南。

基本内容 主要研究航海中各种疾病的流行病学特点、发病机制，探索有效的治疗药物、治疗方法与手段。①航海疾病的流行病学。近代航海疾病常见病主要是传染病，19世纪50年代前半期以疟疾、菌痢、肺结核和阿米巴痢疾为主，后半期疟疾由第一位退居第3位，而流感则跃居首位；19世纪60~90年代菌痢、流感、疟疾、肝炎占居前四位，它们之和占传染病发病总数的87.69%。现代航海疾病谱从传染病转移到普通疾病。据中国人民解放军航海病专科中心对1970~1977年海陆勤人员41种疾病发病资料分析，海勤人员发病率最高的前10种疾病依次是普通感染、腰腿痛、急性肠炎、胃炎、口腔病、外伤、肺炎（气管炎）、皮肤病、流感和菌痢，发病人数之和占海勤人员总发病人数的67.76%；据10艘远航潜艇发病率统计，居首位的是皮肤病（32.48%），依次是消化系统疾病（8.77%）、口腔疾病（7.15%）、运动系统疾病（4.67%）和神经系统疾病（3.8%），其前10种疾病分别是痱子、消化不良、良性关节痛、毛囊炎、牙龈炎、睡眠障碍、脚癣、上感、结膜炎和咽炎。美国海军对航行8个月后的3艘巡洋舰的调查指出，80%以上的疾病为急性呼吸道、胃肠道、皮肤和皮下蜂窝织炎及泌尿生殖系统的疾病。2002年中国远航海员疾病分布为外伤与中毒（18.4%）、呼吸系统疾病（15.5%）、皮肤疾病（13.1%）、

消化系统疾病（12.3%）、口腔疾病（9.4%）、肌肉骨骼系统疾病（9.1%）、晕船（9.1%）、眼耳鼻喉疾病（6.9%）、神经系统疾病（3.5%）、循环系统疾病（1.1%）、泌尿生殖系统疾病（0.8%）、过敏性疾病（0.8%）。美国军医调查航行6个月的航空母舰发现主要是皮肤病和蜂窝织炎；意大利海军航行期间舰员的主要疾病是胃肠道疾病、呼吸道疾病、心血管疾病以及创伤和中毒。②各系统常见病。消化系统疾病是船员的多发病，患病率在20%~25%，其中上消化道以慢性胃炎、胃十二指肠溃疡发病率最高，传染性腹泻多见，急性阑尾炎、胆囊炎、胰腺炎是多见消化外科疾病。呼吸系统疾病常见的是急性上呼吸道感染、支气管哮喘、气胸等。心血管系统疾病常见高血压、心绞痛、心肌梗死等。泌尿与生殖系统疾病中结石发病率最高，依次为急性肾炎、感染、外阴疾病、外伤、前列腺增生等。内分泌与代谢系统疾病的发病率在逐渐升高，常见糖尿病、代谢综合征、痛风与高尿酸血症、血脂异常、甲状腺功能亢进等。血液系统疾病的确诊有赖于实验室检查，一般船上无条件，常见有贫血、粒细胞缺乏、过敏性紫癜、特发性血小板减少性紫癜等。运动系统疾病中关节病、颈椎病、腰椎间盘突出症发病率较高，特别是中老年船员更多见。神经系统疾病常见有头痛、眩晕、多发神经炎、失眠、急性脑血管意外等。皮肤病的发病率高于陆地，易发生真菌感染、毛囊炎、疖肿、虫咬皮炎、痱子、日光性皮炎、接触性皮炎、湿疹、荨麻疹、瘙痒症、冻疮、手足皲裂、脂溢性皮炎、寻常痤疮、斑秃等。耳鼻

喉科疾病的发病率也高于陆地，常见有外耳道炎及疖、中耳炎、噪声性聋、鼻炎、鼻窦炎、扁桃体炎、咽喉炎等。眼科疾病以睑腺炎、沙眼、结膜炎、角膜炎、眼外伤、青光眼、屈光不正等多见。口腔疾病最常见的是龋齿、牙髓炎、牙周炎、复发性溃疡等。常见外伤疾病有脑震荡、颅内血肿、骨折等。传染病中常见病毒性肝炎、流行性感冒、登革热、痢疾、伤寒、幽门螺杆菌感染等。寄生虫病有虱病、疥疮、肠道线虫病、疟疾等。航海条件下还会导致一些特殊疾病，例如航海晕动病（晕船、晕陆地）、海水淹溺、冲击伤（水中冲击伤、舰艇冲击伤、爆震性听损伤）、海水浸泡伤、海洋生物伤等。③航海疾病防治。总的防治原则是努力消除和避免各种致病因素，重视和优化工作的自然环境和社会环境，重视精神保健，增强航海人员对环境影响的抵抗力，使其适应当前的社会环境和特殊的舰船环境，及时对心理上不正常状态进行干预和治疗。航海常见病的具体防治原则是，呼吸系统疾病：积极开展体育活动，加强舰船舱室通风，勤晒被褥，注意个人卫生，防止受凉，坚持早发现、早诊断、早隔离和早治疗；发生流行时，减少或禁止集会，对舱室进行空气消毒，加强对症治疗。消化系统疾病：讲究饮食卫生，不暴饮暴食，限制刺激性饮食；加强食品的卫生监督，航行时增加活动，发病后立即对症治疗。运动系统疾病：合理安排劳动和休息，做好防冷防潮工作，保护腰腿、关节易发病部位，愈后采取按摩、针灸、封闭、理疗等方法治疗。皮肤病：加强通风，经常进行日光浴，提高皮肤的抵抗力，讲究

个人卫生，保持皮肤清洁，备足止痒、消毒和杀真菌的常用药和多种维生素。口腔疾病：保持口腔清洁卫生，养成良好咀嚼习惯，补充所需维生素，定期体检，及时矫治。传染病：注意切断传染途径，严格管理传染源，积极提高人群免疫力。精神及神经系统疾病：生活要有规律，适当增加体力活动，科学用脑，保持充足的睡眠，不使脑组织受到烟酒等的毒害，经常保持乐观的态度和积极的情绪，避免精神刺激，加强自控能力，学会放松及自我心理调节技术。航海特殊疾病防治工作已取得了一些进展：例如中国多家单位对晕动病进行了大量研究，研制了抗晕灵、东莨菪碱油膏、生姜合剂等多种药物，部分已应用于临床，效果良好。在海水淹溺方面，中国进行了海水呼吸窘迫综合征的研究，建立了动物模型，对其发病机制深入研究，提出了救治措施，在应用高频喷射通气、纠正酸碱平衡失调和电解质紊乱方面取得了较好效果。

主要特点　①海上、舰船特殊环境因素和人员社会心理因素，在航海疾病的发生和发展过程中起重要作用。②发病率明显高于内河作业人员和陆上工作人员。③航海疾病以呼吸系统、消化系统、外伤、循环系统和泌尿系统疾病为多见，部分患者所患的是与心理因素密切相关的躯体疾病。④受海上医疗条件限制，疾病的诊断和治疗难以做到及时与准确，以对症处理和基础救治为主。⑤治疗上要加强心理调节与治疗。

（许　恒）

hǎishuǐ yānnì

海水淹溺（seawater drowning）　因海水吸入呼吸道和肺泡引起的窒息或机体组织的严重缺氧。主要表现是脸部青紫，双眼充血，鼻腔、口腔和气管可充满泡沫，肢体冰冷，昏迷，严重者呼吸心跳停止。溺水者先有屏气和挣扎，后因高碳酸血症刺激呼吸中枢或因昏迷致大量水吸入呼吸道和肺内，也可因反射性喉痉挛发生窒息；大脑缺氧时间越长，死亡率越高；除抢救不及时造成死亡外，肺功能衰竭导致缺氧或酸中毒，常是另一重要死亡原因。

海水淹溺与淡水淹溺发生和发展的机制有着明显不同，由于海水含盐量是人体血液含盐量的4倍左右，以氯化钠为主的高浓度盐液吸入肺内，电解质迅速进入血循环，血液中的水分进入肺内，渗入到肺泡，引起严重的肺水肿和全身血容量锐减，血液黏滞性增高，引起心力衰竭。不论淡水或海水淹溺者均可发生肺水肿，晚期可引发肺部感染。

体征表现的轻重与溺水持续时间长短有关。轻者有面色苍白、口唇发绀，恐惧感强烈但神志尚清醒，呼吸与心跳均存在；重者可见面部青紫、水肿，口腔内充满泡沫或带有血色，上腹部膨胀，四肢冰冷，意识不清或昏迷，周身抽搐，呼吸与心跳先后停止。吸入海水的淹溺者可立即发生肺水肿，心跳停止一般不发生心室颤动；实验室检查呈现血容量减少、血液浓缩，血细胞比容增高，血液钠、氯、钙含量增高，血浆蛋白浓度含量减少，无红细胞溶血现象。

急救时首先将淹溺者打捞上船（岸），判断有无心脏搏动，迅速清除呼吸道污物，进行体位控水，建立人工呼吸与循环通道。主要救治措施：①人工呼吸。溺水者常有肺内残留液体、支气管痉挛，致呼吸道阻力增大，采用口对口人工呼吸较其他方法为好；对心跳停止者同时实施心脏按压。②正确控水。对溺水者迅速采用体位引流，可排出部分残余海水；宜将溺水者取俯卧位，腹部垫高，头尽量低垂，轻拍背部，使呼吸道和胃内的水尽快排出，然后使其平卧，头侧位进一步抢救；重症患者经现场抢救后送医院进行诊治。③院内治疗。可行胃肠减压改善呼吸。心搏恢复后，重点是纠正缺氧和酸中毒，可采用鼻管或面罩给氧，必要时行气管插管辅助呼吸。呼气末正压呼吸可保持肺泡扩张，减少肺内分流，提高动脉血氧饱和度（PaO_2）；如出现支气管痉挛，可行异丙肾上腺素雾化吸入，或用糖皮质激素治疗。有酸中毒者可先给碳酸氢钠，而后根据检测结果调整用量。电解质紊乱多可自行纠正，一般无需特殊处理。肺水肿严重者，可适当补充全血。

防止淹溺主要是正确使用各种漂浮器材、学会游泳和防淹术。对水上作业人员要加强业务素质和心理素质的训练和培养，学习水上救生常识；遇险时，要及时而冷静的运用水上脱险方法及水中自救互救技术，努力使口鼻露出水面呼吸，浮于水面待救；举手或挣扎反会使人体下沉；互救时要从遇险者后方接近，拖住其头部以仰泳方式救助，也可抓住其背部推出；不善游泳的救助者，切忌用自己的手直接拉溺水者，可用现场绳索或竹竿等将其拖上船（岸）。遇险者出水后，没有确定死亡前不要轻易放弃抢救；在低水温中发生淹溺时，抢救动作要尽量轻柔，有条件的要给氧和采取保暖措施。

（丁江舟）

hǎishuǐ jìnpàoxìng tǐwēn guòdīzhèng

海水浸泡性体温过低症

（seawater immersion hypothermia）　人体暴露在低温海水环境中，中心体温降至35℃以下引起机体一系列病理生理的改变。属意外性体温过低的一种。曾是第二次世界大战期间海上落水者死亡的主要原因。机体的功能下降程度与体温下降程度成正比，当中心体温降至35℃，体温调节能力丧失，出现呼吸、心率减慢，神经反射迟钝，嗜睡，寒战等症状；中心体温降到33℃，血压下降，全身僵硬，可出现定向障碍、遗忘症和精神错乱，寒战大部分停止；体温降至28℃以下，心脏受刺激导致心室纤维性颤动，甚至心脏停搏。人体浸泡在不同水温中的中心体温骤降、心室颤动是浸泡性体温过低的主要死亡原因，其耐受时间涉及诸多因素，个体差异明显。

海水浸泡可使机体热量丧失过多或是产热减少，无法维持恒定的中心体温，其病理生理过程分为：①功能代偿期。表现为整个机体生理功能增强、神经兴奋、甲状腺素和肾上腺素分泌增加，代谢升高，心跳、呼吸加快，血压升高，外周血管收缩减少散热，全身骨骼肌收缩引起寒战产热；体温下降到34.5℃时，代偿调节能力丧失，产生全身性体温过低，整个机体由兴奋转向抑制。②功能衰竭期。机体代偿失调，出现呼吸、循环、代谢等方面功能减退；肛温降到32℃，寒战停止，呈木僵状态。

临床上一般表现为皮肤冰凉、颜色苍白或发绀；机体各系统功能均有不同程度的变化，主要是：①神经系统。表现为神志模糊或昏迷，肌肉强直。体温34℃时，可出现健忘症；低于32℃，先是触觉、痛觉消失，而后意识丧失，深反射迟钝或消失，瞳孔扩大或缩小。②循环系统。心动过缓、心律不齐，血压下降或测不到，可出现心房和心室颤动；后者的前驱症状是心动过速，严重时心脏停搏。体温在32℃以下时，常会出现特定的"J"波，在第Ⅱ导联中最常见；QRS间期、Q-T间期延长，并常有T波倒置，出现心房纤维颤动等；25℃时，往往因自发性心室颤动而死亡。③呼吸系统。由于呼吸中枢受抑制，随着体温下降呼吸变慢变浅，肛温29℃时，呼吸次数比正常减少一半，呼吸慢而浅，有的除偶见一次呼吸外，其他生命体征完全消失。④泌尿系统。随体温下降肾血流量减少，肾小球滤过量减少，会出现代谢性酸中毒、氮质血症及急性肾衰竭。⑤物质代谢。包括水、电解质和酸碱平衡、机体耗氧量均出现较大改变；体温正常时耗氧量高的器官，在体温下降时，尤其在35℃～25℃时，变化程度最大。

诊断主要依据：明确低水温暴露史；一般意识清醒者可询问病史，测量肛温，不难诊断。对意识模糊或意识丧失者，需与其他疾病鉴别：冷水浸泡性体温过低症除有冷水浸泡史外，肛温低于35℃，心电图检查有其特殊意义，严重体温过低时会出现"J"波，并伴有T波倒置，间歇延长，出现心房纤维颤动等。

治疗方法主要是：急救前不宜急于给药，首选措施是恢复中心体温。对不同程度体温过低者采用不同复温方法，包括自然复温、体外复温、体心复温等。体外复温时，必须注意机体后降问题，后降对人体危害较大，甚至导致死亡；并应注意预防复温虚脱、复温休克、血液稀释症和急性心力衰竭的发生。救治时在保持足够有效血容量同时，还应注意血清钾含量变化，防止肺水肿和脑水肿的发生。复温后对心、肺、肾等功能障碍进行及时治疗。

预防体温过低症的根本措施是尽可能快地使遇险人员脱离冷环境，或者采取一切措施防止体热过多、过快散失，以争取待援时间。减缓体热散失可采用着抗浸保暖服，遇险时保持安静，入水后尽量避免头部浸入水中等保护措施。

（丁江舟）

hǎizhànshāng hébìng hǎishuǐ jìnpào

海战伤合并海水浸泡

（wounds with seawater immersion in naval battles）　海战中伤员被海水浸泡，使原有伤情发生变化的一类战伤。由于海战的特殊环境，伤员落水导致海水浸泡伤口或海水进入体腔，损伤机制及救治技术与一般陆战伤有其不同特点，可使伤情进一步加重，死亡率明显升高。

海战是位于海洋的一个特殊环境中作战，伤员落水经受海水浸泡率较高。海水有害因素不仅加重了原有战伤，并可造成新的损伤，因而落水伤员有不同于陆战伤的伤情特点及独特的损伤机制。海水有害因素主要是高钠、高渗、低温及含有与陆地不同的细菌。高渗、低温及海水细菌对伤员的损伤相互作用、互相叠加，使损伤进一步加重。落水伤员损伤有其共性，而在各类战伤（肢体开放伤、胸腹开放伤、颅脑伤、失血性休克、烧伤合并海水浸泡及海水淹溺）的表现上又有各自特点。海战伤员救治应以野战外科为基础，结合海水浸泡的独特伤情特点进行救治。

病因及发病机制　主要是：①海水高渗、高钠对伤员的损伤作用。对于人体的体液（包括细胞内液和细胞外液）来讲，海水是一种高渗、高钠、高碱和有菌的环境。海水浸泡不仅可导致局部伤口损伤加重，而且对全身也会带来严重危害。②海水浸泡造成低体温是主要损伤因素之一。由于海水热传导系数为空气的15～20倍，海水温度愈低，浸泡时间愈长，体温过低愈严重。战伤合并海水浸泡，由于伤口直接与海水接触，热量丢失更快；伤员经海水浸泡，更易发生体温过低；体腔开放的情况下，低体温发生更为严重。是导致落水伤员死亡的重要原因。③感染时限提前，肠道细菌移位早，感染菌群复杂。战伤合并海水浸泡后，可导致肠黏膜屏障功能受损，内毒素经肠道吸收入血，导致血内毒素含量升高；同时肠道大量细菌向肠外组织迁移，肠道细菌穿过肠黏膜上皮经淋巴管到达肠系膜淋巴结，再进入脏器（如肝脏）和血液循环，形成菌血症，因此，在血液、肝脏和肠系膜淋巴结均可培养出肠道细菌。④海水浸泡加剧了组织、血管内皮损伤，血管活性物质代谢失调，凝血-纤溶系统紊乱，脏器的过度炎症反应，进而启动脂质过氧化反应是造成组织继发损伤加重的重要原因。⑤肠道屏障的破坏是后续伤情加重的中心环节。战伤合并海水浸泡损伤机制十分复杂，由于海水的特殊性质，可引起机体一系列的损伤。肠道的屏障损伤及其介导的病理变化在后续伤情加重中起到了非常关键的作用，可能是其中心环节。肠道屏障作用破坏，细菌及内毒素大量进入机体循环

引发机体更严重的免疫失衡，促进 MODS 的发生和发展。可能是使伤情加重的重要原因。⑥在肠道屏障损伤后，免疫活性因子的变化对损伤有着重要作用。NF-κB（nuclear factor kappa B，NF-κB）核转录因子是许多促炎细胞因子与免疫调节因子的启动区，对诱导重症疾病的炎性反应起着重要作用。由于 NF-κB 的激活可以增强炎症调节因子的表达，所以 NF-κB 的激活可能是诱发多器官功能障碍、感染、失血、再灌注损伤等发展的关键（图 1）。

临床表现　主要有：①海水浸泡伤的存活率及存活时间明显低于陆战伤，动物实验结果表明，海水浸泡重度失血性休克存活率明显低于非浸泡组。海水温度愈低、浸泡时间愈长，动物存活时间愈短。②海水浸泡造成体温过低，在 20℃ 左右海水浸泡 30 分

钟～1 小时，体温即下降到 30℃ 左右。体温过低可引起严重的心血管功能紊乱及呼吸抑制。其特点是体温下降、血压下降、心率减慢、左心室收缩和舒张功能下降，心肌顺应性差，存活率下降。③海水浸泡可加重局部伤口及周围组织水肿、变性、坏死及炎症反应。海水浸泡的伤口感染更为严重。伤口组织细菌培养计数显示海水浸泡火器伤组为对照组的 10 倍左右。④海水浸泡开放性胸腹伤中，海水进入体腔不仅对脏器有压迫、损伤作用，并可引起高渗性脱水。海水的高渗、高钠特点，可通过体腔浆膜透析作用，引起机体高渗性脱水。血液可出现高钠、高氯、高凝状态，多发性微血栓形成，严重的血流动力学及电解质紊乱，出现较严重的代谢性酸中毒。上述特点在一般陆战伤中罕见。⑤海水浸泡伤多

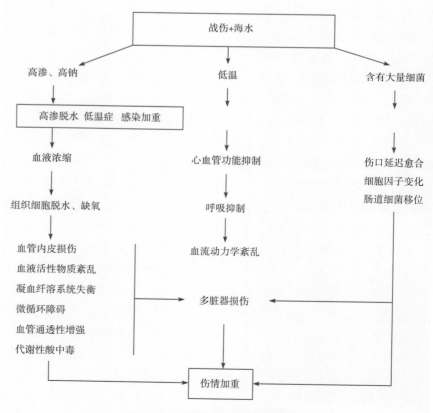

图 1　海水对落水伤员的损伤机制

伴有在短时间内出现严重的代谢性酸中毒。在海水浸泡胸、腹部开放伤，烧伤及失血性休克的实验中发现，海水浸泡组代谢性酸中毒比对照组出现早而且严重。⑥海水浸泡可导致微循环障碍，血管通透性增强，引起局部水肿广泛出血（图2）。采用激光多普勒技术测定浸泡1小时后肢体火器伤伤区周围肌组织的血流变化，可见伤后36小时内浸泡肢体距伤道1.5cm处骨骼肌血流量明显低于伤前水平，仅为伤前的40%～20.5%，同时伤区组织压力保持在伤前180%～136%的水平。在海水浸泡胸腹伤的病理学观察中，发现多脏器小血管中有微血栓形成，血管通透性增加，并伴有广泛出血。⑦海水浸泡所带来的损伤与伤员浸泡海水时间有密切关系，浸泡时间愈长，损伤愈严重。失血性休克的死亡率随浸泡时间延长而增高。⑧海水浸泡颅脑伤脑水肿明显加重。主要原因是脑血管通透性增强。应用血脑屏障（BBB）示踪法结合电镜观察发现，脑创伤后局部海水浸泡加重了BBB的破坏，使血中蛋白等大分子进入脑组织，组织渗透压升高，脑组织水含量增加。BBB的破坏增加是加重创伤后脑水肿的一个因素。⑨海水浸泡除可加重伤口局部组织的变性坏死之外，还可能带来全身多脏器损

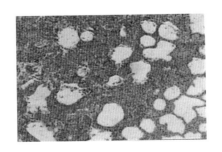

图2　肺脏病理切片

伤，发生多脏器功能障碍的概率更高。

诊断　对海战伤员的原战伤诊断同野战外科学；海战伤合并海水浸泡诊断可根据伤员海水浸泡的病史，并结合上述临床表现及实验室检查结果综合分析，进行诊断。

治疗　主要采取以下措施：①伤员在受伤后立即用防水敷料进行伤口包扎，防止海水浸泡伤口或进入体腔。②对落水伤员应迅速打捞出水，尽量减少在海水中浸泡的时间。动物实验证明海水浸泡的时间愈长、伤情愈重，甚至死亡。因此在组织打捞伤员出水时要争分夺秒，伤员海水浸泡的时间愈短，救治成功的可能性就愈大。③打捞出水的动作要尽量平稳，避免猛然用力将伤员从水中拽出。在腹部开放伤实验中发现浸泡在海水的致伤动物猛然打捞出水，引起血压骤然下降。④伤员出水后立即采取复温、保温、给氧措施。要即时测量体温、估计低温的严重程度，予以复温措施。⑤对浸泡伤员进行初期外科处理时，要求伤员动脉收缩压维持在90mmHg，体温34℃，脉搏100次/分左右。⑥尽量去除创腔（体腔）内海水，伤口及腹腔用加温的生理盐水或低张液反复冲洗。避免海水损伤作用继续延续，加温液体冲洗还有复温作用。⑦对海水浸泡伤口清创时可采用Cs法切除失活组织（切之不出血、触之软泥状、夹之不收缩）。组织颜色的改变不能作为判定组织活力的标准。减压、引流、冲洗在初期外科处理中尤为重要。低频高能超声波冲洗技术适合在批量浸泡伤员早期救治中应用。⑧有大面积创伤或体腔开放伤的伤员应注意有无高渗脱水，根据

伤情特点、伤员症状或急查血钠，一经确诊尽快按高渗脱水救治输液公式予以纠正。⑨伤员可能迅速发生严重的血流动力学紊乱、代谢性酸中毒、呼吸性酸中毒，应密切注意观察、及时处理。⑩海水浸泡烧伤的输液量根据烧伤面积、深度、浸泡时间及临床化验结果而定，输液量按一般烧伤公式可酌情加大。⑪休克治疗输液要根据体温及心率状况。液体复苏应用生理盐水，腹腔升温输液和小剂量高渗醋酸钠加胶体有利于改善血液循环。输液速度要根据体温和血压状况，心率上升后才可按陆上常规原则补液。心功能不全者要控制给液量。⑫海水浸泡颅脑伤脑水肿更为严重，应注意纠正。⑬海水浸泡伤口早期局部应用抗菌、抗炎复合药物有助于改善组织活力，推迟初期外科处理时间。⑭伤员出水后应迅速判断由海水浸泡造成的损伤严重程度，严重者需尽快纠正，海水浸泡损伤不明显或伤情稳定后按一般战伤救治规则处理。

（何　颖　虞积耀）

jiàntǐng chōngjīshāng

舰艇冲击伤（ship shock injury）　由水中兵器爆炸产生的冲击波经船体传导作用于舰艇上人员引起的损伤。属于固体冲击伤。其发生机制和伤情特点不同于空气冲击伤或水下冲击伤。对舰员危害极大，严重影响舰艇的作战能力和人员的生命安全。

发展历史　自从水下爆炸作为作战手段以来，关于水下爆炸对舰船及其人员的影响就引起各国的高度重视，并相继开展了实验研究。第二次世界大战前，研究内容仅限于水下接触性爆炸对舰船及其人员的影响。第二次世界大战后，由于非触发引信和大

型航空炸弹的出现，美国海军从惨痛的海战损失中深刻意识到增强舰艇和舰员抗冲击能力的重要性和紧迫性，研究重点逐渐转移到水下非接触爆炸产生的水下冲击波对舰船及其人员的影响，进行了一系列的实船和模拟水下爆炸实验，获得了大量的研究资料，使舰艇冲击伤的研究得到较快的发展。中国也开展了实船水下爆炸舰员冲击安全性试验，动物冲击损伤效应试验，人体下肢及脊柱标本的静态和动态抗压性能试验，真人和假人冲击响应对比试验等研究，建立了动物损伤程度和冲击强度之间的量效关系，制定了国家军用标准 GJB 2689—96《水面舰艇冲击对人体作用安全限值》、研制了系列舰员单兵抗冲击防护装具等。在《冲击伤》(1983)、《中国医学百科全书·航海、潜水医学》(1984)、《振动与冲击手册（第3卷）》(1992)、《航海医学》(1996)、《军队卫生学（第4版）》(1998)、《现代舰船卫生学》(2005) 等著作中，对舰艇冲击伤及防护研究进行专门阐述，促进了舰艇冲击伤研究领域的发展，基本奠定了中国舰员抗冲击技术研究的基础。

发病机制　舰船冲击载荷主要通过人体与舰船的接触面（如双脚、臀部）自下而上传导，最终导致整个人体系统都承受一定程度的冲击载荷，如果该冲击载荷造成人体生物学系统的变形超过其耐受限度并破坏解剖学结构或改变正常的功能时，造成舰船冲击伤。由于损伤机制和作用部位不同，人体不同部位发生损伤的概率是不同的（图1）。舰艇冲击伤通常可划分成两类：第一类是由冲击加速度载荷瞬间作用人体引发的惯性过载造成的人体损伤，也称为非接触性冲击伤，如冲击导致人体内脏器官产生的撕裂性损伤；第二类是由于甲板横向和纵向剧烈运动导致人员无法控制（如跌倒、抛掷）引起的伤害，也称为接触性冲击伤，如头部碰撞天花板造成的损伤。舰船冲击伤发生的主要原因与舰艇冲击运动的特性有关：①在加速度阶段时，在甲板突然产生向上的冲击运动作用下，甲板上的人员因受到向下的惯性力作用而产生超重，使人体处于压缩状态。如果负重部位骨骼所承受的压缩力超过骨骼本身的抗压强度，即可能引起压缩性损伤，其损伤部位与人员体位有关：站立人员主要为下肢损伤，如跟骨、距骨、胫骨下端骨折。坐位人员的主要损伤为脊椎压缩性骨折。②在减速度阶段时，人体在向上的惯性力作用下，以一定的速度飞离甲板，达到终止速度后以自由落体的速度跌落。人体在飞离和降落过程中均易发生二次损伤，身体可能撞击于舱壁、舱顶、甲板或仪器设备表面等，造成颅骨、四肢、骨盆、肋骨等处骨折以及皮肤挫伤、裂伤，有时还会发生脑震荡。③在加速度与减速度阶段时均可引起人体内脏器官移位与变形，致使内脏与骨骼间或内脏相互间发生碰撞、挤压和牵拉等，造成肝、脾、肺、肾、胃肠、心、脑等器官（尤其是腹腔实质性器官）的闭合性损伤。④在水下爆炸产生的舰艇冲击运动作用下，可将舰员抛起后跌落海（水）中，可造成溺水、死亡，或者产生舰艇冲击伤复合水下冲击伤。

临床表现　主要包括：①以骨和关节损伤为主。站立人员主要表现在跟骨、距骨、胫骨下端骨折，有时伴有腓骨下端骨折和踝关节损伤等，严重者发生粉碎性骨折；小腿下部 1/3 急剧肿胀和剧烈疼痛，并有皮下出血点和淤血等，肿胀严重者可出现下肢循环障碍症状，早期行切开减压术时可见大量血性渗出液。坐位人员主要表现在脊椎压缩性骨折，严重者呈粉碎性骨折，多发于脊柱的生理弯曲处，尤以第12胸椎和第1腰椎为多见；还可引起椎间盘的压缩性损伤，表现为纤维环破裂、髓核脱出，严重者亦呈粉碎性损伤。②常有软组织和内脏器官的损伤。包括肝、脾、肺、肾、胃肠、心、脑等器官（尤其

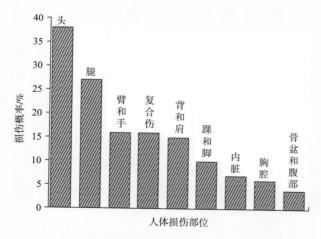

图1　遭受水雷和鱼雷攻击时人员损伤部位分布概率统计

是腹腔实质性器官）的闭合性损伤，轻者出现点状出血和淤血，较重者出现片状或条状出血，严重者导致脏器破裂或大血管断裂等。③具有"外轻内重"的特点，易被误诊或漏诊。典型的舰船冲击伤往往是闭合性损伤，呈现体表损伤不明显而内脏和骨骼等内部组织器官损伤较重的征象。如果发生二次碰撞或其他继发性损伤，才可能出现不同程度的体表损伤。④其他复合损伤。当舰艇上人员被抛入水中遭受水下爆炸冲击波作用，可能造成水下冲击伤；或者遭受空中爆炸导致空气冲击伤等。水下冲击伤和空气冲击伤主要表现为含气脏器（如肺、中耳等）和含有气体与液体的空腔脏器（如胃肠道等）出现损伤，如引起鼓膜破裂、听小骨骨折，以及颅脑损伤等。⑤其他表现。在冲击作用瞬间可出现心律异常、心电图改变等心功能变化；在冲击作用瞬间可能出现目瞪口呆的现象和面色苍白、出汗、恶心等症状，以及脑电图出现异常波形等神经系统功能变化；可出现转氨酶升高等肝功能变化；在较强的冲击作用后，可能出现血压显著降低、休克等症状。

诊断 舰艇冲击伤通常是闭合性损伤，具有体表损伤不明显而内脏和骨骼等组织器官损伤较重的特点。首先根据伤员的自诉，初步判断一般损伤情况；询问伤员在冲击时所处的姿态，然后确定可能的损伤部位；对骨骼的损伤诊断重点是通过 X 线摄片检查脚部、小腿、大腿等是否有骨折损伤。对内脏器官的损伤检查采用胸部 X 线、腹部 X 线等检查，确诊是否有血胸、气胸、胃肠道穿孔等肺部和腹部冲击伤。对于腹腔内实质性器官可采用 B 超、

CT 扫描等仪器检查肝、脾、肾等是否有损伤。其他还可通过血液和生化检查进一步确诊。

治疗 舰船遭受爆炸冲击后，一般发生冲击伤的伤员数量较多。首先各战位应开展自救互救，包括保持呼吸道畅通、止血、包扎等，然后对伤员病情进行分类检查、确诊后，根据伤情采取紧急救治、手术等治疗。对于脊柱损伤的伤员，应采用硬板担架搬运伤员；气胸伤员进行穿刺排气或胸腔闭式引流；危重伤员采取边救治边联系后送的措施，快速后送医院船或岸基医疗机构实施早期治疗和专科救治。

预防 包括：①在舰艇重要部位设置减振甲板、缓冲平台等。②在舰艇舱壁、舱顶、立柱等易发生碰撞的部位敷设软木或者是无毒性的泡沫塑料。③固定舰艇上的铁门、舷窗等活动设施设备，防止发生继发性损伤。④为舰员配备优良的抗冲击防护装备，如抗冲击鞋、头盔、背心以及抗冲击座椅等个体防护装备。⑤加强舰员抗冲击防护知识、技能培训，提高自救互救能力等。

（李中付 黄建松）

jiànyuán bàozhènxìng tīngsǔnshāng

舰员爆震性听损伤（explosive acoustic trauma of shipman）

因爆炸或射击的高强度脉冲噪声和弱冲击波所造成的舰员鼓膜病变和永久性听阈偏移。又称急性声损伤。脉冲噪声以损伤听觉系统为主，对听觉损伤的部位不在中枢，仅局限于周边听觉器官，即中耳和内耳，常表现为中耳和内耳兼有的急性混合伤。

发病机制 高强度的脉冲噪声或爆炸物爆炸时所产生的压力波在瞬间发生的强正压波可使鼓膜破裂；暴露时间短、强度高，

可导致耳蜗永久性损伤。爆震波的峰值越大，或暴露时间过长或重复遭受损伤，则损害的程度就越重。鼓膜按损伤程度可表现为淤血、混浊或穿孔；耳蜗病变轻时只损伤感受毛细胞，较重时可引起整个螺旋器的消失，更重时还伴有螺旋神经节及听神经纤维的退行性变性。

瞬间接触爆震波的反应为即时听觉疲劳和听阈上升，暂时性阈移为可逆性病变，休息 1~2 小时后能够恢复正常，有时需数天或数周才能完全恢复。由于接触音源位置不同，两耳听力损害可有 20dB 的差别，损伤区首先在 6kHz 出现听谷，比 4kHz 处多一倍。如反复接受爆震，便成为不可逆转的永久性阈移，即成为永久性耳聋。

临床表现 剧烈耳鸣、耳痛、眩晕，重者可出现昏迷、休克；检查鼓膜可有充血、破裂、出血，重者听骨链可损伤，可伴有脑脊液漏或颅底骨折；纯音测听听力曲线呈"V 形"或"U 形"下降（双耳曲线非对称，近声源侧较严重）或重度耳聋，如同时伴有功能性聋可表现为全聋。

诊断 影响舰员爆震性听损伤的主要因素是噪声强度、噪声频率特性、暴露时间等，舰员爆震性听损伤有明确的爆震史，及爆震后相应的临床症状。根据舰员明确的爆震史，暴露的噪声强度、频率特性，暴露时间及上述症状即可明确诊断。

治疗 舰员爆震性听损伤最好在伤后 3 天内开始治疗，动态观察听力 1 个月；坚持治疗，静脉滴入血管扩张剂、皮质激素、抗凝剂、神经营养药物等；鼓膜穿孔者应随诊观察，促进自行愈合；听骨链损伤者需手术治疗。

预防 工作时佩戴合适的护听器如耳塞、耳罩或头盔式护听器；定期检查听力，及时发现早期的听力损伤，并给予妥善处理，争取早期治疗。

舰员爆震性听损伤是舰船噪声性耳聋的特例。

（李中付）

jiànchuán zàoshēngxìng'ěrlóng

舰船噪声性耳聋 （noise deafness of shipman）

舰船员持续接触噪声引起的听力损失扩展，造成语频的永久性听阈偏移及主观上的听力障碍。又称舰船噪声损伤。分为：暂时性听阈偏移，暴露的声级不高或时间不长，听阈偏移可恢复；永久性听阈偏移，暴露的声级过高或时间过长，听阈偏移不再恢复。

发病机制 舰船噪声通过机械、生理、生化和代谢作用对听觉器官造成损害，引起听力下降。损伤的机制主要有：①机械学说。强噪声引起强烈的迷路内液体流动，形成涡流，冲击耳蜗螺旋器，造成毛细胞机械性损伤。②血管学说。强噪声损害耳蜗微循环，导致内耳缺氧，使末梢感觉器官发生改变，导致毛细胞变性、死亡，发生功能障碍。③代谢学说。强噪声引起螺旋器细胞酶系统代谢紊乱，发生功能障碍，引起螺旋器的酶活性降低，生化环境改变，导致毛细胞功能障碍。舰船噪声性耳聋发展规律与一般噪声性耳聋相同，最先在 4 000Hz 处出现永久性听阈偏移，而后逐步扩展到 6 000Hz 和 3 000Hz，然后再扩展到 8 000Hz 和 2 000Hz，最后扩展到 2 000Hz 以下的频率。

舰船噪声超过 85dBA 强度时，开始对耳蜗造成损伤，损伤程度与有关因素的关系是：①噪声强度。噪声性耳聋的发病频率随噪声强度的增加而增加。②噪声频谱特性。在强度相同的条件下，高频噪声对听力损害比低频重；窄频带噪声或纯音对听力的损害比宽频带噪声大。③噪声类型。脉冲噪声比稳态噪声危害大。④接触时间和方式。持续接触比间歇接触损伤大。接触噪声期限越长听力损伤越重。⑤个体易感性。在相同环境下，同龄人群中10%对噪声敏感，25%对噪声最不敏感，个体差异与遗传、耳部结构、体内因素（高血压、镁缺乏、脂代谢异常等）、心理因素有关。

临床表现 听力减退及耳鸣；早期，听力损失在 4 000Hz 处，对普通说话声无明显影响，仅在听力计检查中发现，此后听力损害逐渐向高低频发展，听力普遍下降，最终感到听力障碍，严重者可全聋；耳鸣与耳聋可同时发生，亦可单独发生，常为高音性耳鸣，日夜烦扰不宁。

诊断 舰船噪声性耳聋的诊断需要注意：①听力损失类型为高频感音神经性耳聋。如果 3 000Hz、4 000Hz 和 6 000Hz 这 3 个频率中有任何一个频率的纯音听阈高于正常标准（大于 25dB），且该频率的纯音听阈比 1 000Hz 或 2 000Hz 的纯音听阈高出 10dB 以上，则可诊断为高频感音神经性耳聋，即听力曲线呈 V 形下陷，双耳曲线对称。②有明确的噪声暴露史。③有时听力图的类型并不是 V 形，必须考虑其他可能性的存在。

治疗 舰船噪声性耳聋一旦发生，难以逆转，目前对该病没有有效的治疗方法。早期仅对 4 000Hz 听力下降者，休息数日或数周，应用维生素及血管扩张药物，有望恢复听力。若病期已久，螺旋器及螺旋神经节细胞已变性，则治疗难以奏效。影响日常生活者，可配用助听器。

预防 最积极最根本的预防方法是控制舰船噪声强度（低于85dBA）；减少暴露时间，如减少每日、每周的接触噪声时间，也可降低发病率；工作时佩戴合适的护听器（耳塞、耳罩、头盔式护听器等），根据实际情况轮换到噪声低于 85dBA 的岗位去工作，可降低听力损害；定期检查听力，及时发现早期的听力损伤，并给予妥善处理，争取早期治疗。舰员爆震性听损伤是舰船噪声性耳聋的特例。

（李中付）

hánghǎi yùndòngbìng

航海晕动病 （seasickness）

人乘船时因摇晃、颠簸和视动等引起前庭-自主神经紊乱而导致的疾患。俗称晕船或晕海。

发展历史 航海晕动病可以严重影响航海中各项工作的正常开展，尤其是在风浪、潮涌较大的海区。根据流行病学研究，该病在航海人员中的发病率在40%~80%，尤其是初次出海或偶尔出海者，通常经过长时间的出海适应可降低发病率并减轻症状。部分患者经过长航适应后，在回到陆地时可出现陆地晕船症，即所谓的晕陆地。

航海晕动病发作时主要影响中枢神经、消化、循环、运动、内分泌及自主神经等系统。①中枢神经系统。异常运动刺激引起血流动力学改变，导致脑部血流减少和氧供不足，神经递质水平的失调导致中枢的调控能力、思维能力下降，出现嗜睡、淡漠、注意力下降，出现头晕、头痛、记忆力下降等症状。②消化系统。船体的剧烈摇晃刺激前庭引起自主神经中枢失调，导致血流动力学改变和机体内分泌功能紊乱，都可以使胃肠道血流阻力增加，血液供应减少，从而引发上腹不适、腹痛、恶心、呕吐等消化道症状，剧烈的呕吐可导致消化道黏膜损伤，甚至溃疡。③循环系统。机体受到环境刺激后导致交感兴奋，加上血流动力学改变和机体内分泌变化引起心率增加，表现为心悸及血压升高。④内分泌系统。主要引起促肾上腺皮质激素、甲状腺激素、抗利尿激素、醛固酮、精氨酸加压素、血管紧张素等激素水平升高，引起体液增加，血压升高。⑤自主神经系统。机体受到不适宜的运动刺激后引起交感和副交感神经系统兴奋性均升高，但两者的平衡遭到破坏，导致副交感兴奋性明显高于交感兴奋性，表现为恶心呕吐，面色苍白、出冷汗等。

病因和发病机制 船舶因风浪和潮涌而摇晃，人体平衡器官受到水平、垂直及角加速度的运动刺激而产生过量生物电，导致中枢与自主神经系统功能紊乱、内分泌失调、血流动力学改变，继而产生一系列晕船症状（图1）。发病机制主要有感觉冲突学说、神经递质失衡学说、前庭功能障碍学说、血流动力学改变学说、耳石失重学说及内分泌异常

假说等。①感觉冲突学说。1931年由克莱蒙特（Claremout）最先提出，后来里森（Reason）和格雷比尔（Graybiel）再次论述，并逐渐得到完善和发展，目前为多数人所接受。该理论包括不同运动感觉系统之间的冲突和运动感觉与感觉经验的冲突两方面内容。一是不同运动感觉系统之间的冲突。参与人体维持平衡的运动感觉器官有前庭、视觉器官及本体感觉器，其中前庭包括感受重力、直线加速度的椭圆囊斑与球囊斑和感受角加速度的半规管壶腹嵴。人的三维空间定向就建立在上述感觉器官输入的信息的基础上。在静止环境和在地面自然运动环境中，各器官传入的信息是协调一致的，而在航海过程中，机体暴露于船体摇晃的特殊运动环境中，运动感觉器官传入了某些畸变的空间定向信息，与原有模式不同，各感觉器官传入的信息之间发生矛盾而产生冲突，协调作用受破坏，引起机体平衡系统功能紊乱而发生航海晕动病。二是运动感觉与感觉经验的冲突，也称为神经不匹配学说。大脑对自然运动有记忆功能，当机体暴露于新的运动环境中，中枢接受各运动感受器官传入的信息，与原有记忆进行比较，若信息一致，

则反应正常，否则将导致神经不匹配，引发前庭眼肌反应、前庭感觉性反应及前庭自主神经性反应，从而产生晕动病。②神经递质失衡学说。该学说在1970年由伍德（Wood）和格雷比尔提出，认为晕动病是中枢神经系统的一种应激反应，与一些中枢神经递质的平衡失调有关。这些递质主要有乙酰胆碱、去甲肾上腺素、5-羟色胺等，前两种尤为重要。机体受到不适宜的运动刺激时，引起乙酰胆碱系统的激活和去甲肾上腺素系统受抑制，从而导致两种递质水平的失调，机体抗运动刺激的能力下降，出现晕动病。③前庭功能障碍学说。前庭对运动刺激存在一定生理阈值，如果在航海过程中机体接受到运动刺激超过了前庭所能承受的生理阈值，前庭将发生功能障碍，出现体位调节障碍、视线调节障碍、空间定位障碍，并导致自主神经系统功能异常，引发晕动病的发生。④血流动力学改变学说。机体在航海过程中受到不适宜运动刺激后导致自主神经中枢失调，引起脑血管紧张度改变，因而导致大脑各中枢的血液和氧的供应发生改变，其中颞、顶叶等部位的血管收缩，出现缺血缺氧，使这些区域的神经中枢功能发生紊乱，引发晕动病。

临床表现 病情较轻者主要表现为自主神经症状。自主神经症状表现为：头晕、头痛、精神萎靡、表情淡漠、记忆力减退、躯体乏力、工作能力下降、面色苍白、心率加快、出冷汗、恶心呕吐。重症患者如长时间发病可出现脱水和电解质紊乱。根据病情轻重可分为3型。①轻型：仅有咽部上腹部不适、乏力、头晕头痛、精神不振、面色略白等；

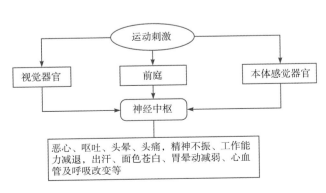

图1 航海晕动病的发病机制

②中型：出现恶心呕吐、头晕头痛加重、面色苍白、出冷汗；③重型：上述症状加重，呕吐不止，并出现心悸、胸闷、肢冷、表情淡漠、唇干舌燥等虚脱表现，严重的可出现脱水、电解质紊乱。

诊断与鉴别诊断　在航海过程中出现头晕、恶心呕吐、脸色苍白、四肢发冷、出冷汗等症状，简单排除消化道和心血管疾病即可诊断为本病，若有多次航海经历，既往表现可作为诊断依据。

治疗　大部分患者发作时给予对症治疗、保持机体水电平衡，返回陆地后可自行缓解，仅有极重症者需要后续治疗。主要方法是：①调节饮食，尽量避免过度油腻食物，多食易消化食物，可多喝姜汤。②药物治疗，可使用抗胆碱药。降低副交感兴奋性，如苯海拉明，上船前1～2小时可预防性口服25～50mg，发病时每日2～3次口服，或东莨菪碱0.6～1mg，或东莨菪碱0.6～1mg+安非拉明10～20mg；镇静剂：地西泮、巴比妥钠、水合氯醛均可；抗组胺药：苯海拉明、氯苯那敏及多潘立酮等，有中枢性抗胆碱能作用，并可降低前庭神经核传入活动的兴奋性；氯丙嗪，用于镇吐，25～50mg肌内注射，4～6小时给药一次；选择性钙离子拮抗剂，有改善脑部血液循环，提高其对前庭刺激的耐受力，代表药物有盐酸氟桂利嗪、阿米三嗪等。③中草药治疗。如苏梗、生姜、花椒，以及复方制剂如防晕茶、防晕片等。④对于重症患者，要鼓励进食饮水，同时积极给予支持治疗，补足维生素、能量，注意维持水电平衡，并尽可能早脱离航海运动环境。

预防　主要有：①一般性预防，航海前做好充分的心理思想准备，调节好心理精神状态，树立信心，以提高抗晕能力；上船后适当加强运动，提高交感神经兴奋性。②适应性训练，航海人员处远海前应适当加强海上训练，大部分人员经过训练可明显提高抗晕能力。③平衡功能训练，航海人员尤其是在航海过程中担任重要部位值守的人员，可进行抗晕训练，如爬杆、爬绳、爬云梯、秋千、浪木、滚轮等。④心理辅导，通过心理疏导达到消除恐惧、放松心情，树立航海信心。⑤改善航海环境条件，加强舱室的空气流通，消除舱室内的异味，保持较好的温度和湿度，适当开展文体活动，消除疲劳，分散注意力。

（沈先荣　许益飞）

晕动性胃食管反流病（motional gastroesophageal reflux disease）　人体因受加速度等位移变化导致胃内容物反流引起的疾病。症状严重时可影响日常工作及睡眠。该病预后较为良好，但胃食管反流也可使极少部分患者食管黏膜出现异型增生，甚至有发展为食管腺癌的危险。

发病机制　其病因和发病机制为乘坐车、船、飞机时，人体发生加速度等位移变化，前庭器官受到过度刺激，引起前庭、自主神经功能紊乱（称为晕动）。此时可发生食管收缩时间、幅度和频率异常，使食管下括约肌压力降低，食管防御机制、食管酸清除能力随之下降，导致胃内容物（主要是胃酸，胆汁和消化酶）反流入食管，引起胃灼热、反流、上腹痛甚至胸痛、慢性咳嗽、慢性喉炎及哮喘等胃食管反流的相关症状及食管黏膜损伤（图1）。

除运动外，常见的诱发因素为不良视觉、情绪紧张、睡眠不足、过度疲劳、过饥过饱、内耳疾病、吸烟、过度饮酒、非甾体类抗炎药、心身疾病及家族史等。

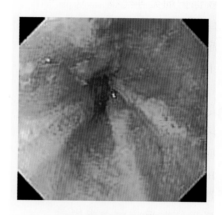

图1　胃食管反流引起的食管炎

临床表现　主要是，乘坐或反复乘坐轮船等交通工具时/后出现的胃灼热、反流、上腹痛甚至胸痛、慢性咳嗽、慢性喉炎及哮喘等症状。其中，胃灼热和反流是特征性症状。胃灼热指胸骨后烧灼样感觉，胃食管反流是引起胃灼热最主要的原因；而反流是胃内容物反流入口中或下咽部的感觉。诊断：根据下述检查，结合患者有乘坐车船、飞机史，并排除原有胃肠疾病：①上消化道内镜检查。可见食管黏膜出现充血水肿及黏膜破损，食管远端黏膜甚至还可出现柱状上皮化生，轻度或重度异型增生。②上消化道钡餐透视检查。可显示胃食管有/无黏膜病变及钡剂反流。③24小时食管pH监测。可显示食管内存在酸反流。④食管胆汁反流或食管阻抗监测。食管内可检测到胆汁反流，或pH>4的反流。

预后与转归　长时间严重的胃食管反流可使极少部分患者食管黏膜出现肠化或异型增生，甚至有发展为食管腺癌的危险。该病治疗可分为：①病因治疗。去除病因。②药物治疗。可用降低副交感神经兴奋性类、抗组胺类、促胃肠动力类、选择性钙离子拮抗剂类、质子泵抑制剂类以及黏膜保护剂类等药物。③内镜治疗。伴有异型增生和黏膜内癌的患者，超声内镜检查确认后，可在内镜下将这些病变切除。

预防 ①脱离运动环境，或尽可能避免较大加速度的运动环境。②适应性训练：又称前庭适应，在一定条件下经长期或定期由弱到强的前庭刺激，其反应可逐渐减弱。③改变生活方式：选择最佳抗反流体位，如尽量避免头低脚高位，忌高脂食物及烟酒等。④药物：抗晕船药与上述相关药物合用。

（沈先荣　许益飞　吕　礁）

yùnlùdì

晕陆地（post cruise dizziness）

部分航海人员结束水上生活回到陆地，在一段时间内感觉到地面晃动、步态摇摆、身体站立不稳等类似"晕船"的感觉。又称陆地"晕船症"。是一种长时间脱离陆地环境而导致对其不适应的表现（图1）。长时间的航海生活，机体会逐渐适应相应的运动环境，在大脑中形成感觉记忆。当人们重新回到陆地时，新的相

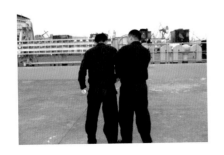

图1　晕陆地表现

对静止环境与大脑记忆中的运动模式不一致，将在大脑中形成感觉冲突，从而导致晕陆地现象的发生。疍民一生绝大多数时间都生活在水上，当他们上岸时普遍存在晕陆地现象。连续长时间在水上生活的航海人员回到陆地时，有不少人也会有相同的体会。该现象持续时间不长，多数在较短时间内能自行缓解，只要适当休息，让身体逐渐适应陆地环境，一般无需医疗干预。偶有长时间发病者，可给予晕动病的相应治疗，当再次回到水上，上述症状又会自行消退，仅有极少数患者会长时间不适应陆地，长期存在症状，需要医学干预。

（沈先荣　许益飞）

kàngyùnchuán yàowù

抗晕船药物（anti-motion sickness drug）

防治晕船或减轻晕船症状的药物。抗运动病药物的组成部分。对保护舰船人员健康及维护战斗力具有重要作用。

抗运动病药物的研究已有百余年历史，1880年首次使用M胆碱受体阻断药阿托品治疗运动病获得成功。随着运动病发病机制的研究进展，出现了种类繁多的防治药物，尤其是1973年美国学者格雷比尔（Graybiel）和伍德（Wood）等通过抗运动病药物的广泛筛选，发现联合用药具有更好的抗运动病疗效。至今仍无理想的抗运动病药物，但研究发现药物的预防效果优于治疗效果。

抗晕船药物有多种类型，机制各不相同，各具特点。常见的抗晕船药物有：①抗胆碱类药。包括东莨菪碱、苯环壬酯等。脑前庭刺激可激活前庭核及网状结构内胆碱能系统，这种激活与运动病的产生有关。而抗胆碱类药

物能阻断乙酰胆碱能突触的传递，因而起到抗运动病的作用。抗胆碱类药物中，以东莨菪碱抗运动病疗效最好，现有多种剂型和给药途径。但这类药物作用涉及面较广，可影响多方面的功能，在发挥抗运动病作用的同时，有视觉模糊、口干、嗜睡等副作用。②抗组胺类药。包括苯海拉明、异丙嗪等。均为H1受体阻断药，其作用机制主要是抑制前庭核内的兴奋性传导，但也可能是对呕吐中枢的直接抑制作用而预防运动病的发生。茶苯海明（乘晕宁、晕海宁）为苯海拉明与氨茶碱的复合物。这类药物也有嗜睡等中枢抑制作用。总体上讲，抗组胺类药物的有效率并不优于东莨菪碱，但作用时间较长。③中枢神经系统抑制类药。包括巴比妥钠、水合氯醛、地西泮等。是最先用的预防运动病药物，作用机制是增强大脑皮质的抑制过程，当运动病患者伴有兴奋和失眠时，选用此类药物有一定疗效。但也有嗜睡等副作用。④中枢神经系统兴奋类药。包括硫酸右旋苯丙胺、咖啡因、茶碱等。这类药物可能是通过中枢激动作用而阻止运动病发生的。拟交感神经类药物与其他抗胆碱类或抗组胺类药物伍用，比单独使用效果更好，且能明显减少伍用药物的镇静等副作用。美国国家航空与航天局曾筛选出两种复方制剂，一种为东莨菪碱加硫酸右旋苯丙胺，另一种为盐酸异丙嗪加盐酸麻黄碱。英国海军最常用的药物为东莨菪碱和脑益嗪。中国人民解放军海军医学研究所研制的速效抗晕胶囊（硫酸右旋苯丙胺+茶苯海明+干姜提取物）具有很好的抗晕船疗效，且嗜睡等副作用小，不影响舰船员作业。⑤选择性钙离子拮

抗剂。包括桂利嗪、盐酸氟桂利嗪等。可通过扩血管作用，增强脑血液供应，以提高中枢对前庭刺激的耐受能力；还可通过抑制前庭器毛细胞对钙离子的通透作用，阻止钙离子进入毛细胞，使毛细胞的兴奋性降低而提高对前庭刺激的耐受能力。⑥其他。包括姜素、防晕灵（生姜、薄荷、半夏等）等。利用中草药预防运动病具有疗效好、副作用小等特点。

（沈先荣　储智勇）

舰船员营养缺乏病（nutritional deficiency of ship crew）

舰船员因营养素摄入不足，损耗增加或需要增加等所引起的疾病。舰船员身处舰船航海环境，食物来源受到一定条件限制，由于身体营养素消耗增多、需求增加，或者供给不足，吸收不良，可造成营养缺乏病，影响身体健康，作业能力下降。

舰船员营养缺乏病是膳食营养素供给和组织需要之间不平衡的结果，按照所缺乏的营养素可分为蛋白质-能量营养不良、维生素缺乏和矿物质缺乏等疾病。舰船员营养缺乏病具有一般人群营养缺乏病的临床特征，也具有鲜明的职业特点，由于舰船特殊的环境条件，新鲜食品及种类供应受限，较长时间特别是远长航期间膳食中提供的营养素不能满足机体的需要，以坏血病、脚气病、口角炎、癞皮病、夜盲症、贫血以及蛋白质-能量营养不良等疾病多见，分别与维生素 C、维生素 B_1、维生素 B_2、维生素 PP、维生素 A、铁以及蛋白质-能量等缺乏有关。现代舰船食品贮存设施比较完备，蛋白质-能量营养不良及重症维生素缺乏之类的极端情况

已比较少见，更多表现为亚临床的不足，多为维生素类及矿物质的缺乏。

造成舰船员营养缺乏病的原因大致有：食物供应不足、食物中营养素缺乏、营养素吸收不良、营养素利用减少、营养素消耗和排泄增加、营养素需要量增加、营养素破坏增加等各个方面。具体是：舰船航行期间，携带食品有限，新鲜食品尤其是新鲜蔬菜水果贮存保鲜困难，航行时间延长而贮存食物不足，或贮存不当食物变质废弃等，导致可供应食物品种、数量不足；某些人因偏食或禁忌，食物品种更为单调；晕船呕吐，长时间航行导致胃肠功能减退，食物消化吸收不良；航行中出汗、呕吐等造成体内营养素的额外丢失；舰船特殊环境导致机体对某些营养素的需求量增加；食物贮存时间过长，可食部分的营养素减少，烹调不当引起营养物质破坏损失等。

营养缺乏病的发生和发展是渐进式的，从机体不足到发生病变，一般经历饮食供给不足、机体组织中营养素缺乏、生物化学变化、机体功能改变、机体形态改变等阶段。主要根据主诉、临床体征结合发病史和饮食史，参考相应的血尿生化分析可以做出诊断。治疗可根据所缺乏的营养素，给予相应的制剂或饮食强化进行。

营养缺乏病的防治重点在于预防，舰船出航前应装载充足的各类食品，妥善存放在符合要求的库房，有序码放，便于取用；航行中应合理搭配，根据平衡膳食、合理营养的要求有序安排食用食品；航行时间长，可能出现食品品种短缺时，应及时服用多种维生素片等制剂予以补充。

（许　恒　刘民航）

航海口腔病（seafaring oral diseases）

在航海过程中口腔发生的疾病总称。航海病的组成部分。舰艇人员远洋航行最常见的口腔健康问题。需要获得及时医疗处置，以维护口腔健康，保证食物的正常摄入。

舰艇人员在长期航海中，受舰艇特殊环境影响，工作和生活条件艰苦，空间狭小，淡水、新鲜蔬菜、水果供应不足，精神紧张，口腔卫生不良，易出现机体免疫力下降，导致口腔黏膜、牙体及牙周等组织发生破坏，引起口腔疾病发病率增高，常见有龋病、非龋性牙体组织缺损、牙周炎、智齿冠周炎及复发性口腔溃疡等。

发病机制　主要有舰艇人员长期生活在海上舰艇环境中，受光、电及电磁波污染，空气流通性差，微生物易于繁殖，加之缺乏身体锻炼，导致抗病能力下降，容易引起口腔疾病。高温、高湿和高盐等环境易使舰艇员身心疲惫，出现厌食或饮食不规律；长期航行缺乏饮用水，舰艇员刷牙不及时，疏忽日常口腔卫生保健，造成口腔卫生不良、牙面粗糙、细菌附着，口内细菌繁殖加快，易引起牙周炎、智齿冠周炎等疾病。单调的海上生活使舰艇员吸烟的次数和量明显增多，也是牙周疾病的易发因素。远航过程中，舰艇人员值更轮换频繁，精神高度集中紧张，多有压抑感，机体免疫功能下降，口腔内菌群失调，易引起口腔黏膜溃疡、智齿冠周炎等疾病。长航舰艇的食物供给相对单调，饮食结构单一，新鲜蔬菜和水果的供应难以保障，易引起维生素缺乏，易导致口腔黏膜溃疡等疾病的发生。远航中，

舰艇上缺乏完善的口腔诊疗设备，在舰艇人员患口腔疾病时，无法获得及时有效的处理，容易造成病情延误。

临床表现　随不同口腔病种而有所不同，见航海牙周病、航海口腔溃疡、航海冠周炎。根据临床表现即可做出明确诊断。

治疗　应结合具体口腔病种进行，①龋病及非龋性牙体组织缺损需及时进行充填治疗。②口腔黏膜溃疡可采用局部药膜贴敷。③智齿冠周炎可采用局部冲洗与全身用药相结合，待航海结束后再对引起冠周炎的智齿给予拔除。④牙周炎可做牙周基础治疗，严重者需手术治疗。

预防　①口腔卫生宣教。充分利用宣传画、健康教育手册、影视、局域网等多种形式，采用声音、文字、图片、影像相结合的方法，有计划、有重点、全方位地开展口腔健康教育。②智齿处置。对长航舰艇人员，智齿除萌出正常、咬合关系良好的以外，其他均应做预防性拔除。③加强口腔保健。改善舰艇环境卫生和饮食结构，重视口腔卫生。④重视舰艇口腔病诊治条件建设。加强舰艇口腔医疗设备配备及舰艇卫生人员的口腔专业技术培训。

（许　恒　刘国勤）

hánghǎi yázhōubìng

航海牙周病（periodontal diseases of seafaring）

舰（艇）员因航海环境不利因素引起的牙周支持组织慢性炎症性病变。包括航海牙周炎和航海牙龈炎。多表现为刷牙或咬硬物时出血，牙龈肿痛或流脓，牙齿咬牙合无力，严重时牙齿松动、移位或脱落。

牙周病指发生在牙周支持组织的慢性炎症性疾病，是最普遍和最古老的疾病之一。牙周病主要包括牙龈病和牙周炎两大类，前者只发生在牙龈组织，而后者则累及牙周支持组织包括牙龈、牙周膜、牙槽骨和牙骨质的慢性疾病，常引起牙周支持组织的炎性破坏，表现为牙龈炎症、出血、肿胀、流脓，牙面大量牙结石、牙周袋形成、牙周附着丧失，牙槽骨吸收和牙槽骨高度降低，牙齿松动、移位、咀嚼无力，严重者牙齿可自行脱落或者导致牙齿拔除。在发达国家，由于口腔卫生健康保健措施的实施和口腔卫生习惯的改善，牙龈炎患病率逐年缓慢下降。

航海牙周病是因为长期远航所引起的舰（艇）员所发生的牙周支持组织的慢性炎症病变，其临床特征较普通牙周病严重。流行病学调查显示航海牙周病发病率高，疾病病变程度严重，是舰（艇）员最常见的口腔疾病之一，也是牙齿丧失的首位原因。调查发现，中国海军人员牙周病患病率近几年呈上升趋势，从 2003 年到 2008 年海军牙周健康人数比率从 48.5% 下降到 43.9%，牙周健康区段数由 5.1 下降到 4.1，舰员牙结石检出率高达 52.8%，说明舰员对于自身口腔卫生状况重视不够，应积极开展口腔健康教育及舰员牙周病的预防和治疗。中国海军航海牙周炎患者牙周袋内的厌氧菌数量明显增高，直接引起牙周组织炎症反应；长航牙周炎患者牙龈血流量明显降低，与牙龈微循环障碍有关；航海牙周炎龈沟液中谷胱甘肽过氧化物酶含量明显降低，与机体抵抗力降低，自由基增多有关；航海牙周炎患者龈沟液中前列腺素和天冬氨酸转氨酶含量明显增高，与舰员长航引起机体免疫力降低导致牙周组织炎症反应和细胞凋亡有关。

病因和发病机制　舰员长期生活在舰船或潜艇上，缺乏饮用水无法刷牙，或刷牙次数减少；淡化海水含有铁锈，引起牙面粗糙和细菌附着，牙石菌斑沉积；长期处于舰艇震荡环境、夜班多身体疲劳，光、电及电磁波污染、缺乏锻炼身体，住宿舱室紧张，空气污染，使微生物繁殖，免疫力降低；高温、高湿和高盐等使舰员身心疲惫，精神紧张、厌食不想刷牙，加重口腔细菌繁殖；舰员吸烟者多，诱发和加重牙周支持组织破坏。

牙菌斑及其分泌物是航海牙周病的始动因素，牙石、色素、牙牙合创伤是牙周病的促进因素，舰（艇）员长航所致的机体免疫力降低及吸烟等全身因素为其诱发因素，增加了牙周病的发病率。

细菌菌体成分及分泌的酶等引起胶原破坏和牙槽骨吸收，牙石引起袋内上皮溃疡使细菌侵入牙周组织，直接或间接引起牙周组织破坏，舰（艇）员长航使机体免疫力降低易于感染，吸烟增多和各种刺激等不良因素促进牙周组织的破坏。

临床表现　口腔卫生差（图1）、牙龈红肿、牙周袋加深、牙周附着丧失、牙槽骨吸收，牙周溢脓，牙齿松动和移位。舰（艇）员牙周病发病特点为：①牙菌斑、

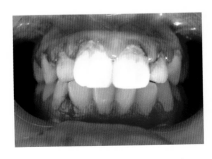

图1　航海牙周炎口腔卫生差

牙石、色素多；②发病程度严重，出现严重的牙龈红肿出血，牙龈萎缩，牙齿松动和脱落（图2）；③各种原因导致航海牙周病治疗不及时。

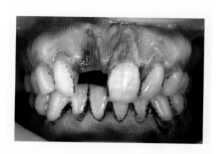

图2　牙齿松动和脱落

诊断　根据舰员长期的远航病史，牙周炎症的临床表现即可诊断，如表现为口腔卫生差，有大量牙石和牙菌斑，牙龈炎症和出血，牙龈肿痛，牙周袋形成和牙周附着丧失，牙槽骨吸收，牙齿松动和移位，咀嚼无力，严重者牙齿自行脱落。

治疗　采取两步进行，在舰艇上先对急性炎症或简单的牙周病治疗，包括对牙龈炎和牙结石进行洗牙治疗，对牙周炎进行定期洗牙和牙周袋冲洗，发展成牙周脓肿时需行脓肿切开；对于严重的牙周炎或引起牙齿松动或缺失者待执行任务结束停靠码头后，对于重症牙周炎行系统治疗：包括牙周基础治疗，牙周手术治疗，缺失牙修复和松动牙固定，及牙周维护性治疗，以取得良好的治疗效果。

预防　由于牙周病早期阶段症状不明显，加之舰员工作忙、刷牙用水紧张等客观因素，使很多舰员在疾病的早期容易忽视，不去治疗，因此，多数舰员因牙齿肿胀或牙齿松动明显而就诊时已处于牙周病晚期，治疗难度大、

成本高、疗效差。因此建议对舰员积极进行牙周病宣教，实行早预防、早发现和早治疗，以防止晚期牙周炎形成。干预措施包括：①口腔卫生宣教，认真刷牙并选用正确的刷牙方法。②使用漱口水。③使用口香糖。

（许　恒　陈铁楼）

háng hǎi kǒu qiāng kuìyáng

航海口腔溃疡（seafaring oral ulcer）　舰艇员在长期远航中发生于口腔黏膜的浅表或深在性的溃烂。

发展历史　口腔溃疡是口腔黏膜病中最常见疾病，患病率高达20%，居口腔黏膜病首位，好发于20～45岁，男女之比为2∶3。由于有明显灼痛感，用希腊文"阿弗他"即灼痛来命名。本病有周期性复发和自限性特点，为孤立、圆形或椭圆形浅表性溃疡，分为轻型口腔溃疡、重型口腔溃疡和疱疹样口腔溃疡三种。多发生于口腔黏膜无角化或角化较差的区域，如唇内侧、舌尖、舌缘、舌腹、颊、软腭、前庭沟等处黏膜。航海口腔溃疡是因为长期远航所引起的舰（艇）员发生的口腔唇、颊、舌、腭部黏膜和牙龈部位的浅表或深在性溃疡，其临床特征为明显疼痛，是舰船员最常见的口腔疾病之一。流行病学调查显示航海口腔溃疡发病率高，病变程度严重。舰船员作为特殊职业人群，发病率与其在舰船上生活和工作时间长短有关。年龄大者发病程度较年轻者重。由于舰船员多为男性，航海口腔溃疡以男性为主。中国海军远航人员航海口腔溃疡发病率占口腔疾病的24%以上。口腔卫生差与口腔溃疡发生和愈合有重要关系，对某部潜艇远航人员调查发现，多数艇员不熟悉正确刷牙方法，

使用含氟牙膏和保健牙刷人员比率分别低于30%和45%，该组人群大多数不熟悉口腔卫生保健知识，每天刷牙次数平均少于1次。口腔卫生差，并发感染的概率较大。

病因和发病机制　舰船员长期生活在舰船上，容易受舰船环境因素和气候、营养、免疫、感染等因素影响，引起舰船人员发生口腔溃疡。营养缺乏，免疫力降低，使舰船员成为口腔溃疡多发人群。缺乏饮用水，刷牙次数减少，口腔卫生差，细菌繁殖，影响口腔溃疡的发生和愈合。主要发病因素包括：①营养因素。长期航行时，水果蔬菜供应和补给严重不足，舰船员不能吃到新鲜蔬菜和水果，饮食结构不合理，使舰船员体内维生素缺乏。②免疫因素。长期航行时舰船员生活压力大，精神紧张，缺乏体育锻炼，机体免疫能力降低。③环境精神因素。舰艇员长期处于震荡生活和工作环境中、身心疲惫，受光、电及电磁波污染、抗病能力降低，精神疲劳、厌食，抗病能力降低。④感染因素。远航时由于淡水缺乏、无法保证舰船员有充足的刷牙用水，每日刷1次牙或不刷牙，口腔卫生差，细菌繁殖增多；另外住宿紧张，空气污染，使微生物繁殖，水质细菌超标，影响口腔溃疡愈合。

临床表现　在口腔唇、颊、舌和腭等部位发生的孤立、圆形或椭圆形浅表性溃疡（图1），疼痛较为剧烈，吃饭时疼痛加重，食用辛辣等刺激性食物时症状加剧。有复发性、自愈性。特点为：①溃疡数量多；②发病频率高，复发间隔时间短；③溃疡大而深，多数较严重。舰船员口腔溃疡不同于因病毒感染的疱疹性口炎，

其发病无复发性，为多个疱疹聚集在一起（图2）。

临床类型主要包括：①轻型口腔溃疡。好发于口腔黏膜角化差的部位，溃疡呈圆形或椭圆形，数目、大小不等，散在分布，边缘整齐（图3），周围有红晕，自觉疼痛，愈后不留瘢痕。②重型口腔溃疡。好发于唇内侧及口角

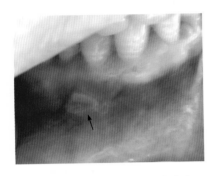

图1　口腔黏膜圆形浅表性溃疡

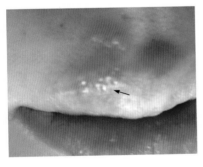

图2　上唇黏膜和皮肤聚集成簇的疱疹

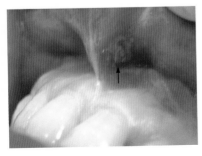

图3　唇系带旁黏膜轻型航海口腔溃疡

区黏膜，溃疡多单个发生，且大而深，呈弹坑状，边缘隆起，微硬，病程长，唾液腺腺泡破坏，腺管扩张，上皮增生，愈后可有瘢痕。③疱疹样口腔溃疡。溃疡小、数目为十个或更多、分布广泛，聚集成簇，疼痛较重，愈后不留瘢痕。④贝赫切特综合征。口、眼和生殖器溃疡，为非特异性炎症，严重时出现皮肤损害；初期出现严重血管及炎性反应，溃疡形成后，表面有纤维素性假膜覆盖，下方有少量坏死组织，固有层有大量炎细胞浸润，胶原纤维水肿、玻璃样变或断裂消失。

诊断　根据舰船员长远航期间发生于口腔唇、颊、舌、腭、牙龈等黏膜部位的圆形或椭圆形的溃疡病损，疼痛较为剧烈，有复发性、自限性病史，及不同类型口腔溃疡临床表现即可诊断，对大而深及不易愈合的溃疡做活检协助诊断。

治疗和转归　局部用促进伤口愈合、消炎、镇痛的口腔溃疡薄膜，用漱口水漱口，感染时联合应用甲硝唑和广谱抗生素，发病时避免食用辛辣刺激性食物。航海口腔溃疡有自愈性，病程10天左右，轻型口腔溃疡愈合后不留瘢痕。

预防　积极开展口腔卫生宣教和维护措施，保持舰船工作和生活环境清洁，及时给舰船员补充维生素。并采取干预措施：①加强口腔卫生宣教和口腔溃疡知识宣传，按时刷牙，保持口腔清洁；②积极锻炼身体、保证充足的睡眠，生活规律，减少疲劳，提高机体抗病能力；③携带和使用漱口水和多维片；④保持营养均衡，加强新鲜蔬菜或维生素补给，防止复发。

（许　恒　陈铁楼）

航海冠周炎（seafaring pericoronitis）　舰船员在远航中因航海环境不利因素引起的智齿第三磨牙牙冠周围组织的炎症。表现为冠周牙龈红肿、溢脓等，严重时张口受限。

发展历史　航海冠周炎是舰船员长、远航时牙科急诊的主要病因之一。舰船员多数为18~30岁的青壮年，处在智齿萌出期，急性智齿冠周炎发病率高于普通人群，执行远航任务的人员智齿冠周炎发病率大于20%。舰船员在训练、生活紧张时，智齿冠周炎发病率明显增高，长航时发病率增加。其临床特点为智齿周围组织明显疼痛和肿胀。流行病学调查显示，航海冠周炎病变程度严重，是舰船员最常见的口腔疾病之一。舰船员因长期处于高强度训练或长远航的不利舰船和气候环境下，可诱发冠周炎的发病。在越南战争期间，智齿冠周炎是美军牙科急症的常见疾病。1994年，梅杰（Major）对芬兰14 500名20岁男性士兵第三磨牙研究证实，有1 510名需要牙科治疗，1 881颗第三磨牙被拔除；21岁士兵中超过1/4的牙科治疗与第三磨牙有关。第三磨牙智齿冠周炎拔除是舰船员去医院牙科就诊的主要原因。

病因和发病机制　舰船员由于长期生活在舰船上，缺乏饮用水不能按时刷牙，造成口腔食物残渣滞留，菌斑量增多；海水淡化牙菌斑量超标，引起牙面菌斑沉积；舰船员长期处于疲劳、精神紧张及不利的舰艇环境中，受舰艇震荡、光、电及电磁波污染、住宿舱室紧张，空气污染，使微生物繁殖，免疫力降低；高温、高湿和高盐等使舰员身心疲惫，

厌食不想刷牙，加重口腔细菌繁殖；引起第三磨牙牙冠周围组织的急性炎症性疾病。第三磨牙萌出时，部分牙冠被游离牙龈覆盖，在牙冠与龈瓣之间形成盲袋，使食物残渣易于滞留其中，为细菌生长和繁殖创造条件，当舰船员长期航行导致局部牙菌斑增多和机体抵抗力降低时，便诱发智齿第三磨牙牙冠周围组织发生炎症反应。因此，远航时口腔牙菌斑及其分泌物增多是航海冠周炎发生的始动因素，第三磨牙阻生引起局部细菌繁殖为冠周炎发生创造了条件，舰船员长航引起机体免疫力降低为冠周炎的诱发因素。

临床表现 主要是：①多见于 18~25 岁青年；②在急性冠周炎早期，阻生的智齿疼痛不适、牙龈明显红肿（图 1），并有溢脓，严重时张口受限、吞咽困难、发热、头痛及淋巴结肿大，进一步发展出现冠周脓肿、间隙感染和瘘管等；③智齿阻生可引起邻近牙齿破坏（图 2）和对口腔黏膜损伤（图 3）。

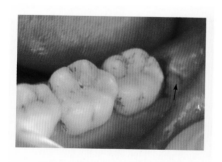

图 1 下颌智齿航海冠周炎

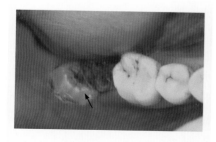

图 2 下颌智齿引起邻牙形成残根

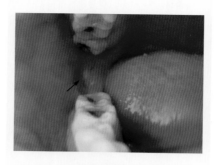

图 3 上颌智齿伸长致下颌口腔黏膜溃疡

诊断 根据舰船人员长航时发病年龄，患病牙位和局部肿痛等特点与临床表现即可明确诊断。

治疗 主要是控制急性感染，促使炎症消散。急性期以消炎、镇痛、建立引流和增强抵抗力为主，急性期治疗稳定后拔除智齿，预防复发。主要方法是：①局部治疗，每日用 1%～3% 过氧化氢溶液及生理盐水冲洗盲袋，然后涂 3% 碘甘油或酚碘液；用口泰漱口液或复方硼砂液含漱，一日 3 次；早期给予局部理疗，促进血液循环消除炎症；②全身治疗，炎症明显引起冠周脓肿、张口受限及发热时，应用甲硝唑和广谱抗菌药联合治疗；③病原牙处理，急性炎症消退后，对牙位正常且能萌出者作冠周龈瓣楔形切除术；对牙位不正者予以拔除，以防复发。

预防和干预措施 主要实行积极预防和早期治疗措施，在初发时用漱口水或盐水漱口，控制炎症的扩散。干预措施包括：①口腔卫生宣教，认真刷牙。②使用漱口水含漱，减少局部口腔细菌繁殖。③加强体育锻炼，增强机体抗病能力。④远航前预防性拔除智齿，切除盲袋以防智齿冠周炎发生。

（许 恒 陈铁楼）

hǎiyáng shēngwù shānghài

海洋生物伤害（injury by marine organism） 人体遭到海洋生物袭击或海洋生物毒素中毒而受到的损伤或损害。一般包括海洋生物蜇、刺、咬伤和摄食有毒海洋生物中毒两种情况。

全球海洋生物约有 40 万种，其中有毒有害的约 4 万种，中国发现的有毒海洋生物约 600 余种。全球每年被海洋生物蜇、刺、咬伤者有 5 万~7 万人。常见伤人海洋生物有鲨鱼、水母、海蛇、刺毒鱼及珊瑚等，其中鲨鱼咬伤发生率约占 80%。海上作业人员与海洋接触密切，难免受到海洋生物伤害。海训或海战时，抢滩登陆、泅渡及落水等情况下，指战员与各种海洋生物接触的机会增多，水母与刺毒鱼蜇伤，海胆、海星、海参等棘皮动物刺伤，海蛇咬伤和鲨鱼袭击等海洋生物性伤害的发生率较高，影响指战员的健康与生命安全。此外，全世界每年因摄食有毒海洋生物中毒者约有 2 万人，常见的有食用河豚、有毒贝类中毒。

基本内容 常见海洋生物伤害主要包括以下几方面。

水母蜇伤 僧帽水母和钵水母是常见的两类伤人水母。僧帽水母属于腔肠动物，广泛分布于各大洋热带和温带海域，其口挽伸出许多触手，长达数米至数十米，密布数十万个刺丝囊，当接触猎物时，刺丝囊发射刺丝并分泌消化酶，杀死和麻痹猎物。钵水母可分为蜇水母和方水母两类，钵水母个体差异很大，从几毫米到几米，触手可达 40 米，广泛分布于各大洋和中国沿海，方水母是最毒的海洋生物之一，有 4 束触手，每束约有 10 条刺丝，致伤后可在几十秒内引起死亡。水母蜇伤局部有刺痛感，出现红斑、风团块、水疱、瘀斑，严重的表皮坏死、剧痛、奇痒（图 1）。严重者出现全身症状，包括恶心、呕吐、腹泻、吞咽困难、肌肉痉挛疼痛、心律失常、血压降低、眩晕、运动失调、虚脱、休克，甚至死亡。

海蛇咬伤　海蛇一般栖息于热带和亚热带近海海域，除了交配季节，一般不主动攻击人。海蛇均有毒性，世界上约有 50 种。中国沿海分布有扁尾海蛇亚科和海蛇亚科约 15 种海蛇：青环海蛇、长吻海蛇、平颏海蛇、环纹海蛇、黑头海蛇、淡灰海蛇、半环扁尾海蛇、青灰海蛇、小头海蛇、扁尾海蛇等。长吻海蛇在中国沿海均有分布，其他海蛇在中国东南沿海有分布。海蛇毒液毒性很强，主要成分为神经毒素和各种蛋白酶，中毒症状主要为肌麻痹而导致窒息死亡，肌麻痹主要由磷脂酶 A 引起。海蛇咬伤局部麻木；全身症状可出现四肢无力、恶心呕吐、嗜睡、眼睑下垂、复视等，严重者出现吞咽困难、四肢瘫痪、呼吸困难，甚至窒息死亡。

软骨鱼刺伤　主要包括鲨鱼、魟鱼、鳐鱼、鲼鱼和银鲛，毒素为生物大分子，通过毒刺致伤机体引起中毒。全世界有鲨鱼 250 多种，有毒的仅为背鳍毒刺的虎鲨科、角鲨科、铠鲨科中某些鲨鱼，中国沿海常见的有宽纹虎鲨、狭纹虎鲨、白纹虎鲨、短吻虎鲨和长纹虎鲨。中国沿海常见有 20 余种有毒魟鱼，主要包括赤魟、鸢鲼、前口蝠鲼、鹞鲼等，主要分布于东南沿海。软骨鱼刺伤局部刺痛、出血，出现红斑、肿胀，伤口局部发黑、组织坏死脱落、难愈合。全身症状包括乏力、胸闷、肌肉酸痛、皮肤出血、继发感染，严重者出现恶心呕吐、心律失常、血压下降、呼吸困难。

硬骨鱼刺伤　主要包括鲇鱼类和鲉鱼类，通过毒刺刺伤人体后毒腺分泌毒液引起局部或全身中毒。鲇鱼类主要有海鲇科、鳠科、胡子鲇科、异囊鲇科、花鲇科、鳗鲇科等。鲉鱼类主要有褐菖鲉、斑鳍蓑鲉、日本鬼鲉、蜂鲉等。硬骨鱼刺伤局部戳痛，伤口红肿或红斑、青紫、坏死或脱落、易继发感染、难愈合。全身可伴有大面积水肿、淋巴肿大、恶心呕吐、盗汗、呼吸困难、心跳加快，严重者出现休克。

珊瑚蜇伤　属珊瑚虫纲，有群体和单体，礁珊瑚由各种各样的个体珊瑚虫构成。每个珊瑚朵有许多锋利的刀状隔板，口周围布满刺丝囊。石珊瑚类的角孔珊瑚有剧毒。珊瑚蜇伤局部伤口疼痛、红斑和瘙痒，极少数发生蜂窝织炎、淋巴管炎、滑囊膜炎及局部溃疡和坏死。

海胆刺伤　海胆呈球形、心形或盘形，壳由规则排列的石灰质板组成，分布有许多能动的棘。已知致毒海胆有 28 种，中国常见的有刺冠海胆、环刺棘海胆、冠刺棘海胆、喇叭毒棘海胆、白棘三列海胆、马粪海胆、石笔海胆、饭岛囊海胆等 8 种。海胆刺伤局部剧痛、红肿、烧灼感，伤口易继发感染或溃疡，经久不愈。全身症状可出现眩晕、心悸、呼吸急促，重者出现抽搐麻痹。

食用海洋生物中毒　常见的有食用河豚、有毒贝类中毒。河豚鱼类的肝脏、卵巢、血液、皮肤和肠均含有河豚毒素及其衍生物，中毒典型症状是神经肌肉麻痹，一般潜伏期短，常伴有神经活动的破坏，主要症状包括恶心、呕吐、腹泻和上腹部疼痛，严重者出现水样便、便血症状、呼吸频率加快、呼吸窘迫、心律失常、血压下降、瞳孔收缩后散大、瞳孔和角膜反射丧失，作用机制是选择性阻滞钠离子通道传导。贝类中毒主要是麻痹性中毒和腹泻性中毒，常见的毒化贝类种属有加州贻贝、贻贝、石房蛤、斧蛤、扁顶蛤和沙海螂等，毒素在贝体各器官的蓄积内脏比肌肉高，贻贝属毒素在肝脏胰脏积蓄最多，食用后常见症状主要包括面部和四肢麻木、全身不适、头晕等，食用后几分钟到数小时出现麻刺、烧灼感，从唇、牙龈、舌、颜面开始，传布到头颈、臂、腿、指尖和脚趾，感觉异常迅速转为麻木、自主困难、全身肌肉功能失调，

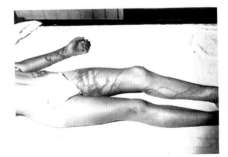

a 细斑指水母蜇伤

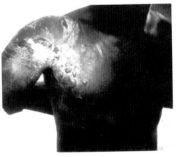

b 僧帽水母蜇伤

图 1　水母蜇伤

[引自宋杰军，毛庆武．海洋生物毒素学．北京：北京科学技术出版社，1996]

作用机制与河豚毒素基本相同。

主要特点 海洋生物袭击伤既有一般外伤的特征，又有海洋特殊环境和海洋生物致伤的特点。海洋生物致伤伤口更容易感染，寄生于海洋动物口腔、皮肤的细菌如葡萄球菌、链球菌，以及海水中大量的致病杆菌、弧菌容易导致伤口感染；海洋生物致伤伤口常伴随牙齿碎片或其他组织碎片；海洋生物毒素往往化学结构新颖，攻击致伤作用机制独特，毒性强烈。海洋生物致伤后，如果伤员在海水中滞留时间过长，由于海水的温度较低，可能合并低体温症，在 20℃ 左右海水浸泡 30～60 分钟，体温可能下降至 30℃ 左右，引起严重的心血管功能紊乱和呼吸抑制，导致体温下降、血压下降、心率减慢、左心室收缩和舒张功能下降、心肌顺应性差、存活率下降。海上生物致伤伤员在海水中浸泡时间过长，还可能并发海水浸泡伤，海水浸泡可加重局部伤口及周围组织水肿、变性、坏死和炎症反应；海洋生物致外伤合并海上浸泡可伴有短时间出现严重的代谢性酸中毒，导致微循环障碍、血管通透性增强，引起局部水肿和广泛出血。海洋生物蜇、刺、咬伤的处理除了遵循一般外伤处理原则，也有许多特殊性：①抗感染特别是抗弧菌感染是海洋生物伤治疗的重要措施。②海洋生物致伤医学处理，首先是仔细检查伤口，尽快清除毒刺和/或牙齿等组织碎片，一般不用淡水冲洗，避免毒刺中刺丝囊进一步释放毒液，可尽快选用5%醋酸或碳酸氢钠等制剂冲洗或浸泡伤口。③海蛇咬伤后应避免激烈运动，以免加快蛇毒的全身扩散，立即排毒、阻吸收、注射抗毒制剂是最有效的急

救措施，必要时可采用激素疗法。④有毒海洋生物蜇、刺或误食引起的中毒，应及时采取伤口和消化道排毒措施，必要时采取利尿和血液净化，促进毒素的代谢和排泄，及时采取抗毒血清等解毒剂。对于海洋生物伤严重患者的全身症状应积极采取有效的对症治疗措施，包括抗生素、镇痛剂的使用等。

（沈先荣）

hǎishé yǎoshāng

海蛇咬伤 （sea snakes bite）

海蛇毒液进入人体引起的中毒和损伤。海蛇约有 50 种，中国东南沿海约有 14 种，其中常见的有毒海蛇主要有青环海蛇和平颏海蛇。海蛇咬伤常发生于海岸及江河入海口水域。海蛇排毒量虽少，但毒力极强，一滴毒液足以致 3 个成年人死亡。海蛇毒液的主要成分为高毒性的 α-神经毒素，主要作用于骨骼肌神经突触后膜的乙酰胆碱受体，阻断突触后神经传递，引起神经毒效应，此外，海蛇毒素还可引起人体肌肉中毒和血中毒效应。海蛇咬伤后局部疼痛、嗜睡、恶心呕吐、全身无力、上睑下垂、运动障碍、牙关紧闭、吞咽困难、肌肉疼痛或痉挛、呼吸困难、血压下降、瞳孔散大，严重者甚至出现心力衰竭、肾衰竭和呼吸衰竭。处理海蛇咬伤，首先应根据伤口情况、伤口内残留的毒刺、蛇的种类及伤者出现的症状做出相应诊断。通常采取的急救治疗措施包括伤口排毒、阻止毒液吸收、中和体内毒素及全身支持治疗。其中，注射抗蛇毒血清是最有效的急救治疗方法。有条件的可外敷蛇药，在外敷的同时应尽快内服解毒药。对中毒较深者应及时进行对症治疗，对呼吸肌麻痹者，必要时做气管切

开或气管插管。禁止使用镇痛药，以防加重呼吸困难。

（刘李娜 何颖）

shāyú shānghài

鲨鱼伤害 （injury by shark）

人体遭鲨鱼攻击所致的组织损伤。全球约有 370 余种鲨鱼，中国已发现 70 余种，其中伤人者 10 余种。鲨鱼攻击人类有季节性，常发生于水温 20℃ 以上的水域。鲨鱼攻击的外伤取决于鲨鱼的特征、攻击的严重程度以及鲨鱼的种类和大小。鲨鱼咬伤的死因主要是缺乏现场及时救助，导致受害者大出血或溺水而亡。大多数鲨鱼咬伤都是试探性的小伤口，常攻击受害者的四肢，其撞击型攻击通常引起严重的擦伤。但鲨鱼进攻造成的咬伤非常严重，常伴有大量软组织、骨骼、神经与血管的损伤，甚至肢体被咬断。鲨鱼咬伤应及时进行院前急救，可极大地提高救治成功率。院前急救的顺序是呼吸抢救、止血、复苏与复温。在医院，应仔细检查伤员神经、血管、肌腱、肌肉、骨髓及内脏受伤情况，检查伤口内是否残留有鲨鱼牙齿；对伤口应彻底清洗，早期应用抗生素，注射破伤风抗毒素；清创处理后的伤口仍应密切观察，伤口若发生感染应做进一步的外科处理。鲨鱼攻击的术后恢复是一个长期的过程，整形外科手术通常应在遭受鲨鱼攻击数月后进行，以获得更好效果。此外，对遭受鲨鱼攻击患者的心理影响也应重视，及时做好心理疏导工作。

（刘李娜 何颖）

cìdú yúlèi cìshāng

刺毒鱼类刺伤 （venomous fish sting）

刺毒鱼类毒液由刺入人体引起的中毒和损伤。刺毒鱼类长有毒刺和毒腺，能分泌肽类毒素。

全球共有500余种刺毒鱼，其中魟类和鲉类毒性最大。中国沿海常造成刺伤的刺毒鱼有日本鬼鲉、光魟（图1）、赤魟等。魟类刺毒鱼毒液的蛋白毒素可影响中枢神经系统、心血管系统和呼吸系统，引起房室传导阻滞、心血管改变、心脏停搏和呼吸抑制。毒鲉类的蛋白毒素能麻痹骨骼肌、平滑肌和心肌，引起血压降低、呼吸加速、心肌缺血、呼吸停止甚至死亡。被魟类刺毒鱼刺伤后，常有剧烈疼痛，伤后1.5小时内最甚，毒素快速向心扩散，疼痛迅速辐射至伤侧的整个肢体，继而全身出现阵痛或痉挛，同时伴有恶心呕吐、腹泻、畏寒发热，严重者可出现血压下降、心律不齐、肌肉麻痹甚至死亡；2小时后疼痛逐渐减轻，一般持续6~48小时。继发性感染比较普遍，常伴有淋巴结肿大，愈后可留有后遗症，如受伤手指强直，不能屈曲，伤口有明显色素沉着。快速、及时地处理伤口是有效治疗的关键。治疗赤魟刺伤主要是减轻疼痛和防止继发感染。根据刺伤症状，治疗应针对如下几方面进行：消除毒液作用并减轻扩散，减轻疼痛，防止继发感染。以防为主，应了解刺毒鱼的生活习性及其危害性，并采取必要的防护措施。

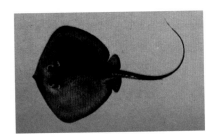

图1 赤魟（一种常见的刺毒鱼类）

（刘李娜 何颖）

hǎiyáng shēngwù zhìpífūbìng

海洋生物致皮肤病（dermatosis from marine organism） 由海洋生物所引起的皮肤损伤的总称。海洋生物种类繁多，其中极少部分可危害人类引起皮肤疾病，能致皮肤损伤的海洋生物最常见的有刺胞类、海绵、海胆、海藻、海苔藓等。因生物种类不同，其毒素和伤害的方式也不同。刺胞类生物是通过其刺胞、海绵是通过其坚硬的骨针、海胆则是通过其可活动的棘刺伤害人类，以上3种生物在损伤皮肤的同时也将其毒素注入人体，不但能引起皮肤炎症反应，还可引起全身中毒。而海草皮炎是由人体接触海藻或海苔藓而引起。其主要的临床表现是：主观症状有皮肤瘙痒、疼痛、麻木等；体征可有红斑、丘疹、水疱、风团、结节等；继发体征可有糜烂、渗液、溃疡、坏死等；特殊表现有被海蜇蜇伤可有条状排列的皮疹，珊瑚割伤可致皮肤出血，海胆刺伤可有面瘫，海绵刺伤可有指（趾）僵硬、关节强直等；全身症状可有畏寒、发热、恶心、呕吐、腹痛等，严重者可有呼吸困难、血压下降、甚至死亡。患者有下海史，尤其是有与某种海洋生物接触史，继之出现上述症状时即可诊断。对下海人员要进行预防海洋生物伤害的宣传教育，下海时要加强个人防护，作业人员要戴上防护手套，不能用裸手直接捕捞海产品；遇到漂浮在海面上的水母要及时躲避，不能用手触碰或推移；对海滩上不明种类的海洋生物不能随便捡拾或触摸。一旦人体受到海洋生物伤害，治疗原则是：及时进行冲洗，清除附在皮肤上或刺入（嵌入）皮肤内的生物碎片，必要时可手术清除；对症治疗，对有皮肤炎症的

口服抗组胺药，外用安抚类或激素类药膏；如全身出现严重症状时要及时抢救。

（何勤国）

cìbāo píyán

刺胞皮炎（microbasic dermatitis） 接触含有刺胞的动物，引起的皮肤损伤及全身反应。刺胞又称刺丝囊或刺丝胞，是所有刺胞动物特有的细胞器。刺胞为一微小的中空小管，其表面呈角质的囊状外壳，内有刺丝。当遇到人类侵袭时，此小管张开并发射出刺丝。刺丝可紧密地附在人体皮肤上，其毒液经刺丝管注入人体皮内引起皮炎或进入血循环引起全身症状。刺胞动物属于有消化腔的低等海洋生物。能致病的刺胞动物大致可分为钵水母、珊瑚、水螅3个纲，其临床表现依据纲的不同有所差异，常见的4种刺胞皮炎如下。①水母皮炎（图1）：本病主要发生在渔民、海洋养殖工人和潜水员；其发病过程为：裸露的肢体在海水中突然被刺（蜇）伤，初为疼痛和刺痒，持续数分钟至数小时，然后在刺伤处出现红斑、丘疹或风团样损害，重症患者可在红斑的基础上发生水疱或大疱，疱壁

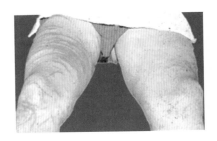

图1 水母皮炎

注：双大腿大片条索状水肿性红斑，有的呈鞭打样。

［引自徐瑛，李海慧，李宗质. 530例海蜇皮炎临床分析和治疗体会. 临床皮肤科杂志，2007，36（5）：294.］

破后形成糜烂和渗液,若毒素进入血液,可出现全身症状如发热、畏寒、恶心、呕吐、腹痛和肌肉疼痛等,特重者可出现胸闷、血压下降,以至呼吸困难,甚至死亡。②珊瑚皮炎:珊瑚生活在热带海洋中,具有刺丝囊的触手接触到人体皮肤时,即可致皮肤受伤,由珊瑚所致的临床表现有多种:锐利的珊瑚石对皮肤的切割作用,可引起皮肤出血和继发感染;刺细胞的毒性作用,可引起全身中毒反应;珊瑚碎片残留在皮肤内引起异物反应。③海葵皮炎:海葵也属珊瑚纲,其大小不一,色泽各异,海葵具有类似水母的刺丝囊或刺细胞,作为其防御和攻击性武器,当人体接触到海葵时,即可被刺伤;在被刺部位常可感到刺痛感,继之出现红斑、丘疹,严重时可发生水疱和大疱,部分患者可出现疼痛性风团样皮疹;如皮疹被抓破可有糜烂、渗液,继之结痂,愈后可留有色素沉着。④水螅皮炎:水螅虽种类繁多,但只有少数可伤人,在中国沿海地区如厦门、青岛、舟山群岛等处都有发现,其体表的刺胞刺入人体的皮肤后,在数分钟内即可出现红斑或风团样皮疹,消退后又可复发,称为"复燃"现象;皮疹常在1~2天内逐渐发展成丘疱疹,重者出现水疱或大疱;皮疹一般可在10天内痊愈,有少数病人可留有色素沉着。有下海及与刺胞动物接触史,在相应部位出现刺痛、瘙痒和皮疹一般即可诊断。对轻症皮炎可外用安抚类止痒剂如炉甘石洗剂即可,如出现全身症状应给予抗组胺药或皮质类固醇激素,出现中毒症状时要立即抢救。加强预防宣教,下海人员作业前穿戴好防护衣服和手套,切勿用手直接接触刺胞类生物,可有效预防刺胞皮炎的发生。

(何勤国)

hǎimián cìshāng

海绵刺伤 (sponges sting)

由海绵引起的皮肤损伤。海绵是生长在海底的一种固定动物,种类较多,其中部分海绵可致病。当人下海碰触到这种海绵时,皮肤可被刺伤。有毒海绵通过由碳酸钙和二氧化硅形成的坚硬骨刺(又称骨针)伤害人体皮肤,同时也可释放出体内毒液,引起受伤人员的局部和全身症状。不同种类的海绵因其毒素强度和成分的差异,其所致的临床表现也不一样。如人体接触到闪光海绵后,初期可引起瘙痒和疼痛感,继之局部肿胀、肢体可僵直,指(趾)活动受限,数天后症状可逐渐消退;毒海绵刺伤皮肤所致症状比闪光海绵引起的症状明显,受伤肢体可出现痛性痉挛;由红海绵引起的症状较前二者更严重,被刺伤处皮肤可出现红斑、水疱、大疱及继发感染,指(趾)红肿僵硬,关节强直,并可出现明显的全身中毒反应。有海绵接触史者,在接触部位出现痒、痛、肿以及肢体僵直、活动受限等即可诊断。人体一旦被海绵刺伤,可用橡皮膏或粘贴胶反复粘贴患处以拔除断在皮内的断刺;如断刺嵌入皮肤较深不易拔出,可使用手术方法取出;取净断刺后,患处应给予抗生素类药物,以防发生继发感染;如出现中毒症状时,应给予抗组胺药及皮质类固醇激素。下海作业人员宜戴厚帆布手套,以防海绵刺伤。

(何勤国)

hǎidǎn cìshāng

海胆刺伤 (sea urchin sting)

由海胆的棘刺刺入皮肤引起的皮肤炎症和全身中毒症状。海胆属棘皮动物门,常呈圆形或椭圆形,种类繁多,是海洋中较常见的水生动物,其中一部分能伤害人类。海胆通常包藏在骨质的贝壳内,其表面有许多细长的棘刺。当接触到人体后可将棘刺刺入皮肤并注入毒液,引起皮炎和中毒。海胆致人体伤害分2种,一种为毒性作用,另1种为机械性损伤。后者如时间过长还可引起局部异物肉芽肿反应。常见的临床表现取决于海胆的种类、刺伤的部位、范围、时间和机体的敏感状态等,可出现皮炎(炎性红斑、水疱)和结节性皮疹(异物肉芽肿),后者属迟发性变态反应;如海胆体内的毒液注入人体,可出现不同程度的中毒症状,表现为头晕、头痛、心悸、呼吸困难、血压下降、面瘫,偶尔可因全身瘫痪而死亡。结节性皮损主要病理改变为以组织细胞和上皮样细胞为主形成的异物肉芽肿性结构,有时可见到有折光的异物碎片,为海胆棘刺断入皮损内的残留物。有海胆接触史,继之在接触部位出现红斑和结节,即可诊断,如发现皮疹内有棘刺碎片可确诊。人体一旦被刺,应立即仔细检查皮损内有无残留的棘刺碎片,如发现要取除干净,必要时可采用手术方法取出;去除棘刺后,局部消毒以预防继发感染,并外涂消炎止痒类药膏;出现全身中毒症状时,要及时进行抢救;对肉芽肿性结节,可用类固醇激素损害内注射。

(何勤国)

hǎicǎo píyán

海草皮炎 (dermatitis caused by seaweed)

由海洋中的海藻或海苔藓引起的皮肤炎症反应。海藻属低等海洋植物,大多数是不致病的，只有少数种类接触人体后可引起皮炎，其中最主要的致病藻类是蓝-绿藻，其外观类似于人的毛发，其中的部分种类具有毒性。发病机制不明，当人体接触蓝-绿藻后，在数小时内接触部位皮肤发红，重者可出现水疱，自觉瘙痒和灼痛；皮疹好发于衣服遮盖部位如男性的阴囊处和女性的胸罩区。另有一种海草皮炎是由海苔藓引起，这类海苔藓分布于英国与丹麦之间的北海海区，多发生于下海捕鱼的渔民，其表现为在接触部位的皮肤上出现湿疹样皮炎的症状，皮疹主要发生于手、前臂、面及下肢等处。有下海及蓝-绿藻、海苔藓接触史者，在接触部位出现湿疹样皮炎的表现时即可诊断。防治措施主要是：加强个人防护，在下海作业时要穿好防护服，出水后要立即脱去身上的湿衣服并立即用淡水将身体冲洗干净；对有皮炎表现者，其患处可外用炉甘石洗剂或类固醇激素类霜剂等；有水疱、大疱者可给予湿敷；瘙痒明显者，可给予口服止痒药物。

（何勤国）

hǎishuǐyùzhě pízhěn

海水浴者皮疹 （seabather eruption）

在下海作业或海滨游泳者中发生的以皮肤炎症性丘疹为主的皮肤病。又称海湾痒或海虱。其病因可能与接触某些浮游的海洋生物或它们的碎片或其卵有关，这些物质刺激皮肤引起炎症。另外，海水的压力也可能是致病因素之一。在下海作业或滨海游泳后不久即可发病，往往以皮肤瘙痒开始，随即出现水肿性红斑、丘疹或风团样皮疹，一般在2~3天时症状达到高峰，同时伴有剧烈瘙痒，好发于衣服覆盖的胸腹、腰臀等部位，其数目不等；重者

可广泛分布于全身，并可出现头痛、发热和畏寒等全身症状；病程较短，一般10天左右皮疹可自行消退。如患者在下海后1~2小时出现上述症状即可诊断。应尽量避免在污浊的海水中长时间游泳，感到皮肤瘙痒或发现皮疹时应立即上岸。由于该病有自限性，故一般不会引起严重后果，轻症患者可外涂炉甘石洗剂或皮质类固醇类霜剂，重者可给予抗组胺药，伴发感染时可使用抗生素治疗。

（何勤国）

hánghǎi xīnlǐxué

航海心理学 （nautical psychology）

研究航海环境和航海活动对舰船人员心理状况影响规律、心理疾患防治措施及航海设备设计中的人因素问题的学科。应用心理学的分支学科。

航海心理学是心理学与航海实践活动相结合的产物，与航海医学、交通心理学、环境心理学、人体工效学等学科密切相关。目的是研究航海活动中船员的心理现象和心理规律，消除或减少航海中不利因素的影响，治疗船员心理疾病，创设有利情境与条件，引发船员的积极行为。使船员调整心态、有效提升自己的能力以应对航海问题；管理者利用规律激励员工、鼓舞士气，开展人事管理以提高工作效率；设计者利用人因素研究的结果设计更符合船员需求的舰船。

航海心理学作为一门应用心理学科，学科体系建设包括以下方面，航海心理学的分类与发展，船员一般心理特征研究及其变化规律，舰船特殊环境与社会因素对船员心理的影响，船员心理选拔与训练，航海医学心理学，舰船人机工效学，舰船人因素学，

舰船社会心理学，航海管理心理学等。

发展历史 早在14世纪初期，航海心理学思想在中国已有记录，北宋航海家郑和在下西洋航海过程中十分重视用宗教来安抚船员的心理，通过宗教祭祀来激励航海活动中船员的士气，通过修缮庙宇和施印经书使船员安定并保持一致，航海团队中有一些各宗教的僧侣，在船队航行途中进行各种宗教活动以对船员进行航海心理辅导，还通过麻将等娱乐活动有效调节船员的心理状态。从16世纪起，随着欧洲航海船队在全球的扩张，航海中的心理问题受到关注，英国海军水手的年度死亡率在1779年达1/8，其中很多与酒精滥用、心志障碍、沮丧等有关。19世纪时，在美国海军中受鞭刑的人中大约80%是因为酗酒和与酒精有关的犯罪。1911年美海军医疗官赫伯·布特斯（Heber Butts）在圣伊丽莎白市出版了第一部海军新兵入伍心理检测规程。在第二次世界大战时，美国海军与船队中有超过10万名水手和船员被诊断为精神疾病而离开舰船，占总患病离开人数的34%，还不包括因心智的理由不被海军舰船录用的9万名新兵。航海心理学作为一门新兴的应用学科，正式发展的时间并不长，1960年以前，国际航海界仅有寥寥可数的几篇航海心理学文章。1978年联合国政府间海事协商组织（IMCO）通过了《国际海事协会组织22号决议》，规定了海员训练规范、证书和值班的国际协定，提出了船舶必须改善人际关系的重要观点，为国际上正式认可航海心理学在航海活动中的作用迈出了重要一步。

中国学者在这方面做了有益

的探索，自1989年第一部《航海心理学》教材公开出版以来，已经出版的相关专著达十余部。20世纪末，中国交通部已将航海心理学列入航海专业院校的课程进行了普及教育。海军院校也将航海心理学列入教学计划中，所有海军入伍人员已开展初步的心理筛选工作。从事航海心理学研究的单位主要有海军医学研究所、南通医学院、大连海事大学等与航海人员密切相关的教学研究机构，论文发表主要集中在中华航海医学与高气压医学杂志、中国航海、解放军预防医学杂志、健康心理学杂志、海军医学杂志等相关出版物。研究涉及范围及论文数量近年来呈不断增长趋势。

研究内容　航海心理学的研究对象狭义上指从事航海作业的舰船员，广义上指与航海活动相关及港口、岛屿、人工平台等特殊海洋环境条件下的所有人员。航海心理学主要研究：①航海人员的心理特征。研究航海人员感知觉、情绪、注意、反应等特性及在航海条件下的变化，舰船员的航海心理适应性检查和测评办法等。一般认为航海条件对船员的认知能力有不利影响。②航海人员心理选拔。运用心理学的原理和方法，淘汰不适合航海活动的人员，筛选出适合舰船作业不同岗位的人员，选择合适的人员去从事相应专业的培训与工作。一般认为船员良好的心理特征应具备良好的情绪稳定性、反应速度、责任感等。③航海人员心理训练。研究航海作业人员学习航海技能的心理规律、个体差异，提升船员的心理适应能力与调节能力；研究教育训练过程中教员心理品质及其对学员心理的影响等。放松与生物反馈训练可以提高船员身心健康水平，心理行为训练可提高海员在海上的生存能力和遇难后的生存技巧，模拟训练可提高海上突发问题处置能力。④航海心理应激。研究各种航海条件下舰船员的心理特点与变化规律，包括航海人员的判断与决策、应激反应与相容性，不同航行条件对舰船员作业能力与身心疲劳的影响与规律，舰船员操作疲劳的规律、测定方法和指标，船舶舱室环境、色彩对船员心理的影响等。可运用生理指标与主观评定相结合的方法进行研究。⑤航海心理卫生。研究航海环境对舰船员生理、心理的影响，航海人员心理影响健康因素与对策，航海活动中心理异常反应与异常行为的识别与处置等。⑥航海船舶与航海器设计与制造中的心理学问题。主要研究航海器结构设计与制造中的人因素问题，如何改善适居性条件以更好地维护船员作业能力，人与机器的功能分配与兼容问题以及其如何改进舰船设备以适应航海人员的操作特点与要求。最终目的是充分发挥人的特点，合理设计船舶机械设备以减少船员作业负荷，使人与机器达到最佳配合，提高人与船舶运行的整体效率。⑦航海安全与人为差错。研究航海活动中船舶安全与人为差错的特点与关系，舰船因人为差错造成事故占总事故比例超过70%，对人员值勤制度、机械损伤检修规程、防差错设计等进行规范可有效减少人为差错的发生。⑧航海管理心理。研究航海组织的产生、规范和行为模式问题，领导风格与领导的有效性，船员士气、激励与船员人际关系处理等。

研究方法　航海心理学的主要研究方法与一般应用心理学研究方法基本一致，可分为：①描述研究。是通过对心理与行为进行翔实的描述进行研究，具体有观察法和个案法两种。如观察法是有目的、有计划地观察航海人员在一定条件下言行的变化，做出详尽的记录，然后进行分析处理，从而判断他们的心理活动的一种方法，具体有调查法和测验法两种。调查法是以想调查的航海活动事项为研究范围，通过预先拟定调查问题，让航海人员自主表现出态度或表达意见的方法，又可分为问卷调查与访问调查等。②实验研究。是为了检验某个假设，通过在研究前拟订相关实验程序，并在实验中设置自变量，控制无关变量，观察记录因变量以探讨某因果关系的一种研究方法。航海心理学现场实验条件的控制相对比较困难，需研究者进行精心设计与安排。随着科学技术的发展，航海研究技术也有了长足的进步，航海仿真模拟、虚拟现实与行为分析等技术在航海心理学研究中得到了应用。现代技术的运用不仅可以较好地控制实验条件，还极大地节约人力成本，减少事故，并且能为舰船设计提供重要的人因素数据，更好地保障舰船适合船员工作与生活。

（余　浩）

hánghǎi xīnlǐ wèishēng

航海心理卫生（nautical psychological hygiene）　运用心理卫生学的理论、方法和技术，对航海人员心理进行预防性保健，防治各类心理障碍的活动。目的是保障舰船员心理健康。侧重于心理卫生技术与方法在航海活动中的应用。随着航海活动的日益拓展，航海心理卫生受到越来越多的重视。

航海活动中，舰船员受到舱

室环境、工作应激、社会关系、晕船、事故与灾难等多种因素影响,可出现不良情绪、适应障碍、人际关系处理不当等心理问题,需要采取适当措施做好心理卫生工作,以维护舰船员的身心健康。工作内容主要包括:①分析影响舰船员心理健康因素,及时进行调适与疏导。心理影响因素有舰船环境中有害气体、风浪冲击、倒班工作等理化因素;与家庭成员长期分居产生的人际关系疏远或紧张,管理模式不当,事故与灾难等社会应激因素;晕船、恶劣的舱室环境条件、长时间工作导致健康受损,发生疾病、疲劳等不良感觉,出现冷漠、缺乏自制力、易激动、注意力减弱、反应速度下降、活动失误增多等不良心理反应。针对这些情况,应及时采取有效措施,调整舰船员的心理状态,防止心理问题的发生。②进行心理测评与选拔。合格的舰船员需具备适应航海的特殊能力,以降低发生航海心理问题的风险,包括具有良好的认知结构和认知品质;良好的心境,乐观的态度,宽阔的胸怀和稳定的情感;有自制力、坚决果断、毅力好、责任心强和具有勇敢奉献等良好的意志品质;面对艰苦且单调的航海生活环境,适应能力强、灵活、擅于与他人交往和善解人意。心理测评的主要目的是进行人才选拔、岗位适宜性评估、心理卫生诊断、心理状况预测及搜集资料等。③开展心理问题诊疗。舰船员心理问题,轻者表现为焦虑不安、抑郁寡欢、紧张恐惧、注意力不集中、记忆力下降、人际关系紧张、过分爱干净或行为呆板、过分关心自己的身体及睡眠障碍;重者可表现产生幻觉、敌意、敏感多疑、情绪

不稳定、易激动、甚至冲动有伤人行为等精神病性症状;舰船员中抑郁状态比较常见,继发疾病有消化性溃疡、原发性高血压、紧张性头痛等,应给予及时的心理疏导和治疗。④建立心理卫生防控体系。舰船环境的特殊性和复杂性是造成人员心理紧张的主要因素,保障舰船员心理健康需从培养健全的人格、锻炼提高应对能力、建立良好人际关系、储备社会支持力量等个人因素着手,还可从培养团结、关系融洽的集体,改善作业环境,提高适居性与人机工效设计水平,合理安排休闲娱乐等社会因素进行主动防护。并通过针对性的心理知识教育,提供心理咨询服务,建立心理健康档案等措施及时发现舰船员的心理健康问题,进行跟踪保障及时解决。

航海心理卫生工作需由专业人员负责实施,应根据舰船员及航海任务的实际需求选择性地开展相应活动,以确保舰船员心理健康与顺利完成航海任务。

(余 浩)

hánghǎi xīnlǐ yìngjī

航海心理应激 (nautical mental stress)

由航海环境中不良刺激引起的一系列心理上的紧张反应。航海过程中舰船员会经历各种情境或刺激,会被舰船员感知或接收后引起主观评价导致应激的发生。适度的心理应激会产生适度的皮层唤醒水平和情绪唤起,使舰船员注意力集中,思维活跃,有利于对信息的正确认知,以选择恰当的应对策略,充分发挥应对能力。但持久、过度的心理应激会引发舰船员不良的生理与心理反应,如果刺激需要舰船员做出较大努力才能进行适应性反应,或这种反应超出了舰船员的适应

能力,就会引起心理、生理平衡失调,即出现紧张反应,甚至导致内环境紊乱和疾病。应激源的性质,个体对应激事件的认知评价、心理特征、身体状态,环境等因素都会对心理应激产生影响。气候条件、水文状况等航海自然环境因素,照明、噪声、通风等船舶舱室环境因素,船舶社会环境因素,昼夜节律失调,事故与灾难,远航作业等因素是航海中常见的心理应激源。航海心理应激可以分为急性应激和慢性应激。慢性应激下的反应可以分为预警阶段、抵抗阶段和衰竭阶段。航海中常见的心理应激反应包括:焦虑、抑郁、恐惧、愤怒等情绪反应;敌对与攻击、冷漠、病态固执、逃避、无助、自怜、物质滥用等行为反应;认知能力降低、自我概念不清等认知功能下降反应。

(余 浩 江楠楠)

jiànchuányuán xīnlǐ xuǎnbá

舰船员心理选拔 (psychological selection of sailor)

运用心理学的理论和技术,评估挑选舰船员候选者的心理能力使之与专业相适宜的活动。进行舰船员心理选拔不仅可以让候选者选择适合的工作岗位,使其能力、兴趣等得到发挥,还能满足船舶环境特殊、劳动强度大、值班制度单调、与家庭分离、与社会交往少等特点对从业人员心理的特殊要求,以防止不合适的人员上船工作,对于保障海上交通安全,降低海损事故发生率具有重要意义。

正式的心理选拔技术应用出现在第一次世界大战期间,美国陆军甲乙种测验为心理测验选拔人才开辟了局面。1960年起开始有明确针对舰船员的心理选拔研究,美国人沃尔拉克(Wollack)

等人开发出一套海军入伍人员选拔指标，包括表达能力、海军知识、职业兴趣和才能等 4 部分指标。库帝斯（Curtiss P.H）于 1989 年提出一个全面的舰船员心理选拔模型，不仅要包括"软的"心理学结构变量，如贝纳特测验、翁德里克人事测验、一般社会适应量表和分心能力量表，还必须包括"硬的"变量，如手眼协调、反应时、视觉与听觉敏锐度、工作方法、肌肉力量等。

舰船员心理选拔过程包括：①对舰船各工作岗位的性质、内容、任务进行研究分析，提出担任相应职务的工作人员应具备的资格与条件等。②确定各岗位的职务规范与要求。③对备选人员心理素质及适应能力进行分析测评。④选拔合适的人员，安排适宜的岗位。通常在求职者接受舰船员职业训练之前，应进行一般社会适应能力、反应时、速度估计、深度知觉、注意力、记忆力及人格特征等的测评，评价其所具有的适应舰船员职业工作的潜能与倾向，并结合舰船的岗位职业特点进行适宜性评价。舰船员职业适宜性的基本心理选拔要求是：具备从事海上作业所必需的基本生理和心理素质；具有良好的安全需要动机。舰船员心理选拔方案需通过全面考察并记录经过初选的舰船员的工作表现，包括工作完成情况、作业效率、事故分析等，将这些结果与各项心理选拔指标进行比较分析，找出对预测工作有效的测试指标，删除预测效率低的指标，适当补充相应指标以应对新的需求，经过数次筛选与检验，才能确定最终的心理选拔方案。

舰船员心理选拔是一个动态发展的技术，需及时补充选拔内容并调整选拔方法以保障选拔效果。对重要岗位人员的任用通常会采用面试、能力测试及投射性人格测验相结合的方法，选拔效果比运用单一方法更可靠和有效。对船长等高级舰船员而言，不仅要责任心强、知识全面、意志坚定、反应灵敏，还需有综合统筹能力和科学态度。当舰船员执行特殊任务时，需分析特殊任务性质，考察任务对人员的特殊要求，适当增加选拔指标。

（余　浩）

jiànchuányuán xīnlǐ xuǎnbá biāozhǔn

舰船员心理选拔标准 （psychological selection standard of sailor）

对舰船员候选人岗位选拔所必须具有的心理特征和能力的规定。用于评估舰船员候选人的心理能力与专业适宜度。目的是提高人岗匹配性，减少培训成本，保障航海安全。

第一次世界大战期间，美军首先采用标准化的心理测验方法进行心理选拔；此后，美国舰船员心理选拔主要应用于海军，其中 19 世纪 60 年代沃尔拉克等人开发出一套海军入伍人员选拔标准，包括表达能力、海军知识、职业兴趣和才能等指标；1975 年布朗（Brown）等人制订的心理选拔标准包括语言流畅性、社交性、成就动机、移情、对拒绝的忍耐性、责任心和成熟性等指标；19 世纪 80 年代后采用特殊分配测试组合（SAB），包括工作风格、职业兴趣、大五人格测验和情商测试等指标作为心理选拔标准。美海军使用的心理选拔标准内容主要包括：①入伍筛选试验（EST）或入伍资格测验（AFQT），用以评估语言和数学能力或一般认知能力。②军事职业能力倾向测试（ASVAB），用于评估技能倾向。③信息技术能力倾向测验（ITAB），用于考察程序知识掌握情况。④海军职业机会调查（JOIN），基于霍兰德模型进行职业兴趣调查，用于安排具体工作岗位。

中国 2004 年颁布的《海军海勤人员体格检查标准》，在精神神经科检查项目中制定有关于心理健康指标的评定要求；于 2009 年颁布的《职业潜水员心理选拔方法及评价》标准中，规定了男性职业潜水员心理选拔的方法及评价标准。它们包括推理能力、反应能力、记忆能力和场依存性能力等指标，还包括独立性、敢为性等人格特征指标。

（余　浩）

jiànchuányuán xīnlǐ cèliáng

舰船员心理测量 （psychological measurement of sailor）

依据心理学理论，使用一定的操作程序，对舰船员的行为确定出一种数量化的值。狭义上指以心理测验为工具对舰船员进行测量；广义上还包括用观察法、访谈法、仪器测量法（图 1）、心理物理法等方法进行的测量。舰船员心理测量的产生源于实际需要，用于解决舰船员的心理健康问题，后被广泛应用于舰船员心理选拔、心理健康与作业能力评估中。由于能力、人格、情绪、动机、心

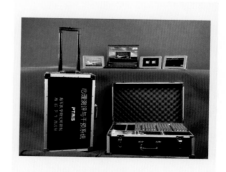

图 1　心理测评系统

理健康等心理特征不能直接测量，但会通过行为反映出来，因而舰船员心理测量是通过评估舰船员的行为表现对其某种心理特征作出数量化的解释。舰船员心理测量主要包括智力、人格、心理健康以及职业兴趣、职业能力倾向、职业技能、成就动机等基本内容，通过测量可以对舰船员心理进行全面描述，从而确定舰船员的心理优势、不足及个体差异。心理测量特点为：间接性，是通过测量舰船员的外在行为表现以间接了解其心理特征的；相对性，心理测量是一种相对测量，结果没有绝对标准，是通过与舰船员总体或某种人为确定的标准相比较而得出的测量结果；测量结果受舰船环境、航海时间、工作特征等因素的影响比较明显。

（余　浩　江楠楠）

jiànchuányuán xīnlǐ zhàngài

舰船员心理障碍 （mental disturbance of sailor）　舰船员心理功能不健康或变态。舰船员因器质性缺陷或心理功能缺陷，在某个时段或长期没有能力按照社会认可的方式行动，以致其行为偏离了社会习俗与准则，本人无法适应社会生活。主要分为非精神病性心理障碍和精神病性心理障碍。除了受基因、个体早期发展、创伤、药物、疾病、生活经验、社会和文化等普遍因素的影响，还受舰船噪声、振动等理化环境，性别单一、饮食单调等社会环境，和海上气象、海洋水文环境等因素的影响。临床表现为：心理反应不合理、心理过程不协调、个性特征不稳定，且变化具有持久性与特异性；舰船员群体中常见神经症、人格障碍、行为障碍、性心理障碍、睡眠障碍，其中以焦虑症、抑郁性神经症、神经衰

弱、阳痿、早泄、疑病症、强迫性人格障碍、酗酒吸烟成瘾行为最为常见。通常以中国精神障碍分类与诊断标准（CCMD）为诊断依据，可由舰船员的行为接近于一系列指征的程度来判断，包括痛苦、不适应、非理性、不可预测、非惯常性、观察者不适感以及违反标准或社会常规。治疗方法主要有社会干预、同伴支持、自助等心理治疗和精神药物治疗两大类。遇到压力时改变认知策略并以社会支持作为应对策略是有效的预防方法。

（余　浩　江楠楠）

hánghǎi xīnlǐ wēijī

航海心理危机 （nautical psychological crisis）　人在航海过程中面临危机事件表现出的暂时性心理失衡状态。航海心理危机包括发生出乎人们意料的海上突发危机事件及由于突发事件使个体感到难以解决，内心的紧张不断积蓄而出现无所适从甚至思维和行为紊乱引起的内部变化。可由于海啸、海上事故、战争等突发事件所导致的急性应激反应，主要表现在生理、情绪、认知和行为方面。其典型表现为出现茫然状态、意识范围局限、注意狭窄、对外在的刺激难于反应、出现定向错误等。航海心理危机通常经历4个阶段：①冲击期，在海上危机事件发生当时或之后不久，个体感到震惊、恐慌、不知所措。②防御期，表现为想恢复心理上的平衡，控制焦虑和情绪紊乱，恢复受到损害的认识功能；但不知如何做，会出现否认、合理化等。③解决期，采取各种方法接受现实，寻求各种资源努力设法解决问题，焦虑减轻，自信增加，社会功能恢复。④成长期，经历了危机变得更成熟，获得应对危

机的技巧；但也有人会因为消极应对而出现种种心理与行为上的问题，造成不良后果。对航海人员个体的影响及其程度，还取决于个人生活目标、人格特征、航海人员群体、社会支持，以及以往经验等主客观因素。

（马海鹰）

hánghǎi xīnlǐ chuāngshāng

航海心理创伤 （nautical psychological trauma）　航海中人员遭受强烈应激刺激或微小事件长期积累后直接或间接地对个体的认知、情感、个性以及行为产生伤害性的影响。航海心理创伤人员会在认知、情绪、意志和行为上表现出：①认知功能受损，经历过心理创伤的个体，容易出现空白性记忆和闯入性记忆，即闪回；创伤性场景会活生生"闯入"患者头脑，形成无法回避的记忆，并伴随着创伤性体验；同时还会出现言语记忆缺损，同时伴随消极认知。②情绪反应强烈，航海人员在经历过创伤性事件后，其情绪上的主要特点是高抑郁、高焦虑。③意志力消沉，在经历创伤性事件后，患者在意志方面的特点主要表现为封闭性较强、意志退缩、动机减弱等。④不良行为增多，创伤性事件后，尤其对于年轻的人员来说，会在一定程度上出现某些行为上的改变，如攻击性行为增多，行为适应能力差等，从而形成各种不良行为习惯。由于个体的耐受性和应付能力不同，心理创伤后的应激反应程度有很大差异。有的个体可能长期处于威胁生命的环境中，在应激事件过后若干年才出现情绪和行为障碍，这种迟发的慢性后遗效应可表现为持久性人格改变。

（马海鹰）

jiànchuányuán xīnlǐ tiáoshì

舰船员心理调适（mental adjustment of sailor）

运用心理学方法，舰船员在航海中为保持与环境之间的和谐作自我调整的过程。目的是使舰船员在航海环境中能更好更快地达到心理适应状态。最初源于瑞士心理学家皮亚杰（Jean Piaget）的认知发展理论，舰船员在从事航海军事行动过程中，不仅同化外界信息，还主动地或被动地改变自身的认知结构或行为模式，以适应环境的变化，从而达到与航海环境的平衡。舰船员心理调适具有预防、激发、恢复和发展4个功能。调适模式主要有：①医疗模式，以消除心理疾患为目标，进行心理治疗。②教育与疏导模式，以舰船员自我发展为目标，采用心理辅导、服务，教授策略，形成应变能力。③发展模式，消除障碍，增强自信，发展能力。舰船环境下影响船员心理健康的因素较多，具体调适的方法要从多方面考虑，如改善外界环境条件，包括改善舰船工作环境，控制和降低噪声、振动；改善饮食、居住等生活条件；解决舰船员的后顾之忧；注意合理安排休假、探亲、疗养；开展心理咨询与治疗等。舰船员也要做好自我调节，主要有：明确自我价值与目标；建立良好的人际关系；适当休息与放松；适应生活环境，保持良好睡眠；加强体育锻炼，保持健康体魄；加强心理健康教育，培养良好心理素质；丰富业余生活，发展个人兴趣和爱好。

（马海鹰）

jiànchuányuán xīnlǐ zhìliáo

舰船员心理治疗（psychotherapy of sailor）

运用心理学的原理和技术对患有心理与行为障碍的舰船员，通过语言沟通、情绪抒发、观念改变、行为改造等途径消除其心理疾病的治疗方法。其理论依据有精神动力原理、学习原理和自我实现理论等。心理治疗作为正式的科学名称出现仅有百年的历史，是在19世纪末~20世纪初由弗洛伊德发展起来的，但在人类与心理障碍斗争的历史上，心理治疗的方法早已存在。舰船员的心理治疗是一个系统的决策运行过程，舰船员的心理问题涉及生物、心理、社会各方面的多种因素，对其治疗的基本程序分为心理问题系统诊断、确定治疗目标、选择和运用治疗技术、治疗效果评估和疗效维持5个步骤。应在舰船员管理部门管理下，建立以舰船为基础，家庭、社会为辅助，医疗机构为保证的治疗系统，建立早发现、早评估、早预防、早干预为特征的心理健康预警体系。平时，更多是从舰船员的社会关系着手，通过深入探讨与分析其人际关系现状与问题，培养自信心，促进人际沟通能力，增强社会支持与人际归属感。传统的心理治疗方法一般有精神分析疗法、认知疗法、人本主义疗法、行为疗法；在舰船上，工作生活环境固定，航海时舰船员不能离开舰船和所在岗位，在船上进行的心理治疗方法有厌恶疗法、生物反馈法、气功疗法等。

（马海鹰）

jiànchuányuán yīxué péixùn

舰船员医学培训（medical training for sailors）

对舰船员进行急救和医护知识训练、考核，达到任职要求的活动。舰船员任职训练的组成部分。目的是在无专职医护人员条件下，使舰船员具有在海上航行和作业中对发生的损伤和疾病采取正确应急处置的技能，维护患者生命和健康，待机获得专业救治。船舶通常按人员编制和使命任务，编配医务人员。20世纪中后期，船舶操纵机械化、自动化、信息化程度迅速提高，尤其远洋船舶船员编制缩小，普遍不设船医；随着船员的文化知识水平与素养的提高，经过医学培训能掌握海上急救与船上医护知识，可基本具备处理海上航行及作业中的意外损伤和疾病的能力。国际海事组织《1978年海员培训、发证和值班标准国际公约1995年修正案》（简称STCW78/95公约）为各国提供了一个普遍能接受的海员培训、发证和值班标准方面的最低适任标准。中国作为国际海事协商组织（IMO）A类理事国，由国家海事局颁布了《中华人民共和国海员精通急救和专业培训、考试、发证办法》，规定中华人民共和国港务监督局是实施该办法的主管机关，经主管部门授权的港务监督负责船员精通急救和船上医护专业培训的监督管理、考试和发证工作。凡在船舶任职的船长、驾驶员、轮机长、轮机员、无线电人员和指定为在船上提供急救的船员，必须完成精通急救培训并取得培训合格证；凡在500吨或以上船舶任职的船长、大副和指定为负责船上医护的船员，必须完成船上医护培训并取得船上医护培训合格证。精通急救培训不少于24小时，船上医护技能培训不少于48小时，且每班培训人数不得超过40人；实操训练时，每组不得超过6人，每一实操小组必须配一名助理教员。培训内容包括：人体解剖结构与功能；常见疾病的诊查；海上心肺复苏术、止血、固定、搬运等常用急救技术；职业性事故，海水淹溺、烧伤、电击伤、中暑、冻僵与冻伤、骨折、脱臼、有毒海洋动物伤、中毒、休克、昏迷等的急救与治疗；常见急症，高热、心绞痛、心肌梗死、高血压危象、脑出血、急性阑尾炎、溃疡病穿孔、急性胆囊炎及胆石症、急性胰腺炎、泌尿系统结石、传染病等的处理及基本护理；药物贮备、采集、使用等。重点是实操训练徒手心肺复苏、包扎、固定、搬运、血压测量、肌内注射等项目（图1）。培训特点是：必须由经主管部门授权并具有培训资质的港务监督部门组织实施；培训对象广泛，有船长、驾驶员、轮机长、轮机员、无线电人员和相关指定船员；急救培训时间不少于24小时，重点为实操训练，须经考核合格后，方可取得《精通急救培训合格证》。

（张 建 朱 俐）

jiànchuányuán xīnlǐ xùnliàn

舰船员心理训练 （psychological training of sailor） 为培养航海活动中舰船员必备的心理素质而进行的一系列活动。目的是使舰船员更好地适应航海环境，提高心理承受能力，保持良好心理状态，提高应对问题与完成任务能力。根据训练形式可分为个体训练与团体训练（下页图1）；根据场所可分为高空训练与场地训练等；根据训练内容可分为沟通能力、抗挫折、情绪稳定性、协作能力、意志品质等训练。训练方法包括放松训练、生物反馈训练、系统脱敏训练、表象训练、情景模拟训练、心理行为训练等。

心理训练最初的训练对象就是舰船员，起源于第二次世界大战期间的英国，当时大西洋商务船队屡遭德国潜艇的袭击，许多缺乏经验的年轻海员葬身海底，而人们从生还者身上发现，他们并不一定都是体能最好的人，但却都是求生意志最顽强的人。针对这种情况，汉思等人创办了"阿伯德威海上学校"，专门训练海员在海上的生存能力和遇难后的生存技巧，提高他们的心理能力。经过多年的发展，心理训练已经成为提高舰船员航海能力的重要方法。中国在舰船员心理训练的形式和内容上有了很大的发展，舰船员心理训练活动从刚开始通过浪板、转轮等进行平衡能力与抗眩晕训练，已发展到运用4D动感心理训练室和水上心理行为训练场等技术进行训练。

舰船员专用的心理训练内容主要包括：①航海专业技能训练中的心理训练，通过打好知识基础，具备在航海活动中发现问题并解决问题的思维能力和航海环境适应能力，如在大幅度摇摆中的平衡能力训练，不仅可锻炼良好的身体功能，同时也训练了胆量、勇气和信心等心理素质。②航海模拟训练中的心理训练，通过最新电子技术模拟航海实景和突发情景，使舰船员通过角色模拟与模拟训练提高问题处置能力，提升应对心理素质。③航海实践心理训练，在实际海上航行中，人为设置和模拟一些突发状况，以检验并提高舰船员解决问题的能力和心理承受能力。④心理行为训练，通过训练培养团队精神和意志品质。

舰船员心理训练主要是结合航海条件与航海环境特点开展的使个人获得心灵成长的一种特殊的教育过程。舰船员心理训练以提升舰船员个人的内在力量为目标，结合航海活动中的作业内容，运用各种形式的心理训练技术与方法，以增强其航海适应能力和促进心理健康。

（余 浩）

jiànchuányuán shēngwù fǎnkuì xùnliàn

舰船员生物反馈训练 （biofeedback training of sailor） 运用生理科学仪器使舰船员获得自身生理参数的实时感知，进行躯体功能自主调节的心理训练方法。目的是消除或减轻身心疾病、恢复身心健康，也可消除紧张情绪，

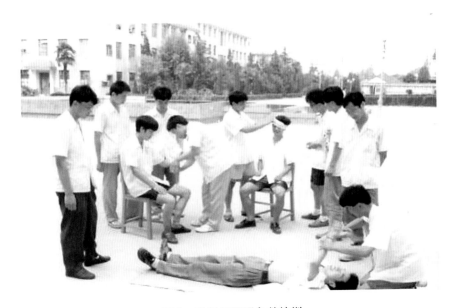

图1 对船员开展急救培训

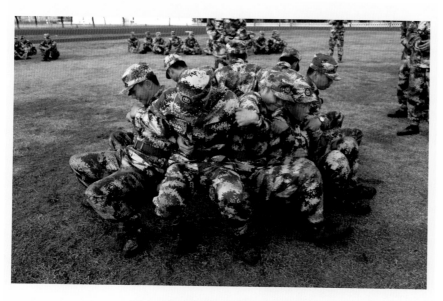

图1　海军官兵进行团体心理训练

提高作业效能。生物反馈训练是在行为训练基础上发展起来的一种心理训练技术，对于身心疾病的心理治疗作用明显。20世纪20年代，美国人雅克布森（Jacobson. E）开始用肌电仪监测人的肌电活动进行放松训练；70年代末起，生物反馈技术被广泛应用于竞技体育运动和舰船员等特殊职业人员的训练。生物反馈训练一般包括以下步骤：①以仪器作为生理指标测试与反馈的辅助工具，帮助自我认识机体功能状态，主要生理指标包括脑电波、肌电、心率、血压、皮肤电反应、皮温和呼吸等。②根据生物反馈机制，让舰船员学会通过自己的意志对循环系统、肌肉骨骼系统等进行放松与调节的控制方法。③通过仪器监测评估自我调节的效果。④最终达到无需仪器辅助即可控制机体功能的目标，放松或强化肌肉功能、放松心情、促进睡眠等，以有效缓解作业疲劳与职业疾病。由于舰船卫生条件受限，生物反馈技术特别适用于舰船员身心疾病的防治，现已经

逐步推广应用。生物反馈训练配合航行技术训练同步进行还可帮助舰船员更好地掌握航行技巧，减少工作压力，提高作业效能。生物反馈训练一般不会对个体产生不良副作用，训练效果与个体掌握训练技巧的熟练程度有关。

（余　浩）

jiànchuányuán xīnlǐ tiáojié xùnliàn

舰船员心理调节训练　（psychological adjustment training of sailor）　运用心理调节技巧使舰船员自觉能动地协调自己以适应舰船特殊环境的心理训练方法。舰船员海上活动时，社会、工作与生活环境均发生变化，可运用的社会资源有限，与外界的联系相对不便，心理负荷增加，易导致情绪不稳、精神倦怠等问题。采用心理调节训练，可正确认识和评价个人所处环境，尽力消除不愉快的心理刺激和生活事件，理智接受非个人能力能改变的现实，从而保持良好自我意识，积极稳定情绪，保障身心健康，有效提高海上适应能力。可分为自我调节与他人辅助调节两类，包

括认知结构调节、情绪调节、意志调节、个体调节及注意记忆调节等方法。心理调节训练的基本内容有：①理性思维训练。通过对航海活动中遇到的典型案例分析，使舰船员在遇到困难和障碍时学会分析问题的方法并提高做出理性决定的能力。②自我认识与人际关系训练。通过舰船员间相互沟通等活动，更好地全面认识、了解自己的性格特点及与他人相处时需注意的问题，正确识别自己与他人的情绪问题，学会化解矛盾的技巧与方法，提高人际相容性。③自我暗示调节训练。舰船员通过自我提醒和自我调适，释放不良情绪，缓解心理压力。如遇到恶劣天气和机械故障时，用自我激励的方法可显著减少不良情绪与身心反应。④放松想象训练。通过放松或想象等方法，使注意力从紧张事件上暂时转移，缓解生理症状，想象进入最佳状态，从而更关注于当前面临的事件而不是应激反应，提高理性应对问题的能力。平时学会自我心理调节的方法，当面对海上各种心理压力时，就可以自如应对，不会手足无措。

（余　浩）

hǎijūn wèishēng qínwù

海军卫生勤务　（naval health service）　运用医学科学技术和相关资源为海军成员健康服务的专业组织与工作。简称海军卫勤。军队卫生勤务的组成部分。基本任务是保护海军有生力量，增强海军官兵健康，巩固和提高部队战斗力。对保障海军部队完成作战、训练和其他任务，鼓舞指战员士气，具有重要作用。

发展历史　海军卫生勤务是随着海军建设、平战时卫勤保障需要和医学科学技术的进步而发

展起来的。从单一的医伤治病，逐步发展到由医疗保健、舰艇卫生、卫生防疫、卫生防护、潜艇医学、潜水医学、海军航空医学等多种专业组织与工作组成的，集医疗、预防、保健为一体的海军卫生勤务。16世纪初，主要海军国家先后建立和完善海军卫勤体制。英国海军在亨利八世时，由第四军务长管理各舰队的医药；俄、美、法、日等海军先后分别成立医学委员会或军医署、军医局、医务局等组织实施各项卫生工作。随后，各国海军的卫勤领导机构日趋完善。舰艇按舰级编配卫生人员，对舰员实施医疗保健、卫生防病和伤病救治工作；在港口、要塞和海军驻地建立海军医疗系统，以及卫生人员训练机构。俄国海军卫生勤务于17世纪末~18世纪初随着正规军的建立而出现，在海军条令中开始对舰队医生制定职责，在医院规则中制定医院人员职责，对舰艇制定药材供应品种表，对舰队制定卫生防疫和防止流行病措施等。苏联在第二次世界大战时期，在海军、舰队、基地分别设卫生部和卫生处3级卫勤领导机构；海军卫生部指挥各舰队和区舰队卫生勤务工作的总机关，卫生部长直接隶属于苏联海军人民委员会；卫生处是舰队和区舰队卫勤领导机关，舰队（区舰队）卫生处长隶属于舰队（区舰队）司令员领导；海军基地卫生处则受海军基地指挥员领导，海军卫生勤务日趋完善。现代美国海军具有一套完整的卫生行政机构和规章制度，规范各类卫勤保障与组织指挥工作，如在海军远征作战司令部下设有：远征初级救治队、远征手术队、远征创伤队、途中救治队及相应装备，制定有联合保障计划，对部队实施保障。有关重要的卫勤规定通常发布在海军作战部长指令中，以确保贯彻执行。

中国明代郑和下西洋的船队，根据伤病救治需要配备医官、医士180名；按船队总人数计，平均每150名船员就有医官或医士1名。清末北洋水师在海军设有医务司，在天津设立储药施医总医院和西医学堂，在旅顺、威海分别设水师养病院。中华民国时期，海军卫生行政组织几经改变，1913年在海军总司令处设军医长，1928年设军医处，1929年改为海军部军医处，负责管理各地海军医院和养病所。1932年，明确由海军部直辖领导的有海军南京、上海、青岛、福州等海军医院。此间，将原天津总医院改称为海军军医学校。中华民国海军部制定的军医司及所属医务科和卫生科职责共41款，基本包括了海军平战时卫勤保障、教学、科学研究、药材等全部内容。中国人民解放军海军卫生勤务是在陆军卫生勤务的基础上，随着海军的建设而发展起来的。从1950年建立海军卫生部起，逐步形成海军后勤部卫生部，舰队、基地（舰队航空兵）后勤部卫生处和支队（水警区）卫生科（航空兵师司令部卫生主任）的4级卫勤组织体制。20世纪80年代中期，卫勤组织体制改为海军、基地（舰队航空兵）、支队（水警区、航空兵师）3级。逐步建立海军各类医院、疗养院，形成海军总医院、中心医院、驻军医院3级医院体系。在总医院、中心医院编设空潜科，收治空勤、海勤伤病员；疗养院设空勤科、海勤科，负责海空勤人员疗养；建立负责核潜艇部队伤病员治疗和疗养的专科医院。为舰艇、潜水和海军航空兵部队编设专业军医。完善基层门诊医疗、防疫和药材保障机构。组建教学及科研机构。改装代医院船、救护艇、救护直升机等，对海上伤病员医疗后送进行研究和实践。医疗、防疫、药材保障、医学教育和科学研究体系的建成，对防治海军部队伤病，保障部队作战、训练和其他任务的完成发挥了重要作用。1999年，中国海军实施联勤保障，海军部分医院、疗养院移交军区联勤部进行组织管理。2003年，联勤保障进一步深化，除海军总医院外，海军各医院、疗养院全部纳入联勤系统，并进行大联勤改革试点，按照区域保障与建制保障相结合，医疗与疗养保障通专合一，防疫防护与药材保障通专结合的方式，组织实施海军卫生工作。2005年论证立项并于2008年完成了制式医院船、救护艇、救护直升机的建造并交付部队使用，并完成了民船加装成卫生船舶的研制，形成了较为完善的海上医疗后送组织与装备体系。21世纪初，随着海军"近海防御和远海防卫"战略的转变，海军卫勤已难以适应保障的要求，随着舰队后勤体制的变化，在舰队后勤部设立卫生处，形成了海军后勤部卫生局、舰队后勤部卫生处、舰艇岸勤部卫生科三级卫生行政机构，管理和指导海军部队的各项卫生勤务工作。

工作内容 为完成卫生勤务工作，各国海军都在各级领导机关内设置有相应的卫生勤务机关及业务机构，分别实施卫勤组织管理与业务工作。通常设有：卫勤领导机构、卫勤保障机构、医学训练机构和医学科研机构。

卫勤领导机构是海军卫生工作的主管部门，各国海军根据自身编制体制设置不尽相同，中国人民解放军海军后勤部设有卫生局、舰队（航空兵）后勤部设有卫生处，舰艇部队岸勤部设有卫生科，分别形成上下级业务指导关系，在统一领导下，完成各项工作。

卫勤保障机构是实施平战时卫勤保障的各类医疗卫生业务机构，中国人民解放军海军卫勤保障主要依托联勤体系实施保障，在海军建制内的卫勤保障机构主要包括：①医疗保健机构。设有海军军医大学附属医院、舰队医院、舰艇部队医院、海军疗养院及各类门诊机构。②海上医疗后送机构。主要有舰艇救护所、救护艇、卫生运输船、医院船、救护直升机、码头救护所及各类海上机动卫勤保障力量等。③卫生防疫机构。设有疾病控制中心、海军医疗机构中心的防疫所。④卫生防护机构。包括舰船医务中心（室），涉核海军基地设有卫生处及基地医院，负责核辐射的防护工作。⑤医学训练机构。是负责培养海军军医、卫生员及继续医学教育的机构，设有海军军医大学、海军卫生员培训基地、各类培训班等。⑥医学科研机构。是专门从事海军军事医学的研究机构，包括海军特色医学中心、海军医院设置的各类海军医学研究中心等。各国海军卫生勤务基本包括以下工作。

卫勤组织计划　卫勤领导机关的重要工作。主要包括：拟制海军各级卫生工作规章制度，卫生战备、卫生训练规划及计划，并监督检查落实与贯彻执行情况；拟制海军卫勤条例和平战时卫勤保障方案及战时卫勤动员计划；组织海军的作战、训练、演习、科研试验（图1）、舰艇出访、海上反恐、救援等的卫勤保障和海军机动卫勤力量建设工作；拟制海军各级医疗卫生机构的编设原则和具体方案，协同承办卫生机构的组建、扩建、调动、整编、撤销等有关事项。

医疗保健　由海军各级医疗保健机构组织实施。主要工作包括：①门诊、急诊与巡诊。海军医疗机构设诊疗科室开展门诊与急诊，对危重伤病员进行紧急救护，对一般伤病员实施门诊治疗；舰艇部队医疗机构实行门诊与巡诊相结合制度，深入舰艇各部门、作业现场、营区巡诊，及时发现伤病员进行诊治和送院治疗。②收容治疗伤病员（图2）。分为建制收治和区域收治，建制收治由海军部队组织建制内的医疗机构收治；区域收治按照联勤体制，就近收治伤病员。③体格检查。按规定对海军人员进行身体检查，做出健康评价，对疾病进行矫治，确保不带病出海。④组织疗养。组织海空勤、团以上干部和慢性病、职业病等人员及长期海上执行任务的舰艇人员进行康复和健康疗养。⑤评残和镶装。按规定评定军人因战、因公、因病致残的等级，办理镶牙、配镜和装配矫形器事宜。⑥战时伤病员医疗后送。根据海军战时情况和卫勤保障任务，建立海上医疗后送体系，依据各级医疗机构的救治范围和分级救治程序完成伤病员的医疗后送任务。

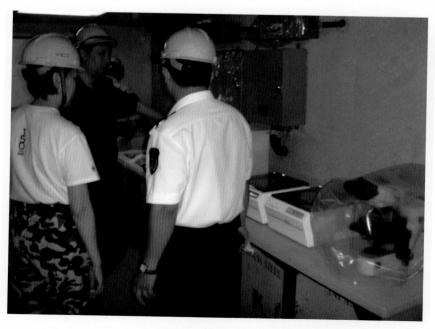

图1　科研人员正在检查舰艇医疗设备安装情况

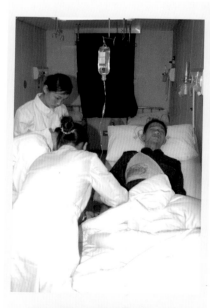

图2　舰船医疗舱室收治伤员

卫生防疫 分为卫生和防疫两个方面，根据海军部队编制和组织特点，通常由各级首长领导，卫生防疫管理机构与有关部门协同组织，由卫生防疫专业分队和全体军人参与实施；特别重视海军舰艇部队在出航过程中的卫生防病工作，确保海上值勤、训练、远海航行、作战任务的完成。主要包括：①健康教育。通过多种形式普及卫生科学知识，提高海军人员对卫生防病重要性的认识，养成良好的卫生习惯；特别要针对舰艇卫生特点，普及舰艇人员的卫生教育。②卫生监督。包括对饮食、饮水、环境、劳动和生活卫生等的监督，保证海军人员在各种作业环境中防病措施的落实；尤其应加强海上舰艇的卫生监督，保证出航的安全。③疾病监测。通过健全海军疾病监测组织体系和疫情报告制度，掌握部队卫生防疫信息，为卫生防病工作决策提供科学依据。④传染病预防和控制。依据卫生法规、制度，预防传染病发生，制止传染病的传播与流行；严格舰艇出访的有关检疫制度，严防传染病的输入与传播。

卫生防护 卫生防护通常是在部队指挥员的统一领导下，纳入参谋部防护计划，在有关部门协同下组织实施，具体技术工作由卫生防护分队负责；海军舰艇部队除对核、化学、生物武器损伤的卫生防护外，还应重视对核舰艇的卫生防护。主要包括：①卫生防护知识教育。内容有核、化学、生物、新概念武器等的杀伤特点，集体和个人防护措施，防护器材的使用方法，以及损伤后的自救互救和消除沾（污）染、除毒的方法等。②预防服药和预防接种。按规定服用抗放药和防

中毒药，根据敌方可能使用的生物战剂，对参战部队成员普遍进行疫苗接种。③核、化学及新概念武器伤员的救治。包括杀伤区伤员的抢救、治疗与后送等。④消除生物武器袭击后果。包括污染区、疫区处理，组织检疫，传染病员隔离、治疗和后送。⑤水源、食品卫生监督。卫生部门主要负责受沾染或染毒水源、食品的化验检查，确定能否饮用或食用。⑥微小环境有害因素卫生防护。如噪声、有害气体、高压、低压的卫生防护等，并按卫生学要求实施管理。⑦核舰艇卫生防护。包括建立和健全与放射防护有关的规章制度，个人剂量和环境辐射监测，食品和饮水放射卫生监督，人员医学监督，核事故的医学应急处置等。

药材保障 主要包括：制定海军部队药材供应标准，合理组织药材供应；做好药材预算、筹措、分配、保管、储运、核算统计、维修等，药材的计划、控制、协调等管理及战备药材的规划、储备、保管和更新，海上舰艇药材的配备与补给等工作。

卫生专业训练 由训练主管部门和海军卫勤领导机关组织计划，具体训练任务由海军卫生专业训练机构和部队军训、卫生部门协同完成。主要包括：医疗、药剂、护理、检验等的专业培养、专业技术人员和卫勤干部的在职训练；新卫生员的培养；对舰艇卫生人员进行舰艇战救技术和核、化、生物武器伤的急救训练；海上医疗救护训练；预备役卫生人员的卫勤训练等。

海军医学研究 主要包括：海军平战时卫勤保障的一般规律和特殊规律，海军战伤外科的特点、救治技术及舰艇救护的组织

实施；海上伤病员分级救治医疗后送装备体系构成及医院船、卫生运输船、救护艇、救护直升机、舰艇伤员搬运与换乘装置等海军专用卫生装备；舰艇核装置辐射，核武器、化学武器、生物武器对海军人员致伤作用和损伤的急救、治疗及卫生防护；潜艇医学与潜水医学保障；海军部队在不同环境条件下军事作业的卫生保障和海军常见病、多发病的防治方法；舰船远航时的船员饮食营养、给水卫生，微小气候、噪声、震动等对机体的影响与防治措施；中医中药对海军官兵战伤与疾病救治的应用及海洋药用动植物的利用等。

海军部队卫生信息统计 主要是正确及时地掌握海军卫生人员的数质量、医疗机构、床位数量、技术装备器材、后备力量和部队发病率、送院率、危害官兵健康的主要疾病等反映海军部队健康水平的统计数据，以及部队卫生工作中出现的新问题，以便从中找出规律，为拟定卫勤计划、检查指导工作、总结交流经验和为医学科学研究提供依据。

工作方法 由于各国海军编制体制不尽相同，卫勤组织的隶属关系、组织实施方法也不相同。美国海军卫勤领导机构隶属本级军事首长，对本级卫勤机构实施业务和行政领导，卫勤工作直接向军事首长负责。中国人民解放军海军各级卫生机构隶属后勤部门领导，卫勤工作在后勤首长的领导和上级卫勤机关业务指导下组织实施。海军卫勤应在国家和军队卫生工作方针指导下，根据海军实际情况，遵循面向部队、预防为主、中西医结合、提高医学科学技术水平的方针指导下，运用先进的医药科学技术和装备，有效地组织实施海军部队平战时

卫生勤务工作，维护海军人员的身心健康，巩固和提高部队战斗力，保障战备、训练和作战任务的完成。

（沈俊良）

jiàntǐng yīwù cāngshì

舰艇医务舱室（ship medical compartment）

舰艇上供卫生部门实施医疗救治舱室的统称。又称舰艇医疗舱室。主要用于平时诊疗和收治伤病员；战时或可根据伤员诊治条件及其收治能力实施伤员救治。对舰艇人员获得及时医疗救治，维护健康，保持战斗力具有重要作用。

早在帆船时代，军舰上没有医务人员，当时卫生条件极差，舰员发病率和死亡率很高。后来舰艇出海配备了医生，但战时伤员救治无固定舱室，只能在较安全隐蔽的下甲板实施。据俄罗斯海军记载，18世纪以前舰艇吨位小和住舱拥挤，伤员急救只能在士兵舱、底舱或货舱中找一个合适的位置进行。18～19世纪，英国在舰艇上救护伤员通常也是在狭小昏暗的舱室内进行。1907年，俄罗斯波罗的海舰队医生格洛维茨基，在法国国际海军展览会上提出了"舰艇医务舱室"模型，解决了舱室照明、给水、通风、垃圾清除，以及煮沸消毒、蒸馏等一系列问题。近代，随着舰艇设计建造的进步，一些国家海军舰艇医务舱室也进入了标准化阶段，分别制订了各类舰艇医务舱室设计标准，如美海军制定有驱逐舰、护卫舰、两栖攻击舰、航空母舰及勤务船等医务舱室设计标准；中国人民解放军海军也制订了"水面战斗舰艇、勤务船医务舱室布置及其列装医疗设备标准"，规范了舰艇医务舱室的设计与建造。

各国海军通常都根据舰艇不同吨位及承担的救治任务配置不同规模的医务舱室，在两栖攻击舰、航空母舰及勤务船等大型舰船上，一般都配置有功能较完善的医务舱室；在驱护舰等中型舰艇上，只配置较小规模的医务舱室（图1）；在小型船艇上，因受舱室空间限制，不配置专用医务舱室，或只配置兼用的医务舱室。

按规范要求，医务舱室通常应位于舰船噪声和振动较小，便于伤病员出入的舯部，有良好的光照、水电和空调等保障。美军在大型两栖攻击舰上均配置有大型医务舱室，包括：医疗办公室/会诊室、听力测试室、航空检查和眼耳鼻喉室、细菌学实验室、战斗包扎站、血库、眼检查/视力室、手术室（图2）、X线室、药房、

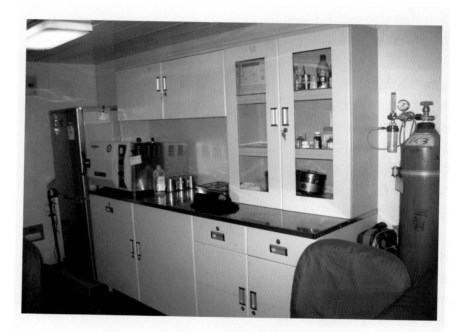

图1 舰艇医务舱室

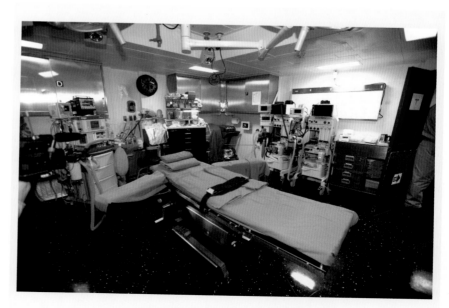

图2 美军两栖攻击舰上的手术室

理疗/石膏室、安静室、消毒灭菌室、外科包扎室/主战斗包扎站、监护病房（图3）、数十张编制病床、数百张扩充病床及多个牙科诊治室。在驱护舰上，仅配置有1间诊疗室及1间小型病房。在潜艇上，多数医务舱室是兼用的或只配置1个小诊疗室。

舰艇医务舱室主要用于平时对舰艇员的医疗保健、门诊治疗和卫生防疫等工作；战时，驱护舰上的小型医务舱室，由于空间和位置受限，一般难以转换成救护所使用，在大型两栖攻击舰、航空母舰及勤务船上，医务舱室规模大，战时一般都需承担一级救治阶梯的任务对伤病员实施救治，其医务舱室可转换成收治伤病员的救护所或海上收治医院，完成紧急救治任务，并组织伤员后送。

（沈俊良　竺魏峰）

jiàntǐng wèishēngyuán
舰艇卫生员（ship medical corpsman）

受过短期卫生专业训练，在舰艇上专门从事基层卫生工作的初级卫生人员。舰艇卫勤力量

的组成部分。包括士兵卫生员和士官卫生员。

世界各国海军对舰艇卫生员的名称有所不同，受训的时间、内容、要求也各不相同，苏联海军称为卫生兵；美国海军称为看护兵，有较为完整的继续医学教育与资格认证制度体系。中国人民解放军海军二级以上战斗舰艇和二级甲以上辅助舰船通常编设卫生员，根据舰艇吨位大小及任务，通常编设卫生员1~2名，上岗前需经6~8个月的卫生专业训练，每年复训1次。

舰艇卫生员在舰艇军医业务指导下，协助军医实施舰艇卫勤保障工作。主要职责是：①检查战位急救器材，具体组织指导舰艇员开展自救互救训练。②培训战位卫生战士。③监督日常卫生制度的执行，每日巡视舱室、厨房，深入训练现场，督促检查全舰（艇）卫生制度执行情况。④对全舰（艇）人员进行健康教育，实施舰艇员预防接种和预防服药。⑤实施饮水、食品卫生监督，开展消毒、杀虫、灭鼠等除

害灭病工作。⑥经常了解和掌握本舰（艇）疫情，发现传染病及时报告并采取必要措施。⑦执行出海三阶段、修船、游泳训练等的卫勤保障。⑧负责药材请领和保管。⑨战时，参加舰（艇）救护所工作，实施战伤救护和伤员后送准备（下页图1）。⑩完成舰艇军医交给的其他任务。

舰艇卫生员是舰艇军医的助手，需在军医的业务指导下完成初级医疗卫生工作；医学基础知识薄弱，需要不断接受继续医学教育，以提高业务技术水平。

（沈俊良　黄天慧）

jiàntǐng wèishēng zhànshì
舰艇卫生战士（ship medical solider）

舰艇上兼做卫生工作的士兵。又名战位卫生员。卫生战士的一种。舰艇上非编制的卫生部门助手。

中国人民解放军海军在水面舰艇每个战位指定1名士兵兼任卫生战士，通常由战位倒数第2名承担；在常规潜艇上通常由无线电兵兼任卫生战士。卫生战士须经过舰艇军医或卫生员培训，掌握有关卫生常识和战伤救护技术。

舰艇卫生战士是舰艇除害灭病、贯彻卫生制度和自救互救的基层骨干。主要职责是：①学习并宣传卫生防病知识，模范执行舰艇卫生制度，及时反映舰艇的卫生状况和发病情况，提出卫生防病工作建议。②保管战位急救盒，协助舰艇军医和卫生员组织实施战伤自救互救训练。③协助卫生人员做好预防接种和预防服药工作。④协助卫生人员实施饮水、食品卫生监督，参与消毒、杀虫、灭鼠等除害灭病工作。⑤战时，实施战位救护，参加舰

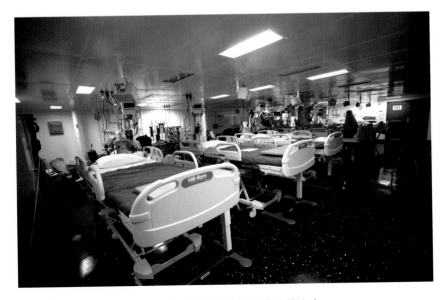

图3　美军两栖攻击舰上的监护病房

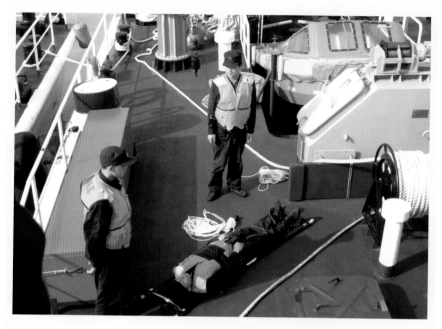

图1 卫生员做伤员后送准备

救护所的伤员护理；舰艇救护所开展手术时，协助军医进行术前准备及暴露手术视野，术中传递手术器械，为军医创造手术条件，术后参与伤病员护理（图1）。潜艇卫生战士还应协助军医处置急症外伤艇员。

（沈俊良　黄天慧）

hǎishàng jīdòng zhuānkē shǒushùzǔ

海上机动专科手术组（the mobile specialized operation-team at sea）　在海上担负专科手术治疗支援任务的卫勤机动分队。一般由医院中的某一专科医务人员组成。主要用于加强海上主要作战方向部队、岛屿、卫生

船舶等的医疗力量，负责专科伤病员的确定性诊治及对疑难重症伤病员实施救治。对挽救危重伤员生命，获得早期救治，降低阵亡率和伤死率具有重要作用。

第一次世界大战后期，发生大批弹片伤伤员需要实施早期外科手术，军队中出现了手术支援组织以加强早期外科手术能力；第二次世界大战，苏联海军在某些战区编配外科加强组到海岛增强救治能力，甚至由非编人员或志愿人员组成的机动外科组加强到海军部队和舰艇上，成功地发挥了救治作用；由此各国海军将这些具有机动能力的执行某一专科手术的外科小组演变成为专科手术组。中国人民解放军抗日战争时期已开始有手术队，解放战争时期编有执行专科支援任务的手术组；20世纪50年代中国人民志愿军编配过专科手术队；海上机动专科手术组是根据海上伤病员救治需要在陆军的专科手术队基础上演变而成，一般每组7人，其中组长（主治医师兼）1名、外科军医2名、麻醉师2名、护士2名。具体编设人员可酌情增减。通常分为胸外科、骨科、脑外科、泌尿外科和烧伤专科等手术组。

各专科手术组根据不同专业技能分别施行不同的救治范围。①胸外科手术组。主要对胸部伤员实行胸腔闭式引流、浮动胸壁的外固定、开放性气胸闭合、大量血胸的探查、活动性出血肺损伤的修补或肺叶切除、急性心脏压塞的心包切开探查、肺门血管及其他胸内大血管伤的修补、气管伤的修补和吻合等。②骨科手术组。主要包括清创术、脊柱脊髓伤员的椎板切除及脊髓探查术、骨折的整复固定和牵引、四肢伤伴发筋膜间隙综合征的早期筋膜切

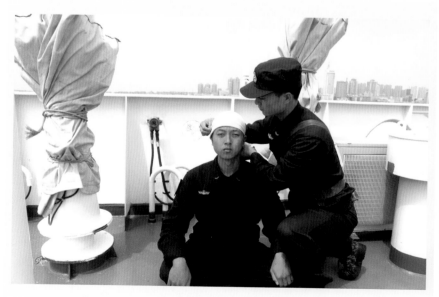

图1 卫生战士实施战位救护

开减压术、并发血管损伤的血管结扎或吻合修补术、神经损伤的修复和松解术、四肢大片软组织缺损的游离植皮或皮瓣移植修复术、断肢再植术、截肢术等（图1）。③颅脑外科手术组。主要包括颅脑伤昏迷的紧急气管切开术、紧急开颅探查血肿清除术与减压术、头皮撕脱伤的清创缝合、头部其他伤的早期彻底清创术、颅内异物摘除术和脑室贯通伤、静脉窦破裂等特殊伤的手术处理等。④泌尿外科手术组。主要包括留置导尿、膀胱造瘘及修补术、尿道外阴部修补术、尿道会阴牵引术、输尿管吻合或外置术、肾修补术、全肾或部分肾切除术、男性外生殖器损伤的各种手术和腹膜透析治疗等。⑤烧伤专科手术组。主要包括积极预防休克，合理使用抗生素，防止烧伤并发症，适时进行清创和植皮手术等。

专科手术组的特点是：组织精干、技术优良、装备专一、机动性强。

（沈俊良　竺魏峰）

hǎijūn wèishēng qínwù bǎozhàng
海军卫生勤务保障（naval health service support）

海军卫生部门运用医学科学技术进行伤病防治，维护和促进海军成员健康的活动。简称海军卫勤保障。海军后勤保障的重要组成部分。海军卫生部门的基本任务。按保障性质可分为海军平时卫勤保障和海军战时卫勤保障。按保障类型可分为水面舰艇卫勤保障、潜艇卫勤保障、航空母舰卫勤保障、舰艇编队卫勤保障、海军航空兵卫勤保障、海军岸防兵卫勤保障、海军陆战队卫勤保障等。

海军卫勤保障是伴随世界海军的发展需要逐步产生、形成和完善的。医学科学技术的进步为海军卫勤保障的组织实施提供了基础。14～15世纪火炮在海战中的应用，加强了海战的烈度、增加了伤员数量，英国、法国、西班牙、葡萄牙等当时海军强国加强了海军舰船上医务人员的配置。19世纪中期，海军舰船火器的普遍使用，同时，随着西方医学的

发展，特别是1863年细菌的发现和1873年止血带的应用，使海上的医疗救治进入了"火器伤时代"，海军舰船上医务人员配置和卫生器材、药材配备逐步加强。第二次世界大战中，各国海军应用现代医学科学技术与装备实施卫生防病、卫生防护以及医疗与后送相结合的伤员分级救治体制，有些国家开始组织伤病员的空运后送，如苏军实施"指定性后送"。美国海军在朝鲜战争中首次利用直升机后送伤员，在越南战争时直升机后送伤员成为主要后送形式。在近代的一些局部战争中，如英阿马岛战争、科索沃战争、海湾战争、伊拉克战争，一些参战国如英国、美国等国海军都采取靠前配置救治力量、尽量减少救治阶梯、使用快速部署医院系统加快伤病员的救治，广泛使用空运后送缩短后送时间，提高伤病员治愈率。

美国海军战时卫勤保障体制主要是通过战争实践建立的五级医疗阶梯，各阶梯基于作战部队建制单位而设置，都有其救治重点和职责分工，危重伤员由低向高遂行医疗后送。第一级海上医疗阶梯是由舰艇看护兵、医助和军医构成，主要采用自救、互救等方法，完成对伤员的急救；第二级海上医疗阶梯由大型舰船（航空母舰、两栖攻击舰、大型辅助船等）上的军医、航空军医、护士、卫生士官、独立看护兵等组成的医疗单元，完成初步复苏、稳定伤情、初步手术治疗及伤病员的短期留治，以防伤员迅速死亡或肢体及其他器官或组织的功能丧失；第三级医疗阶梯由后勤地域医院、舰队医院、医院船、快速部署医院、应急医院、空运医院组成，伤病员在该医疗阶梯

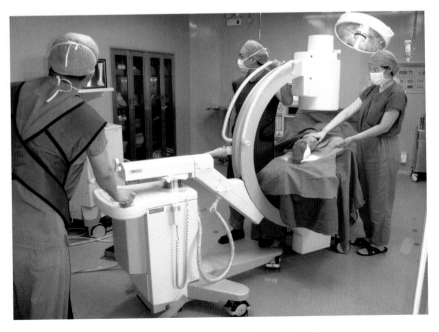

图1　骨科手术组在医院船上开展工作

可接受较好的复苏治疗和手术治疗，多数伤员开始逐渐康复；第四级医疗阶梯由后方地域医院、舰队医院和海外驻军医院组成，负责提供确定性治疗和专科治疗；第五级医疗阶梯由美国本土海陆空三军医院、退伍军人管理局医院和国家灾难医疗系统的民间医院组成，为伤病员提供确定性治疗、专科治疗和最终康复治疗。

中国在 1405 年郑和下西洋的船队中，平均每 150 名海员中就有一名随行医官，携行药材，负责医治疾病和战伤。19 世纪，随着西方医学的传入，中国军队开始采用中西两种医药科学技术对伤病员实施后送治疗，由医院实施伤病员救治、药材供应和医学训练。1851 年，清政府军队开始任用西医和外籍医生，开设西医医院，战争中用船只将伤员送到医院治疗。1889 年，北洋水师在威海、旅顺各开办了一所医院，承担水师官兵的岸基治疗任务。1893 年，清朝海军在天津建立总医院，承担后方治疗任务，实施对海军人员的分级医疗保障。中华民国时期，海军卫生行政组织几经改变，设立海军军医长或军医处或海军部军医处，负责管理各地海军医院和养病所，对伤病员实施救治。中华民国海军部制定的军医司及所属医务科和卫生科职责共 41 款，基本包括了海军平战时卫勤保障、教学、科学研究、药材供应等全部内容。

中国人民解放军海军卫勤保障是从 1950 年建立海军卫生部起逐步形成、发展、完善的。至 20 世纪末逐步建立和完善了海军、舰队、基地（舰队航空兵）和支队（水警区、航空兵师）4 级卫勤保障体制。2011 年，海军恢复舰队卫生处建制，卫勤保障体制

调整为海军、舰队、基地和支队三级。1949~1955 年，初创时期海军的卫勤保障主要从实战需要出发，执行突破海上封锁和解放浙东沿海岛屿的作战卫勤保障任务，在部队中普及急救技术，印发了《水中救生法》《人工呼吸法》《海军担架使用法》《触电和高热中暑救护法》等书籍；规范航海作战中舰艇救护组织与战伤救治工作，制定了海战舰艇、海上救护艇、陆岸伤员收转站和基地医院四级伤员医疗后送方案。1956~1977 年，海军卫生部门认真组织实施了海上作战、训练、演习的卫勤保障工作。1958 年、1965 年、1974 年，分别组织实施了封锁金门之战、"八·六"海战、崇武以东海战和西沙自卫反击战等战斗行动，海战一线救护立足单舰（艇）卫勤保障，加强了部队战伤自救互救的普及，"八·六"海战中伤员自救互救率高达 92.3%；完善了海上医疗后送体系部署，较好地完成了海战伤员的救护任务。1978~1989 年，海军进入现代化建设时期，执行

"近海防御"方针，卫生战备工作有了新的发展，部队战伤救治水平进一步提高，海上卫勤训练和演练进一步加强，改装的卫生船舶编配部队，1979 年，为三个舰队配备 037 型猎潜艇改装的救护艇各一艘，1986 年，Y833 代医院船完成性能试验配备部队。20 世纪 70 年代末，海军医学研究所改装超黄蜂、米-8 两型直升机成救护机，先后用于海上医疗后送和救生实践，增强了海上医疗救护能力。1990 年以来，海军卫生战备建设得到了全面发展，各级部队制定了应急作战等各种作战样式下卫勤保障预案方案，完成了各类多样化军事行动的卫勤保障工作。进入 21 世纪，大力发展海上医疗后送大型平台建设，民船加改装成卫生运输船、救护艇，200 床位船载医疗系统等纳入战储装备体系；920 型医院船（图 1）、921 型救护艇和直-8 型救护直升机（图 2）编入现役，显著提高了海上卫勤保障能力。

工作内容 主要是：①海上伤员医疗后送。包括舰艇战位急

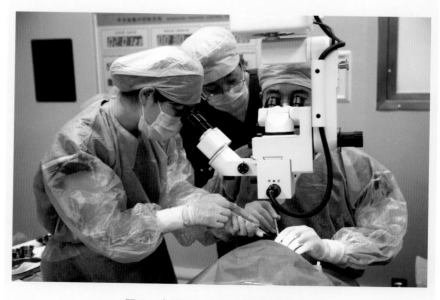

图 1 在医院船上实施眼科显微手术

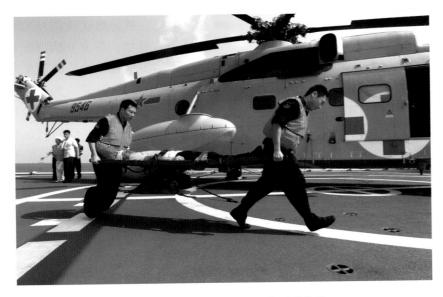

图2　直-8型救护直升机紧急后送伤员

救和舰艇救护所救治、编队救护所和救护艇紧急救治、医院船早期治疗和部分专科治疗，以及海上伤员换乘和后送。②医疗保健。包括组织海军新兵体检、海军官兵健康检查；开展巡诊和门诊，早期发现疾病，及时组织防治；安排伤病员住院治疗或疗养。③疾病预防控制。包括贯彻卫生防病法规和执行卫生监督，开展卫生宣传教育，进行卫生流行病学侦察和调查，落实传染病的预防和管理，实施计划免疫，做好舰艇部队卫生管理。④卫生防护。对核、化学、生物武器损伤进行预防和治疗，减轻伤害程度，迅速消除后果。⑤药材供应管理。包括药材计划制定、筹措、储备、补给、核算、统计，严格药材管理，确保海军部队伤病救治的需要。

实施方法　主要有：①建立海军卫勤保障体制，明确各级卫勤保障任务和分工。海军各支队、基地、航空兵师及以下部队由各级编制内的卫勤机构负责保障。军或以上部队由军区（战区）所属卫勤机构实施划区保障。联勤医院和部队卫勤机构之间，按所在地区组织防治体系，明确分工，互相协作。部队卫勤机构主要负责卫生防病、门诊、急救、体格检查和短期收治伤病员；医院负责保健、疑难病会诊、伤病员收容治疗，协助部队对卫生人员进行专业训练，指导和提高防治技术。②确定卫勤保障目标，拟制卫勤保障计划。根据平战时保障任务情况，进行卫生减员预计，明确卫勤保障目标、任务和要求。战时，重点是确保伤病员获得快速和及时的救治与后送。③合理组织使用卫勤力量，发挥整体效能。根据作战任务、舰艇部署、海洋地理环境状况等，合理配置海上医疗救护力量，使之分工明确，衔接有序，各救治机构内部合理编组分工，提高救治效率。④建立和贯彻卫勤保障规章制度，保证工作正常运行。严格执行卫生防病、医疗保健、医疗后送、卫生防护、药材供应等各项专业规章制度及细则，药材装备标准，医疗护理技术操作规范和综合性

卫生条例等。通过宣传教育、组织学习，使之成为各项工作的依据。⑤改进领导方法，实施科学高效的卫勤管理。各级卫勤领导从调查研究入手，适时组织卫勤侦察，定期研究卫勤统计报表，提高卫勤预测、决策的准确性，不断提高领导艺术；切实搞好卫勤保障的组织计划、指导、控制和协调工作，保障各项任务顺利完成；及时总结经验教训，不断改进工作方法。加强卫生人员思想政治教育，提高卫生人员为海军建设服务的思想觉悟，培养良好的医德医风，全心全意为官兵服务，为伤病员服务。⑥研发海军卫勤保障组织指挥和卫生信息自动化管理软件，逐步实现海军卫勤保障的信息化，提高卫勤保障效能。

（胡家庆）

shuǐmiàn jiàntǐng wèiqín bǎozhàng

水面舰艇卫勤保障　（ health service support of surface ship）

运用医学科学技术对海军水面舰艇人员进行伤病防治、维护健康的活动。

发展历史　公元前1184年，古希腊派出渡海攻打特洛伊的船队就编有医生。描写这次战斗的希腊著名的荷马史诗《伊利亚特》高度赞扬了医生的作用。公元前271年~前14年，罗马帝国海军开始录用医生，许多外科医生都是希腊人，在3层战船上服役的医生领双薪。陆军医生则不享受这种待遇。在意大利那不勒斯的一块墓碑上刻着公元117年~138年间的一位船医M萨特林（M Satrins）的名字，当时规定200名船员的3层战船编1名外科医生，有的船队还配专科医师。公元15~19世纪初的帆船时期，随着航运的发展和海战的频繁发生，

船上伤病员的医疗救护工作逐步受到一些国家政府、军事部门以及航海业主的重视，海船船医，尤其是海军舰船军医的编配制度亦随之确立。帆船时期已研制出长期航行用的药箱，内装有药品和医疗器械，供保障使用。1692年，荷兰已制定有各种船舶的药材细目表。17~18世纪，法、英、美海军先后根据古希腊、罗马海军传统，在舰船设有病室。俄国海军设有舰船医务室和药房，战时还设救护医疗站。18世纪末~19世纪初，西方的工业革命导致了航海事业的重大变革，1777年，瓦特发明了蒸汽机。11年后，英国米勒和辛明格顿建造了第一艘小型蒸汽船，至19世纪末，各海滨国家基本上实现了从木质帆船向蒸汽钢铁船的过渡，各列强海军逐步发展为水面舰艇、潜艇、海军航空兵和海军陆战队等兵种组成的近代海军，但各国海军仍然以水面舰艇为主，水面舰艇卫勤保障也得到大力发展。

中国古代的航海事业发达，造船和航海技术在世界上居领先地位，也是世界上古代海军诞生地之一。中国古代航海事业之所以发达，除了中国的造船、航海技术和军事技术较先进外，还有中医中药的重要作用。在战国时代预防医学思想在水师卫生保障中就有所体现。明代郑和船队中平均每150名船员有卫生人员1名，而同期陆军每20万人仅配医生14名。中国清朝在鸦片战争（1840年）前，只有非独立军种的旧式水师。鸦片战争后中国沦为半殖民地、半封建社会。清同治五年（1866年），在购买外国舰船的同时，自建船厂，设学堂，造船育才，加强海防，建立航运事业，逐步建立了中国近代海军。

运用近代医学科学技术开展了具有海军特点的水面舰艇卫勤保障。民国海军舰艇基本已按舰级编配卫生人员，一级舰编配3名，即军医、军医副、一等看护兵各1名；二级舰编配2名，即军医副和一等看护兵各1名；三级舰编配军医副1名，负责本舰艇的卫勤保障。1949年4月23日，中国人民解放军华东海军宣告成立；1950年4月14日，海军领导机构成立，人民海军正式成为中国人民解放军的一个军种，水面舰艇部队不断发展，已有航空母舰、驱逐舰、护卫舰、导弹艇、扫雷舰（艇）、登陆舰（艇）、猎潜艇、鱼雷快艇及各种辅助舰船等，相应的水面舰艇支队有卫生科、医院，大队有卫生队，各舰有军医负责卫勤保障。

工作内容 主要包括：①舰员医疗保健。包括门诊与巡诊，常见伤病的诊治，组织舰员体格检查，进行健康评价，组织疗养等。②卫生防疫工作。主要指导部队贯彻执行国家和军队的各项卫生防疫法规和条令、条例，落实各项防疫措施；开展健康教育；进行卫生流行病学侦察和调查；加强传染病的预防和管理等。③舰艇卫生工作。包括舰艇舱室卫生，舰员个人卫生，饮食营养卫生，舰艇给水卫生，舰艇劳动卫生等工作。④舰艇伤病员医疗后送。主要包括组织战位救护、伤病员分类、舰艇救护所救治（图1）、组织伤病员后送（图2）等。⑤开展特殊作业的卫勤保障。主要包括接收舰艇卫勤保障，舰艇修理卫勤保障，防台风卫勤保障等。⑥舰艇出海三阶段卫勤保障。出海前阶段，包括制订卫勤保障计划；调整补齐战位卫生战士；根据任务要求，视情向上级申请加强卫勤力量；了解本舰所经海区、港口的卫生流行病学情况，采取相应的卫生防病措施，如舰艇准备停靠境外港口，应进行有关预防接种，并办理预防接种证和灭鼠证书；对舰员进行健康体检；开展健康教育，对装载的食品和淡水进行卫生监督；检查药品器械储备量等。海上阶段，结合海上环境特点指导舰员搞好

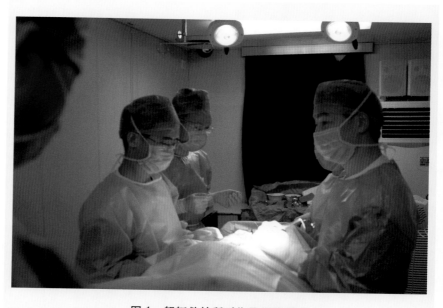

图1 舰艇救护所对伤员实施手术

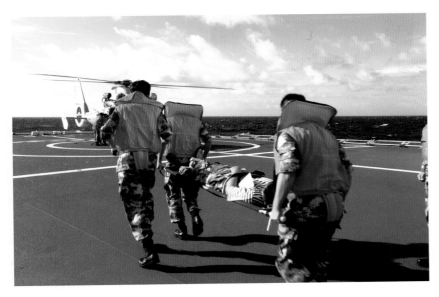

图2　组织伤员后送

舱室、个人卫生，坚持各项卫生制度；严格食品卫生检查和饮食、饮水卫生监督，必要时进行消毒处理；早期发现和治疗伤病员，发现传染病患者要查明原因，及时采取隔离治疗等措施防止蔓延；深入战位进行军事作业卫生监督，及时处理意外伤害；根据航行海区气候情况，建议领导采取预防中暑、感冒和冻伤等措施；当舰员出现疲劳征候时，要视情建议调整值更制度，保证必要睡眠时间；了解舱室内温度、湿度、噪声、有害气体的含量等情况，提出合理建议；发生伤员后组织自救互救，并按救治范围进行救治。返航后，主要是继续救治伤病员，需离舰诊治的，送指定救治机构；发生传染病流行时，应建议锚泊或单独停靠，进行检疫，并请上级卫生机关派人实施卫生防疫措施；监督舰艇清洁扫除和个人卫生整顿；长（远）航后应对舰员进行全面体检；清点药材消耗情况，按规定请领补充；总结出海卫勤保障经验，提出改进意见，向舰首长和上级卫生机关汇报。

⑦战伤救护训练。包括舰员的自救互救训练和医务人员的战救组织与技术训练。⑧舰艇药材供应与管理。负责药材的请领、保管和使用。

工作要求　①以卫生防疫为工作重点。舰员工作紧张，体力消耗多，心理压力大；生活条件受限，舱室狭小、高温、高湿、有害气体、噪声、震动等影响人体生理和免疫功能；复杂的海上气象环境，颠簸摇摆，用水困难等都可造成舰员体质下降。因此，水面舰艇卫勤必须抓好饮食、营养卫生和舱室卫生管理，密切关注舰员健康状况，严格控制传染病发生。②加强自救互救训练。由于水面舰艇战位密集，人员高度集中，而卫生人员配备少，单靠卫生人员救护伤员困难，平时应加强舰员的自救互救训练，提高舰员的自救互救能力。③加强单舰或编队保障能力。由于水面舰艇机动性大，活动海域广阔，并受战况及海情变化的影响，卫勤支援和伤病员后送困难；有时受任务影响，或长（远）航时，

伤病员无法得到及时后送，需留舰治疗时间较长，因此要加强单舰保障能力；执行编队航行时，由于任务人员多，航行距离和时间长，训练、作战任务重，应加强编队卫勤保障能力。④统一领导加强协同。舰艇卫勤保障应在行政部门统一领导和上级卫生机构的指导下进行，要树立大卫生观，充分依靠领导，加强各部门间的协调，广泛发动群众，才能完成好保障任务。

（陈国良）

qiántǐng wèiqín bǎozhàng
潜艇卫勤保障（health service support of submarine）　运用医学科学技术对潜艇艇员进行伤病防治，维护其健康的活动。海军卫勤保障的组成部分。对提高潜艇人员健康出勤率，保障作业安全，促进潜艇部队战斗力的不断提高与持续生成具有重要作用。

随着19世纪40年代柴油机和电动力潜艇的出现，潜艇人员健康问题开始被人们所重视。1913年，俄国学者H.A.沃斯特罗萨布林（Vostrosablin）根据潜艇人员劳动卫生状况编写了潜艇医学保护规则。1933年，苏军颁布了"潜艇失事援救时防险救生作业保障"和"对潜艇空气再生装置、潜艇水下航行艇员居住条件的卫生监督"的训令。1935年，英国学者S.F.达德利（Dudley）阐述了潜艇艇员在失事逃生过程和密闭室中窒息、烟熏和四氯化碳对人体的影响。1940年，美国学者L.W.约翰逊（Johnson）提出了潜艇艇员的选拔，低氧和二氧化碳过多的危险，换气，援救装具，潜艇援救等问题。1943年，美国海军卫生部出版的《海军卫生手册》中，提出了潜艇结构居住性等因素对艇员的影响及

其防护问题。

中国人民解放军海军从1957年开始，对潜艇舱室环境、潜航时艇员生活功能状况作专题调查。20世纪60~70年代，对潜艇舱室空气组分、材料毒性、给水、营养、噪声等进行大量的实验研究，制定了中国潜艇舱室环境卫生学标准；出版了《潜艇医学》。1980年，编写出版《潜艇医学手册》。此后，又开展核潜艇长期潜航舱室环境对人体影响的研究，并制定核潜艇放射卫生防护规定。

工作内容 潜艇艇员长期处于密闭舱室环境中，受微小环境的不良影响较大；长时间潜航，机体素质和对疾病的抵抗力降低；受噪声、颠簸、晕船等因素影响，常导致艇员食欲减退及睡眠不良；受艇内高温、高湿、病原微生物、多种有害气体的影响，艇员易于染病；淡水缺乏及食品存储、补给困难，饮食和营养调剂受限，给艇员健康带来不利影响；潜艇水下遇险时，艇员水下脱险卫勤保障更是特殊的医学问题。针对上述问题，卫勤保障内容主要有：①卫生防疫。包括组织卫生整顿，进行卫生监督和健康教育，提高防病能力。②医疗保健。主要是定期组织官兵体检和健康检查及疾病矫治，保持战斗力；在海上开展门诊和巡诊，发现伤病及时处置。③卫生防护。特别是核潜艇上应对艇员普及卫生防护知识教育与训练，减轻核辐射的伤害，提高核事故条件下的卫生处置能力。④药材保障。及时请领、补充药材，维护卫生装备器材处于备用状态，确保任务期间伤病救治的需要。⑤三级援潜卫勤保障。当潜艇遇险时，协助做好艇员脱险的卫生保障工作。⑥医疗后送。发生伤病员时，组织自救互救、

及时处置危重伤病员、维持生命，并迅速组织后送。

工作方法 潜艇卫勤保障的基本方法与水面舰艇相似，按水面舰艇出海3阶段实施（见水面舰艇卫勤保障）。潜艇多以单艇形式隐蔽航行，长时间远离岸基，水下潜航孤立无援，立足自身保障。水下状态舱室相对独立、分隔，环境封闭，伤病员主要依靠自救互救。潜艇受损时，电解液、有害气体等可造成艇员复合损伤，伤情更为复杂，伤病员转运后送困难，极易延误救治时机（图1）。舱室多种有害气体积蓄，造成浓度不断增高，需按规定持续监测舱室气体浓度，并及时提出处置建议。潜艇失事等待救援时，在艇首长的统一指挥下，按分工部署，艇军医参与制定脱险方案，负责选择科学的减压程序，检查脱险装具和救生器材，指导艇员着装，协助组织艇员脱险。

核潜艇较常规动力潜艇机动范围广，潜航时间长，艇员劳动强度大，受长期低剂量辐射，对机体危害大。核潜艇出海卫勤保障重点要做好核辐射医学防护教育与监督、抗放药品管理和核事故的应急医学救援。艇军医需严格检查制度，了解辐射情况，掌握个人受照剂量，监督放射物质排放，防止放射污染。当核事故发生时，须按核事故应急处置预案，督促艇员做好辐射防护着装，协同组织舱室封闭和人员隔离，防止放射污染扩散。同时，利用配备的核辐射防治专用药箱，对艇员进行抗放、促排等医学处置（见核潜艇核事故医学应急）。核事故发生后需援潜救生时，除执行核事故应急处置预案外，还需按潜艇艇员脱险艇内医学处置要求组织实施脱险逃生。

（杨春龙）

航空母舰卫勤保障（health service support of aircraft carrier） 运用医学科学技术与组织管理措施进行伤病防治，维护航空母舰舰员和舰载机飞行员健康的活动。简称航母卫勤保障。舰艇

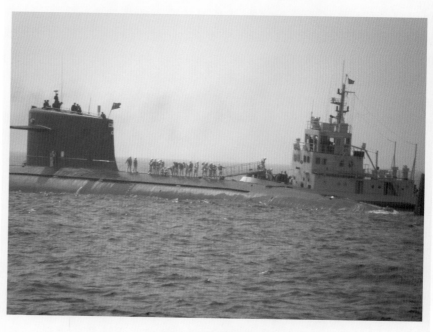

图1 援救潜艇伤员

卫勤保障的组成部分。目的是充分利用舰上卫生资源，实施伤病防治，恢复战斗能力。

航空母舰 20 世纪初问世，平时远离岸基在海上执勤训练，因疾病和非战斗外伤就诊者多，舰上医疗设施齐全，设有"医院"实施伤病救治。第二次世界大战中航母遭受自杀飞机、鱼雷等攻击的比例较其他舰种高，伤病员救治后送除本舰的卫勤力量外，依托航母编队医疗体系实施保障。美海军 1970 年制定职业安全和健康法案，对航母的医学组织、卫生设施和卫生学内容，做了指令性规定与实施程序要求；1977 年制定航母医疗舱室设计标准与舱室环境卫生学标准，以改善医疗舱室设施和舱室环境卫生条件；海上医疗后送体系分 4 级救治阶梯，确定航母为第二级医疗救治阶梯，实施初级复苏救治。20 世纪末，美海军率先在航母上开展远程医学研究，提高航母远海卫勤保障效能。

工作内容 包括：①制订卫勤保障计划。建立舰上卫勤保障组织，明确卫勤保障任务、分工、程序、方法；筹划卫勤保障计划、制订预案、掌握编队与所在区域岸上医疗设施，协调卫勤资源，确定医疗后送途径等。②组织实施舰员的医疗保健。开展门诊医疗、健康体检和住院治疗（图 1）。③进行伤病防治。针对个别舰员或舰载机飞行员心理障碍，实施心理咨询与干预；进行舱室有害生物控制，传染病和训练伤防治；对可能发生有毒有害物质泄漏的特殊岗位作业人员，实施卫生监督与做好急救准备；战时和突发事故时，组织实施批量伤员的医疗救护与后送。④开展卫生防疫工作。实施舱室卫生、作业卫生、营养卫生、给水卫生、被装卫生等监督；加强海上公共卫生事件、海外港口休整期间的卫生管理，进行有关预防接种；重视海外补给食品和水的卫生检疫检验。⑤实施卫生防护。对核、生物、化学武器损伤进行预防和治疗，配合防化部门消除后果。核动力航母应重视核辐射医学防护与核事故医学救援工作。⑥组织药材供应。及时、合理地做好药材预算、筹措、分配、保管、储藏、核算统计、维护等工作，满足卫勤保障任务的需求。⑦实施舰载机医学保障。进行舰载机飞行人员的职业健康维护，实施备航准备、舰载飞行和归建 3 个阶段卫生保障；及时实施飞行意外情况的医学处置与海上遇险飞行人员的搜寻救护。⑧实施航母编队的卫勤支援。视需要实施航母编队内卫勤人力、技术、装备的支援保障。

工作方法 主要是：航母卫生部门根据任务制订的各种卫勤保障计划（方案）、卫生防疫计划，按卫生部署与保障流程实施出海 3 个阶段和舰载机飞行 3 个阶段的医学保障。在舰指挥员领导下组织实施战时或突发事故批量伤员的救护治疗与后送。按航母编队指令和部署实施卫勤支援保障。

（张　建　褚新奇）

hǎijūn hángkōngbīng wèiqín bǎozhàng

海军航空兵卫勤保障 （health service support of naval flight）

运用医学科学技术措施和组织管理手段，维护海军航空兵部队飞行人员身心健康，对官兵进行伤病防治、恢复伤病员战斗力的活动。海军卫勤保障的组成部分。对提高飞行人员健康出勤率，保障飞行安全，促进航空兵部队战斗力的不断提高与持续生成具有重要作用。

发展历史 海军航空兵卫勤保障是随着海军航空兵的创建和作战的需要以及医学科学技术的进步而逐步发展起来的。第一次世界大战后，随着航空兵部队，

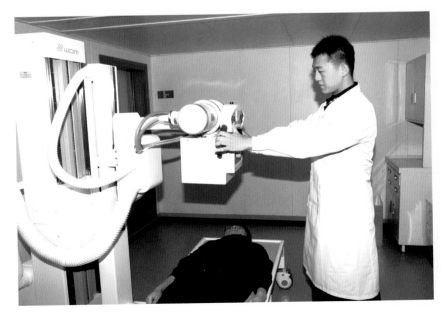

图 1　在航母上对舰员做 X 线检查

特别是水上飞机、航空母舰在海战中的运用及海上制空权的争夺，海军航空兵逐渐成为独立兵种；1918年5月，英国建成世界上第一艘航空母舰"百眼巨人"号，并将空军航空军医配属到航空母舰上，此时，海军航空兵卫勤保障的主要任务是为航空母舰上的飞行人员提供医疗与保健服务；1939年，美国在佛罗里达州彭科拉海军航空站设立航空军医学校（现为海军航空航天医学院），成为世界上最早的专门培养海军航空卫生人员的军事医学院校；20世纪40年代以后，随着飞机性能的提高和航空航海活动的不断拓展，海军航空兵卫勤保障，由早期的医疗、保健，逐步向研究、实施系列生理心理训练，改进保障手段、方法，提高海军飞行人员在各种环境、状态下飞行的生理心理适应能力，维护职业健康转变。

中国人民解放军海军航空兵卫勤保障体系和模式，随着海军航空兵部队的组建、发展、编制体制调整，进行了相应的组建、发展和调整，形成了由总部、海军、舰队航空兵卫生机关，航空兵部队医院（卫生队）和航医室，各级医院和疗养机构，以及科研机构组成的保障体系，并随着海军的发展和战略转型，由早期的岸基保障，逐渐向岸-舰联合保障模式过渡。

工作内容　主要包括：①卫生战备。拟制海军航空兵卫生战备建设规划，制订平时、战时海军航空兵部队卫勤保障方案，做好海军航空兵各部队间、与水面舰艇部队间以及与体系医疗机构间的各项卫勤保障的组织协调工作。②卫生防疫。飞行人员健康维护、疾病防控、飞行卫生防护，以及航空兵部队地面勤务人员的

职业防护等。③医疗保健。对因伤、病住院的飞行人员进行疾病矫治和健康或康复疗养。④航空卫生。飞行人（学）员的职业健康资质认定，飞行人员的职业健康维护，飞行卫生保障。⑤药材供应管理。制定海军航空兵部队药材标准，负责海军航空兵部队药政管理和药品器材管理、维护工作，协调联勤相关部门和机构组织药品器材供应。⑥科研培训。组织海军航空医学科学研究和专业人员的进修、培训工作。

组织实施　围绕海军航空兵卫勤保障的基本内容，具体组织实施的程序和过程各国大同小异，以中国人民解放军海军为例主要是：①认真拟定卫生战备计划。由海军各级机关卫生部（处）和航空兵部队卫生机构负责拟制与其职责相适应的卫生战备规划计划、方案等，并组织落实。②切实做好卫生防疫工作。由海军、战区疾病控制中心和航空兵部队医院（卫生队）防疫所，根据卫生防疫计划和驻地卫生状况、公共卫生事件等，组织实施飞行人

员的疾病防控、健康维护、检验检疫等。③切实落实医疗保健服务。由设有空勤科的医院和疗养院等，对因伤、病住院的飞行人员实施疾病矫治和健康或康复疗养；航空兵部队医疗机构和联勤体系医院、疗养院，实施航空兵部队指战员的门、急诊和健康疗养等服务。飞行人员的医疗后送由部队航医室依照战区体系医院、海军医院逐级后送，也可直接送至海军医院；普通伤病员医疗后送由所在部队卫生机构依照联勤体系逐级后送处置。④严格执行航空卫生工作规定。是海军航空兵卫勤保障的重点，主要包括飞行人（学）员的职业健康资质认定，根据颁布的招收飞行学员的体格选拔标准、飞行人员体格检查标准、飞行人员医学临时停飞标准等，由招飞体检机构、具备资质的医院或疗养机构、航空兵部队医院或航医室，对各类飞行人（学）员实施相应的体格检查（招飞体检、年度体检、季度体检、飞行前体检等）（图1），以明确其身体状况是否符合执行飞

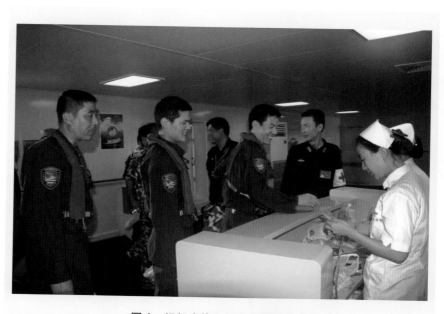

图1　组织实施飞行人员健康体检

行职业或飞行任务的要求。飞行人员的职业健康维护，由航空兵部队的航医室或医院、具备资质的医院或疗养机构、科研机构等，按规定通过对飞行人员健康状况的观察，日常生活作息、饮食营养、体育锻炼的卫生监督和指导，职业健康教育，健康疗养，与飞行职业相关疾病的防控，作战、训练飞行环境适应性生理心理训练，以及必要的心理卫生干预等，以维护飞行人员的职业健康。飞行卫生保障，分为岸基飞行卫生保障和舰载飞行卫生保障，岸基飞行卫生保障主要由航空军医按照飞行准备、飞行实施、飞行讲评 3 个阶段组织实施，主要包括飞行前体检、健康观察和放飞身体把关，各种飞行的卫生指导和监督（图 2），以及飞行意外情况的医学处置和事故调查，紧急医疗救护工作由场站医院（卫生队）救护组与航空军医共同实施；舰载飞行卫生保障，通常由航空军医或/和具备航空卫生保障资质的舰艇军医，按照备航准备、舰载飞行和归建三个阶段组织实施，备航准备阶段应组织飞行人员进

行体检筛查和疾病矫治，交接健康资料，逐人制定驻舰飞行卫生保障方案，开展卫生宣传教育，舰载飞行阶段依照岸基飞行保障要求实施，重点突出海上飞行错觉和舰艇环境适应不良的防护把关，同时加强舰载飞行期间飞行人员的体育锻炼、饮食营养卫生监督、疾病矫治和心理卫生干预，紧急医疗救护任务由舰艇军医或舰艇救护组承担，归建阶段应及时了解舰载飞行期间飞行人员的健康变化情况，舰载飞行超过 1 个月以上的，应安排其进行 15 天左右的短期健康疗养并体检，促进飞行人员生理-心理的恢复。⑤做好药材供应管理。由海军各级机关卫生局（处）和航空兵部队卫生机构，根据海军航空兵卫生保障的需求，拟制药材需求计划，由联勤相关部门和机构组织实施供应。⑥努力提高科研培训水平。根据上级科研培训计划，由相应的研究机构、军医大学和各级医院开展以维护飞行人员身心健康、提高飞行作业能力、促进伤病恢复等为主的科研工作，不断获得新成果，并对航空兵部队的医务人员进行相应的业务培训，提高卫勤保障水平。

（沈　俊）

hǎijūn 'ànfángbīng wèiqín bǎozhàng

海军岸防兵卫勤保障（health service support of coast defense corps）　运用医学科学技术进行伤病防治，维护海军岸防兵成员健康的活动。海军卫勤保障的组成部分。对提高海军岸防兵人员健康出勤率，保障作业安全，促进岸防兵部队战斗力的不断提高与持续生成具有重要作用。

　　早在公元前，一些濒海国家就在沿海重要地段筑有岸防设施，部署防御兵力。14～15 世纪，岸

防兵随着配备岸防火炮的濒海要塞的出现开始形成。18 世纪，许多国家先后将岸防兵编入海军序列。19 世纪，各军事强国的海岸和航道翼侧均筑有较为完善的火炮防御阵地。20 世纪初期，岸防兵达到兴盛时期，到 90 年代，世界上有近 20 个国家军队中，建制有海军岸防兵或海军岸防部队。中国宋、元时期已在沿海建城设防，防御海盗。明、清和中华民国时期在沿海要地修筑炮台，建立要塞，部署岸防部队，防御海上入侵；著名的虎门炮台和吴淞炮台等，在抗击优势的帝国主义侵略军的作战中曾发挥了重要作用。中国人民解放军于 1950 年 10 月，组建第一个海岸炮兵营；1951 年，组建起一批海岸炮兵团；1955 年，组建海军机动岸炮团和若干独立岸炮营；1958 年封锁金门之战中，74 名海军岸炮部队伤员得到及时而良好的救治与后送。

　　中国人民解放军海军岸防兵，通常团设卫生队、营设卫生所、连设卫生室，配有军医或卫生员。海军岸防兵部队卫勤保障具有点多面宽，保障范围广；阵地转移频繁，救治机构机动性大；易被重点袭击，伤员发生率高；阵地分散配置，伤员转送不便；兵器连续发射及导弹推进剂影响，听觉器官损伤和有毒气体中毒容易发生等特点。卫勤保障基本任务分为平时和战时两部分。平时卫勤保障主要包括：组织实施部队医疗保健、预防与治疗训练伤、药品器材供应与管理、卫生防病、健康教育，进行饮水、饮食及军事劳动作业的卫生监督，以及坑道卫生管理和导弹推进剂的卫生防护等工作。战时卫勤保障主要包括：制订卫勤保障计划，展开战前战伤救护应急训练（图 1），

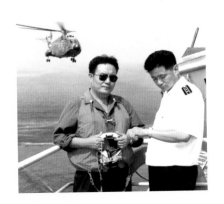

图 2　飞行阶段对飞行员实施健康观察

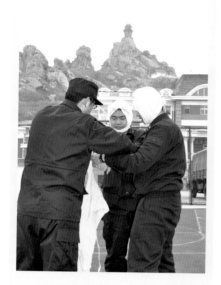

图1 岸防兵通讯部队官兵进行战伤救护训练

组织实施战术展开时伤病员救护治疗与后送、卫生防疫和卫生防护、战备药材储备与补给等工作。预防导弹推进剂损伤和急救中毒人员是岸防兵部队卫勤保障的重点内容之一，预防措施主要包括：作业场所、仓库的安全设施和个人防护器材配备齐全，操作人员经正规培训并考核合格方可上岗，严格执行各项安全规章制度，做好作业现场卫生监督与保障，定期组织体格检查并及时提出合理处置建议。

（杨春龙）

hǎijūn lùzhànduì wèiqín bǎozhàng

海军陆战队卫勤保障（health service support of marine corps）

运用组织管理与医学科学技术等综合措施，对海军陆战队员进行伤病防治，保护其成员健康的活动。海军卫勤保障的组成部分。基本任务是做好卫生防病、卫生防护、战救药材的储备与补给工作；在登陆作战中及时救治与后送伤病员，协同登陆舰（船）实施航渡中的伤病员救治。

海军陆战队卫勤保障是通过美、英、苏联等国在第二次世界大战中大量登陆作战及此后的多次登陆作战伤病员救治实践中，逐步形成和完善的。苏联在卫国战争中的海军陆战队中就设置了机动外科组和各种专科手术组，在登陆作战的伤病员救治中发挥了重要作战。美国海军陆战队人员编制众多，具有全球作战能力，卫勤力量自成体系，不仅能保障平时的需要，且在执行两栖作战任务时，能组成自陆上到海上的医疗后送链。在陆上，连有急救组、营有急救站，还有医院连等；在海上，配置由两栖攻击舰转换而成的伤员收治舰，用于接收登陆作战中发生的伤病员，实施复苏治疗后再后送到确定性治疗机构救治；基于"黄金救治时间"，配置了前沿复苏外科系统与抗休克救护排等，在作战前沿给予伤员外科救治（图1），显著降低了伤死率。中国人民解放军海军陆战队建制有旅级卫勤保障机构对所属部队实施平战时卫勤保障，并在卫生联勤保障体制下可得到联勤系统的卫勤支援保障。

卫勤保障内容主要包括：①平时卫勤保障。内容与其他陆勤部队大致相同，包括卫生防病、医疗保健、卫生防护、药材供应与管理等工作。由于陆战队通常担负着特殊作战任务，其保障任务更为繁重，需随时做好军事训练卫勤保障、卫生防病及卫生战备工作，搞好部队自救互救与卫生专业勤务训练。②战时卫勤保障。根据陆战队任务特点按战斗准备、实施和结束后3个阶段组织实施，重点是组织与部署卫勤力量，加强滩头救护能力，合理规定救治范围；做好水上突击与抢滩登陆伤员的救护与后送；战后进行卫勤力量调整、恢复保障能力，伤病员的清理与后续救治工作。在登陆作战中，海军陆战队通常作为第一梯队使用，背水攻坚，减员率高，救护条件困难，自救互救和急救是卫勤保障的重点，特别需做好水际滩头伤员的救护；在组织实施战术展开（换乘）、水上突击、抢滩登陆、夺取和巩固登陆场阶段的伤病员医疗救护和后送中，须将卫勤力量进行合理编组与部署，在前沿配置外科小组实施前沿救治。

海军陆战队的使命和任务多

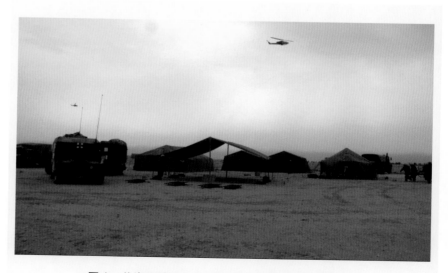

图1 美海军陆战队外科创伤排-前沿复苏外科系统

样，可实施登陆、抗登陆、敌后突袭和支援岛屿等各种作战，卫勤保障方式差异较大，要求卫勤保障能力具有多功能性和较强的适应性，应在平时就从卫勤的组织体制、人员编成、专业训练及技术装备等方面加以完善，做到训练有素。海军陆战队是一种多兵种结构的两栖部队，两栖作战通常是由陆海空三军多兵种参与的合同作战，卫勤协同复杂，必须具有明确的协同分工，以充分发挥统一的卫勤保障效能。敌前登陆，夺取登陆场是两栖作战的关键，必须集中一切兵力兵器支援登陆兵登陆，而救治机构不能先于登陆或随第一波登陆展开，滩头伤员救治困难，应采用直升机等快速后送装备提高伤员向海上救治机构的后送速度，外科小组应尽量靠前（战斗前沿）配置，其规模应小、机动性强、移动迅速，以使伤员获得及时的救治。

（喻锡成）

hǎijūn zhànshí wèiqín bǎozhàng

海军战时卫勤保障（naval health service support in war-time）

战时卫生部门组织运用医学科学技术进行伤病防治，维护海军部队成员健康和恢复伤病员战斗力的活动。又称海军战时医学保障或海军战时卫生保障。海军后勤保障的重要组成部分。

发展历史 西方的海军卫勤保障萌芽出现在罗马时代。公元前67年，罗马海军建造了一批专门用于救治伤员的近海休养船作为海上随军医院，是近代海军医院船的基本雏形。16世纪纵横四海的海盗却通过吸收甚至劫持医生入伙的方式，率先在船舰上设立了医疗手术室，对伤病员实施救治。在中国春秋时期，列国开始建立"舟师"，出现了海军的萌芽，但战舰上并没有船医的编制。公元前485年的吴越争霸中，吴国大将徐承率舟师远征齐国，作战航程数千里，由随军的方士负责船上的医药工作。唐代开始繁盛的海外贸易使中国海军更早的明确了卫勤保障对远航的重要性。明永乐、宣德两朝皇帝都很重视郑和船队出使西洋，由240多艘海船组成庞大船队，每次远航人员均在27 000名以上，配有医官180名，这是中国关于古代水师编配医生的最早的确切记录。郑和船队作战次数不多，先后在旧港、锡兰山和苏门答腊作战，医生们随船保障。中国人民解放军海军在1949~1955年，执行了突破海上封锁和解放浙江东部沿海岛屿的作战任务，海军卫生部门继承了中国人民解放军战时卫勤保障的优良传统，从实战需要出发，较好地组织了战时卫勤保障。开展了战前救护训练，制定了战时舰艇、海上救护艇、陆上伤员收转站和基地医院等四级伤员医疗后送方案；1958年、1965年、1974年先后进行了封锁金门之战、"八六"海战、崇武以东海战和西沙自卫反击战，海军卫生部门较好地完成了伤员的救治任务；除继续开展战前卫勤训练、加强自救互救普及教育外，在封锁金门之战中，首次提出设置码头救护所代替原来的伤员收转站；在崇武以东海战中进行了码头救护所的多点部署；根据西沙自卫反击战中有些伤员经多次换乘而影响救治的教训，再次提出海战中，特别是远离海岸的海战编配专用卫生船舶的必要性，首次提出了建造医院船的建议。

工作内容 主要包括：①海上伤病员医疗后送。包括舰艇战位救护、火线抢救，落水人员的医学救治，伤病员分类（图1），舰艇救护所、救护艇、医院船、基地医院等各级救治机构的分级救治，伤病员后送等（图2）。②疾病预防与控制。主要是组织舰艇卫生整顿，进行流行病学侦察，开展健康教育，进行卫生监督，实施计划免疫，开展疾病监

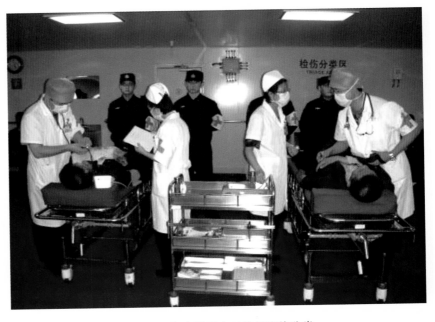

图1 医务人员正在对伤员实施分类

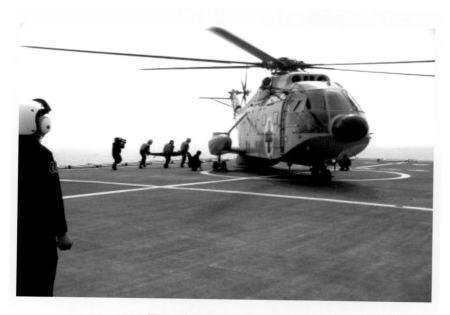

图2　直升机海上后送伤病员

督、传染病预防和控制等。③卫生防护。开展卫生防护知识教育与防护器材应用训练，对核、化学、生物和新概念武器损伤进行药物预防；针对敌方使用生物战剂的种类，对海军成员普遍进行预防接种，消除生物武器袭击后果；实施核、化学伤员救治，对沾染区、染毒和污染区内的水源、食物进行化验检查，确定是否可饮用或食用，指导进行消除沾染和消毒。④医疗保健工作。组织海军官兵体格检查和健康检查，早期发现疾病，及时组织防治；开展门诊、巡诊，伤病员收治或安排疗养，对伤病员进行评残等。⑤组织临战卫勤训练。在平时训练的基础上，针对作战的类型、样式和海战场环境特点，强化卫勤训练（图3），主要内容有：战位自救互救，卫生技术人员战伤救治技术，卫勤领导组织指挥，卫勤分队的合成训练等。⑥药材供应管理。编制药材保障计划，进行药材筹措、储备、补给、药品检验和卫生装备器材检修等。

⑦卫勤组织指挥。主要内容有：制订卫勤保障计划，进行卫勤力量部署，开展卫勤侦察，组织卫生防疫与防护及伤病员医疗后送等。

工作方法　主要有：①拟制并执行卫勤保障计划。在受领任务，分析判断情况的基础上，根据保障任务和实际情况，制订卫勤保障计划；卫勤保障计划制订后，及时上报，经上级批准后传达到所属卫勤机构并要求执行；在战斗实施过程中，如战况和伤病员数量发生变化时应及时调整计划。②构建医疗后送体系。为确保伤病员能得到及时有效的救治和快速后送，应建立海、陆、空一体的立体医疗后送体系，海上设立舰艇救护所、编队救护所、医院船等救治机构，陆上设立码头救护所、基地医院、后方医院和疗养院等救治机构，空中救护飞机负责伤病员空运后送和后送途中的救护。③明确各级救治任务。在构建医疗后送体系的基础上，应明确各级救治任务：舰艇救护所主要实施急救和部分紧急救治任务；编队救护所主要负责紧急救治任务；医院船主要负责早期治疗和部分专科治疗任务；码头救护所主要负责伤病员分类后送和早期治疗任务；基地医院负责早期治疗和部分专科治疗任务；后方医院和疗养院负责专科

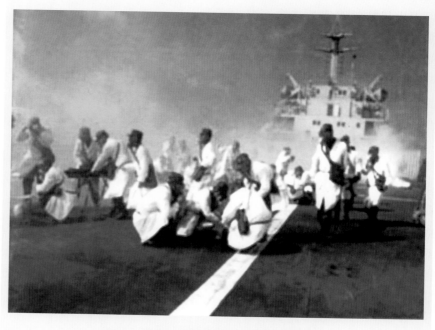

图3　舰艇上开展化学武器伤员救护训练

治疗和康复疗养。④进行卫勤协同。包括卫勤协同的单位、内容、方法、组织者等，协同的单位主要是建制内各部队、军兵种卫勤机构间的协同，与上级支援的卫勤机构间的协同，与配属部（分）队之间的协同，与地方部门间的协同等；协同内容主要有任务分工，相互支援配合，药材供应、后勤供应等，一般采取召开卫勤协同会议，或利用电话等方式进行。⑤筹措、补充药品器材。在作战准备阶段，根据战斗任务、卫生减员数量预计药品器材消耗量，采取向上请领、市场筹措、加工自制、合理调配的方法筹措补充；战中对消耗的药品要及时补充，以保证伤病员救治需要，补充的方式可根据战斗进展情况按原计划主动补充，或根据下级申请进行补充，紧急时也可组织友邻部（分）队间调剂补充。⑥开展临战卫勤训练。单兵自救互救训练由行政部门组织，卫生人员给予技术指导；卫生技术人员战伤救治技术、卫勤领导组织指挥、卫勤分队的合成训练由各级卫生机构组织实施。⑦组织伤病员医疗后送。在战中，卫勤的重点是组织伤病员医疗后送，如果战况有变化可根据需要调整卫勤力量和救治任务；在部队作战任务转换时，或救治机构遭受损失时应及时调整卫勤力量；当救治机构伤员过多、救治力量不足，完成任务困难时，可缩小救治范围，加速伤员通过；调整卫勤力量和救治任务均应报告上级卫勤机关和本级后勤首长。⑧开展卫生防病。主要方法是开展卫生学、流行病学侦察，了解作战环境，分析问题，确定预防措施；开展预防接种和药物预防；及时发现、隔离、治疗传染病；指导和监督

饮食和水源卫生；开展战地卫生宣传教育；组织对新入伍人员的体格检查；对战俘和缴获物品进行检疫及处理。

工作要求　主要是：①做好战位抢救工作。战位抢救是舰艇伤员救治的起点，做好此工作可直接减少阵亡；战争经验表明，除因击中机体要害部位立即阵亡外，其余伤员不能救治者只占2%；舰艇上的战位救护是利用战斗间隙的自救互救，必要时战位卫生战士作补充包扎。②加强单舰救治力量。现代先进武器装备的大量使用，使现代海上作战的突然性、破坏性和立体性空前增大，同陆上作战相比，由于海域开阔，而舰艇空间狭小、战位密集、人员集中，可导致在战斗中突然、短时间内发生大量伤亡，由于海上医疗后送不能像陆军连、营、团、师逐级后送，使伤员较快地脱离前线，而因舰艇上卫生人员编制受限，战时救治任务繁重，需要通过加强舰艇救治力量才能提高单舰艇的救治能力，特别是中、远海作战，伤员难以获得及时后送，更应该加强单舰救治力量。③以海上救治为中心。海军作战的主战场在海上，海上救护不仅是对舰艇伤病员的救护，同时也包括对海上落水人员的救护与对失事艇员的援救。因此，它历来是海军卫勤保障的重点和难点，计划海军战时卫勤保障时必须以海上救治为中心，要从现代海战特点出发，研究解决海上救治的组织指挥、实施方法以及各种救治技术和装备。④以岸基为依托。无论是近岸作战还是中远海作战，伤病员救治的终点仍然在岸上。舰艇部队在海上的一切军事行动和伤病员的医疗后送，都离不开基地保障，因此，加强

海军基地卫勤力量的配备，是完成海军作战卫勤保障的重要条件。在联勤保障体制条件下，战时除利用好海军建制内的卫勤力量外，还应充分依托并利用好联勤系统的卫勤力量，以保证伤病员得到及时有效的救治和后送。⑤重视疾病预防与控制。海军作战区域广阔，持续时间长，指战员长期在海上（水下）作战和生活，由于舰艇内外环境特殊，存在着影响身体健康的多种不良因素，如颠簸、晕船、噪声、高湿、高温（严寒），有害化学物质与核辐射等的危害；活动空间狭小、居住拥挤、舱室内空气污浊，微小气候不良；淡水管制，新鲜食品尤其是蔬菜补给困难，个人卫生和饮食营养卫生条件受限。同时由于战斗行动频繁，军事作业劳动强度大，致使舰员体力消耗大，精神长期处于高度紧张和极度疲劳状态，食欲减退，身体抵抗力下降，容易发生传染病和诱发多种疾病，造成大量非战斗减员，影响战役、战斗的顺利进行。因此，卫勤部门在军事首长的领导下，要加强卫生防病工作的组织领导和宣传教育，坚持舰艇卫生管理制度，开展爱国卫生运动，充分发挥专业防疫队的作用，迅速扑灭或控制疫情的传播。⑥搞好卫勤协同。海军战役军团通常由水面舰艇、潜艇、海军航空兵、海军陆战队、海军岸防部队和其他专业勤务部（分）队组成，也可能有陆、空军协同作战。海上作战本身是海上的立体战，卫勤保障也将在广阔范围内的海域、空域和一定纵深的陆岸上实施；要在作战的不同阶段，有机地处理好海上与陆上、内场与外场、卫生防病与卫生防护、救护治疗与分类后送、海军自行保障与友

邻协同保障等多方面的关系，卫勤组织指挥比较复杂，任何一个环节指挥失调，都将会导致整个作战卫勤保障失控，直接影响到战役和战斗的进程。因此，战前卫勤应从作战整体出发，通盘考虑，统一部署，明确分工，密切协同，制订周密的卫勤保障计划、协同预案和应变方案；从立体上组织合理而严密的卫勤保障系统，纵横融成一体；纵向要层次分明，互相链接，构成完整的卫勤保障链；横向要求系统配套，互相协调，彼此兼顾，使卫勤保障能在作战进程中有条不紊地运转；作战实施过程中，要及时了解战斗进展情况，保持与后方指挥员和司令部的联系，以便随时得到后方首长的指示与支持，加强与友邻军兵种卫勤和地方支前卫生机构的联系与协同，做好作战各阶段、各环节不间断的卫勤指挥，才能发挥卫勤整体效能，使卫勤保障达到最优化。

(陈国良)

hǎijūn wèiqín zǔzhī zhǐhuī

海军卫勤组织指挥 （organizing and commanding of naval health service）

战时组织卫勤力量对海军部队实施卫勤保障的领导活动。海军后勤指挥的组成部分。包括卫勤部门的组织计划和卫勤保障机构的指挥工作。搞好卫勤组织指挥，对充分发挥卫生资源的作用，保持行动协调一致，完成卫勤保障任务有着重要意义。

发展历史 在古罗马军队中，各个分队都存在医疗服务队，海军也有常规的医务人员，舰队的每艘船上都分配有小型的医疗队。从16世纪起，主要在19世纪，军事医学取得的进展可能是以往其他任何世纪所无法比拟的，西方国家海军先后建立并完善了海军卫勤领导指挥体制。1950年4月14日，中国人民解放军海军领导机关在北京建立，海军各级卫勤指挥机构随着海军各级领导机关和部队的建立而组建；海军创建初期，医疗卫生工作沿袭战争年代人民军队司令部、政治部、供给部、卫生部体制，直属海军各级首长领导；1951年后，随着中国人民解放军卫生系统建制关系的改变，海军各级卫生部门编入各级后勤序列；1952年8月，根据国防部部长彭德怀的报告，毛泽东主席批准，海军系统建立垂直供应体制，从而建立了海军-军区海军（含海军青岛基地）-基地（舰队航空兵）-舰艇支队（水警区、航空兵师）四级卫勤管理和保障体制；20世纪80年代中期，取消舰队一级后勤机构后，改为海军-基地（舰队航空兵）-舰艇支队（水警区、航空兵师）三级卫勤管理和保障体制；2011年，恢复了舰队后勤，改为海军-舰队-基地（舰队航空兵）-舰艇支队（水警区、航空兵师）四级卫勤管理和保障体制，在海军后勤部编设卫生局，舰队后勤编设卫生处，基地（舰队航空兵）编设卫生处，舰艇支队（水警区）编设卫生科，航空兵师编设卫生办公室。上述各级卫勤管理机构对海军部队实施了有效的卫勤组织指挥职能。

工作内容 卫勤组织指挥一般分为战前、战中和战后3个阶段组织实施。

战前阶段 主要包括：①受领卫勤保障任务。卫勤领导通常在后勤部组织的会议上受领任务，并计算战前准备时间。②判断情况。主要判断敌方作战企图、兵力兵器和兵力部署等敌军情况，我方兵力兵器、作战企图和任务、军事首长决心和部署等军事情况；后勤部署形式和各库所的配置位置、预备展开位置和开设时间，保障任务的区分、物资储备的规定、后勤协同的内容、方式等后勤情况；上级卫勤部署及保障措施，本级现有和上级加强的卫勤人力物力的数量、质量与技术状况，现有伤病员数量、部队自救互救、卫生防病和防护水平，下级卫勤机构的保障能力等卫勤情况；作战海区的气象特点，驻地水文、潮汐和卫生流行病学情况，水源和居民地、地方医药卫生人力物力资源和可利用的程度等战区情况。③提出卫勤保障建议。内容包括预计卫生减员的数量、区分及分布，现有卫勤保障能力分析；卫勤保障的主要措施，包括伤病员医疗后送的组织与实施、卫生防病与卫生防护的主要措施、临战卫勤训练工作安排等；需要上级（军政、后勤首长，上级卫勤部门）帮助解决的具体问题。卫勤保障建议通常在后勤首长召开的会议上提出，也可以口头或书面形式向后勤首长汇报。④筹措卫勤人力物力。主要筹措卫生人员、药材和卫生运力。⑤制订卫勤保障计划。卫勤保障计划是战时卫勤组织指挥的主要文件，舰艇大队及编队以上的卫勤机构通常要拟定卫勤保障计划，内容包括卫生减员预计，救治机构的配置位置，救治范围划分与要求，伤病员后送，卫勤力量的分配与使用，卫生防病与卫生防护，药材保障，卫勤协同，通信联络与警戒防卫等。⑥传达卫勤保障任务。卫勤保障计划经后勤首长批准后，应及时向卫勤分队传达。传达方式可根据当时具体情况确定。时间允许，最好召开会议，传达讨论，统一认识；时间紧迫，也可采取分别交代的方式传达。⑦组织卫勤协同。与陆、空军卫勤部门协同，解决组织领导、卫勤部署和分工；与友邻部队卫勤协同，解决卫勤支援与分工；在编队指挥员统一指挥下，与防化部门组织协同，完成核、化学武器伤病员的抢救，与防险救生部门组织协同，完成海上伤员的救援任务；与地方支前卫生机构协同，解决地方卫生力量的统一指挥、使用和分工。⑧检查准备情况。检查的内容一般为各级救治机构的人员、装备是否落实；部队自救互救训练效果；部队预防接种、预防服药及各种卫生防护措施落实情况；各级救治机构的药品器材是否齐装配套，专业训练是否达到要求。检查中，发现问题及时帮助解决（图1）。

战中阶段 主要包括：①不断了解情况。为便于指挥和联系，战斗中卫勤领导的位置通常在本级后方指挥所或指挥舰船上（图2），以便及时了解情况。②组织伤病员后送。根据伤病员发生和救治情况，适时调整后送方式、及时调整卫生运力、组织前接或后转伤病员。③调整卫勤力量和救治任务。根据战况变化和伤病员救治需要，合理调整卫勤力量和救治任务，卫勤预备力量通常保持机动状态，一旦需要能立即执行任务。④组织药材补给。及时补充下级救治机构所消耗的战救药材，以保障救治工作的需要。补充的方法，可根据战斗、战役进展情况按原计划主动补充，或根据下级申请及时前送补充，紧急时也可组织友邻部（分）队进行调剂补充。⑤适时组织救治机构的转移。随着战况的变化，兵力部署的调整或救护所

遭受敌人的威胁与破坏不能工作时，不论舰救护所、码头救护所或卫生船舶，应根据上级的指令或海上战斗部署，及时地组织转移。

战后阶段 主要包括：①组织卫生人员巡视战位。舰艇撤离或海战结束，应组织卫生人员巡视战位寻找遗漏的伤员；检查烈士的伤部、伤因；对可疑被敌人施毒的食品进行卫生检查。②突击治疗和后送伤病员。战术后方区各救治机构，抓紧时间突击治

疗常规武器轻伤员，力争在短期内治愈归队；重伤员迅速后送，使救治机构保持机动状态，随时执行其他任务。③调整卫生人员、补充药材及进行卫生整顿。向上级申请补充缺额的卫生人员，健全救治组织，恢复各级卫勤机构的保障能力；请领、补充药材；组织舰员进行卫生整顿，加强卫生防病工作。

工作要求 主要有：①符合后勤首长意图。后勤首长的保障意图和指示，是组织卫勤保障的

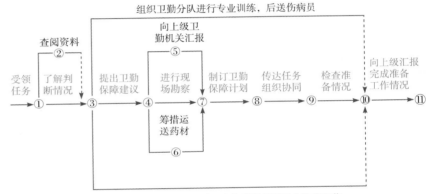

图1 战斗、战役准备阶段卫勤组织指挥主要工作流程图

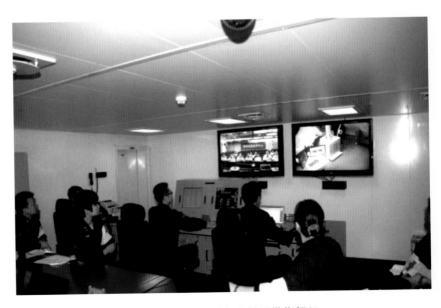

图2 设置在医院船上的卫勤指挥组

基本依据。卫勤领导必须经常向后勤首长请示报告工作，及时上呈下达，迅速正确地处理各项保障事宜。②及时了解、判断情况。应充分利用通信工具，与所属救治机构保持密切联系，或向作战、战勤部门和后勤首长了解情况，综合分析判断，采取相应的保障措施，实施正确的卫勤组织指挥。③周密组织计划。根据后勤首长和上级卫勤机关的指示，本级党委（支部）的决议和卫勤机构的具体情况，全面考虑战斗（役）各阶段各方面的需要，制订周密的卫勤保障计划，报请后勤首长审批后组织贯彻落实。④灵活使用卫勤力量。卫勤力量的使用，应以保障主要方向，兼顾次要方向，使伤病员得到及时、良好、安全的医疗和后送为原则。卫勤机构的编组应有多种方案，能分能合，保持高度的机动性。⑤认真组织卫勤协同。现代战斗（役）的卫勤保障涉及面广，工作关系复杂，必须在合成军首长的统一指挥下主动搞好卫勤协同。卫勤协同涉及军内外，必须从整体观念出发，实施军地联合保障。⑥认真总结经验。各级卫勤领导应充分利用统计数据，进行综合分析，或派人深入部队进行典型调查，认真总结伤病员救治和后送、卫生防病和卫生防护等方面的经验和教训，不断改进卫勤保障工作。

（陈国良）

hǎishàng yīliáo hòusòng

海上医疗后送 (medical evacuation at sea)

在海上对伤病员实施分级救治与后送的活动。海军卫勤保障的组成部分。基本任务是海上各分级救治机构按规定的救治范围，对伤病员进行及时有效的救护、治疗和快速安全后送。目的是使伤病员获得有序、高效的救治，降低死亡率和伤残率，提高治愈归队率。

发展历史 1853～1856年，克里木战争期间，英法联军开始用普通运输船后送伤病员；俄国海军则采用将伤员经舰上和舰队医院救治后再迅速归队的方式，并沿用至第一次世界大战。20世纪初，根据舰级、战斗形式、医院船和海军医院的救治能力，开始将海上医疗后送分为几个阶段进行，划分不同救治范围，逐步在海上实行分级救治的医疗后送体系。前苏联海军，在卫国战争时期，按舰级编配卫生人员、规定救治范围，并将医院船及配有外科手术队的卫生运输船加强海上救治力量，对伤病员实施医疗后送。随着直升机在海上后送伤病员的发展，自20世纪50年代以来，海上伤病员出现越级医疗后送趋势，使多数伤员能在伤后0.5～1小时得到确定性治疗，还构建了由战区到本土的海上分级救治医疗后送体系，如美国在越南战争期间医疗后送体系是：战区-医院船-台湾、菲律宾或日本-本土；此后，美海军为满足全球战略和陆海远程作战的需要，又进一步完善了海上分级救治医疗后送体系，使各级救治阶梯的救治范围更为明确、清晰，将伤病员医疗后送分为4级救治阶梯：第一级为急救，又称紧急生命支持，第二级为初期复苏治疗，第三级为复苏治疗，第四级为确定性治疗或康复治疗，并规定了各级救治阶梯的医疗后送机构的组成、设备配备与任务分工，使伤病员获得救治时间显著缩短，伤死率明显下降。英军于1982年在马尔维纳斯群岛与阿根廷军队的战争中，建立了具有远海作战特点的伤病员分级救治医疗后送体系，在远离本土10 000km外的海上构成了由战斗舰船、直升机、医院船、卫生运输船分别完成前沿救护、治疗与后送的分级救治阶梯，再通过第三国（乌拉圭首都蒙得维的亚）用固定翼飞机后送伤病员回国治疗的远程医疗后送样式，伤死率仅为0.4%。

中国人民解放军海军自组建以来，就重视海上伤病员的医疗后送工作，强调治疗与后送紧密结合，即后送中医疗，医疗中后送。经多次对海上编队远航的卫勤保障形式进行探索，并在1980年赴南太平洋执行运载火箭试验海上编队卫勤保障任务时，根据当时的编制情况和海上卫勤体制，试行了单舰-舰群-编队三级加强的医疗后送体系。随着海军机动作战能力的提高，装备的改善，舰船活动范围的扩大，2008年完成了现代化医院船、救护艇和救护直升机的装备，始于20世纪80年代末实行的以单舰-救护艇-医院船-码头救护所为主的海上医疗后送体制得到进一步加强，基本实现了由急救、紧急救治、早期治疗和专科治疗组成的海上分级救治医疗后送体系。

基本内容 按照海上医疗后送分级救治原则，分别由舰船急救、救护艇（编队）紧急救治、医院船早期治疗与部分专科治疗、陆上康复治疗组成的各级救治阶梯按规定的救治范围完成海上伤病员的医疗后送。后送分为随舰后转，上级派出舰船、飞机前接，逐级或越级后送等形式；后送方向，一般由战斗舰船送往有救治能力的舰船或卫生船舶，再送至陆上救治机构治疗。海上医疗后送通常在战役指挥机构和后方战勤部门的组织指挥下，卫勤人员的参谋下，由舰船卫生部门及卫生船舶、飞机具体完成各项医疗后送任务，应做到分级明确、前后衔接、治送结合，使伤病员能获得准确、合理的救护、治疗与后送，并顺利恢复，重返战斗（工作）岗位。具体方法是：应预先制定海上医疗后送体系的构成、分级救治方案，规定各级救治机构的医疗救治范围，编配相应的卫生技术人员；舰船急救应根据伤病员发生特点，在舰船领导的指挥和卫生人员的组织实施下，展开舰船救护所，准确实施自救互救，完成通气、包扎、固定、止血、搬运及基础生命支持措施，做好落水伤员的战伤合并海水浸泡的救护处置，注重稳定伤情，争取快速后送；紧急救治是对舰船伤病员急救的支援保障，应对接收的伤病员在急救基础上，纠正不正确的包扎、固定与止血，补充必要的急救措施，如改用制式夹板固定骨折、钳夹或结扎止血，给氧，烧伤伤员输液，开放性气胸进行包扎封闭，张力性气胸进行胸腔穿刺排气等，进一步做好创伤的初期处理、感染控制，防止休克的发生，维护伤员生命，并组织后送（图1）；早期治疗及专科治疗是在医院船上尽早对伤员实施的确定性医疗处置，如对较大血管的修补、吻合，脏器修补，采取综合性措施纠正休克等，并后送陆地进行康复治疗，恢复战斗力；海上危重伤病员后送要求采用直升机、高速艇（图2）等快速后送装备，将伤员尽快后送到具有优良救治条件的医疗机构实施确定性治疗。

工作要求 主要是：①做好战位抢救，减少阵亡。很多阵亡者是因伤后失血过多未获得及时抢救所致，在战位（岗位）上对伤员进行直接的准确救护，可有效降低阵亡率。②迅速及时。海上伤员急救应随时进行，休克、窒息、大出血和重要脏器严重损伤是伤员早期死亡的主要原因；对休克伤员救治越早，复苏越快，恢复的希望越大；对窒息、大出血、重要脏器损伤伤员，应迅速进行抢救，以维持生命，及时后送；早期外科治疗一般应在伤后6小时内完成，最长不超过12小时，通常由舰艇救护所、编队救护所和救护艇、医院船分别完成。③准确有序地做好伤病员的分类和救治工作。在发生批量伤病员时，为区分伤病情轻重和实施救治的缓急程度，并能充分发挥现有医疗力量的能力，必须对伤病

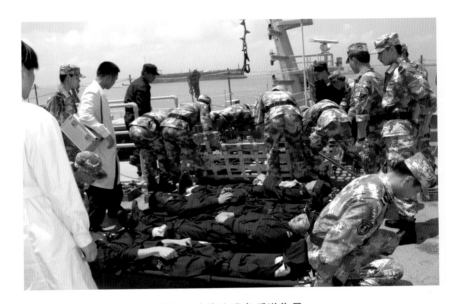

图1　在海上准备后送伤员

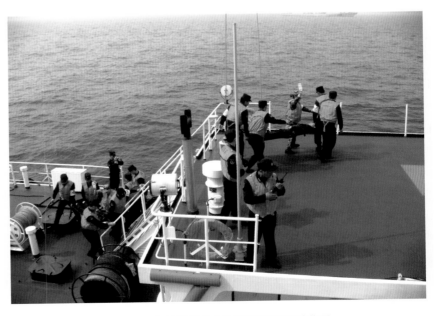

图2　卫生船舶接收由高速艇后送来的伤员

员进行分类，使伤病员获得合理的救治与后送。④连续继承。海上各级救治机构应按规定的救治范围，确保伤病员医疗后送工作前后连续地进行；前一级救治措施要为后一级救治做好准备，创造条件，争取时间；后一级要在前一级救治的基础上进行新的救治，使救治措施紧密衔接，逐步完善。⑤早期专科治疗。对伤员实施专科治疗是提高救治质量、降低残疾率、伤死率，提高治愈归队率的有力措施，现代医院船救治条件优良，医疗设备配置具有专科治疗能力，为海上伤病员专科治疗提供了有利条件。⑥安全后送。严格掌握后送指征，对后送途中有生命危险的伤病员不宜立即后送，对确定后送的伤病员要补充进行必要的救治处置和预防性措施，准备好途中急救和护理的药品器材；选择合适的运输工具，应根据伤病员的伤病情、海上气象、离港距离等，采用相应恰当的运输工具，对伤情紧急者宜用飞机后送，伤病员数量多时宜用卫生船舶后送；为伤病员选择正确的后送体位，使其保持在合适的状态，并指派护送人员实施途中监护；后送前，各级救治机构应按规定填写完善伤票、野战病历、医疗后送文件袋等医疗后送文件，保证救治工作的连续性；后送中，应注意减少运输中和海况的不良影响，避免伤病员的伤病情恶化或途中死亡，还应预防因敌人袭击发生意外伤亡。

（沈俊良）

舰艇战位救护（first-aid for action station aboard）

战时在舰艇战位上对伤员实施的急救、搬运和隐蔽等救护活动。是舰艇伤员救治的起点和实施分级救治的基础。中国人民解放军海军舰艇部队共同科目训练内容之一。救护工作的优劣，直接或间接影响到伤员后期治疗和预后结果，对提高治愈率、降低伤残率和死亡率具有重要作用。

舰艇各战位均设卫生战士，一般为最后第2名，在战位长领导下工作。救护的方式分为自救、互救和卫生人员救护。通常以自救、互救为主，由战位卫生战士组织实施（图1），利用舰艇战位急救盒（内装止血带、三角巾急救包、敷料等）和就便器材，对伤员开展止血、包扎、骨折固定、通气、心肺复苏、搬运等急救活动；必要时，舰艇卫生人员利用战斗间隙，携战救器材赴战位抢救危重伤员，实施补充急救。目的是使轻伤员可继续战斗，重伤员得到及时急救和置于相对安全区域，避免二次负伤，再送舰艇救护所救治。在实施战位救护的同时要进行战位分类，将伤员分成需紧急救治的重伤员和一般处置的轻伤员，并挂上分类标志和伤标，由军医填写伤票。在救护过程中，对未来得及分类的伤员，可以利用战斗间隙，派专人巡查，进行补充分类。

舰艇战位救护对伤员获得及时急救、维持生命，待机后送具有重要作用。舰艇卫生人员和卫生战士须熟练掌握在战时舰艇环境下各类战救技术的运用方式，各种战救器材的使用方法，确保在实施救护时各类急救技术应用得当、各种战救器材使用准确、战位伤员救护效果及时有效。战前，舰艇卫生人员应对全体舰（艇）员进行战救技术的标准化训练，使每个舰（艇）员都能掌握各类战伤的自救互救技术。

（陈国良 刘建）

舰艇编队救护（medical aid in formation of ship）

由舰艇编队救治机构在海上为挽救伤病员生命，改善伤病情，预防并发症而实施的紧急救治活动。对维护编队指战员身心健康、恢复部队战斗力具有重要意义。

自有海军以来，随着科学技术的发展和造船工业的进步，各

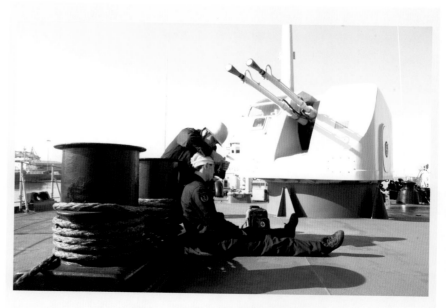

图1 卫生战士正在实施战位救护

类功能的舰艇应运而生；军事思想的变革，使海战区域和规模扩大，各类舰艇编队成为海战场上的主角。舰艇编队是由两艘以上舰艇组成的战术（战役）单元，设置有编队指挥机构实施统一的组织指挥，在海上执行独立的作战任务。战时舰艇可能发生批量伤员，医疗救护任务繁重，单舰艇受救治能力的限制，部分伤员需要更具救治能力的编队救护机构实施救治，于是编队救护运行而生。由于麻醉、无菌手术、输血、抗生素等医药技术在舰艇上的广泛应用，以及舰艇编队战时伤员快速后送体制的建立，显著提高了舰员战伤的救治效果。1980 年，中国人民解放军海军在实施向南太平洋发射远程运载火箭试验保障行动中，海上舰艇特混编队首次组织了编队救护试验获得成功；此后，舰艇编队救护步入了常态化机制，在舰艇护航编队、远海训练编队、出访编队中都有编队救护的设置与部署。

舰艇编队救护主要由设置在编队内舰艇上的编队救护机构实施（图 1），对接收来自单舰艇后送来的伤病员实施紧急救治，以维持危重伤病员的生命，待机再后送到上级救治机构实施确定性治疗；条件具备时，可扩大救治范围，完成部分早期治疗任务。

工作方法主要是：建立统一的编队卫勤组织指挥体制，建立舰艇及编队战伤救护机构，对编队内发生的伤病员实施有序的医疗救护与后送；制订编队伤病员救治计划，明确各级舰艇和编队救治机构的展开形式及救治范围，编队内医疗后送的实施方法，药材配备方案，确保伤病员获得有效救治；调整和加强卫勤力量，按照编队作战任务和救治计划，结合编队卫勤力量具体情况，可在编队范围内临时调整卫勤力量，或在上级卫勤部门支援下，实行编队卫勤力量的加强，并进行战前救护训练，提高战伤救治能力；积极组织战伤医疗救护，舰艇编队救护必须立足独立保障原则，发生战伤时，应组织有效的单舰艇救护，在明确分类的基础上，将危重伤员迅速送编队救治机构

实施救治，确保危重伤员获得及时救治；运用现代远程医学技术，实施远程会诊，获得外界医学专家的技术指导，提高救治能力。

（杨春龙）

jiàntǐng shāngyuán bānyùn

舰艇伤员搬运（carrying of the wounded on ship）

舰艇上转移伤员的活动。战伤救护的重要工作之一。舰（艇）员应都能熟练掌握各类伤员的搬运方法。根据舰艇舱室环境条件选用合适的搬运工具，采用正确的搬运方法，对减少伤员痛苦、顺利运送伤员具有重要作用。

海战中，舰艇所发生的伤员，通常首先进行战位救护，然后利用有利时机，将伤员转移到相对安全的部位，防止再次受伤，或运送到舰（艇）救护所作进一步救治，或把伤员搬运到换乘区再换乘到后送舰船或飞机上进行后送，都需要进行伤员搬运。由于受舰艇通道狭窄、转弯多、舱室结构复杂等条件限制，伤员搬运困难，各国海军研制了多种多样的搬运工具及搬运方法，仅舰艇担架就有英国海军的鲁宾逊担架、俄罗斯海军的缪勒尔担架、美海军的斯托克斯担架、中国海军的68-Ⅱ型海军担架等；还有吊兜、吊带、吊篮等用于垂直搬运伤员；还有多种不需要搬运工具的徒手搬运方法。

中国海军较常用的舰艇伤员搬运方法有：①鲁宾逊海军担架搬运法（图 1）。这种担架是用帆布、竹片和毛毡制成的半软体搬运器材，具有固定牢固、灵活方便的优点。可以采用抬、拖、滑、吊等形式进行搬运与传送伤员。即使在舰艇大幅度摇摆，徒手行走困难的情况下，同样能安全可靠地实施搬运。②68-Ⅱ型海军担

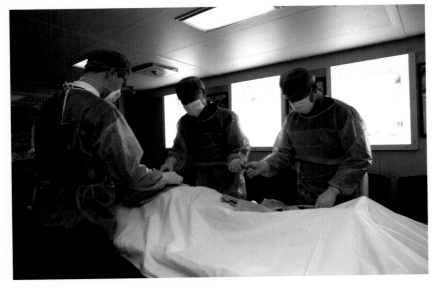

图 1　编队救护所对伤员实施紧急手术

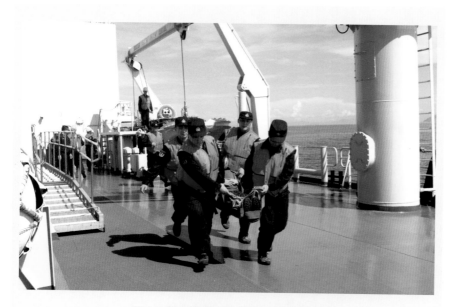

图1 鲁宾逊海军担架搬运伤员情况

架搬运法。该型担架由金属骨架外罩帆布及多个固定装置组成，可采用抬、推、拉、吊等形式进行搬运。舰陆两用，伤员可直接从舰上抬至陆上救护场所，中间不需要改换其他担架。③单人徒手搬运法。又可分为扶持法、掮运法和背运法。④双人徒手搬运法。又可分为推车式、轿杠式、椅托式搬运法。⑤多人徒手搬运法。又可分为三人平托法、四人平托法等。⑥就便器材搬运法。又可分为舰用座椅搬运法、舰用吊铺搬运法、舰用安全带吊运法、水兵上衣简易担架搬运法等。

伤员搬运应在确保安全的情况下进行，搬运前要尽可能做好急救处理，先止血、包扎、固定，后搬运；应根据伤情选用合适的搬运工具和搬运方法。搬运中动作要轻而迅速，避免和减少震动；当搬运脊柱伤或股骨骨折伤员时，严禁前后抬行；搬运过程中要时刻注意伤员伤情的变化。无论用器材搬运或徒手搬运伤员，搬运者必要时应腾出一手抓栏杆或扶手，防止船体摇晃时摔倒，加重

伤员伤情。

（陈国良 刘 建）

hǎishàng shāngyuán huànchéng

海上伤员换乘 （transport of the wounded between ships at sea） 海上伤员在后送途中转换运输工具的活动。伤员海上医疗后送的组成部分。组织实施海上伤员分级救治的重要环节，对伤员获得及时、有效救治，降低伤死率和伤残率，保障部队的战斗力具有重要意义。

第二次世界大战，美国海军在海上后送伤员过程中，曾采用将伤员置于担架上或篮筐内，通过横向缆索转送伤员的方法，将伤员在舰船间进行换乘，以使伤员尽快后送获得救治。随着直升机的广泛应用，发达国家海军已普遍使用直升机换乘海上伤员。20世纪70年代，中国人民解放军海军开始研制了多种样式的海上伤员换乘工具，包括担架、舷梯、索道、滑轮、吊机、吊篮、吊架、吊兜、换乘舱、各类小艇、充气式橡皮艇及直升机等；目前列装的医院船和救护艇，均配备有海

上伤员换乘装置；1981年，海军颁发的《舰艇条例》中，正式将"海上伤病员换乘"列为全舰性部署。此后的海上卫勤训练中，"海上伤病员换乘"为必训和考核课目之一。

内容与方法 海上伤员换乘通常在舰（艇）船之间或舰（艇）船与直升机间进行。为确保伤员安全，应根据舰船类型、海上气象条件，选择适当的方法进行换乘。根据海况、干舷落差和舰（艇）船舱面结构，通常选择接舷、索道、中介工具和直升机换乘法。①接舷换乘法又可分为舷桥、舷递和舷吊3种换乘法。舷桥换乘法：适用于3级以下风浪、舷差1m以内时，两舰（艇）船并靠后，在两舷间搭上桥板（俗称跳板），下系安全网，轻伤员徒步、重伤（病）员用担架自桥板上通过；舷递换乘法：适用于5级以下风浪、两舰（艇）船干舷落差较大时，将伤（病）员固定在鲁宾逊（或68-Ⅱ）海军担架上，担架头、尾端中间各系上1根牵引绳，两侧各系两根方向绳，传递方将头端牵引绳和方向绳一并撇向接收方舰船，向上举递担架，接收人员迅速牵拉接收担架；舷吊换乘法：适用于5级左右风浪、两舰（艇）船不宜采用舷桥和舷递法换乘时，先将伤员妥善固定安置在担架上，然后再将担架放置固定在吊篮内，吊篮两侧各设置一安全绳，分别由传送方和接收方换乘组人员牵引，防止吊篮来回摆动，根据吊篮的大小与结构一次可放入一名或多名担架伤病员；也可依据伤员伤情，采用坐姿坐在吊篮内，使用舰船起吊装置将吊篮由传送方吊至接收方舰船上（图1）。②索道换乘法。当海况较为复杂，无法采用

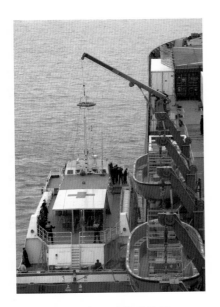

图1 舷吊法换乘伤员

接舷换乘法进行伤员换乘时，可使用此法。具体是两船间隔一定距离同向航行，其间架设钢缆或马尼拉索，用吊篮或海军担架通过钢缆或马尼拉索将伤病员由传送方传递至接收方舰船上。③中介工具换乘法。适用于舰（艇）船受损严重倾斜，接收船难以并靠且风浪4级以下时，可将伤（病）员置于充气式橡皮艇或工作艇内，机动至接收船附近，由接收船利用起吊装置将小艇吊起，实施换乘。④直升机换乘法。适用于气象条件允许飞行时，受海面涌浪影响小，可采用着舰或悬停方式接、送伤（病）员。着舰换乘，舰船须备有起降平台；悬停换乘，舰船甲板上方须有充分的净空条件，用专用吊椅、吊篮或吊带将舰船伤员起吊至机内或悬吊下放于舰船甲板上。中国人民解放军海军装备有专用救护直升机，4级海况以下，可完成海上批量伤（病）员换乘任务。

工作要求 在海上进行伤员换乘，易受天气、海况、潮汐、战况、舰船条件等影响，具有一定的危险性，必须认真实施，掌握相应的方法，确保伤员安全换乘。主要是：①严格掌握伤员后送指征。昏迷、窒息和后送途中有危险的伤员，不宜进行换乘后送；做好换乘后送前的医学处置，包括某些预防性措施；要准备好医疗后送文件，以便伤员随身携带，保证救治处置的连续性。②选择适当换乘体位。保持伤员舒适体位进行换乘，如卧位、坐位等；换乘中注意防寒、防暑、防雨、防冲击，确保伤员安全。③统一指挥，密切协同。伤员换乘是在双方舰（艇）船首长指挥下的全舰（艇）船性部署，由双方换乘组人员具体实施，卫生人员协助指挥员负责各自舰（艇）船换乘过程中的现场操作，并做好协调工作。④视情选法，沉着果断。根据当时具体海况及舰（艇）船的实际情况，仔细分析，认真研究，选择最佳的换乘方法，并抓住有利时机，沉着果断，集中精力，以保证伤（病）员换乘过程中的安全、迅速。⑤注意安全，防止意外。轻伤（病）员徒步换乘时，舷旁应有专人搀扶和保护；重伤员用担架换乘时，应固定牢靠，防止落水和碰撞。同时，换乘组人员要注意自身安全，防止意外伤害。⑥加强训练，熟悉程序。海上伤员换乘难度大，要求高。只有平时加强训练，熟悉程序，协调动作，才能保证换乘安全、迅速。

（杨春龙）

hǎishàng luòshuǐ rényuán jiùhù
海上落水人员救护 （first-aid to marine drowning man at sea）

对海上遇险落水人员实施的搜寻、救捞和医疗救援活动。海军卫勤保障的组成部分。舰船或飞机在海上遇险失事，船员和飞行人员发生落水会受到寒冷、饥渴、海水浸渍、海面漂浮油料及海洋有害生物的威胁而危及生命，及时有效地实施海上救护，对挽救落水人员生命具有重要作用。

海上落水人员分布范围广，受多种因素影响，搜寻难度大，救捞困难；救生和医疗救护涉及部门多，组织协调复杂，一直是世界各国的难题。全世界每年约有10万人在海难中丧生，大型或特大型海上灾难时有发生。1912年英国大型豪华客船"泰坦尼克"号在北大西洋与冰山相撞，1490人因冷水浸泡致体温过低而死亡；2000年11月，中国烟台"大舜"号滚装船在近海海域沉没，280多人遇难；2006年2月埃及"萨拉姆98"号客轮在红海沉没，约1 000人溺死于红海；2009年6月法国航空公司第447号班机在巴西圣佩德罗和圣保罗岛屿附近坠海，机上228名乘客和机组人员全数遇难。海战中，舰船受到空中、水面、水下的立体袭击，舰船受损沉没，大批舰员弃舰落水，如不能组织迅速有效的海上救护，人员死亡则更多。美国海军在第一次世界大战中，共损失1 069艘舰船和31 000人，第二次世界大战中，共损失3 282艘舰船和5 100人；英国海军有60 600人丧生。

"泰坦尼克"号事件后的第二年，为提高海上救护能力，国际组织在伦敦召开了第一次关于海上人命安全的国际会议，讨论了船上救生设备、无线电通信等问题，于1914年制定了"国际海上人命安全公约"和"国际海上搜寻救助公约"，规定了各国海上援救职责、搜寻区域范围、现场救护的指挥协调和工作程序等事项。此后，沿海各国纷纷建立与健全了海上援救机构，专司海上安全和援救工作。如美国建立了全球海上通讯组织、国际海事卫星组织、国际人道主义救援用卫星搜索救援系统（图1）、海岸警卫队海上搜救系统等；意大利建立了罗马国际无线电医疗服务中心。1982 年以来，国际人道主义救援用卫星搜索救援系统已救助了11 300 人的生命，美国海岸警卫队每年挽救海上生命达 5 000 人，英国皇家海军 771 飞行中队平均每年执行搜救任务达 220 次左右。2003～2004 年，中国海域共发生海上险情 989 起，涉险人数11 846 名，10 916 人获救，救助成功率92.1%。

海上落水人员救护是在指挥部门的统一组织指挥下，以防险救生部门为主，卫生部门协助下共同实施的行动。海上救护原则是：先发现先救，后发现后救；先救单人，后救集体；先救无救生器材者，后救有救生器材者；先近后远，主次兼顾；先救伤病员，后救健康者，最后捞死亡者。

救护时通常以失事海域为中心，划分若干搜索区，组织飞机、舰艇分片搜索；救护舰艇、飞机定期发出信号，通知落水人员，增强求生信心；发现落水人员后，舰船逆海潮缓慢驶近落水人员，在一定距离处投放各种救生器材，包括捞救网、捞救套、救生带、救生球、救生艇、救生筏（气质或硬质）、救生浮台等，救生飞机施放各种拖曳式捞救网、捞救吊篮、捞救架、吊带等进行施救，必要时投放救生员下水救捞落水者；对救捞上船（飞机）的伤病员进行医疗处置，根据不同伤病情况给予相应的救治与后送。

救护要求是海上环境对遇险人员影响大，要求快速营救；海上救护组织指挥复杂，要严密组织、密切协同；受海区自然条件影响大，要有合理的营救方法；海上营救困难，要有先进的营救器材；落水人员伤情严重，应及时进行救治与后送。

(张　建)

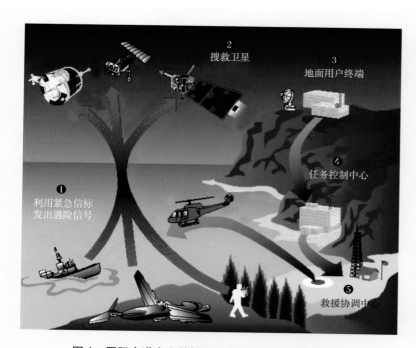

图 1　国际人道主义救援用卫星搜索救援系统示意图

（图中标注：2 搜救卫星；3 地面用户终端；❶ 利用紧急信标发出遇险信号；4 任务控制中心；❺ 救援协调中心）

hǎijūn yàocái bǎozhàng

海军药材保障（navy medical supplies）　海军组织实施药品、卫生器材供应与技术服务的活动。海军卫勤保障的组成部分。目的是及时、合理地供应适用的药品和卫生器材，保障海军部队伤病防治工作的需要。

发展历史　药材保障是随着战伤救治需要和药材的不断发展而发展的。19 世纪始，俄罗斯海军舰艇和部队的药材就已由国家医学委员会，后由内务部卫生部门按专门标准配发，颁布各级舰船药品和器材标准，为医助提供用于包扎和止血的外科器材，在彼得堡海军医院装配生产绷带的机器，黑海舰队舰艇上设置专门的药房，保障伤病员救治的需要。随着武器的发展，战伤增多，药材需要量增大，以及药物学的迅速发展，吗啡、乙醚、氯仿、奎宁、抗生素等药物的研制成功，药材品种增加，单靠部队就地筹措、自行携运，已不能满足需要，有些国家军队的药材保障，平时由医院的药房供应，战时则由后方的仓库补给。第一次世界大战期间，德、俄军队药材保障开始实行医药物资统一化，并实施药材成套供应制，以简化供应程序。第二次世界大战期间，许多国家军队已有完整的药材保障体系，编设有各级药材供应机构，制定了标准制度和供应办法。此后，药材保障有了进一步的发展，德军提出卫勤部门必须为治疗伤病员提供良好的药材保障，把血清、疫苗、包扎材料、化学药品、消毒剂及外科缝合材料等列为德国防军的重要卫生物资，制定了药材选择标准、包装、储备、供应、补给计划。1991 年海湾战争中，以美国为首的多国部队使用了从单兵急救到医院专科救治，从常规武器到核化生武器的卫生防护装备，品种齐全，功能完善，前后方衔接，陆海空相互匹配，构成了完整配套的药材保障体系；美军还部署了先进的卫勤指挥、通信、计算机辅助系统，使用联合作战、计划和分析系统中的卫生计划分系统，进行估算战伤、床位需要量，预测药材消耗，规划运输任务，监控医疗物资流动情况，为伤病员救治提供了良好的保障。

中国战国时代的越国已建有相当规模的舟师，配备有相应的医药条件，为"士卒"治病；吴国舟师已有防治冻伤的药物。东汉时代的水师在平定今越南北部的动乱中，已注意到利用中草药进行医疗保健。明代郑和下西洋的船队庞大，且航行于涨海炎风瘴疫之乡，注意在沿途采办药物，用于航行期疾病的防治。唐初，天策上将府有功曹参军，兼管军队医药事务。五代时，军队所需药物由太医署考寻医方，调剂供应。宋朝，在夏秋疾病流行季节，常由太医局定方，配制夏药和瘴药均由"和剂局"和"惠民局"发给各军常备药物。清朝军队中设有管理药材的官员和惠军药局专司药材供应工作，在舰艇上配备急救包扎材料。中华民国海军，在有些舰艇上编设司药，配置有简易手术室、人工呼吸器、夹板、气管切开器、急救盒、急救包、镇痛剂等。

中国人民解放军创建时，海军、舰队、基地（舰队航空兵）卫生领导机关除分别编设药材处、科和专职药材助理外，此后又组建了药材仓库、医疗器械检修和药材专业保障机构，以及制血、制氧站等保障分队，医院、医疗

所、门诊部、卫生队等均编设药局，负责药材供应、管理和技术保障工作，在大中型舰船上设置专用药房。随着军队的全面发展和卫生工作的规范化管理，海军药材保障与全军同步先后多次制定修改了海军师以下部队战救药材、常备药材和卫生器材编配标准，方便了药材筹措、供应与补给的组织实施。2000年军队联勤体制的建立，海军药材保障进行了重大调整，海军卫生领导机关撤销了药材处、科等建制，保留药材管理专职人员负责药材工作，根据《军队联勤卫生工作规定》，海军药材保障由战区联保中心卫生部门按区域组织实施，总部配发的通用药材，由海军部队按建制提出申请，上报军委卫生局审批后下达配发计划，由战区联保中心卫生部门按后勤供应关系下发战区内海军部队；海军专用药材的计划和保障按建制组织实施。

工作内容 主要包括：①计划与申请。根据海军师以下部队平战时使命任务、预计卫生减员及疾病发生情况，制订通用药材

需求计划及卫生器材编配、改进计划，经战区联保中心卫生部门审核后向军委卫生局报批。②筹措。专用药材由海军建制单位卫生机关自行计划筹措。③储备。海军部队药材主要负责战术储备，对上级下拨的药材分别配置到各师以下部队医疗机构按战救药材、常备药材实施储备，定期更换，确保效期。④补给。主要加强对海上值勤舰艇的药材补给工作，确保舰艇伤病员救治用药需要（图1）。⑤管理。海军部队药材管理主要包括接收、入出库登记，储存、保养、周转、存货登记与保护，抽样检查，供应，过期销毁等工作，确保药材的数质量。

工作要求 药材保障工作的优劣，直接影响到海军官兵的健康及战斗力，因此要求：①坚持面向部队、面向舰艇。在制订药材供应标准、药材计划、药材储备、药材分配、卫生器材配备、保证用药安全等方面都必须遵循为广大海军官兵服务的原则。②适应军队保障体制转变的要求。卫生联勤体制的建立，海军药材

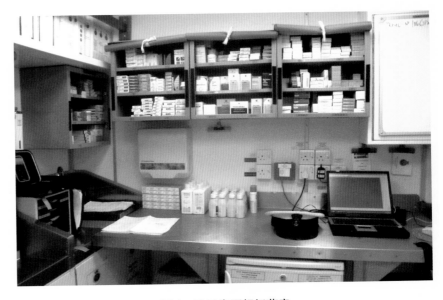

图1 法国海军舰艇药房

管理人员应从供应体制、供应方式、储备、分配、补给等方面，适应联勤保障的要求，积极做好药材保障计划等工作。③正确处理需要与可能的关系。药材是医疗卫生部门救治伤病员，开展卫生防病等工作所需的物质基础，必须医药密切结合，才能更好地为海军官兵服务。随着现代医药科学的发展，对药材的需求将越来越高，而药材供应又受经费、市场供应能力等因素的制约，供、求之间始终存在着矛盾。海军药材管理人员在制订计划时要正确处理需要与可能的关系，使供求矛盾缩小到最低限度。④切实做好药材管理工作。严格执行药材管理规定，确保药材供应、贮存质量。

（陈国良　刘　建）

jiàntǐng zhànjiù yàocái

舰艇战救药材 （medical supplies for ship combat first-aid）

舰艇上用于救治伤员的药品和器材。舰艇药材的组成部分。对舰艇伤员获得及时救治，维持生命，降低伤死率具有重要作用。

世界各国军队战救药材的种类、标准和供应方式不尽相同。战救药材编配力求品种精选、实用、数量适当。品种确定主要根据舰艇作战任务、战伤发生情况、救治范围等；数量则依据各种救治数据，如伤类、伤情的比例，敷料更换率、输液率、手术率等来确定。原中国人民解放军总后勤部2008年颁布的《师以下部队战备药材基本标准》中"舰艇战救药材标准品量表"包括：抗感染药、镇痛药与镇静药、麻醉药及其辅助药、心脑血管药和中枢兴奋药、止血药、水电解质及酸碱平衡药、敷料和包扎固定材料、外科消毒防腐药、一次性耗材与易耗器材等9类共60个品种。

战救药材供应标准以基数为计量单位。战救药材基数指战时某级救治机构通过一定数量伤员一次用药材品量，保存在战救药材箱内（图1）。战救药材的消耗，因每个伤员伤情和伤势不同，所需药材品种和数量有所差别，但每100名或1000名伤员的药材平均需要量却十分接近。中国人民解放军规定战救药材按战时通过100名伤员一次用量作为计量单位，即1个基数。它又分为营基数、团基数、旅基数、师基数。基数含义都一样，但因战时实行分级救治，各级救治范围不同，故每级基数品量不同。由于每艘舰艇人员编制少，伤员发生数也少，因此舰艇战救药材以每救治20名伤员一次用量为1个基数，按舰级配置不同数量的基数。战救药材平时一般不得动用，只在受领作战或救灾等紧急任务时才能使用，消耗后应随时申请补充；平时作为战备药材储备，储备的战救药材要做到每年轮换一批，3～5年轮换一遍，对效期药品必须建立效期登记，并在失效前6个月轮换完毕。战时战救药材一般采用基数与单品种相结合进行补给。战时，舰艇在航行（战斗）中要采取各种措施，保证不间断的补给。战前，应按规定

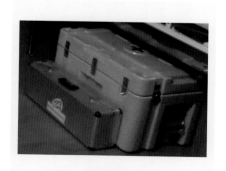

图1　舰艇战救药材箱

的基数备齐。战中，按消耗情况及时申请补充。

舰艇战救药材应按规定的基数标准量随舰艇携行出海，战时根据减员预计适当加大配置量，以随时保证海上伤员救治的需要；航行中应注意储存条件，防止变质或损坏；舰艇返航后应及时清点、保养，以便再次出海使用。

（陈国良　刘　建）

jiàntǐng chángbèi yàocái

舰艇常备药材 （standing medical supplies on ship）

舰艇救治机构用于门诊和收治伤病员的药材。舰艇药材组成部分。是舰艇救治机构的日常用药，对维护舰（艇）员健康及伤病员救治具有重要作用。

常备药材是供各级救治机构开展门诊和收治伤病员用的药材，由于平时与战时各级救治机构收治任务和所处环境不同，救治范围变化，一般常备药材供应标准还分成平时和战时两种，平时标准中的品种较多，范围较广；战时标准中则要求品种简化，数量充足。随着药材供应品量的不断改进和增加，平战时标准已基本一致。中国人民解放军海军舰艇常备药材曾采取3个月量的供应标准实施供应，2008年开始执行1个月量标准实施供应。

舰艇常备药材品量是依据平战时伤病发生情况、收治范围、床位数、门诊人次等数据计算获得的，通常以月为期限计算。原中国人民解放军总后勤部2008年颁发的《师以下部队战备药材基本装备供应标准》，对舰艇常备药材1个月量规定了具体品种、数量，主要包括17大类137个品种：抗感染药、解热镇痛和镇痛药、镇静和抗过敏药、麻醉及其

辅助用药、心脑血管药与兴奋药、呼吸系统用药、消化系统用药、抗疟药及驱虫药、利尿药和止血药、维生素和激素类、调节水电解质及酸碱平衡药、外科消毒和杀虫药、皮肤眼科五官科用药、其他药、敷料和包扎固定材料、一次性耗材、化验药品等。按不同舰级及舰艇类型在品种一致的基础上，分别制定有不同的标准供应量。

舰艇常备药材是舰艇救治机构维持日常用药的保证，舰艇出海前应根据任务性质、出航时间、减员预计、伤病预测等确定携行量；根据具体情况，可对单品种药量进行调整，或对品种进行增减；当携行的药材消耗一定量后，应及时申请补给，以确保伤病员用药的需要。

（陈国良　刘　建）

jiàntǐng yàocái gōngyìng

舰艇药材供应 （medical supplies support for ship）

为提供舰艇卫生工作所需药材进行的一系列活动。海军药材保障的重要组成部分。包括药材计划、筹措、分配、保管、储备运输、核算统计、维修及剩余物资处理等。基本要求是及时、合理，最大限度地满足舰艇卫生工作的需要。供应工作的优劣，直接影响到舰艇官兵的健康水平和部队战斗力。

2000 年中国人民解放军实行联勤卫生保障前，海军药材供应由海军按建制构成海军后勤部卫生部、舰队卫生处、舰艇部队卫生科三级药材供应体制，在总后卫生部业务指导下组织实施；实施联勤保障后，舰艇通用药材供应转隶由军区联勤部卫生部（战区联保中心）直接供应到舰艇部队岸（后）勤部，各舰艇按药材供应标准到岸（后）勤部卫生科

申领；舰艇专用药材仍按海军建制进行计划和供应。舰艇卫生部门对申领的药材负责保管和使用。对需要维修的设备器材，由舰艇卫生部门报上级卫生领导机关协调军区（战区）维修部门实施维修保养。新造舰艇药材供应按舰艇等级由卫生部门和舰艇建造部门共同负责，做到一次齐装配套供应，包括个人急救包、战位急救箱、战救药材、常备药材、基本卫生装备等；编入现役后，转隶联勤保障体制供应。舰艇跨区执勤变更供应关系时，须向原建制卫生部门办理药材供应关系转换手续，向到达地的新供应机构请领药材；紧急情况下，难以办理转换供应关系手续时，可凭行政介绍信和《舰艇药材请领簿》向新供机关请领。

舰艇药材供应具体方法主要是：①以实物供应为主。舰艇药材基本实行实物供应；跨区执行任务舰艇药材补给，平时只供应常备药材和消耗性器材，一般不负责装备类器材的补给。②多种供应方法结合。按建制供应与跨区供应相结合，定期补给与临时申领相结合，下送与上领相结合；战时以前送为主，申请自领为辅。③多形式补充。无卫生人员的舰艇配备的常用药盒，由卫生战士（或专人）负责请领补充，直属岸（后）勤部卫生部门应每季度主动检查补充一次；潜艇各舱室卫生箱药材，由军医负责酌情配备，供舱室艇员使用。

（陈国良　刘　建）

hǎijūn zhuānyòng wèishēng zhuāngbèi

海军专用卫生装备 （navy special medical equipment）

适用于海上和舰船特殊环境下开展医疗救护和后送的医疗器械、设备和

卫生舰船、飞机等的总称。军队卫生装备和海军后勤装备的重要组成部分。

发展历史　国外海军专用卫生装备的发展历史可追溯到 19 世纪中期。当时，俄海军为提高舰船伤员搬运能力，率先提出了以缪勒尔舰用担架为代表的 50 种担架设计，美、英、德、日等国也相继装备各自研制的舰用担架，其中美国的斯托克斯（Stokes）担架、英国的鲁宾逊（Robinson）担架一直沿用至今。此后，海军专用卫生装备进入了系列化，规模化发展阶段。俄、美海军在大型作战舰船中开始设立包扎站或救护所，配备当时最好的卫生装备。美海军专门设计了适于舰船救护所使用的战救箱、急救箱、器械箱、烧伤柜等卫生装备。为解决当时舰员多发的肺结核病防治，舰用 X 线机也装备到舰船。此外，国外海军十分重视卫生船舶和卫生飞机的开发和应用，以解决海上批量伤的医疗和后送问题。20 世纪 70 年代，发达国家海军已着手在医院船和作战舰船上配置具有防震、抗摇摆性能的大型设备如 CT 机等，以提高海上伤病员的诊治能力。

中国人民解放军海军专用卫生装备的研制从 1964 年 64 型海军担架开始起步，先后研制了防水透气敷料、烧伤敷料和舰艇战位急救盒等战救器材，68-Ⅱ型海军担架、69 型海军担架、漂浮担架等伤病员搬运工具，船用手术灯、舰用手术床、舰用输液架、舰用 X 线机、急救背心、舰用灭菌柜、舰船伤员生命体征支持与监护系统、海上落水人员搜索定位系统、复温装置等医疗救护装备；高架索伤员换乘吊篮、舷靠吊具、双人吊篮及四人吊篮等换

乘装备；海军医疗箱组、舰船核事故专用医疗救护方舱、船用医疗模块系统装备等机动卫生装备；"米-8""超黄蜂""卡-27"改装救护直升机、"水轰五"改装水上医疗救护飞机、037型猎潜艇改装救护艇、"琼沙"型客货轮改装代医院船、舰船后送伤员附加装置等伤病员医疗后送工具。21世纪初成功设计建造了920型制式医院船、921型制式救护艇、直8-J型制式救护直升机、船载医疗系统及集装箱运输船加改装成医院船（图1）、客滚船加改装成卫生运输船、高速客轮加改装成救护艇等大型卫生装备，构建了以医院船为骨干、由卫生运输船、救护艇、救护直升机等与其相衔接的海上医疗后送装备体系。

分类　根据装备功能和用途为主要依据，海军专用卫生装备主要分为以下类型：①舰艇专用医疗救护装备。指根据舰船特点，专供舰船使用的医疗救护装备，主要包括舰船战位急救箱、舰船常用药盒、舰用手术床、舰用手术灯、舰用输液架、潜艇远航器械箱等。②舰船基本卫生装备。根据各级舰船平战时卫勤保障任务，按标准配发的医疗设备、仪器和器材，主要包括各级舰船用于平时诊、检、防、治伤病和战时医疗救护的基本装备，是按舰船使用要求在标准产品中择优选用。③海军机动卫生装备。指遂行海上卫勤增援，可在舰船上展开的移动大型专用卫生装备，主要包括海军医疗箱组、船载医疗系统、海军医疗方舱等。④海上医疗后送装备。按分级救治原则，承担海上医疗救护和后送任务的装备，主要包括医院船、卫生运输船、救护艇、海军救护直升机、水上救护飞机等。⑤舰艇伤病员搬运与换乘装备。指适合在舰船上使用的，将伤病员快速载运、转移、传送的制式工具，主要包括舰船伤病员搬运工具、舰船间或舰船与飞机间的伤病员换乘工具。⑥舰船三防卫生装备。指舰船上防核、化学、生物武器用的卫生设备和器材，主要包括用于发现核、化学、生物武器袭击报警的观察设备；用于查明核、化学、生物武器危害范围和程度，为有效防护、救治提供依据的侦察器材；用于隔绝和抵御核、化学、生物武器损伤的舰船员卫生设备和器材，如防毒面具、防毒衣、氧气面具、三防药盒等；用于对受污染对象实施消毒和消除放射性沾染的洗消装备，如舰船员个人消毒包、洗消剂等。

战技术性能　海军专用卫生装备是在通用卫生装备基础上，根据海上卫勤保障的特殊需求而发展、演变而来的。因此，海军专用卫生装备既具有勤务功能完善、结构简洁、性能优异、坚固耐用，展开、撤收快捷，使用灵活方便，标准化程度高、通用性强等要求外，还要重点考虑海洋特殊环境，及其以舰船、飞机为主要载体，在载体运行状态中使用的卫生装备，还应具有下列技术性能：①海洋环境适应性强，能在高温、高湿、交变温湿度及高盐雾等舰艇特殊环境中正常使用，具有较强的海洋环境适应性。②适航性好，具有经受振动、冲击、倾斜、摇摆和加速度等舰船（机载）条件，能随舰船安全航行，并正常工作的性能。③相容性好。具有与舰船、舰船上固有设备和环境间相互兼容、互不干扰的特性，主要指体积相容性、质量相容性、电制相容性、电磁兼容性及降噪防噪和隔音措施等。

主要用途　主要用于海上伤病员的救护、治疗与后送、卫生防病、卫生防护、医学模拟训练等。舰艇专用医疗救护装备根据舰艇特点研制，专供舰艇使用的医疗救护装备，既可用于平时舰（艇）员伤病防治，又适用于战时单舰医疗救护，是舰艇基本卫生

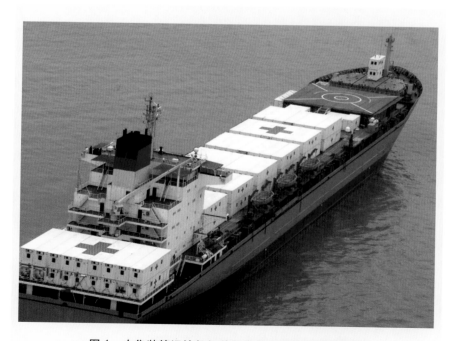

图1　由集装箱运输船加装船载医疗系统成的医院船

装备的重要配套装备。舰船基本卫生装备主要用于各级舰船平时诊、检、防、治伤病和战时医疗救护。海军机动卫生装备是用于海上机动卫勤力量展开卫勤保障任务的装备单元，例如海军医疗箱组是一种建制性运行医疗箱，用于分类、集装医疗设备、器械、器材和药品，主要装备海上医疗队、舰艇部队医院、舰艇部队卫生队、防疫队及药材库等卫勤机构；船载医疗系统加装于集装箱运输船后，形成集装箱医院船。舰船三防卫生装备主要用于核、化学、生物武器卫生防护，包括核、化学、生物武器危害范围和程度的侦察、监测、检测、隔绝，抵御核、化学、生物武器对人员的损害，救治核、化学、生物武器损伤伤员。

（喻锡成）

jiàntǐng zhànwèi jíjiùxiāng

舰艇战位急救箱（first-aid box at action station aboard）

战时用于舰艇战位人员自救互救的医用箱。又称舰艇战位急救盒。根据舰艇作战部署分散放置在整个舰艇的每个战位。19世纪俄罗斯海军舰艇上已开始按舰炮的数量配置各类药品箱，苏联海军在第二次世界大战中的驱逐舰上设置有23个战位急救盒的急救点。美海军按照最低医疗物资供给定额表配置急救盒，并按舰艇战斗方案给整个舰艇发放，所有常规/核动力航空母舰的急救盒最小基数为90个。各国海军战位急救箱结构及内容物大同小异，俄罗斯战位急救箱为铁盒，中国人民解放军海军舰艇战位急救盒早期也采用金属材质制成，内装急救器材较少，20世纪90年代箱体改为ABS工程塑料材质。战位急救箱由箱体和急救器材两部分组成。

箱体材质为金属或工程塑料，颜色为海军灰或白色，盒盖表面有红十字，并设有锁住箱盖的保险锁，平时无故不可随意开启，箱体为前开门箱式结构，背部配有固定装置，可固定于舰艇战位舱壁上。俄罗斯战位急救箱内装有碘酒、氨溶液安瓿、三角巾急救包、无菌绷带、医用敷料、橡皮条止血带等急救器材。美军战位急救盒内的物资被分成三等份，代表三种急救物品，这些物品用塑料袋进行密封或被放置在热封口塑料管中，每个急救盒标有红十字和"只用于急救"字样，内容物主要包括碘酒、敷料、压缩绷带、纱布、头部敷料、外科绷带、胶布、真空止血带、普通夹板等。中国人民解放军海军舰艇战位急救盒（图1）外形尺寸为305 mm×230 mm×150mm，质量大约为2.8kg，抗压强度不小于7MPa，具有防尘、防潮密封性，在应急而无钥匙时可击碎应急开启窗，推开锁舌，开箱取物，箱盖内侧设有应急照明灯，便于在黑暗中照明取用急救器材救护伤员；箱内装有三角巾急救包、炸伤急救包、烧伤敷料包、弹性绷带等急救包扎材料，还有绷带卷、护创胶布、充气夹板、止血带、

口咽呼吸管、伤员吊背带、绷带剪以及吗啡片等急救器材，可供3~5人用于战伤止血、镇痛、包扎、骨折固定、伤员搬运及简易呼吸复苏等急救处理。

（喻锡成）

hǎijūn dānjià

海军担架（naval stretcher）

舰艇上搬运伤病员的专用工具。又称舰艇担架。军用担架的一种。使用时可将伤病员固定牢靠，适合于在舰艇上狭窄、陡直的扶梯、通道、舱室内及甲板上，采用抬、吊、推、拉等方式进行搬运；也可用于舰艇间或与直升机换乘伤病员。通常采用铝合金、帆布等耐盐雾材料制成，以适应海上高温、高湿、高盐雾等特殊环境下的保存与使用；其长度与宽度较通用担架短而窄，设置有固定帽、固定带及脚蹬带等，确保伤病员固定牢靠，舰艇内搬运和海上换乘的安全；有的担架可纵向和横向折叠或套叠存放，以节约空间，多采用可折叠框架结构，由担架杆、中间关节、关节套管和四肢、躯干固定带等主要部件组成。与通用担架相比，海军担架的结构、展开、撤收体积更为紧凑，以适合通过舰艇狭窄的通道、拐角和舱门，也便于在舰艇有限空间中

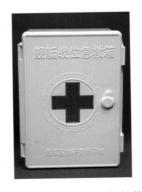 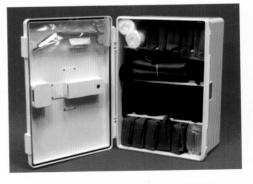

a 舰艇战位急救箱外部箱体　　　　b 舰艇战位急救箱内部及急救器材

图1　海军舰艇战位急救盒

保存；可使伤病员和搬运工具一体化，以防止上下舷梯或垂吊时伤病员滑脱或碰撞损伤。国外较典型的海军担架有英国海军的鲁宾逊（Robinson）担架（图1）、美国海军的斯托克斯（Stokes）金属筐担架、中国人民解放军海军68-Ⅱ型担架（图2）和69型担架。鲁宾逊担架为帆布-竹条-棉复合结构，具有一定的变形及保温能力，重量为9kg左右，承载能力136kg；通过以伤员胸部及腿部部分紧紧包裹的方式，使整个担架与伤员实现了担架伤员一体化，适于进行平行搬运，或从狭窄的舱口垂直吊运伤员，也可采用拖、拉、抬的方法搬运伤员。斯托克斯担架，为吊篮式结构，采用无污染、防水、防火、耐磨损和防侵蚀的材质制成，配有可调节的脚部安全机械装置，安全带等，操作简便、固定可靠，可手持搬运，也可通过绳索与直升

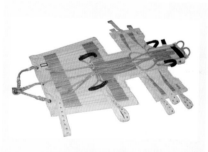

图1　英国鲁宾逊担架

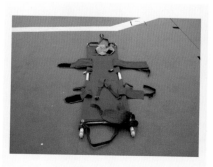

图2　中国人民解放军68-Ⅱ型
海军担架

机上挂钩连接实施悬吊换乘，实现吊运救援伤病员；还可方便加装漂浮块组成漂浮式担架。68-Ⅱ型担架是在吸取了外军担架的优点，又兼顾陆上使用的基础上研制的，是一种纵、横双向可折叠式担架，由担架杆、中间关节、关节套管、撑脚、滚轮、帆布担架面和头部固定帽，胸、腹、脚、裆固定带及脚蹬带等主要部件组成；该担架框架采用铝合金材料制造；展开尺寸为2000 mm×450 mm，折叠尺寸为1100 mm×250 mm，总质量为8.5 kg，最大承载能力150 kg；适合于抬、拖、推、竖直拐弯及垂直或水平垂吊搬运伤病员。

（喻锡成）

hǎishàng shāngyuán huànchéng gōngjù

海上伤员换乘工具 （facilities for transfering the wounded at sea） 伤病员在海上转乘不同舰船时的传送和载运装置。伤员换乘工具的组成部分。海上伤病员医疗后送装备的组成部分。对海上伤病员获得及时救治与后送，降低伤死率，减少伤残率，提高治愈率具有重要作用。通常分为水平换乘工具和垂直换乘工具。水平换乘工具主要用于海上舰船之间的伤病员换乘；垂直换乘工具用于海上舰船与直升机之间的伤病员换乘。

发展历史　各国海军都非常重视海上伤员换乘工具的研制和使用。美国自1887年开始研究伤病员索道传送装置，先是纵向换乘索道（舰船首尾对接），后发展为横向索道（舰船舷侧对接）；第二次世界大战中，又研究了马尼拉索换乘装置，用于海上舰船间横向换乘伤病员；朝鲜战争中，率先使用直升机用于医院船换乘

伤员。苏联于20世纪50年代，曾在两艘锚泊的舰船间试用"施纪列"担架通过索道传送伤病员，能在风速12m/s、海情5级条件下实施伤病员换乘。高加索是20世纪舰船间伤病员索道（横向）传送的基本装备。20世纪80年代，中国人民解放军海军医学研究所及有关单位根据海战伤医疗后送中发生的伤员换乘困难问题，开始研究海上伤员换乘方法及换乘装置，研制了充气式海上伤员换乘艇、换乘吊机、换乘吊篮、换乘舱、换乘跳板、换乘桥及高架索伤病员换乘装置等系列装备，并在海上医疗救护训练中探索其使用方法，获得了不少实际使用经验，提高了海上伤员医疗后送能力。

结构组成　海上伤员换乘工具多种多样，根据不同换乘方法要求，换乘工具的结构也各不相同。一般而言，主要根据当时海情和舰船具体条件采用相应的换乘方法，不同的换乘方法需要不同的换乘工具，因此结构组成也各不相同，主要包括：①接舷换乘工具，由桥板、换乘桥、舷梯、担架、吊机、吊篮、绳子等组成，可采用徒步、搬运、传递、舷吊等方法实施换乘。②索道换乘工具，由马尼拉索或钢缆、高加索传送装置、吊篮、担架等组成，可通过索道传送伤员。③水面中介换乘工具，由充气式橡皮艇、救生艇、救生筏、换乘舱、工作艇等组成，可将伤员置于其内经运送伤员进行换乘。④垂直换乘工具，由直升机、吊索、吊篮、吊架、吊椅、担架等组成，可采用悬吊、降落等方法换乘伤员。

功能用途　采用不同换乘工具，可分别完成海上伤员换乘任务，主要有：①舷桥换乘（又称

舷步法换乘）。两舰船舷靠，舷间安放桥板或换乘桥，其下两舷间挂安全网，能行走的轻伤员徒步自桥板或换乘桥上通过；卧位伤员用担架运送换乘（图1），适于在两舰船干舷相当或相差不大（2m以内），且海况良好时使用。②舷递换乘。将伤病员固定在担架上，担架头、脚端各系一根牵引绳，两侧各系两根辅助绳（安全绳），将伤员进行传递换乘，适于在舷差2～5m，海况较好，无舷梯及吊车的情况下使用。③舷梯换乘。利用舰船两舷外的舷梯，伤病员可经过舷梯上下，舷梯有升降设备，可以随意调节高度，适于在舷差2～5m，5级风以下使用。④舷吊换乘。将伤病员置于特制的吊篮内，利用船载吊车将吊篮由一船吊至另一船上进行换乘伤员（图2），适于5级左右风浪、两舰船舷差较大、相互并靠时使用。⑤索道传递换乘。两船间隔一定距离同向航行，其间架设钢缆或马尼拉索，用吊篮或海军担架通过钢缆或马尼拉索将伤

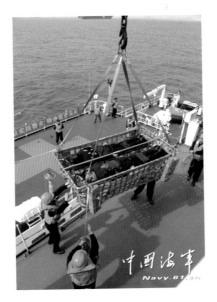

图2　吊篮换乘伤员

病员进行传送，对传递装置及舰船操作要求高，适于在海况较差的条件下使用。⑥水面中介工具换乘。将伤员置于充气式橡皮艇、救生艇、救生筏、换乘舱或工作艇内，将伤病员运送至接收船附近，利用起吊装置将小艇吊起实施伤员换乘，适用于舰船受损严重倾斜，不宜接舷换乘，海域风

浪4级以下时使用。⑦垂直换乘。即直升机换乘，是一种机动性最强的海上伤病员换乘方法，可用于航行和停泊的舰船间远距离换乘伤员，当舰船有直升机降落平台时，可直接降落换乘（下页图3）；当无降落平台时，根据船的舱面状况，选择净空条件较好的位置，可采用悬吊方法进行换乘。

（杨春龙　骆星九）

biānduì jiùhùsuǒ

编队救护所（formation medical aid post）　舰艇编队卫勤分队开设的战时伤病员医疗后送机构。海上医疗后送体系中的一级救治阶梯。主要承担接收由单舰艇后送来的重危伤病员，实施紧急救治处置，并组织后送上级医疗机构做进一步治疗。对提高舰艇编队伤病员医疗后送能力及维持危重伤病员生命，降低阵亡率具有重要作用。

中国人民解放军海军建立初期，以中小型舰艇为主，主要执行近岸防御作战任务，伤病员救治实施单舰艇救护后多直接后送陆地医疗机构救治；随着国家经济实力的提高，海军建设的发展及使命任务的拓展，大中型舰艇不断列装，要求海军组织舰艇编队执行中远海护航、训练、作战及出访等任务，远离岸基，由于舰艇条件限制，单舰艇完成各种伤病员的救治任务难以胜任，需要在编队内设置具有较强救治能力的医疗机构，以使伤病员获得较好救治条件，编队救护所运用而生。编队救护所设置数量根据编队的规模确定，通常由3艘（含3艘）以下作战舰艇组成的编队可只设一个编队救护所，由编队指挥所指定设置在某一艘舰艇上；由3艘以上作战舰艇组成的编队，应设2个以上编队救护所，

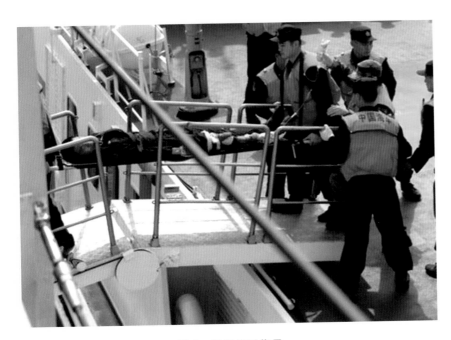

图1　舷桥换乘伤员

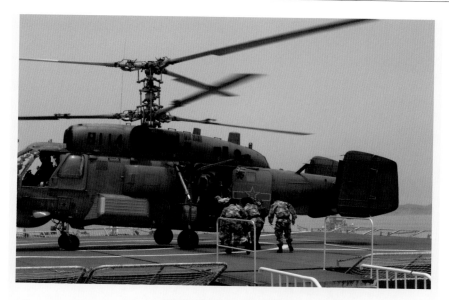

图3　直升机换乘伤员

其中一个为主救护所、其余为预备救护所，当主救护所遭损后由预备救护所接替救护任务，或当主救护所收治任务超过预计能力时，由预备救护所继续承担收治任务；编队救护所设置在哪艘舰艇上由编队指挥所指定。大型作战舰艇编队设置救护所的舰艇与数量，可根据具体情况由指挥所确定，也可分设作战群救护所。

编队救护所应设置在编队内吨位较大、条件较好、卫生技术力量较强的舰艇上，战前应制订组织展开方案，根据该舰艇的舱室情况，选择便于伤员救护、治疗和收容的舱室，预先确定展开位置及卫生装备器材的配置方式，也可在原舰艇救护所的基础上扩展而成；人员应由急救技术水平较好的内外科卫生人员及相关人员组成，分设手术组（抢救组）、医护组、保障组及换乘组等，人员不足时，应提出申请，给予人力、物力的加强。其职能主要是实施编队内的卫勤支援任务，接收其他舰艇后送来的危重伤病员，实施紧急救治（图1），救治范围包括：昏迷伤员、气胸伤员的救

治，眼球破裂伤、脑膨出、肠脱出伤员急救，较大面积烧伤伤员的处理，离断肢和指（趾）保护、海水浸泡伤处理，深筋膜切开减压，肌肉及浅表组织清创，休克、感染防治，必要时开展损伤控制性手术。根据海上分级救治体制任务区分，编队救护所主要完成紧急救治技术范围，属于通过性救治，需要尽快组织伤员后送以

获得早期治疗，因此，组织伤员迅速后送也是编队救护所的重要工作。

（杨春龙）

hǎishàng jīdòng wèiqín lìliàng

海上机动卫勤力量（mobile medical unit at sea）　执行海上伤病员医疗后送任务的机动卫勤分队。军队机动卫勤力量的组成部分。通常根据不同保障任务，由陆上医疗机构抽调人员组成不同类型的医疗分队，指派到舰船、飞机、码头，实施海上伤病员的医疗后送工作。是平战时海上实施伤病员救治的主要力量，对保障海上伤病员的及时救治与后送具有重要作用。

海上机动卫勤力量是随着海军装备的发展、海战伤病员救治及各类舰船承担医疗后送任务需要而逐步形成和完善的，初期的海上机动卫勤力量是因舰船配备卫生人员不足，根据伤病员医疗后送的需要采取临时指派的方式以加强救治能力，但尚无固定的形式；此后，根据海上医疗后送

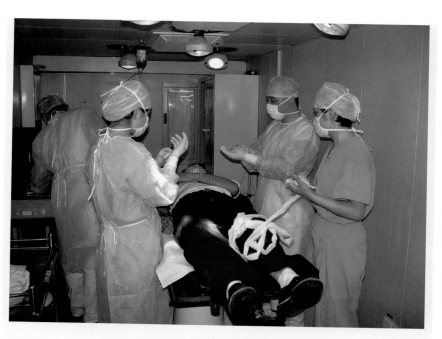

图1　编队救护所准备对伤员实施紧急手术

分级救治体系的构建和救治任务的需要，形成各类专业机动卫勤力量用于配置到各舰船上，实施相应的医疗后送任务。第二次世界大战中，苏联海军在1944年2月的纳尔瓦湾登陆战中，派出机动外科组保障伤员的救治任务；在6月的图洛克萨河登陆作战中，根据登陆作战卫勤保障条令，详尽地研究了海上后送伤员的问题，将舰艇外科组派往指定从战区后送伤员的单桅帆船上，执行伤员救治工作；随着卫生运输船的出现，开始派出机动手术组用于运输途中救治伤病员；此后，对舰队固定医疗预防机构增设了机动编组，即配置在卫生运输舰船上的医疗队，内设外科组、卫生防疫组、医疗组、后送组、X线组及其他机动组，他们可以独立地展开和行动，或配属海军医院和医疗所对海军舰艇及岸防部队实施救护治疗，使医疗救护和专科救治更接近正在作战的舰艇、岸防部队和海军基地。美海军在第二次世界大战的海上医疗后送中，曾采取临时指派卫生人员组成机动力量的方式用于加强医院船、卫生运输船及充任医疗后送的舰船上实施伤病员的救治任务，在此后的朝鲜战争、越南战争及此后战争中，也使用了各类机动卫勤力量用于加强航空母舰、两栖攻击舰及远征作战中的救治能力，并形成了较为规范的各类机动卫勤分队的名称，如舰队外科小组、精神病专科快速干预小组、远征卫勤保障队、远征初级救治队、远征手术队、远征创伤队、途中救治队、前沿部署预防医学单元等。

中国人民解放军海军自建立开始就重视机动卫勤力量的建设，早期由海军医院在预有准备的基础上抽调部分医护人员组成，配备相应的医疗设备，在作战海区的卫生船舶、岛屿上或靠近主要作战方向的码头地域展开，负责伤病员的救治任务，设有海上机动医疗队、机动专科手术组、机动防疫队等；随着海军建设的发展、战略转型及海上医疗后送装备的发展对卫勤力量配置要求的提高，卫勤联勤体制的形成及海军医院纳入联勤体系，中国人民解放军于2005年发布的《军队海上卫勤保障规定》中规定了海上机动卫勤力量的抽组与任务区分，海上机动卫勤力量主要由医院船医疗队、卫生运输船医疗队、救护艇医疗队、海上救护直升机救护组、援潜救生医疗队、核事故应急医学救援队、海上应急医疗队、海上卫生防疫队等组成，并明确了抽组的医疗机构与各类海上机动卫勤分队的主要任务。

职能任务 海上机动卫勤力量各国构成大同小异，各类机动卫勤力量的职能也基本雷同，其中美海军的各类机动卫勤分队职能是：①远征卫勤保障队。具有可迅速部署、轻型和高度机动的预防医学、初期救治、紧急外科医疗能力，能提供世界范围的应急作战保障需要，包括人道主义和灾害救援。②远征初级救治队。规模可大可小，提供门诊、牙科治疗、心理健康服务、预防医学、医疗行政管理和辅助服务等，对伤病员实施初期评价处置和分类是该队的重要专业能力。③远征手术队。可提供前沿初级紧急复苏（损伤控制）手术，能在海上小型平台或岸上阵地进行工作，或充任海滩后送站实施收集和清理伤员工作。④远征创伤队。可提供初级的紧急生命和肢体抢救工作，也能在海上小型平台或岸

上阵地工作，承担前沿医疗单元间的伤员收集和清理任务。⑤途中救治队。提供伤病员在后送途中的医疗救治工作。⑥前沿部署预防医学单元。由预防医学、疾病媒介控制/监督、化学监测、辐射监测及微生物实验室检验等人员组成，可提供实时的对化学、生物和放射因素的分析、预防医学及环境卫生危害评估、部队卫生防护建议等。⑦舰队外科小组。主要被指派到大甲板两栖攻击舰上，提供伤病员的前沿复苏救治。⑧精神病专科快速干预小组。主要用于在作战或灾害应激情况下的人员心理和情感保障，以预防发生长期的精神功能障碍或失能。

中国人民解放军海上各类机动卫勤分队的职能是：①医院船医疗队（图1）。由海军医院和联勤系统医院根据医院船规模和承担的任务需要进行抽调人员组成，分为指挥、分类后送、手术、医护、医疗保障、通用后勤保障、伤员搬运等组室，配置于医院船上，担负海上作战、战备训练、突发事件、抢险救灾等的伤病员的早期治疗和部分专科治疗任务。②卫生运输船医疗队。由联勤系统医疗机构抽调人员组成，分为指挥、手术兼分类、医护兼抢救、医疗保障等组室，另由船员组成换乘搬运组和通用后勤保障组，主要担负伤病员的后送任务及途中的继承性治疗，并对途中意外发生的危重伤病员实施救治。③救护艇医疗队。由联勤系统医疗机构抽调人员组成，分为指挥、分类、抢救兼手术、医护、医疗保障等组室，另由艇员组成捞救换乘组和伤员搬运组，担负伤病员的紧急救治和后送任务，并配合对落水人员的捞救工作。④海上救护直升机救护组。由海军部

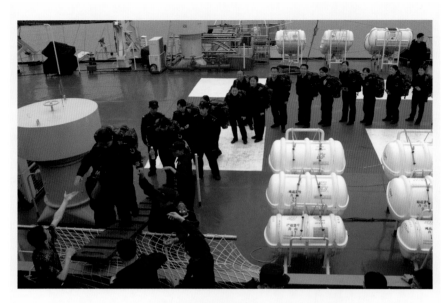

图 1　医院船医疗队上船

队医疗机构抽调人员组成，必要时由联勤系统医疗机构予以加强，主要担负对指定海域伤病员和海上遇险落水人员的搜救和空运医疗后送，海上伤病员舰到舰、舰到岸的救护转运任务，并提供空中医疗支持。⑤援潜救生医疗队。由海军医院或联勤系统医疗机构抽调人员组成，分为指挥、分类、急救医护、手术、医疗保障、再加压治疗等组室，配置于防险救生船上，主要任务是采取有效措施，协助完成失事潜艇艇员的脱险；对脱险艇员进行医学检查和分类，确定救治方法；对患潜水疾病或其他疾病的伤员进行紧急救治；协助防险救生船潜水军医对援救潜水员进行潜水医学保障；对参救部队实施卫勤保障；对救捞海上遇险舰艇和飞机的潜水作业人员及深潜训练人员的医疗救护任务。⑥核事故应急医学救援队。由承担核事故应急医学救援任务的有关医疗机构抽调人员组成，分为指挥、检测、分类、洗消、救治等组室，主要担负核潜艇核事故应急医学救援一级支援

保障任务，救治各种伤员；对放射损伤伤员进行医学评价和随访观察；采取安全防护措施，保护抢救人员，使各类损伤的危害减少到最低限度。⑦海上应急医疗队。由联勤系统医疗机构抽调人员组成，加强到单舰或舰艇编队，主要担负海军舰艇部队作战、战备巡逻、远航训练、海上实兵演习、海上抢险救灾、舰艇出访、科学试验、侦察测量、海上突发事件的伤病员医疗救护任务。⑧海上卫生防疫队。由海军卫生防疫机构抽调人员组成，分为指挥、侦检、防疫、保障等组室，主要担负海上舰艇部队突发重大疫情的应急处理和其他重大活动的卫生防疫防护保障任务。

（沈俊良）

hǎishàng jiùhù zhíshēngjī jiùhùzǔ

海上救护直升机救护组（sea ambulance helicopter aid team）

以救护直升机为平台，执行海上空运后送途中机上伤病员急救和护理任务的医疗分队。海上机动卫勤力量的一种。对提高海上伤病员快速救护与后送能力，及

时挽救生命，降低死亡率具有重要作用。

自朝鲜战争美军率先使用直升机将伤员从战场后送到海上医院船救治起，直升机用于海上伤病员救护获得迅速发展，各海洋强国军队纷纷成立海上直升机救护组织，配置专用或兼用直升机，编配卫生人员实施海上救护。1953 年 4 月，英国在本土组建了第一个直升机搜索救援中队，1955 年英国海军防御司令部组建了第二个直升机搜索救援中队，在海上救护了大量遇险者，积累了海上救护经验，在历次战争中发挥了重要作用，在 1982 年马岛海战中，英军海上伤员救护与后送基本都由直升机完成。美海军更是装备了多型救护直升机专司海上救护与后送。中国人民解放军海军于 20 世纪 80 年代起，开始探索采用"米-8""超黄蜂""卡-27"型等直升机经加装医疗设备后实施海上救护，并于 1998 年列装了国产"直-8"型海上救护直升机（图 1），机上配置有监护除颤仪、急救呼吸机、输液泵、急救药品及担架等，救护组由 2 名医生、1 名护士或卫生员组成，一般由海军部队医疗机构派出，必要时由联勤系统医疗机构予以加强。

海上救护直升机具有快速安全、机动性强、垂直起降、空中悬停、低空慢速飞行等特点，编配的卫生人员主要承担急救任务，是海上伤病员救护转运的重要工具。主要职能是：承担海上伤病员救护与后送任务，重点做好飞行后送中的伤病员急救与护理，确保安全后送。实施的医疗救治范围是：①对伤病员登机时携带的输液管、胃肠减压管、导尿管、膀胱造口管、胸腔及腹腔引流管、气管套管及各种治疗管道进行观

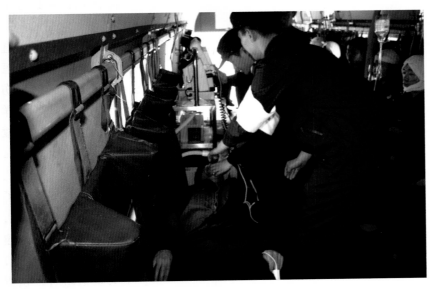

图1　直-8型海上救护直升机内救护组工作情况

察、检查、护理与处置。②检查骨折固定是否正确，肢体血液循环是否良好，痛觉是否正常，并给予合适的处置。③对飞行途中发生的危重伤病员实施急救。④空运后送文件的书写、记录或录入等。

（丁江舟）

héqiántǐng héyìngjí yīxué jiùyuánduì
核潜艇核应急医学救援队

（emergency medical rescue team for submarine nuclear accident）　遂行海军核潜艇核事故应急医学救援的机动卫勤分队。主要承担核潜艇核事故应急救援中的一级医学救治支援保障任务。目的是救治辐射损伤人员，减少二次辐射损伤，保障官兵的健康。

核潜艇是远海独立展开的作战平台，囿于各种条件限制无法随艇配置一支具有较高操作水平与应急处置能力的医学技术力量。中国在核潜艇部队成立之初，海军就建立了相应的核事故医学应急救援组织。海军核事故应急医学救援体系通常分为三级组织实施，海上核潜艇核事故的医学应急救援以及核潜艇部队自身的核事故医学应急救援属第一级救治阶梯，而核潜艇核应急医学救援队是一级救治的机动支援保障力量，一般由战区二级救治医院负责筹组，依托其现有的放射卫生防护和医学设施设备进行建设，按照规定落实人员、药材和装备等。药材包括：抗放药、阻吸收药、促排药、急救药和洗消剂等；装备包括：现场洗消设备、现场检测分类设备和个人防护装备。救援队由辐射剂量、辐射防护和放射损伤救治等方面的约30名专业人员组成，分设指挥组、辐射监测组、分类组、洗消组、救治组等；救治组又可分为外科组和内科组。必要时可设一个专家顾问小组。救援队人员必须接受全面的初始培训、定期复训并参加专项或综合演练，以具备较好的快速机动反应能力、应急医学救治能力和海上特殊环境适应能力。

核应急医学救援队日常由任务医院负责管理，接受海军核应急管理部门业务指导；执行任务时，接受配属部队指挥员或核事故应急医学领导小组的指挥。主要职能是：①贯彻执行国家和军队有关核事故医学应急工作的方针政策，做好医学应急救援的各项准备工作，修订核潜艇核事故应急医学救援预案，落实和管理核事故应急医学响应设施、设备、个人防护用品和药材等，组织培训和核事故应急医学救援演练（图1）。②根据命令及时奔赴核

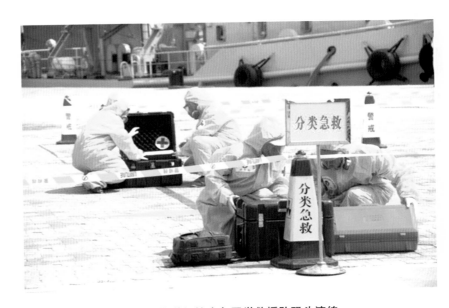

图1　核潜艇核应急医学救援队码头演练

事故海区或码头，开展有序、准确、快速、高效的医学支援工作，实施现场伤员分类急救、受照剂量估算、辐射监测、辐射防护、污染洗消和伤员后送等工作；同时采取安全防护措施，保护救援人员，使各类损伤的危害减少到最低程度。③需要时也可遂行陆地核事故、辐射事故或核辐射恐怖事件的应急医学救援工作。

(沈先荣 雷呈祥)

hǎishàng yìngjí yīliáoduì

海上应急医疗队 （emergency medical team at sea）

根据紧急需要从医院抽组加强到舰船或编队执行海上伤病员救治任务的应急机动卫勤分队。海上机动卫勤力量的组成部分。海上医疗救治的支援力量之一。目的是提高舰艇部队海上作战、战备巡逻、远航训练、海上实兵演习、海上抢险救灾、舰艇出访、科学试验、侦察测量、海上突发事件的医疗救治能力。可根据任务需要灵活抽组，组成综合性或专科性医疗队。

进入20世纪以来，海军舰艇及编队活动范围不断扩大、海上任务多样、航行时间延长，海上伤病员的医疗救护已无法由编配在舰艇上的卫生人员独立完成。二次世界大战期间，苏联海军曾组建机动外科组、舰艇外科组等支援力量，可随时派往指定舰船执行伤员救治任务；美海军则采取临时指派卫生人员组成机动力量的方式用于加强医院船、卫生运输船或其他舰船上实施伤病员的救治任务。美国海军在历次战争及全球任务中，分别使用了舰队外科小组、精神病专科快速干预小组、远征卫勤保障队、远征初级救治队、远征手术队、远征创伤救治队、途中救治队、前沿

部署预防医学单元等应急医疗力量。中国人民解放军海上应急医疗队是海上机动卫勤力量的一种，根据《军队海上卫勤保障规定》，海上应急医疗队从海军或联勤系统医院抽组，部署到相应的单舰或舰艇编队，执行海上医疗救治任务（图1）。

海上应急医疗队根据不同的卫生专业人员组成承担不同的救治任务。①综合性医疗队。主要加强单舰（船）或舰艇编队救护所，对伤病员实施紧急救治和部分早期治疗任务。②专科医疗队。由某一专科人员组成胸外科、骨科、颅脑外科、烧伤科、泌尿外科、精神病科等各类专科医疗队，主要加强到大型舰船编队救护所或卫生船舶上，在海上实施专科治疗任务，使伤病员尽早获得专科治疗，以提高治愈归队率。

(胡家庆)

hǎishàng wèishēng fángyìduì

海上卫生防疫队 （sanitary and anti-epidemic detachment at sea）

从事海上部队疾病预防、卫生监督、疫情控制、突发公共卫生事件应急处理等工作的机动

卫勤分队。海军海上机动卫勤力量的组成部分。基本工作是运用预防医学的理论和技术，防止和消除影响海上作战、舰艇、岛礁部队人员健康的不利因素，维护和促进健康，预防、控制和消除传染病在海上的发生和流行。目的是增强海上作战、舰艇、岛礁部队人员体质，保障健康，避免和控制传染病对战斗力的影响。海上卫生防疫队通常编设在战役卫勤机动力量或预备力量序列之中，受战役卫勤机构直接指挥，承担对海上主要方向部署部队实施卫生防疫技术指导和支援保障任务；一般以海军一级卫生防疫队在编人员为主体，由传染病学、流行病学、医学检验、健康教育等专业人员及保障人员组成，力量不足时可协调从军事医学研究机构或联勤卫生机构抽调加强；通常由25人组成，其中具有中、高级专业技术职务的预防医学专业人员不少于14人，编设指挥组2~3人、侦检组3~4人、防疫一、二组各6~8人、保障组2~3人。海上卫生防疫应遵循"以岸基为依托，以舰艇为重点，以建

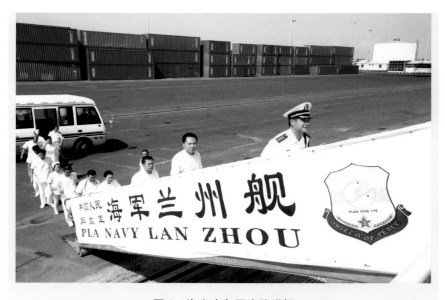

图1 海上应急医疗队登舰

制力量为主体"的原则，采取严格管理传染源、切断传播途径、增强舰员机体抵抗力等综合措施，减少和控制传染病的传播和流行。主要任务是：贯彻执行国家和军队疾病预防与控制工作的方针、政策和法规制度；掌握海军驻泊、海区、作战地域卫生学和流行病学本底资料，实施卫生流行病学侦察和传染病监测，调查处置、通报疫情和食物中毒事件，提出卫生防疫建议，指导海上部队科学防治；对海上部队的饮水、食品和环境卫生进行监督、监测，确保安全；掌握海岛、驻泊地、停靠港口码头主要媒介生物的种类、分布、季节消长、生态习性及其危害性，指导部队特别是舰艇开展消毒、杀虫、灭鼠等防治工作，评价实施效果；指导舰艇部队和驻守岛礁部队开展健康教育；指导部队开展预防接种和预防性服药，提高人员的抗病能力；组织部队海上活动期间开展预防性消毒，控制传染病发生；在海

上遭敌生物武器袭击时，指导与协助部队开展侦察、检验、消毒、预防、治疗等措施，消除生物战剂造成的危害（图 1）。

（巴剑波）

hǎijūn wèiqín xìnxīhuà

海军卫勤信息化（informatization of naval health service） 将现代信息技术应用于海军卫生工作，提高卫勤管理、卫生业务工作效率和质量的一系列活动。

发展历史 20 世纪 60 年代越南战争时期，美军为了提高海上伤病员医疗后送信息处理效率，开始使用无线电编码传送伤员的伤类和伤情等信息；60 年代末~70 年代初，美海军研究建立了海军医学信息存贮检索系统，并应用计算机分析研究处理临床病人信息，采用计算机与远程通信系统开展临床辅助诊断与远程医学工作；70 年代中后期，研究与应用了海军伤员医疗后送计算机模拟系统；80 年代起，随着计算机、通信、电子和网络等技术

的发展，美海军卫勤信息化的研究与应用也不断展开与深入，着手研究与应用单兵医疗信息化装备和应用系统，从 1986 年新型医院船服役至 20 世纪末，在"仁慈"级医院船（"仁慈"号和"舒适"号）上分别安装使用了船载自动数据处理软件Ⅱ（SNAP Ⅱ）、救治质量自动评估支持系统（AQCESS）、船载自动数据处理软件医疗自动化微型计算机系统（SAMMS）和船载医疗自动化系统（SAMS）。21 世纪初，在美军医院船上使用了战场医疗信息软件－海上型（TMIP-M），至 2010 年，美军已建立了覆盖各级救治机构，具有伤病员救治、药材供应、组织计划、指挥控制、协调后送、医疗监查信息管理和电子健康记录、医疗数据集成与共享等功能的综合型医疗信息系统。

中国人民解放军海军于 20 世纪 80 年代起开展海军卫勤信息化的研究与应用，1987 年采用国际联机检索和数据套录的方式开展医学文件检索，并逐步建立海军军事医学专题数据库；90 年代初，运用计算机辅助生成海上医疗后送方案；90 年代中期，开展了长距离多阶梯海上医疗后送模拟研究；90 年代中后期，研制完成了联合登岛作战海上医疗后送计算机模拟系统，实现了战役规模联合登岛作战各阶段、各方向与区域的海上医疗后送过程计算机模拟。2000~2004 年期间，初步建立了海军医学地理信息库，开展了海军电子伤票系统研究；在以民用集装箱船为平台建立的模块化医院船上，安装使用了海事卫星 F 站通信方式的远程会诊系统；针对大型综合补给舰的使命任务，研制应用了具有编队和本舰伤病员医疗救护信息管理的应用软件

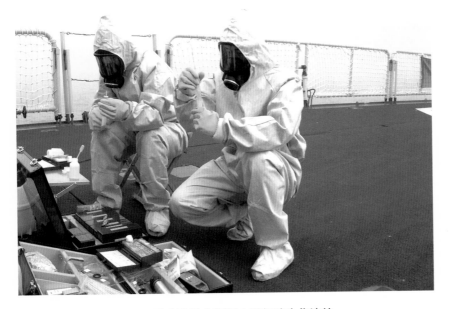

图 1 防疫队员在舰艇上进行防生化演练

系统；在临床医疗信息管理中，开始应用"军卫1号"医院信息系统；建立了海军远程会诊中心，可使用全军远程医学信息网络资源开展远程医学工作，也可利用海事卫星通信和其他网络资源为舰艇部队提供远程会诊服务。2005～2011年期间，在中国海军首艘制式医院船"和平方舟"号的设计、建造过程中，同步开展了医院船医疗信息系统的研制工作，实现了具有视频监控、远程医学、远程通信和伤员医疗后送信息共享管理与综合集成为主要功能的医院船医疗信息系统（图1）；"和谐使命2010"任务中，医院船医疗队分别与海上卫勤保障远程技术支援中心、海军远程会诊中心等开展了伤病员医疗后送技术咨询和伤病员救治会诊等工作；"和谐使命2011"中，在医院船开展了机器人手术试验。至2010年，中国海军在驻军医院及以上规模医院建立了门急诊、住院、临床检验、医学影像、药材供应等功能的医院信息系统。

2012年交付入列的中国航母上，配套建设了具有平时（日常）舰员疾病诊治、病员留治，战时（或任务时）伤病员医疗后送、航空医学保障以及远程医学、卫生防病与防护信息管理等功能的医疗信息系统。

基本内容　海军卫勤信息化在空间方面包括海上、陆上（岸基）两部分，重点在海上，以海上卫勤信息化建设推动陆上（岸基）卫勤信息化应用与发展；在工作性质方面，包括平时和战时（任务时、海上灾难医学救援等）两部分，重点在战时，以战时海军卫勤信息化的研究、建设为牵引，促进平时海军卫勤信息化的应用与发展；在观念方面，由海军官兵的伤病防治型向健康促进、战斗力维护与提升型发展；在内容方面，由基本保障向全时空的海上无缝保障发展；在形式方面，由战备型向快速动员和能力再生型发展；在保障方式上，将适应海军卫勤由预置型向适时、适地、适量、适合的海上精准保障发展。

海军卫勤信息化的基本内容主要有：①基础研究。包括海军卫勤信息化理论、标准规范研究，基础信息库研究与建立，以及信息化基本建设配套研究和海军卫勤信息化体系建立。②组织决策信息化。包括减员预计模拟、海上医疗后送模拟仿真、医疗后送方案量化评价与优化、卫勤保障方案循证与网络推演，以及海上医疗后送指挥调度决策支持等。③医疗后送信息化。包括海上伤票与各级救治机构信息采集记录自动化、处理存贮电子化、传输应用网络化，以及系统技术体制标准化、结构设计模块化、决策控制智能化、功能实现一体化，并提供海上卫勤远程技术支援。④药材保障信息化。包括应用光电技术、射频技术等进行药材的自动识别、批量药材出入库与储运、有效期和库存告警信息管理，以及舰船基本卫生装备（含医疗设施、医疗仪器设备、搬运与换乘工具等）的信息化管理等。⑤卫生防病防护信息化。包括海军部队流行病、传染病登记报告、发病统计和预警、预告，舰艇食品卫生、饮水水质、舱室环境等自动检测与监测，以及检疫等信息化管理和海军特殊环境、特种职业、特别战位卫生防护的信息技术应用，含高气压、低气压、核辐射、冲击震动、高噪声、电磁辐射、有害气体等的信息化检测与监测及相关方案、预案信息化管理等。⑥国防动员信息化。包括研究平战结合海上卫勤保障的国防卫生动员信息化保障体系、机制的建立与运行，方案、预案制订与决策支持，组织指挥和实施过程中保障人员、伤病员、装备、药材等信息的共享管理，以及实现军民融合，平战结合的训

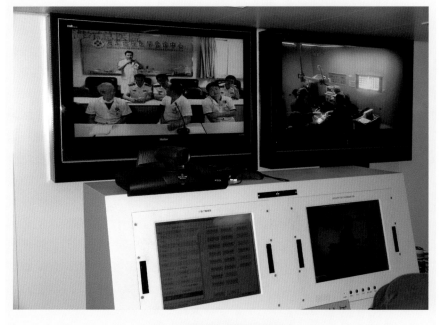

图1　医院船远程医学画面

练、演练及配套保障的信息化。⑦卫生装备信息化。包括海军信息化卫生装备研制、海军卫生装备信息化改进与改造、海军信息化卫生装备的配置与运行动态信息管理等。针对海军专用、满足海上环境条件、适应舰艇操作空间要求，既能完成一定勤务功能，又具有信息采集、处理和连通功能的卫生装备设计、试制、试验与应用推广，以及针对已编制入列并使用的卫生装备，采用嵌入式方法进行信息化改造，使其既能实现既有的勤务功能，又符合信息化条件的使用要求。⑧卫生管理信息化。包括海军大中型医院、海军部队医院、门诊部和业务管理部门等的日常工作中应用信息技术，建立与使用医院信息系统（HIS）及与之实现无缝连接的检验信息系统（LIS）、放射信息系统（RIS）、医学影像系统（PACS）等，开发使用海军部队人员健康档案信息系统、体检信息系统、舰艇军医业务信息管理系统、海军部队机关卫生业务管理系统等。⑨卫勤训练信息化。包括运用海上医疗后送模拟仿真系统对各级指挥员进行海上卫勤相关的组织决策与指挥管理网络推演训练，舰艇救护所和卫生船舶医疗队协同网络模拟仿真训练，舰艇战救技术计算机仿真训练与考核，以及训练的计划、组织、实施等的信息化管理。⑩科研教学信息化。建立海军卫勤科研与教学信息化平台，为海军卫勤科研与教学提供基础的信息化环境和基本技术支撑。

特点 主要有：①海军特色、舰船特点。海军卫勤信息化的业务覆盖范围广，既有岸勤部队，又有舰艇部队、海军航空兵部队和陆战队；海军舰船执行任务的性质多样、时空跨度大，卫勤信息化的硬件设备系统需适应海上舰艇环境和人机工效要求，应用软件系统要适应海上传统和非传统安全领域军事行动任务的功能需求。②重点海上、岸海衔接。在联勤体制下，海军卫勤信息化以海上多样化任务舰艇部队卫勤信息化为重点，并需在信息系统体制和数据交换等方面与岸基及陆上兼容，确保信息的连通与共享。③战时牵引、平战结合。以大规模作战海上卫勤信息化需求为牵引，在体系建设、能力生成、资源配置等方面既要满足战时需求，又要满足平时任务和日常工作的使用要求。

（曹保根）

hǎishàng yīliáo hòusòng xìnxīhuà

海上医疗后送信息化 （information of medevac at sea）

将现代信息技术应用于海上医疗后送工作，充分利用卫生资源，提高组织指挥、决策管理和医疗后送效能的活动。

发展历史 海上医疗后送是战时海上卫勤保障的主要工作之一，深受各军事强国和海洋大国重视，为了提高海上伤病员医疗后送的效率，减少因组织决策和医疗后送过程中的信息不畅而引起的伤病员伤病加重乃至死亡，美军是海上医疗后送信息化方面研究与应用最早的军队之一，在海上医疗后送、组织决策和具体实施过程中较早运用了计算机、数据库、网络通信、模拟仿真、软件工程、决策支持和指挥控制等现代信息技术。20世纪60年代越南战争时期，美军为了提高海上伤病员医疗后送信息处理效率，使用无线电编码传送伤员的伤类和伤情等信息；60年代末~70年代初，美海军应用计算机分析研究处理临床病人信息，采用计算机与远程通信系统开展临床辅助诊断与远程医学工作；70年代中后期，以两栖作战医疗后送为背景，建立了海军两栖医疗后送计算机模拟系统；80年代起，在大型舰艇和医院船上分别使用了船载自动数据处理软件Ⅱ、救治质量自动评估支持系统、船载自动数据处理软件、医疗自动化微型计算机系统和船载医疗自动化系统；90年代中后期，因海湾战争综合征暴露出战场上伤员医疗后送信息记录不够、缺失或丢失的弊端，美军开始研究应用战区医疗信息软件、联合战区医疗信息软件；21世纪初，在海军大型舰艇及医院船上使用了海上战区医疗信息软件。美军海上医疗后送体系中，海上医疗后送主要处于1~3级救治阶梯，医疗信息系统部署的是战区医疗信息系统组态软件1，该软件为医疗信息系统软件集成平台，具体业务功能由集成的专项功能软件系统实现，这些功能软件系统主要包括：战场综合卫生保健系统Ⅱ、新技术卫生保健系统、免疫跟踪、医疗调查、国防医疗保障标准物流管理、国防血液标准系统、医疗参考资料软件、低阶梯（1~3级）报告与监督软件、电子信息载体接口、船载医疗自动化系统等。在2008年公布实施的TMIP-M实施计划中，增加了战区医疗信息系统组态软件2和TMIP C^{4}I支持计划，组态软件2建立了战区医疗信息集成和共享机制，并提出远期实现软件系统的面向服务的SOA结构；TMIP C^{4}I支持计划提出加强TMIP-M通信能力建设，建立IPv6的通信结构，使舰船在海上任何区域都能接入需要的网络站点，并具有综合医疗态势和决策支持能力。至2010年，美军海上已建立了覆盖各级救治机构、具有伤病员救治、药材供应、组织计划、指挥控制、协调后送、医疗监督信息管理和电子健康记录、医疗数据集成与共享、决策支持等功能的综合型医疗信息系统。

中国海军在海上医疗后送信息化方面也逐步发展，20世纪90年代初，开始运用计算机辅助制订、生成医疗后送方案；90年代中期，开展了长距离多阶梯海上医疗后送计算机模拟研究；90年代中后期，在战区联合作战海上卫勤保障研究中，研制完成了联合登岛作战海上医疗后送计算机模拟系统，实现了战役规模联合登岛作战各阶段、各方向与区域的海上医疗后送过程计算机模拟。至2004年，根据中国人民解放军医学地理信息系统建设的部署，初步建立了海军医学地理信息库；在基本信息化装备方面，针对海上环境和舰船舱室条件等特点，开展了海军电子伤票系统研究；在大型装备信息化方面，以民用集装箱船为平台建立的模块化医院船上，安装使用了海事卫星F站通信方式的远程会诊系统；在海军装备综合集成建设中，研制应用了适应大型综合补给舰的使命任务、具有编队和本舰伤病员医疗救护信息管理的应用软件系统；建立了海军远程会诊中心，可利用中国人民解放军全军远程医学信息网络资源开展远程医学工作，也可利用海事卫星通信和其他网络资源为舰艇部队提供远程会诊服务。在2008年10月编制入列的中国海军首艘制式医院船"和平方舟"号的设计、建造过程中，海军医学研究所同步开展了医院船医疗信息系统的研究、设计、监制与试验等工作，研制

完成并实现了具有视频监控、远程医学、远程通信和伤员医疗后送信息共享管理与综合集成等主要功能的医院船医疗信息系统；海军总医院在"和谐使命2011"中，于医院船开展了机器人手术试验。2012年，海军医学研究所为中国航空母舰配套建成了具有平时（日常）舰员疾病诊治、病员留治，战时（或任务时）伤病员医疗后送、航空医学保障，以及远程医学、卫生防疫防护信息管理等功能的医疗信息系统。

基本内容 海上医疗后送信息化贯穿海上医疗后送的各主要环节，其基本内容主要包括：①海上医疗后送力量部署决策支持信息化。海上医疗后送方案、预案研究制订中，根据军事想定、作战任务与样式、实力对比等，建立减员预计模型，应用计算机模拟的方法进行减员预计，按海上伤病员发生的特点，建立具有时间、空间、阵发、伤病种类等量化、离散分布等特征的伤病员发生器；按战时海上伤病员阶梯式分级救治与后送的方式，以及待机保障或伴随保障的模式，建立海上医疗后送系统运行的结构模型，设置海上医疗后送系统各级救治、后送机构的资源配置与部署，将伤病员发生器产生的批量伤病员作为系统的驱动事件，使用计算机应用软件模拟仿真从伤病员发生、医疗后送工具响应至伤员换乘、后送、救治等关键关节的运行，生成包括伤病员的伤死（率）、阵亡（率）、卫生资源的消耗等模拟结果；根据系统的配置要素和目标，建立海上医疗后送方案的量化评价指标体系，对系统的输入配置和模拟仿真输出结果等进行综合量化评价。通过分析伤病员的后送等待、手术

救治等待、后送时间、资源利用率等中间结果，调整、优化系统的资源配置与部署，获得优化的医疗后送模拟仿真结果。以此往复多次调整模拟仿真输入，进行模拟仿真，可获得具有统计学意义和不同侧重点的卫生资源优化配置方案，由此形成海上医疗后送预案。对制订、已形成的海上医疗后送方案、预案开展验证，以计算机网络为平台，根据海上医疗后送体系和网络推演验证要求，设置指挥部、各类指挥所与指挥室、舰船指挥组及卫勤台位和导调室、控制室、观摩室等，按照军事想定的状态和海上医疗后送的部署，采用三维视景沉浸技术，从海上医疗后送的宏观场景对卫生资源配置、医疗后送力量部署、伤病员发生、伤病员流在海上医疗后送主要环节的救治与后送等进行模拟仿真，导调室可根据军事、后勤、卫勤等态势，发出导调指令，各指挥部位人员可对指挥控制的医疗后送力量进行调整。这样既可培养、训练、考核各级指挥机构人员海上医疗后送相关的组织部署与指挥决策能力，又可以具体医疗后送方案作为系统资源配置输入，通过人工参与、干预的方式，以更贴近海上医疗后送实战的方式进行模拟仿真，对医疗后送方案、预案开展推演、验证与评估。②海上国防卫生动员信息化。大规模作战海上伤病员医疗后送中，军队的卫生资源可能难以满足需求，可采用国防卫生动员的方式生成保障能力，满足海上医疗后送力量的配置与部署要求，其工作主要包括动员决策、民船征用与改装、医疗队抽组、装备与药材调用等。在海军医学地理信息系统的各类集装箱运输船、高速客轮、

滚装船等民船数据库和地方卫生资源数据库的基础上，由计算机应用系统提供模块化医院船、卫生运输船和救护艇的适型船的征用与改装方案，并使用应用软件系统对改装过程的技术、质量、预制件使用及进度控制等进行信息管理、动态直报和改装后使用情况、征用结束后预制件的撤收、船舶的复原等信息进行记录、存档与统计。并按照动员的规模、区域和时间等具体要求，结合海军医学地理信息系统的组织机构、医疗力量、药材储备、运输条件等综合数据库，生成海上医疗队抽组、装备与药材筹措方案，以及配套的运输、保障与实施方案。③海上各级机构伤病员救护、治疗与后送信息化。海上医疗后送各级救治与后送阶梯保障过程的信息化直接影响海上医疗后送的效能。执行参战任务时，每名任务人员佩有的电子伤票是记录基本信息和基本医学信息的电子信息卡，以电子方式记录存贮战伤、救治与后送的主要信息。在舰艇救护所、救护艇、救护直升机、卫生运输船、医院船等各级救护、治疗和后送机构配置电子伤票个人数字助手（简称电子伤票PDA）或电子伤票读写器，并安装使用医疗后送信息系统，采集、处理、共享伤病员各类医疗后送信息。各级救治机构通过信息系统向指挥所上报需后送伤病员的信息。当接收伤病员时，通过海军电子伤票PDA（图1）读取电子伤票信息，可了解伤病员战伤信息和在前级救治机构的救治与后送等概要信息。伤病员在本级救治机构的检伤分类、体征、处置、手术麻醉，以及主要用药等信息都可在医疗后送信息系统中记录、存贮、处理、追踪与报告。

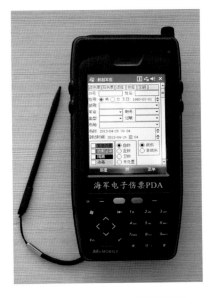

图1　中国海军电子伤票PDA

伤病员救治过程中，当遇有疑难的诊断、治疗等技术问题时，可依托海上通信系统，以语音电话、传真、电子邮件、音视频等方式获得包括远程会诊、远程手术咨询与指导的海上卫勤远程技术支援。在伤病员完成本级机构救治时，将救护、治疗与后送的概要信息记录于电子伤票，并由伤病员携带与流转至后一级医疗后送机构。在大型医疗后送机构（如医院船、卫生运输船），可将伤病

员救治的野战医疗后送文件信息经通信系统发送至后一级医疗后送机构，或以存贮介质的方式随伤病员后送携带。在医疗后送的决策指挥部门，可根据信息系统实时显示的医疗后送动态（图2），适时对卫生资源配置进行调整与再部署，以提高伤病员医疗后送的效率和海上医疗后送的总体效能。④海上医疗后送组织决策与指挥管理信息化。海上医疗后送的实施以舰船为基本平台，舰船由军事部门指挥，医疗后送机构主要通过信息化的方式向指挥部门提出医疗后送需求和医疗后送工具使用的决策支持。在海上医疗救护编队指挥员战位网络终端安装使用医疗后送组织决策应用软件系统，接收来自各医疗后送机构的伤员后送申请信息，包括伤员的数量、伤情、后送体位要求等，应用软件根据医疗后送工具的配置、后送工具的状态、救治机构的态势等自动分析、处理待后送伤病员队列，向指挥员提供伤员后送的决策支持，指挥员发布的指挥部署信息也可由通信系统和医疗信息系统传递至各信息终端。⑤海上战救训练信息

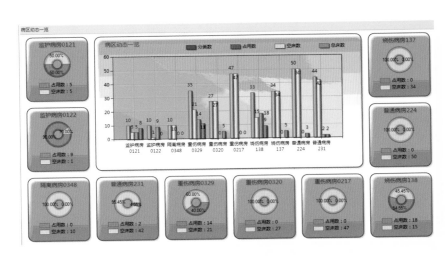

图2　救治机构动态显示界面

化。包括舰艇战救训练模拟仿真和海上医疗队训练信息化等方面。在舰艇数字化设计模型的基础上，结合海上环境、舰艇舱室布局、战伤救治流程等，采用三维视景沉浸技术，对舰艇救护所展开、伤员医疗后送流程、舰艇战伤救治进行模拟仿真，展示不同舰船伤员的战位急救，救护所的展开方式、展开流程和伤员救治，以及舰艇战救技术的仿真动作，并可在专用软件环境和六自由度仿真平台上，加载海上舰船环境的音视频，依托数据手套、动作反馈定位装置等数字化设备，形象、直观、生动、身临其境地进行舰艇战救技术交互式训练、考核。还可采用计算机软件模拟救护艇、卫生运输船、医院船等不同任务医疗队的人员抽组、分组及医疗后送流程的运转，以对各类卫生船舶医疗队进行基本流程、岗位协同、基本操作等模拟训练，可有效提高海上医疗后送的组织实施能力。

主要特点　由海上舰船环境条件，海上医疗后送的组织指挥、保障体制、任务性质和舰船活动的时间、空间范围决定，主要有：①适应海上环境与舰船平台条件。海上医疗后送依托舰船平台，受海洋气候影响，长期处于高温、高湿、高盐雾、易滋生霉菌，海上舰船的颠簸、冲击、震动，以及航行状态下主机运行产生传导的低频振动等环境，海上医疗后送信息化设备应满足钢质海船的船用条件，须采用符合军用加固要求或船用规范条件的设备、设施和安装、固定方式。②满足空间紧凑与独立保障要求。与陆上医疗环境相比，舰船医疗舱室结构紧凑、空间狭小，人员配置量少，保障相对独立，在海上医疗

后送信息系统的战伤救治、疾病诊治信息处理过程中，应自动进行感染控制、疫情统计、药材消耗等与海上医疗后送直接相关的卫勤保障信息处理与预测，使信息系统能覆盖海上医疗后送中各级机构的卫勤保障主要工作。③实现岸海一体和信息共享。海上医疗后送信息化是海上后勤信息化的一部分，技术体制应与舰船信息化、海军后勤信息化的技术体制保持一致，并与陆上医疗后送机构在主要数据交换格式保持兼容，使海上、陆上医疗后送链上实现伤病员救护、治疗、后送信息共享。④具有远海医疗业务信息综合保障能力。海军舰船的活动范围广，不仅在本国海域活动，还可能在公海航行或进入友好国家海域执行抢险救灾、突发事件医学救援和人道主义的医疗服务与支援等任务，海上医疗后送信息化中舰船医疗后送信息系统应具有广泛的业务信息处理和通信接口适应能力，使船载医疗信息系统满足海上舰船执行任务时空跨度大、医疗服务业务范围广的要求。

（曹保根）

hǎishàng yuǎnchéng yīxué

海上远程医学　（telemedicine at sea）　研究运用现代信息技术实施海上远距离医学服务技术的学科。军事航海医学的组成部分，海军军事医学的重要分支。

1975 年，美国海洋系统中心组织了远程医学诊断系统的系列研究，并于 1975 年~1976 年在船上进行了可行性测试。1976 年，克林歌（G. B. Kligler）、瓦尔德（G. I. Walder）和怀特（P. C. White）共同发表了关于利用卫星通信系统为船舶提供应急医疗服务可行性研究的报告，开展了采用美海

事局的卫星通信导航系统在海上为商船提供应急医疗服务的研究。1977 年，使用型号为 AN/FTA-28 的电话终端接口进行了包括通信、语音、可视终端等设备的系统测试。1978 年 2~3 月在"企业"号航母（CVN-65）和美国海洋系统中心间进行了海上远程医疗诊断系统试验。此后，美海军随着海上通信能力不断提高，逐步为海上舰船提供电话、传真、电子邮件、互联网方式的远程医疗服务，并在航空母舰与两栖攻击舰等大型舰船采用数字化、可视化的辅助检查仪器设备，提供远程视频会议方式的海上远程医学服务。1995 年 9 月美海军研究中心（CNA）对海军舰船远程医学的效用进行了为期 12 个月的调查（图 1）。2010 年"罗纳德·里根"号航母（CVN-76）提供包括舰队电子医疗记录、军队健康纵向技术应用、舰队远程放射系统、电话/传真、电子邮件、远程视频会议系统咨询等远程医学服务。中国人民解放军海军主要在大型作战舰艇、医院船和其他大型辅助船上提供包括电话、传真、电子邮件和远程视频会议方式的海上远程医学服务（图 2）。

研究内容　主要有：①海上远程医学技术装备。与海上环境、舰船舱室条件相关的远程医学技术装备，如设备的抗冲击振动、耐湿热、防盐雾，设备的船用小型化，以及海上远程医学舰载站和与之对应岸站的建立等。②海上远程通信运用。根据不同的海上通信资源，确定提供不同的海上远程医学服务方式。建立多种方式的通信接口，使海上远程医学舰载站适应不同的通信资源，如军事通信、专用通信、商用通信等。③海上电子病历应用。按

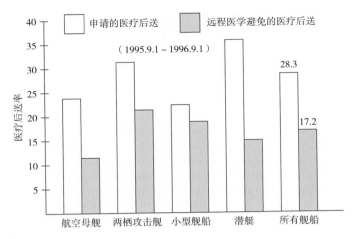

图1 美海军远程医学效用调查统计

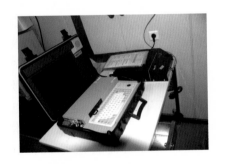

图2 海事卫星远程医学设备室内单元

照海上舰船后勤装备信息系统的技术体制与岸基（陆上）电子病历的数据结构及交互接口要求，建立海上远程医学电子病历系统，抓取舰（船）载医疗信息系统中伤病员电子病历信息，并将信息转换为规定的格式提供上传。④海上远程医学效用。采用数理统计的方法，研究海上远程医学对海上舰船医疗状况的改善、诊断治疗服务能力的提高，以及因采用海上远程医学而避免伤病员后送而产生的后送的人力、设备、消耗等资源的占用等进行军事、经济和社会效益评估与研究。

研究方法 主要包括：①综合集成法。综合运用微电子、计算机、远程通信、多媒体、软件工程、设备加固和信息安全等技术，研究、设计、试验、实现海上远距离医学服务系统。②医学统计分析法。应用数理统计学，结合临床医学和流行病学等，分析、研究海上远程医学效用，以及对伤员救治、疾病预防与诊治、健康维护与促进等能力的改善与提升。

（曹保根）

hǎishàng wèiqín bǎozhàng yuǎnchéng zhīyuán

海上卫勤保障远程支援 （remote control for health service support at sea） 运用现代信息技术，依托远程通信系统，为海上卫勤保障提供电话、传真、电子邮件及实时音视频方式的技术支援。

1975年，美国海洋系统中心组织了远程医学诊断系统的系列研究，利用海事卫星通信系统，由陆上的医疗中心专家为海上执行任务的舰船和潜艇提供伤病员救护、治疗过程中远程诊断技术服务。1978年，美国海洋系统中心和"企业"号航空母舰（CVN-65）间进行了海上远程医学诊断系统试验，并逐步为航空母舰、两栖攻击舰、潜艇等提供电话/传真、电子邮件乃至远程视频会议方式的海上伤病员远程诊断、治疗方案指导和医学教育等服务。2002年4月，中国人民解放军海军总医院首次利用商用通信系统实施了海上伤员救治方案远程技术指导，海上卫勤保障远程支援主要由疾病诊治、伤员救治逐步延伸至海上卫勤保障的其他领域。2010年，中国海军建立了海上卫勤保障远程支援中心见，可为在大型作战舰艇和辅助船提供包括电话/传真、电子邮件和实时音视频方式的海上卫勤保障远程支援技术服务。

工作内容 主要包括：海上卫勤保障的组织决策、疾病诊治、伤员救治、伤病员后送、药材供应、卫生防疫、医疗保健、卫生监督、航空保障、辐射防护、援潜救生、医学教育等的远程技术指导。

工作方法 主要是：①建立陆上站点。根据海上卫勤保障远程支援涉及的专业领域和业务范围，分别在主管机关、研究机构和保障部门建立提供海上卫勤保障远程支援的站点，可根据不同的通信条件和信息交互形式提供电话/传真、电子邮件以及远程视频会议方式的海上卫勤保障远程支援技术服务。②建立舰船站点。根据海上舰船环境、通信资源和舱室条件，建立具有适应多种通信资源接口的海上卫勤保障远程支援舰载站点，设备应满足抗冲击振动、抗湿热、抗盐雾和小型化等船用要求，软件平台适应海上信息系统体制，应用软件与陆上站点相匹配与兼容，信息交换的数据格式符合规范，并满足信息系统的安全保密要求。③海上卫勤保障远程支援的组织与实施。根据舰船海上执行任务的性质，制订海上卫勤保障远程支援预案，建立海上卫勤保障远程支援的组织机构，明确任务分工与职责，成立组织领导组、综合协调组、技术保障组、智库专家组、勤务保障组等，实行指定陆上站点全天候值班和智库专家快速响应的工作模式。舰载站点为主叫方，陆上站点为被叫响应方，根据提出的远程支援的技术内容，舰载站点呼叫约定的陆上指定站点提出支援请求，陆上被叫站点根据支援请求内容和预案迅速召集智库专家，提供相应的技术指导服务。

（曹保根）

yīyuànchuán yīliáo xìnxī xìtǒng
医院船医疗信息系统 （medical information system of hospital ship）
运用现代信息技术为医院船伤病员救护、诊断、治疗、后送及相关医疗业务和卫勤组织决策与指挥管理等提供信息共享和综合集成的系统。

发展历史 美海军"仁慈"级医院船（Mercy Class Hospital-Ship，T-AH）有"仁慈"号（T-AH 19，Mercy）和"舒适"号（T-AH 20，Comfort）2 艘，是具有代表性的医院船。1986 年 12 月服役的"仁慈"号及其后的"舒适"号医院船，分别安装使用了船载自动数据处理软件 Ⅱ（SNAP Ⅱ）、救治质量自动评估支持系统（AQCESS）、船载自动数据处理软件医疗自动化微型计算机系统（SAMMS）、船载医疗自动化系统（SAMS）。其中主要使用的船载医疗自动化系统，包括 7 个主要功能模块：卫生服务、诊疗、医用物资、辐射卫生、环境卫生、系统管理与接口。卫生服务模块用于记录、更新、处理船员的医疗信息；诊疗模块用于记录、报告医疗与保健相关信息；辐射卫生模块主要记录与报告所有辐射暴露数据；环境卫生模块主要记录与报告可能影响船员健康的环境状况；医用物资模块提供医用材料和药物的库存管理；系统管理与接口模块提供行政与数据管理功能，并使系统与其他系统进行集成。美军的 5 级医疗后送体系中，海上有 3 级，医院船为海上第 3 级救治机构。20 世纪末 ~21 世纪初，美军开始在各级救治机构部署战区医疗信息系统（TMIP、TMIP-J），并在此基础上研究、开发与应用海上战区医疗信息系统（TMIP-M），表 1 提供的为美海军和海上陆战队海上各级救治机构部署的医疗信息管理系统。"仁慈"级医院船部署的海上战区医疗信息系统为集成系统，可集成现有和未来各专业模块的功能，每一个节点都可在通信系统的支持下与需要的站点联接，在全球各位置、各类舰船与潜艇、各级医疗救治机构为卫生保健人员提供易操作、高效率的信息化支持，包括信息的登录、收集、处理、存贮、检索、递交等。美海军部署的医院船医疗信息系统以海上战区医疗信息系统局域网络为基础，集成的功能系统主要有战场综合卫生保健系统 Ⅱ（CHCS Ⅱ Theater）、新技术卫生保健系统（CHCS-NT）、免疫跟踪（immunization tracking）、调查（surveys）、国防医疗保障标准物流管理（DMLSS-AM）、国防血液标准系统（DBSS）、医疗参考资料软件（MRC）、低阶梯报告与监查软件（LERSM）、电子信息载体接口（EIC interface）、船载医疗自动化系统（SAMS），指挥部事务处理系统（HTPS），指挥部分析处理系统（HAPS）以及远程医学系统（TMS）。美海军现役两艘医院船医疗信息系统的终端设备平均每年更新 1/3。

2008 年 10 月入列的中国海军首艘制式医院船"和平方舟"号，安装使用了包括闭路监控、远程医学和医疗后送信息管理分系统的医疗信息系统。闭路监控分系

表1 美军海上救治机构医疗信息系统部署状态

系统名称	海军			陆战队	
	1	2	3	1	2
战场综合卫生保健系统 Ⅱ（CHCS Ⅱ Theater）	No	Yes	Yes	No	Yes
新技术综合卫生保健系统（CHCS NT）	No	Yes	Yes	No	Yes
免疫跟踪系统（Immunization Tracking）	No*	No*	Yes	No*	No*
调查系统（Surveys）	Yes	Yes	Yes	Yes	Yes
国防医疗后勤标准保障物流管理系统（DMLSS AM）	No*	No*	Yes	No*	No*
国防血液标准系统（DBSS）	No	Yes	Yes	No	No
医疗参考资料（Medical Reference）	Yes	Yes	Yes	Yes	Yes
低阶梯报告与监查模块（LERSM）	No*	No*	Yes	No*	No*
电子信息载体接口（EIC Interface）	Yes	Yes	Yes	Yes	Yes
本地数据库（Local Database）	Yes	Yes	Yes	Yes	Yes
船载医疗自动化系统（SAMS）	Yes	Yes	Yes	Yes	Yes

注：表中海军和海军陆战队标有 * 的功能由船载医疗自动化系统实现。表中1、2、3代表救治阶梯。

统在医院船伤病员接收与后送、检伤分类、手术治疗等主要环节、主要通道与指挥室设置了视频采集装置，指挥决策与管理人员可通过视频监视掌握医疗系统重要部位的动态，并及时调整医疗力量部署。远程医学分系统在远程数据通信系统的支持下，与后方业务主管、研究与保障部门的远程支援中心间进行音视频双向传输、网络数据收发、语音电话和传真，实现医疗后送方案远程咨询研讨、卫生装备器材使用维修指导、远程医疗会诊等，远程医学的音频系统可实现多方通话功能。医疗后送信息管理分系统配置具有双机热备功能的医学影像服务器、综合服务器和主交换机，在各主要岗位配置网络终端，并配有电子伤票桌面读写器（图1）、电子伤票［个人数字助理（personal digital assistan, PDA）］、条码打印机、条码扫描器、网络打印机等外设，安装了主要使用于批量伤员医疗后送信息处理的应用软件系统，实现了以战伤救治理论为基础的伤员救护、治疗、

后送、临床检查诊断和药材保障与组织指挥等信息共享管理；在检伤分类区使用电子伤票PDA或电子伤票桌面读写器，读取、显示伤员的电子伤票信息，自动进行伤员登记，并使用快速输入方式记录检伤分类信息；病区医生网络终端在伤员后送前可将伤员的救护、治疗等信息生成野战医疗后送文书，待伤员后送时使用电子伤票"刷卡"将更新的伤票信息写入电子伤票，并将医疗后送文件的电子文档以存贮载体的方式随伤员后送携带或由通信系统转发至后一级救治机构；伤员需远程医学系统进行会诊时，软件系统可抽取伤员医疗信息、检诊信息和医学影像文档，并转换成规定格式，传送至远程医学中心；实现了检验、检查、医学影像、药材供应、药材补给、库存管理、装备保障等信息的网络化申请、回复，电子化采集，条码化识别；组织决策和指挥管理人员可在网络终端或指挥室大屏幕及时了解各类伤员、床位、药材的动态和统计信息（图2），并通过网络系统向各战位网络终端发送指挥、部署指令。

基本内容 主要有：①局域

网络。是医院船医疗信息系统的基础，设置主交换机和用户交换机，配置医学影像服务器、综合服务器、存储阵列等网络服务与数据存贮设备，在工作流程的各信息节点战位配置网络终端和信息采集、处理、输出外设，在病房、分类场等区域预留局域网络信息口，以备系统信息终端扩展之需；配置网络操作管理、文字处理、图表制作、系统安全等公用软件。②音视频网络。用于闭路监控和远程医学，在医疗区域重要部位配置视频和音频采集装置，在手术室、指挥室、远程医学室等场所配置扬声器，并配置音视频缓冲分配、切换控制、视频拼接、数字录像、大屏显示设备和多媒体集成终端，按照闭路监控和远程医学功能要求，配置嵌入式切换控制软件和网络监控、数字录像与回放、远程医学多媒体信息处理等应用软件。③医疗业务与组织指挥信息管理系统。战时伤员个体的医疗后送基本信息以电子伤票为载体，设置检伤分类与后送、伤员抢救等网络终端，在需快速进行伤员身份识别与定位的终端配置电子伤票读写器或电子伤票PDA，伤员信息的

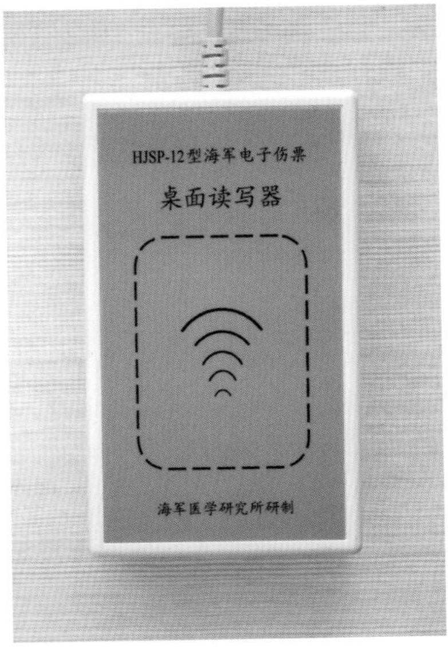

图1 电子伤票桌面读写器

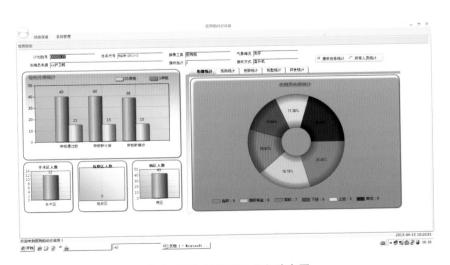

图2 医院船伤病员信息动态图

记录、处理、输出与交换等符合野战医疗后送文件的格式要求；平时疾病诊治、医疗服务中设置预约、登记、排队管理、接诊等门急诊、住院和体检等网络终端；根据手术信息化管理的要求，实现各类手术的预约、安排、术前准备、手术麻醉、手术护士等的网络信息管理；建立临床检验信息系统（LIS）和医学影像系统（PACS）等，将具有数字化接口的检验、特检、医学影像等设备与网络终端连接，实现检验、特检、检查等申请、回复、报告等的电子化传递、无纸化浏览、网络化管理和检验、影像数据的自动联机采集，并使用条码技术进行检验标本的识别与管理；建立药材保障与装备管理信息系统，对药材、血液、检验试剂等的补给、库存、出入库和使用信息进行动态管理，对装备器材的申请、配发、使用、维护、报废等进行全寿命信息管理，并在药材、装备器材的使用与管理中采用条码技术和射频识别技术进行信息自动识别与采集；按照战时决策指挥和平时组织管理工作要求，建立组织指挥信息管理系统，对指挥、管理部门的日常事务、医疗系统的组织、各部门运行、伤病员动态、各类床位状态、医务人员轮值、药材的库存与补给、卫生装备器材的运转、伤病员接收与后送计划等信息进行集成管理。④通信接口。根据医院船活动海区范围广，医疗业务形式多的特点，医院船医疗信息系统建立具有广泛适应能力的通信接口，满足音视频、网络数据、电子邮件、传真、语音电话等多种形式、多种通信资源和多种医疗业务模式的要求。

特点 主要是：①医疗业务信息处理功能适应面广。医院船伤员救治的伤情复杂、救治量大、时效性强，特别在检伤分类、伤员抢救和后送等通过性与时效性极强环节，应采用伤员信息自动识别与采集方式识别伤员身份、了解伤员医疗后送信息，并采取简易、方便、快捷的方式进行操作与信息输入；非战争军事行动系统的工作模式繁多，如驻船门诊、前出门诊、病人留治、体检、送医送药等，系统应满足各类医疗服务的医疗信息化需要；医院船医疗信息系统应满足平战功能一体、软件代码复用、模式转换便捷、系统资源共享要求。②系统设备适应海上船用条件。主要设备应满足船用条件，关键设备和重要设备具有冗余设计，对无船用型的设备，应采取结构加强、抗冲击振动和耐高温、高湿、盐雾、霉菌处理等措施，确保设备稳定可靠地工作。③通信接口具有广泛的适应能力。医疗信息系统的通信接口需适应医院船执行任务范围广、活动海区范围大、医疗业务形式多而对不同通信资源使用的要求。

（曹保根）

jiùhùtǐng yīliáo xìnxī xìtǒng

救护艇医疗信息系统 （medical information system of ambulance boat） 运用现代信息技术为救护艇伤病员救护、治疗、后送及相关医疗业务和卫勤管理等提供信息共享和综合集成的系统。目的是充分利用卫生资源配置，提高伤病员医疗后送总体效能。

救护艇主要在第二次世界大战期间苏联的近海作战及盟军的联合登陆作战中，用于近岸及滩头伤员的救护与后送。第二次世界大战后，由于直升机的不断发展与广泛使用，发达国家在海上已主要使用救护直升机进行伤病员医疗后送，救护艇已较少列编使用。中国人民解放军海军根据海上军事斗争现状和近海防御海上卫勤保障的需要，2008年10月编制入列了制式救护艇，并同时配置了救护艇医疗信息系统，以便与其他舰船医疗信息系统共同构成前后衔接的海上医疗信息管理体系，提高海上伤病员的医疗后送管理效能。救护艇医疗信息系统配置包括医疗网络系统（图1）和应用软件，具有伤病员接收与检伤分类、抢救、治疗、护理、后送、药材、装备器材保障，以及通信、组织指挥和系统接口等信息管理功能，并配置有电子读写器和电子伤票个人数字助手（PDA）；接收伤病员时，可使用电子伤票PDA读取、显示电子伤票信息，并记录检伤分类信息，也可通过桌面读写器读取电子伤票信息并载入网络终端，在局域网进行共享；伤病员抢救、治疗和护理终端均可使用电子伤票快速定位查找伤病员；伤病员结束在救护艇治疗准备后送离开救护艇时，将伤票信息写入电子伤票。

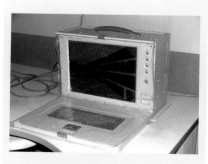

图1 救护艇医疗信息系统配置的加固网络终端

基本内容 主要包括：①局域网络。为救护艇医疗信息系统提供基础网络支持环境，配置有服务器、交换机、网络终端、打印机、电子伤票 PDA、电子伤票读写器、条码扫描器等设备，以及网络操作管理、文字处理、图表制作、系统安全等公用软件。②应用软件。为救护艇医疗信息管理提供操作处理和共享平台，主要有伤病员接收与检伤分类、抢救、治疗、护理、后送，以及药材管理、装备器材保障和组织指挥信息管理模块。③通信接口。为医疗信息系统提供与其他系统信息的连通与共享。

特点 主要是：①系统设备符合军用加固和救护艇船用条件。救护艇的排水量小，舱室受海洋气候影响大，设备受颠簸振动与冲击大，医疗信息系统设备应选用军用加固型或船用型，以适应湿热、盐雾、霉菌的海上气候和冲击、震动的舱室环境。②应用软件满足伤病员收容救治时效性要求。伤病员在救护艇收容救治的时间一般只有几小时，特别在批量伤病员集中收治时，医护人员既要进行伤病员的接收、抢救、护理等，又要进行信息系统操作，因此，信息系统应用软件应采用信息快速输入与自动处理等形式进行信息操作，如配置信息自动识别与记录装置等。

(曹保根)

hǎijūn yīxué dìlǐ xìnxī xìtǒng
海军医学地理信息系统 （geographical information system of naval medicine）

运用现代信息技术研究自然、经济、医学和军事状况为海军部队卫勤保障提供信息共享和综合集成的系统。

传统的海军医学地理信息以纸介质的图形、文字、表格或沙盘的形式存储与呈现，随着计算机技术及地理信息系统发展与运用，海军医学地理数据的存储、处理、显示等实现电子化，并能在计算机网络环境进行信息共享与应用。美军在 1993 年的海湾战争中，为了减少伊拉克军队在撤离科威特时引燃油井造成污染对行动部队的危害，利用地理信息系统，结合燃烧油井位置和气象条件，给相关区域部队发布警示信息，提出预防措施建议；美军还利用医学地理信息系统研究和预告疾病的传播，如曾利用卫星遥感技术生成了块区莱姆病传播媒介的分布情况。

基本内容 主要有：①计算机设备。包括计算机终端及网络设备、数据存储设备、高分辨率显示设备和输入输出设备等。②软件系统。由操作系统软件和应用软件组成，应用软件主要根据不同类型的地理信息进行选择性分层矢量化处理与显示，也可漫游、无级缩放与信息检索。③海军医学地理数据。以统一分类的方式收集、整理、存储与海军部队卫勤保障有关的气象、水文、生态以及港口、岛屿、岸线，及与海上伤病员医疗后送有关的道路、航道、车船等交通现状和战时卫生动员潜力，该地区战时卫勤保障历史经验，影响部队群体健康的主要地方病、传染病、卫生状况、海洋有害生物等信息，并以数据库的形式存储。④系统接口。包括输入与输出接口。输入接口主要为能接收由其他地理信息系统产生的相关地理信息，可在海军医学地理信息系统中进行处理与运用，如由遥感卫星生成的海水水温地理信息数据，可通过计算机网络或存储介质等形式作为系统的数据源。输出接口主要为海军医学地理信息系统作为数据源为其他信息系统提供应用的接口。

特点 主要包括：①数据信息的专指性。主要收集、处理、存储与海军人员健康、伤病防治、卫勤保障等紧密相关的自然地理、海洋水文、人文环境与卫生资源信息。②系统功能的适应性。作为海军卫勤信息系统的一个基础性系统，可对收集的资源信息进行分层、合并、处理与显示，并对各类数据元进行矢量化变换处理，实现具有地理空间特点的层叠、包含、无级缩放等功能效果。③资源信息的时效性。随着国民经济建设的不断发展和海军发展战略的转型，系统收集的信息应及时扩充与更新，如海军战略由近海防御向远海防卫发展，海军医学地理信息的收集也应由中国沿海向远海延伸与扩展，并应避免出现数据库信息缺失或与实际不符等现象。

(曹保根)

mínshì hánghǎi yīxué
民事航海医学 （civil nautical medicine）

研究民用航海活动中，环境条件对人员健康的影响及伤病防治规律的学科。航海医学的重要组成部分。

人类开发海洋、经略海洋和保护海洋需要大量的航海从业人员及其平台技术装备，航海与海上作业平台人员的伤病救治、健康维护和工效促进，将是民事航海医学研究的主要范围。学科体系主要包括：民事航海医学理论基础（临床医学、船舶卫生学、航海环境医学、航海流行病学、航海心理学、航海疾病学、海洋药物学、航海医学教育等）；民事航海医学实践研究，以及实践中形成的维护航海作业人员健康、安全、工效、法规、管理等规范制度；民事航海相关的医疗机构与专业人员及其培训系统。

发展历史 民事航海医学是

随着航海事业的发展而发展起来的。桨船时期，船舶沿海岸航行为主，船员的伤病救治依托岸基保障为主；有的大型船队配有船医，并带有药物和医疗用品，进行船上伤病的救护；船舶停泊海岸后就地购买新鲜食物进行补充。有的航行期间按船员职务，定量分配淡水，表明海上伤病救治保障已有萌芽。

帆船时期，船舶以风为动力，船体大，能离开近海远航，船员居住在船上，工作、生活环境条件不同于桨船时期；船上遇到的医学问题明显增多，尤其是"坏血病""舰船热"等疾病发病率高，影响船舶航行作业，受到船医的重视，并研究其病因与防治方法。长航期间船员的伤病防治效果与船医的质量密切相关，船医配置受到政府与有关部门的关注。法国当时主张船舶长远航条件下船员的医疗救护需要法律保证，规定禁止雇用未经培训考核的船医，1746 年开设"航海外科、解剖学和实践医学学校"。有的船医在航海期间总结医学保障的经验，撰写航行日志与专著。1557 年英国皮克托留斯（Pictorius, George）出版的《旅行日志》，可能是第 1 部用于指导船长和船员的航海医学手册。1693 年英国穆伊莱（Moyle John）出版《海洋外科学》，1696 年英国科克伯恩（Cocburn William）发表了《关于航海人员常见病的性质、原因、症状和治疗的记述》，1764 年荷兰鲁普（Rouppe）的《航海疾病》，1759 年法国杜阿梅尔·迪·蒙梭（Duhamel du Moncean）的《保持船员健康的方法》，1767 年法国德佩里埃（A Poissonnier Desperrieres）的《论海上人员疾病的治疗》和 1800 年德国亨宁（Henning）的《海员膳食医学手册》等一批航海医学著作的出版，标志着民事航海医学学科的形成。

18 世纪末~19 世纪初，蒸汽动力钢质舰船的出现，航海医学保障面临一系列问题，民事航海医学研究与实践得到发展，建立了较完善的海员医疗保健体制，设有港口医生，实施港口保健、流行病防治、检疫和卫生监督、船舶灭鼠等；船医，按船舶大小、人员数量编配。一般 40 名船员以上的船配船医 1 名，25~40 名船员配外科助理 1 名，少于 25 名的船有兼职官员（船长或大副、二副等）负责保健工作。客船设有诊疗设施，航行期间展开医疗保障工作。海员医疗保健的国际合作，建立国际合作组织，开展健康体检、船舶卫生、急救医疗、口腔保健、医疗训练等合作，出版《世界卫生组织关于船舶的国际医学指南》《海员的健康保护和医疗》，促进了海员医疗保健工作的发展和规范。20 世纪民事航海医学发展迅速，设立专门的航海医学研究机构，德国、波兰、俄罗斯、保加利亚、前南斯拉夫等相继建立航海医学研究所，开展航海流行病、海港检疫、海上伤病员救护治疗与后送、航海卫生管理、船舶卫生学等领域研究，全面提升航海医学保障能力。陆续编著出版《船舶医学指南》《航运医疗手册》《船用医药柜和海上医疗急救》《海员保健手册》等，标志民事航海医学的成熟与发展。

20 世纪 90 年代全球经济一体化趋势促进了海上物流与贸易的发展，大型远洋运输船舶迅速增加，驰骋于广阔的海域。船员海上航行时间长、作业任务繁重，船舶卫生学与航海疾病复杂，保障要求高。随着船舶运行作业操纵系统自动化程度的提高，船员编制人数减少，一些远洋船舶减少船医的编配，甚至不再配设船医的制度改革，对无船医船舶的远航医疗卫生保障，将采取加强海员医疗卫生常识的教育，培训兼任医疗业务的高级船员的医疗急救知识，改进和完善远程医疗支援技术，健全与航行海域邻近国家航海医疗呼救中心的业务联系和合作机制，实施海上伤病员医疗后送。近年来，在船舶设计中体现以人为本的理念，强调船舶环境-人-机三者之间的匹配，重视人因素，以提高船员作业工效与海上安全。

中国的民事航海医学经历了古代、近代、现代 3 个发展阶段。中国古代的造船、航海技术发达，早在春秋战国时期中国古代航行船队配有医药人员和药物，实施船舶航行中船员的医疗保健。唐、宋时期均有船舶航行医学保障、沿海地区卫生防疫活动的记载。明代郑和船队的远航医学保障，主要运用中国传统医药用于船队航行期间的伤病防治，在船医配备、航海流行病和船舶卫生等航海医学领域有所发展。郑和船队共配有医官、医士180 名（每 150 名船员 1 名），负责疗伤治病；航行中开展药材供应与采办，沿途进行药物调查、采集、购买和药物补给；调查沿途各国和地区的物产、风俗习惯、气候及"瘴气"等流行病情况，撰写成书，《瀛涯胜览》（马欢）、《星槎胜览》（费信）和《西洋番国志》（巩珍），成为具有流行病学价值的史料；航行中采用药水沐浴以预防疾病；船队重视卫生保障，当时船舶硕大，设有住舱、厨房、水柜，生活设施较好，另专备战舰、马船、粮船、水船，保障给养和淡水的贮存补给。

中国近代民事航海医学维持了对船舶航行的医疗服务保障。据记载：航运船舶编配有船医，并制定了船医职务规则和防疫规则。一些轮船公司设有医务室，医疗设备较简陋，提供诊疗服务。远洋船舶均配有船医，航行期间实施伤病防治。大的港口，如秦皇岛，开设医院为船员、职工家属提供医疗服务。清末（1873年）在上海、厦门开始实行海港检疫，并陆续在其他港口展开，设立海港检疫站，各自制定了检疫章程。民国时期（1930年）在上海设立卫生部所属海港检疫管理处，下设检疫科、蒸船科、医务科。增设研究所，组织实施与指导海港检疫工作。制定并颁布《海港检疫章程》，规范海港检疫工作。制定蒸船制度，定期对船舶进行消毒、杀虫，实施防疫工作。

中华人民共和国建立后，现代民事航海医学进入全面发展阶段，主要标志有：①民事航海医学保障组织体系的建立和发展。为保障航海人员的健康保健与救护治疗，在沿海港口、远洋运输公司基地相继建立了医务室、卫生防疫站、门诊部、医院与疗养院等医疗机构，构建船员医疗、防疫体系。至20世纪80年代海员医院、港口医院、疗养院达20余所，海港卫生防疫站20多个，分布于中国主要港口城市。1956年长江航运卫生学校，设医学与护理两个专业；1978年江苏南通医学院设航海医学系，成为中国培养民事航运船医的主要基地。民事航海医学科研机构已建成中、高级配套体制，1965年和1979年先后在上海、广州海难救助打捞局科学研究所设置潜水医学研究室，1975中国科学院生理研究所设立潜水生理研究组，1979并入当时组建中的交通部海上灾难救助打捞科学研究院，2001年转隶为上海交通大学海洋水下工程科学研究院。该院有劳动卫生，特殊环境（潜水、高气压）医学等研究领域。②船员医疗保健。20世纪50年代初，组织海员体检时发现梅毒等慢性病，并积极给予治疗；60年代国家交通部和中国远洋运输总公司制订了《远洋船员若干疾病不适宜在船上工作的规定》，并对海员休假疗养做出了具体规定。③船医。船上通常配有卫生员、医助等卫生人员。随着长江航运卫生学校和江苏南通医学院航海医学系的毕业生加入船医行列，船医的数质量得到较大提升。1990年国家交通部颁布了《船医管理办法》，对各型船舶船医的编配和职责作了统一规定，使船医管理规范化。④卫生防病。各港口和航运部门的卫生防疫机构，根据疫情与驻地实际开展以除害灭病为中心的爱国卫生运动，对港口、船舶实施卫生监督和管理，防止和控制传染病发生和流行，加强船员工作岗位环境卫生监测和职业卫生监督，减少职业病的发生。1985年国家交通部下发了《交通卫生防疫工作条例》，1987年国家卫生部编印了《船舶卫生指南》，开展"无鼠害船""国家卫生港"等活动。⑤海港检疫。1950年国家卫生部颁布交通检疫通令，规定检疫传染病14种。1957年颁布了《中华人民共和国卫生检阅条例》及《中华人民共和国卫生检阅条例实施规则》，规定检疫传染病减为6种。1986年颁布了《中华人民共和国国境卫生检阅法》，规定检疫传染病为3种，增加检测传染病14种。⑥民事航海医学研究。1980年前，上海海员医院、武汉长航总医院等开展海员和港口职工的疾病谱调查，明确了最常见的10种疾病的总患病率为34.78%。南通大学航海医学研究所成立后，与航海职工医院合作，开展海员疾病谱、死亡原因、胃病发病因素等调查研究，寻求防治对策。陆续开展航海心理、航海环境卫生、航海运动病、近海石油开采作业平台医学保障、潜水医学等领域研究，并在科研实践中培养航海医学研究专业人才，促进了民事航海医学的发展。

研究内容　主要包括：①海上作业平台卫生。着重研究各种船舶与作业平台的环境因素，如高温、高湿、噪声、振动、照明、有害气体、有毒物质、微波、核辐射、冲击波等对机体的作用和影响的规律，并研究制订相应的卫生防护措施。②船舶防疫。着重研究传染病在码头-船舶间、在船员中的流行规律及影响因素，以及消毒、杀虫、灭鼠等技术，并研究制订各种传染病的防疫管理措施。③船员医疗保健。着重研究与航海环境有关的心理状态及多发病、常见病（如晕船、胃肠道功能紊乱、腰腿痛、皮肤疾患等）的发病机制、临床表现及适合于航海条件下的诊断方法和防治措施。研究制定船员的医学选拔、体格检查标准。研究制定船舶与作业平台舱室卫生和个人卫生、营养卫生、食品饮水、各种作业卫生、被装卫生的监督制度。研究制定符合作业特点与人体生理节律的值更值勤、生活作息制度。④伤病救护治疗。依据船舶或作业平台的类型、规模、作业人员数量、伤病救治需求，研究制定卫生人员编配数量与专业结构组成；按作业岗位设置、作业平台结构、卫生设施布局，研究制定伤病员救护组织与流程；根据作业人员伤病种类与疾病谱，研究适合航海条件的伤病防治技术与装备。⑤海上搜寻与援救医学。研究海上医学救援的组织体系、海上幸存人员的伤病种类、致伤机制、临床表现，以及医学救援的技术、方法与装备等（图1）。⑥药材保障。根据航海作业平台性质、任务、药品补给周期，并按作业人员特发、常见伤病种类与疾病谱，研究制订药品、器材保障计划；研制航海人员伤病防治特需的药品器材，维护作业人员健康与工效。⑦人-机-环。从人-机-环境系统及工效学角度，研究提出各种作业平台的卫生学设计要求或标准，改善居住和劳动作业环境条件，提高人-环适居性、人-装适匹性，达到保健、安全、工效的目的。⑧航海心理。重点研究影响航海人员心理卫生的因素、常见的心理问题、身心疾病、心理健康维护、特殊作业岗位人员的心理负荷与心理选拔

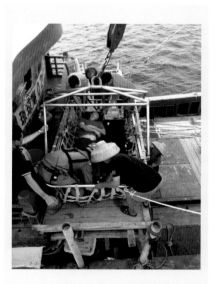

图1 受伤船员后送急救

等。⑨远程医疗。研究并构建远程航海船舶、海上作业平台伤病员远程医疗支援的组织体系、研制适合航海环境条件远程医疗系统的软件与硬件。⑩医疗保健制度。为减少疾病的国际传播，按现行的国际卫生规章实施，并根据航海实践的需要与海上医学保障特点，参考《国际船舶医学指南》，研究制订航海特殊作业人员医学选拔标准、医疗、疗养规定、女性船员健康标准、儿童上船卫生问题、健康证明等标准制度。

研究方法 民事航海医学研究内容宽广，研究方法往往由研究内容与研究对象决定。航海伤病研究，采用流行病研究方法，如个案调查、暴发调查、现况调查、媒介生物调查、病例对照、队列研究等方法，探求病因，控制疾病发展，获得诊断与防治依据。航海心理研究，采用心理选拔、心理咨询与心理治疗方法，如调查法（访谈、问卷）、实证法、心理度量法（量表法、测验法）、档案法、资料分析法（数理统计、逻辑推理）及其他研究方法（文献综述、个案研究、发展研究、模拟研究等）。航海健康维护研究，采用现场与实验室研究相结合的方法，如膳食调查，体格检查，生化检查，舱室物理、化学、生物学因素检测分析，动物实验，模拟仿真等方法，获得航海人员的营养、体能、环境危害因素等状况，提供健康维护的防控对策。航海作业能力研究，采用现场实测、生物学试验、模拟仿真等方法，获得航海人员，尤其是特殊作业岗位影响作业工效的舱室环境因素、人机环匹配性问题，为改善设计、改进工艺、制定技术标准提供依据。

发展趋势 未来民事航海医

学的研究对象由单一的航海作业人员拓展到作业平台的人-机-环整个系统的研究，从医学工程角度解决航海作业人员健康、安全、作业效率问题。研究内容，将从生理扩大到心理范畴，从治疗疾病扩大到预防疾病，从技术保障扩大到综合医疗服务等领域。研究方法，将针对不同的研究对象与研究问题采用宏观与微观、定性与定量、局部与系统相结合的方法，运用整体、层次、相关、动态、最优化的观点，研究民事航海医学中各种医学卫生问题，寻求各种维护健康、防治伤病的对策措施。

（张 建 褚新奇）

hánghǎi wèishēng guǎnlǐ

航海卫生管理（nautical health administration） 运用舰船卫生学的理论与方法，对航海卫生工作进行组织、计划、协调、控制的活动。目的是维护和促进船员的身心健康，最大限度地发挥他们的工作效率。

发展历史 航海卫生管理始于帆船时期，随着造船和航海技术的发展，船舶开始航行远洋。由于船上卫生条件恶劣，船员体力劳动繁重、营养不良、供水不足等原因，船上疾病流行，海上伤亡明显增多，要求远洋船舶重视船员健康和疾病问题，开始配备船医，负责船上的饮食和环境卫生，研究疾病的发生原因，治疗伤病船员。同时，还制定了船上预防及治疗疾病的卫生管理制度。1746年，法国马赛成立"航海外科，解剖学和实践医学学校"，开始航海医学教育，培养航海医学人才。1757年，英国医生林德发表了《论海员保健的有效方法》，英国海军舰队迅速采取一些卫生措施、颁布有关指令，使

舰船员的发病率、病死率明显下降。18世纪末，随着蒸汽机的发明，海上运输与海上军事空前发展，各国航海卫生实现统一领导和管理，海军配备了卫勤领导机构，兴办培养海军医学专业人员的院校，培养海军医疗和管理人才，促进了航海医学的发展。20世纪以来，国际劳工组织（International Labor Organization，ILO）和国际海事组织（International Maritime Organization，IMO）相继出台一系列公约有：1946年《海员体格检查公约》（第73号）、《1946年（船上船员）食品和膳食公约》（第68号）、《1949年船员起居舱室公约》（第92号）、《1978年海员培训、发证和值班国际公约》（简称"STCW"公约），制定了航海船员健康、食品卫生、船舱环境等卫生管理标准，确保了船员的生活条件和劳动条件。20世纪80年代以来，全球范围内发生几次比较重大的海难事故，据调查80%是人为因素造成。此后，航海卫生管理开始关注船员职业安全与健康，制定了《1987年海员健康保护和医疗公约》（第164号），《STCW2000公约及马尼拉修正案》《2006年国际劳工公约》等，要求各缔约国对船员进行定期的职业安全和健康培训，加强船员的身心健康和安全管理，建立船员医疗保健体制。

中国航海卫生管理起源较早，古代中国水上大规模活动比较频繁，非常注重医药保障管理；春秋吴国舟师在进行冬季水战时，利用药物涂抹，防止冻伤。唐、宋、元各代的航海船舶上，比较注意饮食、饮水安全管理，防止肠道疾病。明代永乐年间（1405～1433），郑和率船队7次出使西洋，非常重视航海卫生管理，重视医疗服务管理，配医官医师180名，平均每150名船员配1名，负责医伤治病，沿途鉴别收集药物；重视船队的疾病预防管理，船队卫生设施较好，重视给养和淡水的储备和补给；重视航海医学的研究管理，医官们沿途了解物产、气候和"瘴气"等情况，为航海医学的发展做出了巨大贡献。中国近代海军始建于1865年，1889年在旅顺、威海建有水师疗养院；1892年在天津设储药施医总医院，内有西医学堂（1915年改称海军军医学校），为海军培养医官，并效法西方海军卫生工作，制订预防传染病、维护海军人员健康的规章制度。中华人民共和国成立后，中国民事航海卫生管理也获得迅速发展，全国各地纷纷建立民事航海卫生保障组织机构，成立海员医院，港口医院及疗养院，并成立了相关的研究机构；对执行航海任务船舶的医疗卫生保障条件和人员提出要求，客货轮大多设有医务室，配备训练有素的医务人员，无医务人员者，由其他船员兼任；大型科学考察船等要求配备必要的医疗设施，能开展外科手术，对伤病员治疗。1990年，交通部颁发《船医管理办法》，提出了船舶上医疗人员和药品器械的配置标准，远洋船上，甲板部一名受过一定医学专业培训的高级船员负责船员的一般诊治。2007年《中华人民共和国船员条例》要求加强船员健康体检和职业安全培训管理，各船舶公司对船员上船前要进行健康体检，建立健康档案；制定船舶职业健康监护和培训制度，确保船员的健康和合法权益。

工作内容 主要有：①航海卫生资源配置管理。根据船舶类型、船上人员数量以及航次的性质、目的地和航期等因素，确定船舶上医务舱室、卫生人员及卫生管理人员、药品器材的编配要求。②航海疾病预防与控制管理。加强船员慢性病及心理健康问题的预防保健与管理，制订合理膳食与营养，增进体力活动计划，对船员吸烟、药物滥用、酒精滥用等不良生活方式进行干预，定期或不定期对船舶进行健康教育和培训，并监督检查培训的效果，建立船员心理问题预防和管理机制，及时发现船员心理问题进行干预。③航海传染病管理。根据《国境卫生检疫法》及国家有关法规，对船舶上鼠疫、霍乱、黄热病等检疫传染病，疟疾、流行性感冒、艾滋病等国际监测传染病、传染性肺结核等禁止入境的疾病实施严格管理制度，一旦发现上述传染病，严格按照法律的规定进行隔离、就地诊查、留验等卫生学处理（图1）；严格检查出入境船员传染病预防接种落实情况，消毒、灭鼠、除虫等卫生处理情况及传染病报告制度执行情况等。④航海环境卫生管理。监督检查船舶上照明、噪声、振动、热环境、机械通风、室内微小气候等工作环境，厨房用水水质、生活垃圾及污水处理排放系统应符合规定的卫生学要求；加强对船员工作环境中危险因素的检查和检测，对发现的问题及时处置，确保船员安全。⑤医疗服务管理。组织安排船员定期进行健康体检，对体检中发现不适合在原岗位上工作的船员及时调离岗位；制订并规范船舶医疗服务临床路径管理，在船员生病或意外受伤时，及时地进行急救和治疗；制定船舶紧急情况下伤病员处置的标准

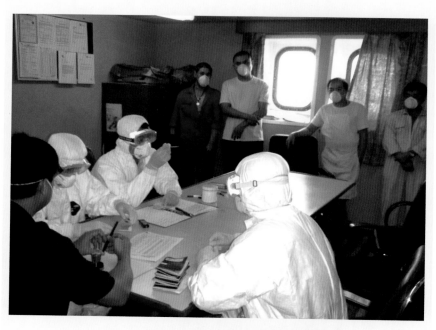

图 1　船舶检疫查验中发现结核病患者并及时进行卫生学处理

化流程，重点做好院前救治、急诊医疗标准化处置程序，提高紧急情况下医疗救治能力。⑥医疗卫生信息管理。建立疾病预防、医疗救治、环境卫生学检查等船舶卫生信息系统及管理制度，定期检查卫生信息档案的落实情况；建立船舶远程医学平台，为船员提供医疗信息沟通交流、健康咨询、远程会诊和远程医疗服务。⑦突发公共卫生事件管理。制定重大传染性疾病、食品卫生和职业中毒等公共卫生事件的应急预案；组织建立航海重大公共卫生事件的应急网络，配备相应的人员、医疗设备、药品等资源，并制定使用方案；加强突发公共卫生事件的日常监测管理，及时地做出诊断和启动预警机制，做好突发事件的应急控制工作（图2）。

工作方法　主要是：①制定可操作的船舶卫生管理制度、工作指南及工作计划。航海企业应根据国际公约及政府出台的相关法律法规，制定本单位的航海医疗保健、公共卫生、传染病预防等卫生管理制度和相关的工作指南。制定的公共卫生管理制度应便于执行；舰船员饮食、饮水安全，船舶通风、污染物排放等具体质量标准及管理制度应明确。制订具体工作计划时要注意：目标明确，即要明确规定完成的任务和要解决的问题；职责具体，要规定负责人和参与人的职责分工、相互协作关系及完成任务的时间表；突出重点，要紧抓体系中的薄弱环节及关节，进行重点的督促检查和落实。如制订航海职业健康及安全培训计划时，应具体到时间、地点、内容、方式（远程广播、面对面现场培训等）及责任人。②建立岗位分工及工作职责明确的船舶卫生管理组织机构。根据船舶卫生工作的任务要求和环境特点，建立职责明确、分工合理、权利和义务对等的航海卫生管理组织。要制订岗位说明书，详细描述每个岗位的职责和要求，配备全职或兼职的管理人员，负责落实执行具体的卫生工作计划。③加强卫生工作的监督检查，评价执行效果。航海卫生管理者应定期对航海卫生工作计划执行情况进行检查，可以是定期检查，也可以是随机检查，对检查结果进行统计分析，评价执行效果。④及时提出改进措施。航海卫生管理人员应针对检查过程中发现的问题，提出有针对性的改进措施，包括事前、事中或

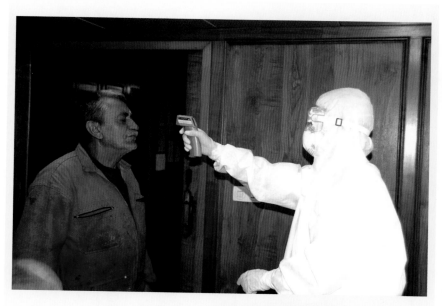

图 2　甲型 H1N1 流感期间检测船员的体温

事后措施。事前措施指在航海卫生工作实施之前，提出的改进措施，以防止执行过程中产生偏差，如船舶传染病管理，在传染病发生之前，应针对存在的问题提出有效的预防措施；事中措施指卫生工作在实施过程中，管理人员发现了问题，及时提出的改进建议，如船舶药品管理，在检查时发现药品柜中缺少有关药品时，应及时要求相关部门补充药品；事后措施指卫生工作已经完成，在检查考核时，发现结果与预定的标准或计划相差较大，应及时提出改进措施，如对突发公共卫生事件的处理发现有不合理的做法，应经过总结吸取教训，进行改进，为以后做得更好打下基础。

（张建程纯）

hǎiyuán bǎojiàn

海员保健（health care of seaman）　运用医学科学技术早期发现和诊疗海员疾病，实施健康保护和指导的活动。目的是维护海员健康，保持正常有效的航海作业。

世界各国十分重视海员的保健，国际劳工组织、国际海事组织和世界卫生组织密切合作，制定了一系列制度和公约保护海员的健康，如《1946 年体格检查海员公约》《1970 年船员起居舱室公约》《1958 年船舶医药箱建议书》《1958 年海上医疗指导建议书》和《1970 年预防事故海员公约及建议书》等；1987 年 9 月在日内瓦举行第 74 届会议通过了第 164 号公约，对海员保健制定了详细的条款，以保障海员的健康权益。中国是最早进行航海的国家之一，十分重视海员保健，六百多年前郑和下西洋，就已带了橘子等食品，对海员的身心健康起到了良好的保健作用。

海员保健主要是维护生理健康和心理健康。①海员生理健康保健。海员的饮食与营养与陆地有较大的差别，受到船舶噪声、振动、摇荡及晕船等不良因素影响，自身生物钟规律打破，身体和精神可能长期处于亚健康状态。为维护海员生理健康，应保障海员：合理的饮食。海员应尽可能有规律地饮食，合理搭配蛋白质、脂肪和碳水化合物等营养元素，及时补充新鲜蔬菜和水果，长航时，服用维生素和保健食品等；充足的睡眠。随着科学的发展，海员的休息场所和条件不断改善，如床铺加宽，可以有私密空间，能在床头阅读、上网等，有利于海员的放松和睡眠，使海员的精力更充沛；适当的运动。海员可以在船上健身房（图 1）、甲板和舱室做适量的运动，以保持体力；定时体检。实施每年一到两次体检制度，以及时发现疾病，进行治疗。②海员心理健康保健。海员长期生活工作在航海特殊环境中，对心理健康产生一系列的影响，探索海员的心理活动及其规律，提高海员的心理素质，积极预防各种心理疾病，有利于更好地完成海上作业任务，应做到对不良心理状态进行疏导，在海上长期与家人和社会分隔，接触人群狭窄固定，社会信息闭塞，单性群体生活，对海员心理会产生不良影响，往往导致遇事激动、烦躁易怒、冷漠固执、沉默寡言、消极悲观等，需要开展心理疏导，使船员保持优良的心理状态；培养海员多方面的兴趣与爱好；组织经常性的体育锻炼和文娱活动（图 2），如听音乐，看书，下棋，看电影、电视等，以松弛大脑皮质紧张度，提高自主神经调节功能，减少烦恼和孤寂感，陶冶情操，恢复心理平衡。

海员保健工作方法主要包括：认真开展健康教育；控制海员的饮食；改善海员睡眠的软、硬件；利用现有条件，引导海员坚持适当的运动；落实上岸休整时进行体检的规定；结合心理专家的心理疏导，开展有益的文体活动，

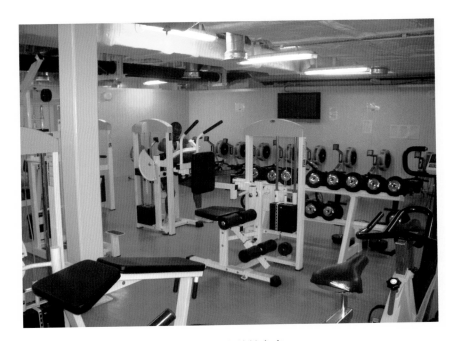

图 1　船上的健身房

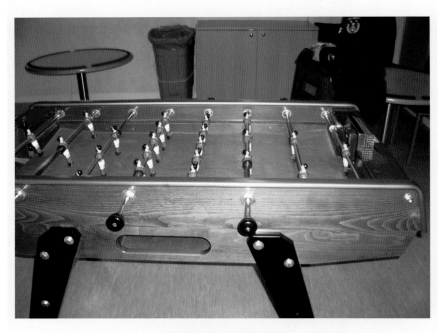

图2　船上的健身玩具

改善心理状况。

（张　建　方旭东）

hánghǎi yīxué xìnxī

航海医学信息 （information of nautical medicine）　为航海活动中伤病防治提供与医学有关的知识、数据及音视频等资料的总称。目的是跟踪国内外相关学科的发展动向，进行综合分析，提出研究见解，为领导机关决策和科技人员从事课题研究提供准确性高、针对性、新颖性和综合性强的航海医学科技信息，用于航海医学学科论证，发挥信息的科学引领、咨询服务、预测未来和辅助决策作用。

随着航海事业的发展，航海医学也在不断前行，积累了大量需要处理和可利用的科技文献资料和科研成果，航海医学信息也得到了长足的进步。西方国家对航海医学信息研究与开发的投入巨大，计算机应用于文献加工领域使航海医学信息得到了前所未有的传播与利用。由于舰船自动化程度的提高，舰船员编制人数越来越少，地方航海医学从业人员减少，因此，大部分航海医学信息工作由海军为主完成。如美国的海军医学信息系统保障部队最早成立于1961年，名为海军医学信息管理中心，同时也为民用航海医学提供信息服务。通过航海医学信息技术研究、开发和利用，为航海工作者的医疗保健、健康评价、健康促进、航海疾病检测与预防、公共卫生突发事件应急处理等方面提供技术咨询和决策建议，提高了航海医疗卫生水平；也为航海医学科研人员提供文献资料、最新研究动态，为科研课题立项论证、成果评价等提供科学依据，发挥了航海医学信息的科技作用。中国的航海医学信息，主要从图书馆藏资料、档案资料和文献资料演变而来，大体经历了5个发展阶段：20世纪60年代，重点研究航海医学文献的信息处理基本技术，提高传统航海医学信息处理工作效能；70年代，重点研究航海医学信息处理的自动化及联合编目，建立自动信息检索系统；80年代，重点开发联机情报系统、区域网络化、现代信息分析技术与决策支持；90年代，重点发展电子信息系统、全球网络化、建立各种数据库，推进了航海医学信息的快速传递和查询；进入21世纪以后，随着计算机产业的迅速发展，通信卫星的覆盖全球，互联网的延伸等成就，大数据时代的到来，使航海医学信息有了更广阔的发展空间。随着计算机、网络和通信技术等的迅速融合，数字化和网络化的不断演进，文字、声音、图像均以数字形式存在于网上，大数据的发展和应用，使航海医学信息也得到了空前的繁荣和发展。

航海医学信息的基本内容主要是：①广泛收集航海医学各专业领域技术发展动态、最新进展、重大科研成就，进行分析整理，提出有广度和深度的预测性情报供机关参考决策、科研规划计划制定、立项论证、成果水平评价等。主要包括：航海卫勤保障、潜水医学、潜艇医学、各种潜水的医学保障、援潜救生医学保障、水下脱险技术装备及医学保障、舰船核防护医学、舰船卫生、舰船人机环及功效学、航海心理学、航海饮食饮水卫生保障、海军航空医学及舰载机医学保障、海上石油平台医学等学科信息。②航海医学信息的储存、传播，充分发挥信息对推动学科建设、知识推广中的作用。主要包括：对航海医学信息进行音视频处理，利用现代信息网络技术提高传播速度，使最新的航海医学知识、技术装备信息等传送到相关人员手里，以便及时地再开发利用。如发达国家海军把舰员自救互救技术、海上伤病员医疗后送组织实施方法等制作成音视频教材用于训练；把航海卫生知识编制成各种手册，供舰船员查阅；定期编辑出版航海医学杂志，作为航海医学信息交流的平台，国际上有《国际航海卫生杂志》（*International Maritime Health*）、《航海医学杂志》（*Maritime Medicine Journal*）、《国际航海人要素会刊》（*International Maritime Human Element Bulletin*）、《英国皇家海军医学杂志》（*Journal of the Royal Naval Medical Service*）、《美国海军医学杂志》（*U. S. Navy Medicine*）等十余种。中国出版有《中华航海医学与高气压医学杂志》《海军医学杂志》，用于传播航海医学信息，供有关人员参考利用；并设置有航海医学专业图书馆（图1）和电子阅览室，可进行相关资料的查询、阅读。

航海医学信息的主要特点是涉及面广。航海医学广义上包括军事航海医学和民事航海医学，尤以军事航海医学范围远远超出了一般军事医学的范畴，既要研究海上作战伤病员救治，还要研究陆上基地防御作战伤病员救治

问题，还有海上落水人员的生存、军事航海环境因素特点及其对海军人员身心健康的影响、舰艇人-机系统、潜水医学、潜艇医学、海军航空兵医学、核舰艇医学防护、常见病多发病防治、预防医学等；随着海洋开发利用和航运事业的发展，民事航海医学涉及的范畴也在不断扩展，要求越来越高。由此，航海医学信息需要从多视角、多学科、综合性地进行搜集、分类、整理，特别在当今的大数据时代，要把真正有用的知识、资料提供给需要的人群。

（张 建 方旭东）

jìnhǎi yīxué

近海医学（offshore medicine）

研究近海海域海洋资源开发利用作业环境对人员健康的影响和伤病防治规律的学科。是航海医学的组成部分。学科体系包括：近海医学理论基础（生理学、病理学、临床医学、作业平台卫生学、环境毒理学、航海流行病学、航海心理学、近海潜水医学等）、近海医学实践研究和实践中形成的维护从业人员健康与安全的规

范制度，海洋石油和海港、船运公司的医疗机构及专业人员及其培训系统。

发展历史 近海医学是随着近海油气开发工业的建立和发展而逐步形成和发展的。早期的海洋石油开发仅在沿岸海域进行，作业人员医学保障依赖岸基医疗机构实施。第二次世界大战后近海石油工业兴起，尤其20世纪60年代后大型海洋石油钻井和开采平台的出现，能远离岸边进入近海进行海洋油气开发利用。近海作业规模的扩大，作业人员的增多，作业平台类似一座人工岛，环境中持续噪声、工作紧张、作业强度大，人员长期与外界隔绝孤立，导致身心伤害，造成近海作业人员伤病增多。尤其因风暴、巨浪、地震、海啸、碰撞、燃烧、爆炸，以及操作失误、机械事故、直升机坠落等各种原因造成大量人员伤亡和严重的经济损失，致使近海作业医学保障备受关注。一些海洋国家的环境医学及近海医学研究机构，对近海油田作业工人及潜水员提供医疗支持；组织实施作业中潜水事故与疾病的处理；开展作业相关的医疗咨询、作业环境有毒有害因素的监测控制等科研工作。作业平台缺乏职业医生，医疗设施设备简陋，伤病救护治疗条件差，医疗后送困难，为维护作业人员健康与安全，国外一些石油城市，设有"近海医疗支持公司"（Offshore Medical Support Ltd）负责地区近海医疗工作，并为近海石油平台训练医士；提供医疗保健、平台潜水作业医学保障、医学咨询与技术指导、24小时值班。医疗保健实行社会化、专业化保障，提高了社会经济效益。

中国近海医学发展始于1964

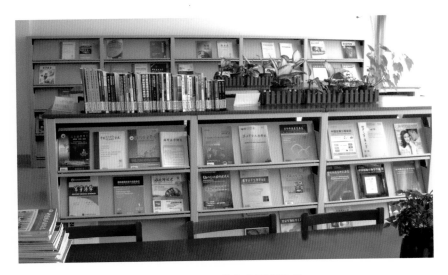

图1　航海医学专业图书资料

年海洋石油总医院的建立。该院与南海西部公司职工医院，均是集医疗、教学、科研和医疗救助、健康管理、职业卫生技术服务为一体的医学中心，承担海上作业现场医疗急救、日常诊疗、卫生保健、职业病防治、传染病和食物中毒的预防和救治、健康宣教、药品管理等。与沿海多家医院签有陆地支持协议，形成了以石油医院为依托、沿海多家医院提供应急支持的海、陆、空立体海上急救网络，为海上提供24小时的应急医学支持服务。在中华医学会航海医学分会内定期进行近海医学学术会议，交流研究进展与近海医学保障经验，促进近海医学学科的发展。

研究内容　主要包括：①近海作业平台环境卫生。作业平台是员工生活工作的场所，平台环境中的物理因素，如噪声、振动、热、冷、照明、辐射等；化学因素，如各种气体污染物、颗粒物、烟雾、油烟等；其他影响健康的因素，如轮班作业，工作压力等，均可导致身心疾病、甚至中毒、窒息。根据卫生和安全工作法的相关规定，近海作业医学保障应实施平台作业环境卫生学监督。监测各种健康危害因素的水平，进行平台作业环境健康风险评估，采取各种预防措施，改善作业环境。②作业人员医疗保健。实施作业人员的医学选拔，定期进行体格检查，掌握每个作业人员的健康状况，制定健康促进计划，提出个性化的健康促进建议。药物与酒精测试，防止药物滥用与饮酒过量，引发疾病与意外事故。③海上突发公共卫生事件处置方案、预案。作业人员中可能有损害健康的病原携带者，或潜伏期或恢复期病原携带者，在作业平

台特殊环境中受各种因素如疲劳、密切接触、消毒与预防措施不力等影响，引发传染病发生、扩散与流行。此外，管道泄漏所致化学中毒，或燃烧、爆炸或自然灾害导致平台倾覆等，造成大批伤病员。④伤病员急救与医疗后送（图1）。根据海上作业平台环境与人员组成情况，研究伤病员急救组织、程序、技术与装备，沿海医疗救护体系的构建与医疗支援保障等。⑤各类事故的医学救援。根据事故性质、伤员数量、伤情特点，将事故医学救援预案按实际情况修改为实施方案，并按方案组织实施。⑥潜水作业医学保障。按3阶段组织实施，作业准备阶段，建立和健全卫勤保障组织，明确各级任务分工；根据潜水任务的性质、规模、潜水深度、作业强度、时间进度，确定潜水医生的配备；预选减压方法、减压方案，和减压表；制订救护治疗方案；潜水员的选拔与训练；实施潜水设备和装具的卫生学监督。作业阶段，潜水医生监督潜水装具的气密性、入水方

式和下潜速度、呼吸气体和机体反应；水下停留期间，对潜水员实施潜水生理、心理等医学指导和监护，对作业中可能发生的氮麻醉、外伤、溺水等实施医学处置；上升出水时，正确执行减压方案，防止发生减压病。作业后阶段，对潜水员进行体检和观察，予以解除疲劳、增强机体耐力的措施；组织伤病员救治与后送。⑦远程医学。运用作业平台的远程通信与控制技术、多媒体技术、医学电子技术、计算机技术等，与陆基医疗机构进行伤病员数据、音视频资料的双向远距离传输，开展医学咨询、疾病诊治及医学教育等活动，提高医疗救护的质量与效率。⑧近海作业人员医疗急救技术训练。根据作业人员常见伤病的种类、救治范围、平台环境特点，确定医疗急救技术训练内容、时间、结果评价等。

研究方法　由近海医学研究内容决定，主要是：近海作业人员医疗保健研究，采用现场与实验室研究结合的方法，如建立个人健康档案、全寿命跟踪个人健

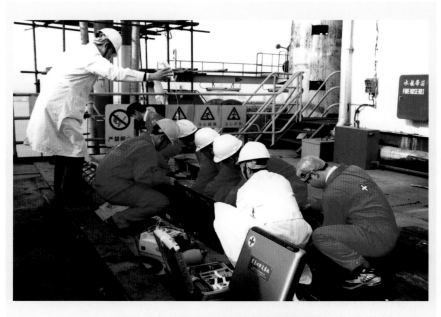

图1　海上作业平台人员组织急救演练

康状况，进行大样本作业人群纵向、横向对比研究，探究近海作业环境对人员健康的影响规律，监测近海作业平台自然、社会环境，以及作业平台小环境中物理、化学、生物学因素对作业人员健康的影响与防控策略。近海作业人员心理研究，采用心理选拔、心理咨询与心理治疗方法，获得作业人员心理健康、心理障碍、心理疾病的致病因素及其防治措施。近海伤病研究，采用流行病学研究方法，探求病因，控制疾病发展，获得伤病防治依据。近海作业能力研究，采用现场实测、生物学试验、技术标准制定等方法，获得近海作业人员影响安全、工效的环境因素，为改善设计、改进工艺提供依据。

随着作业平台向大型化、机械化、自动化发展，近海医学的发展重点是研究解决作业平台从业人员的健康维护、作业风险评估、作业环境监督与控制，降低作业风险，改善作业环境，提高作业工效。保障手段上运用远程医学系统，提供远程、实时、快速、高效的医学服务，以减少伤病员后送。医学保障体制上，借助社会医疗资源，构建近海与陆地医学支援保障体系，实施海陆无缝链接式保障。

（张 建 褚新奇）

hǎiyáng shíyóu píngtái yīxué bǎozhàng
海洋石油平台医学保障

（medical support for petroleum platform at sea）运用医学科学技术与管理体系，为海洋石油平台作业人员进行的医疗防护活动。对保障平台人员安全作业，提高生产能力具有重要作用。

海洋平台医学保障是随着海上石油勘探开发、生产需要，以及医学科学技术的进步而发展起

来的。1897年美国在加州萨马兰滩（Summer land）的潮汐地带上架起第一座木架平台，用钻机打井，勘探开发海上油气，当时主要采取岸基医疗机构支持和现场紧急后送的服务模式。第二次世界大战后，木结构平台改为钢管架平台。1964～1966年，英国、挪威在水深超过100m、浪高达到30m、最高风速160km/h、气温至零下且有浮冰的恶劣条件下，成功地开发了北海油田；在岸基医疗机构提供保障的基础上，增加了空中直升机、海上救生快船和现场医务室，编配平台医生和相关医疗设施、设备及药品的医学保障服务。21世纪初，80多个国家在近海并向远洋深海利用海洋平台开展石油商业活动，医学保障模式是：总部设疾病预防控制中心、公司以健康安全环保部为主导，并与具备资质的医疗机构、科研院所联合组成医学服务体系作为保障基础，逐渐向远程网络监控、现场指导的医学保障模式发展。1966年，中国在渤海建成了第一座钢架桩基海洋平台并投入生产，用岸基设卫生所支持，提供24小时服务。随着海上油田开发，平台增多，先后建立了职工医院、防病站、海上医疗急救中心、中海油疾病预防控制中心、健康管理中心等专业化医学服务机构。石油平台所属公司，建立了质量健康安全环保部，接受国家安全监督总局和卫生部的监督管理。总部成立了海洋石油职业卫生监督管理办公室，依据国家《职业病防治法》，出台了《海洋石油作业职业卫生管理规定》，对作业人员，实施上岗前、岗中、离岗及年度健康体检；依据《出海人员健康体检标准》核发《健康证》，并接受海上急救、求生、

直升机水下逃生、平台消防和救生艇筏操作培训，考试合格获证上岗。形成了从岸基支持到平台现场服务；从作业环境监控到人员健康管理；从疾病防控到临床治疗的系统化医学保障体系。

工作内容 主要有：①卫生管理。拟制平台建造和生产运营期医学保障方案，医疗服务系统建设规划、实施计划和管理措施，做好平台建设和生产应用单位与卫生服务机构的组织协调工作。②卫生防病。平台作业人员的健康维护、疾病防控，食品供水卫生监督和职业病防治。③医疗保健。对因创伤、疾病、有毒有害物质意外中毒的平台伤病员进行急救（图1）、诊治或康复疗养。④平台卫生。作业环境监测、人员职业健康资质认定、卫生维护等。⑤科研培训。组织职业病专业医生上岗培训，针对平台疾病防治特点选题立项进行科学研究。⑥药械管理。制定平台医务室设施、设备、药品配置标准，协调属地政府和医疗机构的政策、管理等支持。⑦服务质量管理。按国家卫生行政许可运营内容和质量标准管控。

保障方法 主要是：①由总公司机关职能部门及所属各级质量健康安全环保部（QHSE），依据ISO9001和OHSAS18001两个管理体系、平台作业国家和地区的相关法律法规，拟制出具体的平台医学保障内容、职责和管理办法，并组织实施。②由海洋石油卫生防病站和卫生监督办公室，或属地卫生行政机构，依据防疫要求和平台卫生状况、公共卫生事件等，依法进行监督检查，每年度核发食品卫生许可证；组织实施或指导作业人员接受检验、检疫和预防接种，实施传染病防

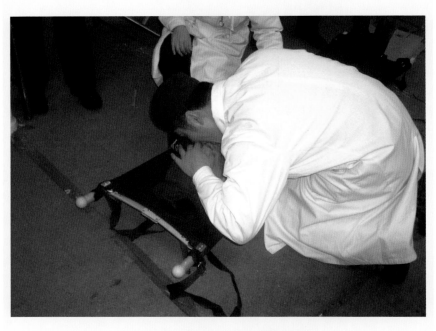

图 1　在石油平台上实施伤病员急救

控。③由岸基医院和海上医疗急救中心所属各平台医务室具体组织实施，对因创伤、疾病需门急诊或住院治疗的平台人员按照就急、就近选择医院服务，或直接转运到海洋石油总医院接受门诊、住院或康复治疗。④在海洋平台设计建造与生产期，平台人员必须全面接受具有国家甲级资质的疾病预防控制中心，作职业病危害因素预防与效果控制评价，对其可能出现的职业病危害因素进行辨识；对其存在的风险点进行检测、评估，实施超前预防措施；由海洋石油总医院健康管理中心或具备相应资质的医疗机构、科研院所等，依据《海上作业人员体格检查标准》，实施作业人员上岗前、岗中和离岗 3 个阶段体检，予以职业健康资质认定，核发年度健康证，持证上岗；同时接受健康宣教，职业病、传染病认知、平台环境生理、心理适应性培训，以及必要的心理卫生干预等。现场由海上医疗救助中心选派具有资质的平台医生常驻。⑤岸基支持医院及平台医生，每年接受专业性基本理论、基本知识、基本技能培训，通过资质考试，获证执业。⑥海上急救中心或岸基医疗机构依据公司管理规定选派人员，采办设备、药品，配送到医务室。⑦执行 ISO 9001 和 OHSAS 18001 两个体系标准，由平台医生负责实施。

（张　建　宋希江）

hánghǎi fǎyīxué

航海法医学（nautical forensic medicine）　研究解决航海法律案件中有关医学问题，为侦查审判案件提供资料和证据的学科。医学的分支学科。法医学的组成部分。

随着航运与经济贸易的发展，船舶往来于不同国家、地区、港口频繁，涉外人身伤害案件上升；船舶航行时间的延长、航行海域的扩大，部分船员心理障碍，导致酗酒、行凶、吸毒等时有发生。航海法医学应遵循不同社会制度、法律规定、风俗习惯、宗教文化，慎重做出涉案人员伤亡的鉴定。同时，改善船舶分析检验技术装备，提高现场检验、伤害鉴定等航海法医学分析评估能力。学科体系主要包括：航海法医学理论基础（法医伦理学、法医病理学、临床法医学、法医物证学、法医血清学、法医人类学、法医牙科学、法医化学、法医放射学、法医毒物学、法医精神病学、医法学等）、航海法医实践、海港的法医机构和专业人员，及其培训系统。

发展历史　1899 年，西方近代法医学开始传入中国；1915 年北京和浙江医学专门学校开设法医课；1930 年国立北平大学医学院创立法医学研究。1932 年在上海建立法医研究所并出版《法医月刊》。作为法医学与航海医学交叉学科的航海法医学，是在船舶航行途中发生意外伤亡时，受海上条件制约，不能及时进行法医鉴定，涉外船员关系复杂等航海医学中法律问题日益突出的情况下，催生了航海法医学的形成。特别是 20 世纪 60 年代以来，一些航海事业发达国家，专门从事海上、港口和水上法医的机构或组织陆续建立，将法医学的理论与方法运用到航海领域，逐渐形成现代航海法医学。海洋经济的发展和自然科学的突飞猛进，现代先进的检验技术和装备的大量运用，促进了航海法医学的发展。

研究内容　主要研究航海法律案件中有关医学问题，包括：①尸体检验。通过海上和国内外港口尸解，查明死因（非暴力性死亡、暴力性死亡）、死亡时间、致死方式（窒息或其他原因）、致死物体（根据受伤部位、损伤程度、形态、大小特征，判断钝器伤、锐器伤、火器伤等）及个人识别。②人体伤害鉴定。检查被害人和被告人的生理状态和病理状态、损伤部位、损伤程度、伤残等级、劳动能力；有关性犯罪鉴定；亲子鉴定；司法精神病检查和诊断、精神状态和行为能力及责任能力的鉴定；血中酒精含量检查（酒后肇事）；中毒伤害程度检查等。③物证。凶器、毒物残留及人体皮肤、黏膜、脏器、体液、分泌物、排泄物等检验、确证。④现场。时间、地点、现场条件等认证。⑤事故、伤害、谋杀等分析评估。⑥尸体防腐。航海途中发生不明原因的死亡，为供法医咨询与检查，转送途中尸体须防腐保护。⑦病理与实验检验。对尸体进行病理检验（图1）；对可疑凶器、毒物进行分析、鉴定，明确死因。⑧事故伤残鉴定。由资质机构，对事故原因、伤残程度做出评估结论。

研究方法 与法医学基本相同，主要包括：①现场调查法。对发生伤害事故的现场查找事故原因与相关证据。②医学方法。采用尸体解剖、临床医学检查，进行样本的生理、病理检查。③化学方法。对毒物进行定性、定量分析，人体酶的生物化学检查。④物理方法。采用各种物理仪器，（如X线、光谱、质谱、磁共振等）对毒物、药品、人体损伤进行定性、定量分析与检查。⑤生物学方法。对人体血液、各种分泌物、体液、体毛、骨骼等进行生物学鉴定，细菌、病毒的检验与动物模拟中毒、机械损伤等试验。受航海条件、与社会隔离、法医人员与技术装备的制约，航海法医学有其自身特点，如海上法医鉴定时间受限；尸体保存困难；现场勘查和保护受限；现场缺乏法医专业人员；涉外关系复杂；溺水鉴定是航海法医学重要任务。

（张　建　褚新奇）

hǎinàn yīxué jiùyuán

海难医学救援（shipwreck medical rescue）

对海上遇险人员进行寻找、救捞和医疗后送的活动。海难救援中的重要组成部分。实施快速有效的海上医学救援，对于挽救人员的生命、减少人员伤残或死亡具有重要意义。

发展历史 海难医学救援伴随着航海事业的发展而产生，经历了从古代、近代到现代的漫长过程，逐步积累了丰富的实践经验。国际海事组织（IMO）在全球航海救援中发挥了较好的指导和协调作用，《国际海上人命安全公约》和《国际海上搜寻救助公约》是国际海事组织制定的两个重要公约，它规定了各国海上救援组织的职责、搜寻区域范围、现场救助的指挥协调和工作程序等事项。国际海事卫星组织、全球远程医疗服务系统等为海上医学救援提供了有力的支持。中国海上搜救中心通过由交通部牵头，公安部、总参、武警部队等15个国家部委和军队有关部门组成的国家海上搜救部际联席会议制度，负责指挥和组织协调中国附近海域重大海上搜救应急行动；2006年1月，《国家海上搜救应急预案》作为国家25个专项应急预案之一，与5个分预案一起在全国颁布实施，自此中国海上救援体系建设进入快速发展时期。中国沿海13个省、自治区、特别行政区、直辖市已建立了海上搜救中心，建有各类海事搜救、应急处置船舶800余艘，在北海、东海、南海建立了3个专业救助局、3个专业打捞局、4个救助飞行队；在军队建有海上大型医学救援平台，组建了数十支医院船医疗队、救护艇医疗队、卫生运输船医疗队、援潜救生医疗队、空中救护队等专业医学救护队伍，研制装备了大量新型救援器材；还建立了海上应急预警服务系统和预警信息发布平台，基本形成了覆盖

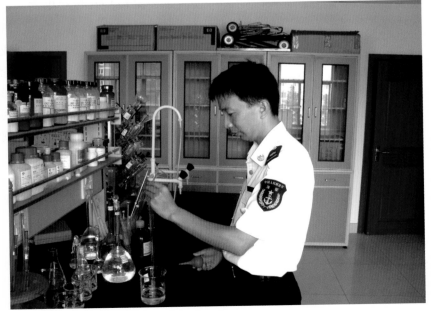

图1　实验室病理检验

重点海域的海陆空立体医学救援体系。

主要内容 发生海难时，医学救援是在统一组织指挥下，由卫生部门对遇险伤病员实施救治的工作，主要内容包括：①积极配合有关部门搜寻、救捞落水人员和发现伤员，指导救援现场进行自救互救，对伤员实施救护和进行卫生管理。②在海难救援现场展开伤员集中点，将舱内伤员和救捞的伤病员迅速转移到集中点，进行检伤分类，对危重伤员进行紧急救治，稳定伤情、维持生命，有条件时实施早期治疗，留治暂时不宜后送的重危伤病员和轻伤员。③组织伤病员后送到上级救治机构，对伤情稳定的伤病员组织后送（图1），并在途中实施继承性治疗和护理。④海上或陆上收治机构，对后送来的伤病员进行全面检查和确诊，进行确定性治疗。

步骤 海上医学救援效率通常受以下因素制约：海上环境严重威胁遇险人员的生存安全；海上援救组织指挥复杂；海上医疗救护与后送困难，受海区海情海况气象条件影响大；医学救援的水平取决于救援卫生装备的配置情况。海难医学救援一般分受领任务、组织准备、海上救援和返航4个阶段实施：①受领任务阶段。应尽快了解海难的性质与原因；人员伤亡与落水人员数量；海域的海情海况；卫生部门的主要任务和需协同的事宜等。②组织准备阶段。启动海难医学救援应急预案；依据救援规模与要求确定救援医护人员组成与数量，组织救援船只和飞机，必要时派出专用卫生船舶；携带和补充必要的医疗设备和药品器材；航渡中，划分救治场地，建立医疗组室，明确医护人员分工，进行预展开。③海上医学救援阶段。明确救援现场的组织指挥，要注意密切协同，特别是国与国之间的协同；全力搜寻、救捞落水人员；配合海救部门营救、转移遇难船上的人员；严防救援过程中火灾、爆炸、有毒化学物泄漏对人体的二次伤害；伤病员的救治要突出以急救医学理论为指导，以伤病员分类、救护和后送为主线，以提高医疗救援效率和效益，充分发挥医疗救援力量整体优势，实施快速、正确、高效的救援。④返航阶段。制式卫生船舶接收伤病员后，按照分级救治、时效救治和治送结合的原则处置伤病员；一般救援船接收伤病员后原则上应立即返航，在返航途中对伤病员实施紧急救治并注意以下几点：伤病员数量较多时，应对伤病员进行分类，遵循先重后轻、先急后缓的原则，实施救治；必要时进行紧急救命手术，如气管切开、气胸封闭、开颅减压，有条件时对腹腔大出血的伤员行剖腹探查术；对休克伤员采取输液、输血、给氧、镇痛、保暖等措施，积极进行抗休克治疗；如航程较长，医疗条件较好时，可对伤员进行清创术，精心护理伤病员。

（沈俊良　陈尧忠）

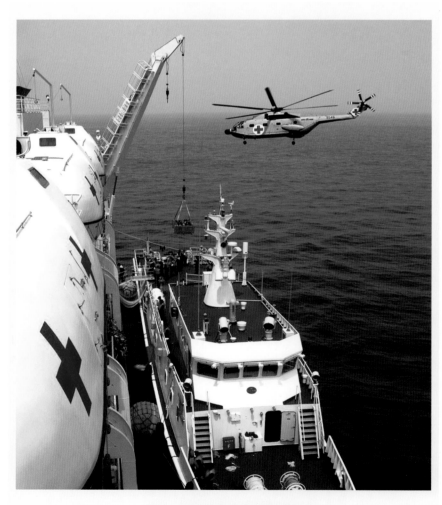

图 1　对遇险伤病员组织后送

hǎishàng jíjiù

海上急救（first aid at sea）　为挽救海上伤病员的生命，改善病情、预防并发症而实施的初级救护。包括海难事故和航海作业事故伤病员急救。目的是抢救伤病员生命，待机获得进一步救治。

船舶在海上航行会遇到各种恶劣气候条件、海区复杂环境等各种因素影响，引起危及船、人、货等安全方面的险情，加上驾驶人员失误、船舶机械设备故障等原因，致使航海中事故时有发生。这些事故不仅与船舶本身安全密切相关，且可造成船上人员的重大伤亡。通常可分为：一类是因船舶碰撞、搁浅、触礁、火灾、爆炸等原因引起的船体设备毁坏和人员伤亡，称为海难事故；另一类是因船员作业时发生的创伤、溺水、触电等导致人员受伤甚至死亡，称为航海作业事故。在这些事故中发生的伤病员需要提供初级的救护，以挽救生命，并待机后送做进一步的治疗。海难事故伤亡特征有：突发性，船舶碰撞、触礁、搁浅、火灾、爆炸、机械故障、货物移位等危及人员安全的情况往往都是突然发生，破坏性强，造成船毁人亡，人员伤亡大；伤情复杂，海难和船员职业性事故发生的伤病员呈多样性，有溺水、低温、中暑、各种创伤、烧伤、复合伤等；精神心理反应强烈，海难作为应激源，对人员的心理冲击极大，可发生各种不同的心理反应，如恐惧、紧张、焦躁、绝望等。由于船舶单独航行在海上，一旦发生海难，船上救治条件受限，伤病员难以立即获得良好救治，可能因后送不及时导致危重伤病员死亡率增加，因此，采取急救措施挽救伤病员生命显得尤为重要。

工作内容主要是针对在海难或航海职业性事故中发生的伤病员进行自救互救，或由卫生人员实施初级救护，具体包括：溺水急救，各种外伤急救，各类中毒急救、烧伤急救，电击伤急救、中暑急救，体温过低急救，有毒海洋生物伤急救等。并迅速组织伤病员尽快脱离事故船舶，实施后送。

要实施优良的海上急救，平时应加强船员的自救互救技术训练，配备必要的急救药品器材；制订明确的船舶事故条件下伤病员急救程序和方法，并经常进行有针对性训练；船舶运行管理机构应构建相应的海难事故伤病员急救组织，行使组织协调、技术指导、调度等工作，确保海上急救的顺利实施。

（方旭东）

qiánshuǐ yīxué

潜水医学（diving medicine）

研究潜水过程中高气压、水下低温、水流、底质、水中阻力等因素对机体造成的生理心理影响、损伤规律及防治措施的学科。潜水是采取一定的方式，按照一定的方法和步骤，主动地从空气中穿过空气—水界面没入水面以下（入水）、向深处进发（下潜）、到达水底或目的深度（着底）后逗留一段时程并从事一定的活动（水底逗留），又从水底或目的深度离开（离底），向浅处返回（上升），经过一定的规程（减压），最后露出水面（出水）的全过程。潜水医学是潜水技术科学和医学科学交叉综合而成的边缘学科，是军事航海医学的重要组成部分，也是特种医学的重要分支。学术上一般将潜水医学与沉箱、隧道等高气压作业医学和高压氧医学共同构成高气压医学；又将潜水医学与潜艇医学共同构成水下医学。潜水医学的目的在于维护和提高潜水人员的身体素质，提高水下作业效率，保障潜水人员的健康和安全。

发展历史 潜水医学是在保障潜水人员作业安全及防治潜水疾病过程中，经过反复实践和科学实验，不断总结经验基础上产生和发展起来的。18 世纪中期，英国潜水医生和工程技术人员合作发明了适合于水下使用的潜水装具和装备，如潜水服和潜水头盔，解决潜水员在水下呼吸的问题。1878 年，法国生理学家保罗·伯特（Paul Bert）总结了大量的实验研究资料，出版了《大气压力：实验生理学研究》专著，对气压升高、停留于高气压环境、从高气压降到通常的大气压等情况下，由气压本身和各种高分压气体成分等引起生理反应、病理变化作了描述。他阐明了减压病是由于人员在高气压环境下暴露一定时间后，减压过快所引起，提出高气压下溶于体内的氮气形成气泡是发病的物质基础；研究发现了在一定压力下的高压氧暴露，将引起生物惊厥；指出这是高压氧对机体的毒性作用，并命名为保罗·伯特（Paul Bert）效应。该专著为潜水医学作为一门系统的学科奠定了基础，初步建立了潜水医学学科。由于潜水在水下高气压环境暴露超过一定时间后上升出水可能发生潜水减压病，造成了很多潜水员伤亡，为了解决潜水减压病的治疗，1890 年，美国米尔（E. Moir）研制了医用加压舱，应用该加压舱，在潜水现场对发生的潜水减压病患者进行再加压治疗，减少了潜水员因减压病导致的伤亡。同时，通过再加压治疗，进一步证明了保罗·伯特提出的减压病是由快速减压导致气泡产生引起损伤的气泡学说的正确，而且该方法作为特效的治疗方法一直沿用至今。

现在凡是有可能发生减压病的潜水作业现场均配备有加压舱和减压病治疗表。1907 年，英国霍尔丹（J. S. Haldane）等潜水生理学家，在分析总结以往潜水经验和教训、动物实验和人体验证的基础上，提出了科学的减压理论，即关于氮在体内饱和、过饱和及脱饱和等运动规律，根据此减压理论，又进一步提出了预防潜水减压病的减压方法，即阶段减压法，制定了阶段减压潜水减压表，以保证常规空气潜水人员的安全，使减压技术从纯经验进入了有理论指导的新阶段。目前，国内外大部分潜水减压表均以霍尔丹惰性气体饱和、脱饱和理论进行计算，保证了潜水作业安全。在空气潜水时，随着深度的加深，潜水员出现了欣快、过度自信、记忆力下降、思维能力降低、动作不协调、判断迟钝、意识模糊等表现，甚至导致潜水事故。1935 年，美国本克（A. R. Behnke）在总结潜水作业的实践中，提出了以上表现是由于呼吸高分压氮引起神经系统功能障碍的氮麻醉学说，并提出空气潜水深度应该限制在一定的范围内。为了解决氮麻醉问题，1937～1938 年英国恩德（E. End）在前人实验的基础上，正式将氦氧混合气用于潜水，延伸了潜水的深度，从而突破了当时空气潜水的极限深度（60m），以后大深度潜水作业都使用氦气。1957 年，美国海军潜水生理学家邦德（G. F. Bond）提出饱和潜水新概念，研究了人体在饱和潜水条件下的生理学变化规律，使潜水人员在大深度长时间停留生活作业成为现实，潜水技术有了很大发展。通过很多国家进行饱和潜水实验室和海上研究，使饱和潜水医学保障技术得

到迅速发展。采用此技术，1988 年法国考麦克斯（Comex）公司应用氢氦氧混合气海上实潜已达 535m；1992 年又应用氢氦氧混合气饱和潜水模拟实验深度达 701m。

中国明朝宋应星所著《天工开物》一书中，就有潜水医学的记载，有潜水人员在水下发生"气逼"（气憋，供气不足）的描述，并有出水后"寒栗"（低温）的记载，并提出"气逼则撼绳"，以便于水面人员迅速将其"提引"出水，寒栗则"煮热氈急覆之"的救治方法。但到了明朝以后，由于不能继承和发扬原有的成果，不能及时借鉴国外的发明、创造和经验，潜水技术发展十分缓慢。中华人民共和国成立时，作为现代科学之一的潜水医学在中国完全是空白。潜水医学在中国的发展，开始于新中国的成立，于 20 世纪 50 年代初中华人民共和国建立防险救生部队，主要从事潜水作业和其他海上救援工作，编配潜水军医，组建专门的潜水医学科研、教学机构，开展潜水医学研究、培训人才、制定规章制度、治疗各种潜水疾病和承担重大水下工程潜水作业的医学保障，建立了中华人民共和国潜水医学学科，包括成立海军医学研究所、第二军医大学海军医学系、海军军医学校。以后地方也成立潜水机构、潜水医学保障研究和保障单位，如交通部烟台、上海、广州救助打捞局、交通部海洋水下工程科学研究院等单位。60 年代起，中华人民共和国研制了多种空气、氦氧常规潜水减压表，包括水下阶段减压表和水面阶段减压表及其吸氧减压表，研究取得的结果在"跃进号"万吨轮沉没原因探摸、南京长江大桥桥墩施

工等重大工程中得到了应用。在潜水医学保障的工作中，提出了慢性减压病的概念，使许多延误治疗的患者得以治愈，重新走上工作岗位。20 世纪 70 年代，根据海上救助打捞、援潜救生和潜水医学学科发展需要，开展了饱和潜水技术方法及其医学保障的研究，确定了空气饱和潜水使用深度和空气饱和潜水减压表；在此基础上，开始了氮氧饱和潜水研究，制定了最大深度为 39m 氮氧饱和潜水减压表，解决了氮氧饱和潜水的加压、高压下停留和安全减压问题；80 年代，又进一步研究了氦氧饱和潜水技术及其医学保障技术，解决超过 120m 常规潜水作业效率低的问题，使饱和潜水技术进一步提高，1989 年结合 500m 模拟饱和潜水系统验收进行了模拟 350m 氦氧饱和－376m 巡回潜水研究，首次应用海军医学研究所研制的 350m 饱和潜水加压方案、减压方案，研究了大深度饱和潜水对潜水员生理作用，提出了 350m 以浅大深度饱和潜水医学保障措施；该项目取得的成果，为今后进行海上饱和潜水研究和训练提供了基础。2001 年，中国人民解放军海军应用以往模拟饱和潜水和海上饱和潜水研究取得的成果实现了海上 150m 氦氧饱和－182m 巡回潜水。2010 年，中国人民解放军海军又完成了模拟 480m 氦氧饱和－493m 巡回潜水试验，从大深度饱和潜水加压方案、高压下生理功能和医学监护、高压下医学和心理学干预，以及安全减压方案等方面进行研究，以援潜救生快速救援为目标，提出了快速加压的加压方案，并对新研制的最大深度为 480m 的饱和潜水安全减压方案进行了验证，表明该方案安全可行。2014 年和

2015年，交通部上海打捞局和中国人民解放军海军分别完成了海上330m氦氧饱和-313.5m巡回潜水和海上300m氦氧饱和-330.2m巡回潜水，再次创造了中国海上饱和潜水的最深记录。

研究内容 主要包括以下几个方面。

潜水生理 研究水下高气压环境下各种因素对机体的作用及其变化规律。包括研究水下高气压压力（静水压）对机体的机械作用、潜水环境（如水下低温、水流、底质、水中阻力、水对光和声波的传播影响）对机体的影响、居住密闭环境和呼吸气体中的各种气体在高分压条件下对机体的作用；研究机体可能出现的病理变化及其机制和规律；研究惰性气体在体内的饱和、过饱和、脱饱和的运动规律及安全减压理论、潜水深度-时程的极限及安全合理用氧等。通过研究，为建立安全潜水技术、方法、确定不同潜水深度和方式所需合理的呼吸气体的种类及配制要求（包括合理用氧、避免氧中毒等），为提高机体适应性、耐受和作业能力的途径及方法提供理论依据。

潜水卫生 制定适合潜水人员生活、劳动特点的各种规章制度和标准，包括医学选拔、体格要求、健康鉴定、疾病矫治、营养保障、卫生教育、体能锻炼、高气压适应性训练、各种潜水作业的组织、操作程序、呼吸气体、医学监督和医学保障等，对潜水装具和潜水设备进行医学监督，制定呼吸气体纯度标准，进行气体数量、质量卫生学监督。如水下环境对于水下作业人员来说是一个特殊环境，水下很多环境因素对机体均产生影响，包括生理作用和心理作用，如果潜水员的身体状况不能满足水下作业的需要，可能会产生操作失误，甚至导致潜水事故。为了保障潜水作业任务的顺利进行，必须从潜水员选拔、训练、作业组织实施等方面进行研究和保障，并检测呼吸气体的组分及其浓度，确定各种气体容许的浓度及其高压下的分压，确保潜水员的健康与安全。

潜水心理 研究潜水人员在水下高压、黑暗、寒冷、水流及有潜在危险条件下从事单人个体作业时的心理反应，在密闭饱和居住舱中长期生活作业时的幽闭感，上述因素在潜水作业中对克服困难、使用装具、排除故障等方面的影响，以及与工作效率和操作安全之间的关系，提出消除心理障碍的措施。

潜水疾病 研究潜水疾病发生的病因、发病机制、病理过程、临床表现、诊断和专科救治措施及预防措施，对潜水过程中出现的潜水疾病及其意外事故提出及时处理措施，减轻对潜水员的损伤，促进伤病员恢复健康和工作能力的技术方法；根据职业病学要求进行潜水作业劳动能力的鉴定和职业禁忌证的研究；对潜水事故医学鉴定，从医学角度对潜水作业中发生的事故进行分析，提出事故发生的原因和改进的意见和建议。虽然按照潜水医学保障方案在潜水时采取医学保障措施，避免潜水疾病及意外事故的发生，但是在潜水作业时，还可能会出现意外情况或操作失误，导致潜水疾病和事故的发生，对潜水员造成损伤。潜水医学将通过对潜水疾病的研究，确定可能导致潜水疾病的因素，提出相应的预防措施。同时研究潜水疾病的发病原理，提出潜水疾病紧急抢救和专科治疗措施。由于潜水疾病发生后，将对潜水员健康造成一定的影响，可能影响后续的潜水作业，甚至会对后续的潜水作业的安全带来严重影响，潜水医学通过研究，确定潜水疾病对机体损伤的程度以及对作业能力的影响，确定潜水作业的禁忌证，避免潜水作业时对潜水员的损伤。

潜水装具与装备 任何潜水装具的发明和创造，都必须解决相应的潜水生理学和潜水医学的问题。潜水医学从医学生理学角度，根据人在水下作业时的生理特点，为潜水装具、设备的研制提出人-机-环境系统的设计医学要求，进行医学生理学评价和鉴定；协同工程技术部门，不断更新潜水装具和潜水装备，提高潜水装具和潜水装备的实用性、可靠性和安全性。

潜水作业技术方法 根据机体在潜水高气压环境中的生理反应和病理变化，研究和提出安全可靠的潜水作业技术、方法，提高潜水作业效率，增加潜水深度，延长水下作业时间；研究各种不同潜水作业所需呼吸气体的选择配制，寻求提高机体适应、耐受、作业能力的合理途径和方法。如饱和潜水技术和方法的提出，就是通过潜水医学研究为先导，从理论上提出该技术方法的可行性及其安全性，再转化为实际的作业方法。

与其他学科关系 潜水医学涉及许多学科的基础理论和专业知识，在潜水医学的实践和发展中，逐步形成了自己的学科体系。如在生理学和病理学基础上发展了潜水生理学、潜水病理学；吸收了劳动卫生学的理论建立了潜水卫生学；根据潜水人员在潜水作业工作中，水下环境危害因素作用引起的职业性疾患和创伤的特殊临床表现，应用基础医学和临床医学理论和技能，进行诊断、预防和救治研究，建立了潜水疾病学和潜水卫生勤务学；近年来，又应用心理学研究和工效学研究的成果，结合潜水装备研制和潜水作业训练，进行潜水员心理学研究及其工效学研究，以提高潜水作业的安全及其水下作业效率，建立了潜水心理学、潜水工效学和潜水卫生装备学等学科，使之不断完善。目前潜水医学主要包括潜水生理学、潜水病理学、潜水卫生学、潜水心理学、潜水疾病学、潜水卫生勤务学、潜水工效学、潜水卫生装备学等。

研究方法　潜水医学研究包括应用基础理论研究和应用研究，采取的方法有理论研究、动物实验和人体实验验证，通过模拟高气压暴露或海上实验研究，以实现潜水医学的发展。

发展趋势　今后，潜水医学将侧重医学与潜水技术进一步结合，研究水下高气压环境对机体的影响及其防护措施，研究潜水疾病的发病机制及其防治措施，通过减压理论的研究，不断提高潜水作业减压的安全性，以提高潜水作业的安全。

（方以群）

qiánshuǐ shēnglǐxué

潜水生理学（diving physiology）　研究人体潜入水中时机体活动的表象特征、内在规律、水下环境条件对机体作用及其调控与代偿机制的学科。潜水生理学是潜水医学的基础，是从生理学基础上发展的劳动生理学的一个新分支，也是特殊环境生理学的重要分支。运用生理学知识和实践技术，通过研究潜水水下环境各种因素对机体的生理作用及其机制、潜水装备的生理学影响，为潜水医学提供理论依据，从而保证人在潜水条件下的安全和健康，提高潜水工作效率。

发展历史　潜水生理学是在认识水下作业人员安全及防治潜水疾病的过程中，经过反复实践和科学实验而逐渐形成和发展起来的，是和潜水医学的发展相辅相成的。在1637年出版的中国明朝宋应星所著《天工开物》一书中，出现有潜水人员在水下发生"气逼"（气憋，供气不足），及出水后"寒栗"（低温）的描述，记载了当时的解决方法与措施。这些现象揭示了人类在潜水中遇到的两个主要矛盾——水下呼吸及防寒问题，但并未形成一套系统的理论，可以认为是潜水生理学的雏形。1659～1660年，法国玻意耳（Boyle）观察机体周围气压降低（用真空泵抽气）时引起动物（蛇）器官（眼）内气泡形成；1841年，英国特里格尔（Triger）报告了人在气压升高时有耳痛的感觉，当气压稳定后耳痛停止，而说话有鼻音，呼吸变慢；1857年霍佩（Hoppe Seyer）观察到减压速度太快机体血管内出现气泡；1878年，法国生理学家保罗·伯特（Paul Bert）总结了大量的实验研究资料，出版了《大气压力：实验生理学研究》一书，为第一部系统阐明潜水高气压条件下医学生理学理论问题的专著。对气压升高、停留于高气压环境，从高气压降到通常的大气压等情况下，由气压本身和各种高分压气体成分等引起的生理反应、病理变化作了描述，提出了高压氧对机体的毒性作用（脑型氧惊厥）。1899年史密斯（Smith）发现了肺型氧中毒。1907年，英国霍尔丹（Haldane）等潜水生理学家，在分析总结以往潜水经验和教训，并结合动物实验和人体验证之后，提出了关于氮在体内饱和、过饱和及脱饱和等运动规律。1935年，美国本克（A. R. Behnke）在总结潜水作业的实践中，提出空气潜水深度受限是由于呼吸高分压氮引起神经系统功能障碍的氮麻醉学说，即当呼吸的压缩空气中氮气的压力超过一定值将会引起潜水员麻醉样表现。1957年，美国邦德（Bond）提出饱和潜水新概念，1962年实施了首次饱和潜水作业。1963年，美国沃克曼（Workman）研究指出，对于大深度和/或长时间的潜水，组织的过饱和限值可采用过饱和安全压差来表示，即按此压差值来控制减压，要比霍尔丹的过饱和安全系数更为安全。1966～1967年，英国布莱尔（Brauer）、米勒（Miller）等学者的研究发现，在氦氧潜水时，潜水员可能发生震颤、颤抖等症状，也就是现在所谓的高压神经综合征（HPNS），即由于静水压力和加压各种因素的作用而产生的一系列神经系统反应的总称。1975年，美国兰伯森（J. lambersten）确定了等压气体逆向扩散综合征，明确了机体与环境间、血液与组织间扩散速率不同的惰性气体逆向扩散足以致病的现象，并对其机制进行了研究，纠正了此前高气压条件下惰性气体只需压力相等就可能任意更换的错误观念。

新中国成立后，潜水生理学在中国才得到了快速发展。1960年开展了"国人对高压空气耐力的研究"，创造了中国首次用空气实验潜水至100m的记录。1961～1962年，围绕自由上升脱险，在加压舱内进行了不同压力下呼吸空气和氧对人屏气时间影响。1962年，由叶甲壬、刘景昌等主持首次成功进行了 13 人次 160m 模拟氦氧潜水，同时开展了深潜水生理的呼吸、循环、体温调节和氦语音等研究，总结出氦氧潜水应用理论与实用技术资料，为中国氦氧潜水作业及其医学保障打下了良好基础。针对气泡为减压病的主要原因，1975 年，研制多普勒超声血流气泡探测仪，进行动物和潜水员出现减压病后血流气泡音的检测研究。1975 年开始进行模拟饱和潜水的动物实验研究，表明长时间高气压暴露后对机体无明显损伤作用，为进行人体模拟实验打下了基础。针对高压氧在中国快速发展的需要，开展了高压氧对机体生理作用和病理损伤研究，开展了"HBO 暴露后 PS 的变化及不同暴露方式 UPTD 计算修正公式的研究""高压氧作用机制及其在军事航海医学中的应用"和高压氧对不同疾病救治作用及其机制等研究，提出了中国"潜水、高气压环境的生理参数"。1996 年起，中国开始进行氢氧潜水实验研究，研究氢氧高气压环境下对机体的影响，为医学保障研究提供理论基础。

研究内容　主要研究潜水人员在潜水作业环境条件下，由于水下环境因素和潜水装备、呼吸气体等因素变化引起的机体生理反应的现象、过程、机制和规律。①水下视觉。在水中，会出现眼睛的屈光力显著下降、视力下降、视野缩小、空间视觉改变以及色觉改变等，能见度大大降低。②水下听觉。研究水中听觉传音机制的改变、听力的变化以及听觉辨别能力的改变。③水下低温对机体的影响。研究机体对低温反应的两个不同时期（即代偿反应期和损害期）内的生理反应。在代偿反应期可引起外周血循环

加速、颤抖、代谢率增加和心血管反应等；在损害期则重点研究体温降低、中枢神经系统功能障碍、冻伤、冻僵等方面的反应。④高气压对机体的物理性作用。压力本身作用于机体，依其作用方式不同，可分为均匀受压与不均匀受压两种情况。机体均匀受压无显著变化，仅在不均匀受压时才受到显著的影响，出现各种生理功能性改变和病理损伤变化。机体不均匀受压发生在下述两种情况：机体本身的含气腔室（如肺、中耳鼓室、鼻窦等），当外界压力变化时，不能够或来不及通过相应的管孔与外界压力相平衡时；装具内供气不足或中断，同时排气过多而造成机体内外压差过大而形成挤压。⑤高气压对机体的生理作用。这部分是水下生理的重要组成部分，主要研究惰性气体在体内的饱和、过饱和、脱饱和的运动规律，以及高压气体对各个系统（主要包括血液系统、心血管系统、呼吸系统、消化系统和神经系统）的影响。例如，对血液系统的影响，在高压氧下长期停留，造血功能受到抑制，红细胞和血红蛋白合成减少，而白细胞增多；对神经系统的影响，在氮分压超过 3.2~5.6ATA（绝对大气压）时可发生氮麻醉，表现欣快、共济失调、嗜睡、神经反射迟钝直到麻醉等一系列症状；潜水（加压）到 15~25ATA 或更高的压力深度下，会出现高压神经综合征，是由于静水压力和加压各种综合因素的作用而产生的一系列神经系统综合征的总称，它是人们潜到 300m 以深的主要障碍，对其原因和性质的认识也尚在逐步深化中。

研究方法　潜水生理学研究为基础研究，采取的方法有理论

研究（细胞和分子水平、器官和系统水平以及整体水平）、动物实验和人体实验验证，通过模拟高气压暴露或水下实验，开展潜水生理学的研究。

（姚　健　方以群）

qiánshuǐ shuǐxià huánjìng

潜水水下环境（diving underwater environment）　人潜水时，水面以下作用于人体的各种客观环境条件。潜水人员需要克服或适应水下环境以保证潜水过程的安全和健康。人进入水下环境必然会遇到许多不适应的环境问题，首先是呼吸，包括人在水下能自由呼吸及吸入气的质和量；还有静水压、水的导热、水下运动力学、声光在水下传播的不同等，以及一些生物因素均会对机体产生影响。潜水发展的历史就是围绕解决人在水下环境中生存和作业问题，不断改进潜水程序和潜水装备，从而形成不同潜水方式的过程。

基本内容　潜水水下环境因素主要包括以下几方面。

静水压　水施加在水面以下物体单位面积上的重量称为静水压。静水压由水的比重（g/cm^2）和深度决定，淡水比重为 1，海水比重为 1.03，相同深度海水静水压稍大于淡水。静水压通常以 kgf/cm^2 计量，每平方厘米面积上承受 10m 水柱高的水重量，等于 $1kgf/cm^2$，由此可推算，潜水员每下潜 10m（海水）水深就额外承受一个大气压的静水压，计算承受的总压力（绝对压）时还需再加上水面的一个大气压。水和固体是不可压缩的，潜水时在静水压不大的条件下，人体内受静水压影响的是含气的腔室，如肺脏、中耳、鼻窦等部位。如果在压力变化中，这些腔室内外压力

不平衡就可能造成气压伤。压力本身对生物学结构和功能也有微小的影响，并且这种影响随深度增加而改变。由于神经系统对刺激的级联放大效应，这种微小影响容易在神经系统中表现出来。近期研究表明，中小压力下，神经功能就受到不同程度的影响。当压力大到一定程度时，如对于人类大于150m，就可以出现一系列神经功能紊乱的临床表现（见高气压环境神经系统效应）。

高分压气体　人在水下赖以生存的依然是气体环境。由于静水压的存在，人在水下必须呼吸与所在深度的绝对压相等压力的气体。因此，潜水员还受高气压的影响。由于气体中各成分分压随着深度的加深而升高，某些在常压下对人体没有明显效应的气体在高气压下却可对人体正常生理功能产生影响，甚至连机体不可或缺的氧气，在分压超过60kPa后，也可显示毒性作用（见氧中毒）。

水的温度　水的温度主要来源于太阳的辐射热。表层水温较高，日变化大；随着深度增加，水温逐渐降低，日变化小；到一定深度以下，水温终年保持相对恒定。如200m大陆架深处温度保持在$3 \sim 5℃$。由于水的导热性能较空气高20倍，水温对潜水员的体温平衡影响很大。

水的阻力、浮力　水的密度高于空气，水的阻力大小与运动物体的相对速度、物体的形状和物体与水接触的正面面积大小有关。为了克服水的阻力，潜水员在水下作业需要消耗更多的能量。水的浮力与浸没物体的体积大小有关。浮力大于物体的重量呈正浮力状态，物体上浮；相反物体下沉。为此，在一些潜水方式中

潜水员需要配置适当的压重物，如压铅、潜水鞋等，以保持合适的浮力状态和稳定性，便于水下展开作业而又不至于造成不由自主地漂浮出水（见放漂）。

水流　海洋中水团的运动称为流。分潮流和海流两种。潮流和海流以及其他水域（如江河等）的水流对潜水员水下活动有很大的影响，增加水下活动困难，增加体能消耗。水流过大（大于1.5节）时，潜水员水下作业非常困难，如非必要一般不得潜水。必须下潜时，需要采取相应的安全保障措施。

底质　海洋底质由于沉积物不同分为许多种。近岸以泥质为主；外海多为岩石、沙地。潜水作业场的底质对潜水员的移动有影响，在硬质水底行走或作业比较方便，而在软质水底需要消耗更多的体能。

光　光在水下传播过程中逐渐被吸收，光在水中的吸收与水的浑浊度有关，故水越混浊，吸收量越大。随着水深的加深，水下能见度越低，因此在较深处从事潜水作业时如果没有水下照明，潜水员几乎仅靠双手触觉摸索工作。随着深度的增加，水面光线逐渐被吸收，水下色觉也发生改变。根据波长的不同，血液在水下呈蓝色。

声　由于潜水员身体间接或直接与水体接触，声音传导的介质和途径均发生改变，对水下潜水员的听觉和判断声音方向的能力有很大的影响。

水下生物　有些水域有水草或海藻类植物，可对潜水员水下活动造成障碍，甚至发生绞缠。有些水下动物能对潜水员造成伤害（见海洋生物伤）。

主要特点　人类的适宜生存

环境为大气环境，水环境对人的存在是排斥的。潜水技术本身就是保障人在水下相对安全地存在和保证人体的健康及一定的作业能力所采取的措施。潜水过程中任何违反水下环境特点限制的行为和做法都将导致严重的后果，轻则影响潜水员的健康和作业，重则危及潜水员的生命。

（陈锐勇）

shuǐxià shìjué

水下视觉（underwater vision）

机体在水下通过视力来辨别物体外观特性的感觉。包括水下能见度、视力、视野、空间视觉及色觉等。

基本内容　水和空气对光的传播属两种不同的介质，人由空气环境进入水中，其视觉就会发生改变，经过水对光的反射和吸收，大量光能被消耗，使人在水下能见度降低；人在水下，眼球与水直接接触，以及光线在水中的散射，造成视力降低；又因为角膜直接与水接触，光线从水中射入眼内，折光度减少，造成视野缩小；人在水下视物时，空间视觉也发生放大、位移和失真。此外，光线射入水中后，按光波的长短次序，随水的深度增加逐渐被吸收，造成人在水下色觉发生改变，如人在水下10m处，红色会被看成蓝绿色。人在水下视觉的改变可通过戴潜水面罩和头盔等得到改善和纠正。

主要特点　有以下几个方面。

能见度低　这是由于水对光的反射和吸收，消耗大量光能所致。当光线射向水中时，在水面发生反射。入射角越大，反射的光量越多。如正午、阳光直射、入射角等于零，反射的光量就很少，大部分光线透入水中，水下能见度要比稍早或稍晚时大气中

同样照度下好。水对光的吸收比空气大千倍以上。在水中，光能受水分子和悬浮于水中的颗粒阻碍产热而消耗。因此，水越深或越混浊时，被吸收的光能越多，能见度越低。光线每行进 1m，在清澈的水中吸收 10% 以上，而在混浊的河水或沿岸海水吸收可达 85%～95% 以上。在这样的水中，即使在夏季晴朗的中午，4m 深处的照度仅相当于月夜的照度，此时属于暗视觉。

视力降低　视力降低有多种不同的情况和原因。若角膜与水直接接触，由于水对光的折射率（1.333）与角膜折射率（1.376）差不多，光线从水入眼，屈光度比由空气入眼减少约 40D（正常眼在空气中约 59D），就会变成远视。来自水下物体的光，经过眼折射后在视网膜上形成的是模糊不清的像，视力显著降低。光线在水中发生散射，也是水下视力降低的一个原因。因散射使物体轮廓变得模糊，物体与其背景的对比不明显。如在空气中视力为 1，在水下可降到 1/100～1/200。戴潜水头盔或潜水面罩入水，在水与角膜之间存在空气层，光虽系由空气入眼，眼的屈光度得以保持，但由于光在水中散射和水中照度低所致的视力降低依然存在。因此，人在水下的视力总是不同程度的降低。

视野缩小　人角膜接触水时，视野约为在空气中的 3/4。这是由于光线从水中进入眼内，屈光度减少，原来视野边缘上的光不能被折射到视网膜的边缘。人在水下使用潜水装具时，由于一部分光线被头盔或潜水面罩遮蔽，视野被限制在较小的范围内，只能借助转动眼球和头颈来弥补缺陷。

空间视觉改变　戴潜水头盔或潜水面罩的潜水者，在水下视物时，空间视觉出现放大、位移和失真。水下空间视觉发生放大和位移是由于光从水中进入空气时发生折射以及人习惯于感觉直射光线所致。此时，水下物体看上去显得大些，约为原物体的 4/3；距离显得近些，约为原距离的 3/4。失真是由于来自水下物体的光线在水-空气界面上的入射角大小不同。因而折射程度不同所致。如离眼近的光线入射角小，折射角也小，以致同一物体的各个部位或不同距离的物体，放大的比例不一样，于是造成失真。

色觉改变　光谱中的各种色在光射入水下后，都将随着水深的增加而先后被吸收，长波先被吸收，短波后被吸收。一般红、橙、黄色光分别在水下 1m、5m、10m 处被吸收掉；20m 处仅蓝、绿色光被保留下来。因而导致水下色觉的改变。例如在水深 10m 处，从伤口流出来的血看起来不是红色的而是蓝绿色，在水底看来是阴暗的鹅卵石拿到水面可能是鲜红色的。水中的悬浮颗粒易吸收波长短的色光。因而在清澈的海水中，蓝色和绿色最明显可见；在较混浊的近岸海水中，绿色和黄色最明显可见；而在混浊的江水和港湾水中，黄色、橙色和红色最明显可见。

（方以群　刘晓波）

shuǐxià tīngjué

水下听觉（underwater audi-tion）

机体在水下的听力和听觉辨别能力。人在水下，头部直接浸水或戴防水面罩时，外耳道仅存留少量气体，传声由原来气体传导为主改为主要依靠骨传导。由于水与头颅声阻相近，故声音从水中传至头颅时的效率比空气中有利，但声音由气导变为骨导

时，听觉阈明显提高。若使用装具潜水，头盔内仍是空气，传声仍为气导，声音先由水到头盔，又从头盔到空气然后入耳，这使传音途径多了一层金属隔板，在水-金属-空气不同介质的界面上大部分声音被反射，音量变小，所以使听力减退。由于声音在水中传播的速度比在空气中快，加上人在水下接受声音不仅是双耳，而主要是头颅骨甚至整个身体，使声音到双耳的时间相距很近不易分清先后。此外，水对低频率的声音吸收较多，使人在水中对声源的距离、方向、音色等辨别能力降低。人在水下听力的改变经过训练可有一定程度的提高，用装具潜水时，使用潜水电话也能较好地避免这一缺陷。

基本内容　人在水下的听力有 3 种可能性变化：听力减退、听力不变和听力增加。对于听觉辨别能力，在音源距离、音源方向以及音品等的辨别能力都降低，但经过训练的潜水员，可有不同程度的改善。

主要特点　包括以下几方面。

听力变化　①听力减退。在水下，头部直接浸水或戴防水面罩时，外耳道仅残留少量空气，传音主要依靠骨传导。水的声阻抗接近人体组织，当声波从水中传到头颅骨、肢体和躯干等部位时，其声能在界面上因反射而衰减的能量很少，这对传音有利，但传音由气体传导改变为骨传导后，听觉阈提高很多，对语音范围的频率尤其如此。如 1 000Hz 的声音，在气传导时听觉阈为 $10^{-10}\mu W/cm^2$（0dB），但在骨传导时却为 $10^{-4}\mu W/cm^2$（60dB），阈值提高一百万倍。由于水中传音的有利因素补偿不了听觉阈的提高，因此听力减退。戴潜水头

盔潜水，头部不直接浸水，人耳传音途径仍为气传导，但传音过程中，大部分声能在水-金属和金属-空气的界面上被反射，因此听力还是减退。同理，声源在潜水头盔内传播到水中的过程中衰减很多，以致两个戴潜水头盔的人即使相距很近也无法直接交谈。②听力不变。指头部直接浸水的人在水下听高频率（15 000Hz左右）声音时的情况。因为人的外耳、中耳等结构，在空气中对频率较高的声音没有多少放大作用，故听高音时，听觉阈本来就很高。在水中，这样的强度再加上水中传音时声能衰减很少，能抵消传导改变为骨传导的不利因素，故听力不变。③听力增强。戴潜水头盔的人在没有水草、浅滩等深水中能听到远距离声音。因为声音在空气中远距离传播时，声能衰减量很大，在深水中传播同样距离则衰减很少。声音在水中传播的衰减量加上头盔反射的衰减量，还小于声音在空气中传播的衰减量，于是出现水中听力增强。

听觉辨别能力 ①音色改变。水中传播的声音，音色和在空气中不同。例如，在水中敲击氧气瓶发出的声音只是短促的高调敲击声，而无在空气中敲击时特有的持续的低音调的"余音"。又如水下爆炸声，听起来好像是用木棒击碎陶土罐所发出的声音。音色的改变可能是由于水对低频率的声音吸收量大，以及对发音物体振动的阻尼作用所致。②声源距离。因为声音在水中传播的速度是空气中的4倍，故根据空气中判断声音距离的经验来判断水中声源的距离，只有实际距离的1/4。③声源定向。传音全靠骨传导时能力降低甚至丧失。在空气中，人接受声音主要靠气传导，

当声源发出的声音到达两耳时，其强度和到达时间均不同。两耳的这一声强差和时间差是神经中枢判断声源方位的依据。人在水下接受声音主要靠骨传导，同时水下声音传播速度快、衰减少，以致到达两耳的强度和时间极近，不易辨出先后、强弱。因此，人在水下寻找声源方位时会走不规则的弯路，甚至向相反方向走去。

（方以群 刘晓波）

gāoqìyā huánjìng shēnglǐxué xiàoyìng
高气压环境生理学效应（biological effects of hyperbaric environment） 当人体直接暴露于高气压环境时引起的机体生理和病理性变化。人在进行不抗压潜水、在加压舱内进行模拟潜水或加压锻炼、接受再加压治疗或高压氧治疗等情况下，会处于高气压环境。在高气压环境下，人必须呼吸与外界压强相等的压缩空气、氧气（如高压氧治疗疾病、潜水吸氧减压或直接进行氧气潜水）或人工配置的混合气体。无论是环境总气压的升高，还是各组成气体分压的升高，当达到或超过一定的阈值时，必定对机体产生相应的影响。包括整体水平、组织器官水平以及细胞和分子水平等各个方面。发挥生物学效应的主导因素包括物理因素、生物因素和生物-物理因素等。

整体水平 高气压环境包括密闭狭小的舱室和特殊的水下环境。当机体从长期生存而且习惯的正常大气环境突然进入一个陌生特殊的高气压环境时，首先面临的是情绪、认知和心理运动能力的变化。即使心理素质较强，在首次高气压暴露时也会有一定的惊慌和恐惧反应，如心率加快、血压升高等。如果心理素质不够强，往往出现明显的惊慌和恐惧，

如全身冒冷汗、面色苍白、甚至出现幽闭恐怖综合征（claustrophobia），表现为全身抽搐、口吐白沫，继而全身瘫软。产生如此剧烈的整体反应，气压值不一定很高。有学者报道，在进行常规高压氧治疗时，舱压刚刚加压到大约40 kPa，有人就出现了烦躁、呼吸急促，随即停止继续加压，该患者继而出现了类似癫痫大发作样表现，如四肢抽搐、口吐白沫等，最后被确诊为幽闭恐怖综合征。如果环境气压较高，当吸入气中的氮分压超过一定的阈值时，机体可发生氮麻醉效应；当吸入气中氧分压超过一定的阈值并经过一定的时程，机体可产生氧中毒效应；当吸入气中氦分压超过一定的阈值时，使机体发生运动障碍（如震颤和肌肉抽搐）等一系列功能变化和临床症状体征，早期被称为"氦震颤"或"氦颤抖"，现已统一称为高压神经综合征。

组织器官水平 机体暴露于高气压环境，必须呼吸与环境压力相等的压缩气体，才有使机体在高气压环境均匀受压的基础，如果由于某种原因机体本身的含气腔室与外界环境或潜水装具与人体之间的含气腔室（固有的或人为造成的）存在一定的压差，就会造成相应的组织器官的功能变化，甚至病理损伤。中耳内外有压差存在（尤其是中耳内压低于外界压）就会出现耳部不适感、鼓膜充血，严重者可出现鼓膜内陷、中耳腔积液（血），甚至鼓膜穿孔，即中耳气压伤。如果鼻窦内外有压差存在，根据累及的鼻窦不同，分别表现为额部疼痛，面颊及磨牙疼痛、麻木等。在减压过程中或加压结束后，鼻腔流黄色或血性分泌物。此即典型的

鼻窦气压伤。如果肺脏内外存在一定的压差，尤其是当肺内压显著高于外界压，马尔霍特拉（Malhotra）和莱特（Wright）早在20世纪就证实当肺内压高于外界压8~11 kPa时，就会造成肺组织撕裂，产生胸痛、咳嗽、咯血、甚至动脉气栓的临床表现等，此即肺气压伤。轻潜水时，如果所戴眼鼻面罩或全面罩内压低于外界水压，轻者出现面部被抽吸和面罩边缘接触皮肤受压感，重者出现疼痛、红肿、局部充血甚至出血等，此即面部挤压伤。

细胞和分子水平　高气压暴露能使细胞膜获取ATP的能力下降，如2 MPa下暴露，ATP酶的活性被抑制20%。高气压可使细胞膜流动性降低。惰性气体加压初期，与细胞膜类似的双层磷脂膜上脂肪酸的分子运动减弱（有序化），导致膜的流动性降低，这与压强大小有关；但若气体有较强的脂溶性，就会弥散进入磷脂膜，使膜上脂肪酸的分子运动加强（无序化），这与气体的脂溶性或麻醉效能有关。脂质膜流动性所受到的干扰可能影响到膜上结合的蛋白质。这被认为是高压神经综合征（HPNS）的致病原因之一。因此，在大深度潜水时，呼吸气中添加具有麻醉性的气体可以减轻HPNS症状，可能就是由于增加了神经细胞膜的无序化。

早期膜片钳研究认为，静水压对细胞的影响主要在于胞吐作用而非离子流。后来发现高气压造成神经细胞内Ca^{2+}浓度增加，从而降低Ca^{2+}内流。此时，脊髓等处突触体上甘氨酸、γ-氨基丁酸（GABA）等递质的Ca^{2+}依赖性释放显著减少，大脑皮层突触体中GABA的Ca^{2+}依赖性释放在部分时间甚至可被完全阻断。此

外，高气压下脑组织中兴奋性氨基酸增多；NMDA通路在高气压下活动增强；纹状体中多巴胺增多；突触传导受抑制。

除上述高气压的影响外，高压下氧分压的增加，可导致机体活性氧（ROS）含量的升高，如果超出机体抗氧化系统的清除能力，将造成"氧化应激"。这一点在动物实验和临床中均得到了证实。氧化应激状态下的ROS，能对重要的生物分子（如蛋白质、DNA和脂质）进行氧化，导致这些分子功能的缺失或异常。如大部分体内的酶由蛋白质组成，特别是含巯基的蛋白质，而酶是细胞代谢中不可或缺的组成部分。因此，对酶的氧化直接导致酶的失活，造成细胞代谢异常、能量生成障碍等。DNA是细胞重要的遗传物质，ROS对DNA的氧化损伤常见的有DNA链断裂、碱基立体构象改变和碱基被氧化等，其结果是导致细胞遗传物质的异常，从而对细胞功能产生严重影响。脂质是生物膜的重要组成部分，对脂质的氧化直接导致生物膜的破坏，膜两侧的离子浓度的变化、某些蛋白的释放、遗传物质的漏出等，都会对细胞功能产生明显的影响。需要指出的是，生物体内存在着有效的抗氧化体系，包括抗氧化的酶（超氧化物歧化酶、过氧化物酶等）及体内抗氧化剂（维生素C、维生素E、尿酸等），在一定程度的氧化损伤范围内，能对其产生对抗，从而保证了细胞功能正常。然而，过度的氧化应激，如长时间的高分压氧暴露下，氧化应激的程度势必超过体内自身的防御能力，从而会导致过度氧化应激，对蛋白质、脂质和DNA等造成损伤，影响细胞功能，甚至导致细胞凋亡、死亡。

整体上就表现部分器官和组织的功能下降或障碍。

（陶恒沂　刘文武）

gāoqìyā jīxiè xiàoyìng

高气压机械效应（mechanism effects of hyperbaric environment）

机体在水下或高气压环境下暴露时，受到高气压，即压力本身对机体的机械作用。压力本身作用于机体有两种情况：①压力在体内外或身体不同部位之间不形成压差，即机体均匀受压。②压力在体内外或身体不同部位间形成压差，即机体不均匀受压。机体均匀受压无显著变化，仅在不均匀受压时，才会受到显著影响。

均匀受压（equal application of pressure）　常压下，每平方厘米面积上所受的大气压为1kg力（1 kgf/cm^2）。成年人的体表面积平均为1.5~1.6m^2左右，因此，常压下成人体表面上所受压力总和就达15~16吨。当人潜至90m水深时，机体表面每平方厘米面积上将承受10kgf的压力。这样，体表的压力总和达到150~160吨。对于如此巨大的压力，曾引起一些人的惊骇。有人猜测：在这种压力下，人立刻会被压扁，即使不死，也必定发生严重的功能障碍，如贫血、皮肤出血、呼吸困难等。可是潜水实践证明，人们潜到水下500多米或在加压舱内承受相当于700多米的静水压，并未因受压而发生损伤。这一事实否定了上述臆测。迄今为止的资料表明，人们用适当的潜水装具进行水下作业时，若操作正常，气量调节适当，则主观上对这种巨大的压力并无感觉。

机体受到如此巨大的压力并不发生损伤也无受压感觉的原因有：①水的不可压缩性。②压力

的均匀作用。

人体组成成分，水占总量的70%，其余物质多溶于水，而实际上在一定的压强范围内水是不可压缩的。所以，潜水（加压）时，只要增高的压力从各个方向均匀作用于机体，机体组织是能够承受的，同时因来自各个方向的压力都相等，故也不会发生组织移位、变形。对于一般无含气腔室的器官是如此，对于肺、中耳鼓室、鼻窦等含气腔室的器官，由于潜水员呼吸的是与环境压力相等的高压气体，这些气体进入呼吸道和肺内，也经相应的通道进入耳鼓室和鼻窦，这样，这些含气腔室内外的压力相等，同机体各部位之间也不存在压差，形成了来自各个方向的相等压力作用于腔室壁的情况，因而腔室壁也就不会被压缩、移位或变形。当压力均匀地作用于机体时，就目前潜水的最大深度来说，高气压的压力本身，对于机体并无显著的机械作用。

不均匀受压（unequal application of pressure） 机体本身的含气腔室内压与外界不平衡，或潜水装具与人体之间的含气空间内压力与外界不平衡。外界压力变化时，机体不含气的部分，由于水不可压缩，无体积变化，压力总是与外界平衡；而含气部分则由于气体可压缩，如果不能或不及时随外界压力的升降而相应地增减气体，则压力将与外界不平衡，表现为含气部分与其他部分之间有压差存在。

机体本身的含气腔室（以下简称"腔室"），包括肺、中耳鼓室、鼻窦（也包括特殊情况所造成的一些非固有的含气腔室，例如有气体存在的胃肠腔、与外界不畅通的龋齿腔、被堵塞的外

耳道等），因穿戴潜水装具而形成的含气空间（以下简称"空间"），例如重潜水装具的头盔-领盘内空间、轻潜水装具的各种面罩或潜水帽所覆盖的空间、呼吸袋内空间等。有些装具所形成的空间与机体的腔室相通而联成一体。当腔室或空间内压与邻近的组织不平衡时，可能引起组织位移、变形、损伤，这些都属于气压伤（barotrauma）。习惯上，又把腔室或空间内压过低所引起的病理变化称为挤压伤（squeeze）。

（陶恒沂）

gāoqìyā huánjìng xúnhuán xìtǒng xiàoyìng

高气压环境循环系统效应

（the effects of hyperbaric environment on the cardiovascular system） 机体暴露于高气压环境时，心血管系统产生的一系列生理和病理变化。主要表现为心率、心输出量和心电图等方面的变化。这些变化的表现形式及程度因潜水的类型、潜水深度、暴露时间的不同而不同。相同的潜水类型、潜水深度、暴露时间在不同的个体之间也存在一定的差异，有时差异还比较明显。

心率减慢 在高气压下，潜水员无论在休息还是在工作时，最显著的变化是心率减慢。曾有人对 532 名潜水员在相当于 60m 水深的条件下进行了 1 982 人次的检查，发现心率明显减慢。在大多数氮氧或氦氧暴露期间，平均心率下降 15%。有学者报道，在 50m 氮氧暴露初期，静息、体力负荷过程中及 5 分钟内恢复的心率都较对照水平为低；但在体力负荷时及恢复期心率的相对增加值都较加压前高，心率恢复到负荷前的水平所需要的时间较长。说明在高气压条件下进行同样的

体力负荷时心血管功能的动员水平较常压下高。随着在高气压下暴露时间的延长，静息和体力负荷时的心率都有回升的趋势；但负荷心率的相对增加值仍然较高。高气压下心率减慢的机制，不同的学者有着不同的见解，某些方面还存在激烈的争论，但一般认为主要是高分压氧引起的心血管系统的适应性反应。但与下列因素也有一定关系：①潜水员固有的迷走神经紧张水平。在潜水前休息时心率超过 60 次/分钟的潜水员，饱和潜水时，心率减慢更为明显；而在潜水前休息时心率接近 50 次/分钟的潜水员，一般心率不再减少。②呼吸气体的密度。凯里（Carey）发现，用氦氧混合气（氧分压为 61.2 kPa）饱和-巡回潜水到 240～300m 深处，心率减少 30%；然而用相同氧分压、相同负荷在常压下呼吸氦氧混合气，心率仅减少 1.5%，因此推论，密度的增加可能是高压氦氧环境中心率减慢的一个重要原因；但根据施特劳斯（Strauses）等的资料，当混合气体密度介于 5～25g/L 范围时，变化并不明显。因此要断言气体密度对心率的影响还有待于更多实验资料的证实。③环境温度。有实验表明，饱和暴露时的心率减慢与冷应激存在一定程度的相关。例如在"海底实验室Ⅱ号"实验中，舱温保持在 30～31℃，受试者的口腔温度升高 0.7℃，这些受试者不出现任何心率减慢。相反，在较低的环境温度中，口腔和皮肤温度降低者，则有明显的心率减慢。当环境温度升高时，心率减慢的程度减弱。因而尚无定论。

血压和心输出量的变化 人暴露在压缩空气中，一般收缩压较正常为低，而舒张压上升，因

而脉压缩小。曾有人对 532 名潜水员在相当于 60m 水深的条件下进行了 1 982 人次的检查，发现 74.9% 人次的收缩压平均下降 1.6 kPa（12 mmHg），66% 人次的舒张压平均上升 1.3 kPa（10 mmHg），由于收缩压下降，舒张压上升，因而脉压缩小。大多数潜水员在出水后 1～2 小时可恢复至原有水平。上述变化的机制多数人认为是高分压氧引起的心血管系统的适应性反应。人在 7 atm abs 以内，不但心率减慢，而且每搏输出量（stroke volume，SV）减少，所以每分输出量（cardiac output，CO）也随之减少，但大多数人程度轻微。这也是脉压下降的原因之一。在大多数饱和潜水模拟实验中，在氧分压得到控制的条件下，受试者的血压和心输出量基本无变化。在氧分压为 31±8 kPa 的 36.5m 深处，氮氧饱和潜水 26 昼夜模拟实验中，发现高压下 SV 略见增加，但由于心率减慢，CO 变化不大。有人对老年潜水员或沉箱工人的心血管功能作了调查，发现患高血压症的比例较对照组高，这可能是高气压对心血管功能的远期影响。少数心动过缓、同时 SV 显著减少者，有血液循环时间延长和血压降低的表现。

心电图变化　加压时，常常可见心电图上有 P-Q 间期延长、S-T 段升高或窦性心律不齐等现象。窦性心动过缓是普遍现象，少数可见 T 波低平甚至倒置、偶发室性期前收缩、阵发性房颤等。通常情况下，回到常压之后短期内即可恢复正常，无实际临床意义。在高压饱和暴露中，绝大多数人的心电图变化在正常生理范围内波动。

（陶恒沂）

gāoqìyā huánjìng hūxī xìtǒng xiàoyìng
高气压环境呼吸系统效应
（the effects of hyperbaric environment on the respiratory system）　在高气压环境下，各呼吸气体成分分压、气体温度、湿度、密度等对呼吸系统的作用。高气压环境对呼吸系统的效应主要有以下几个方面。

呼吸频率减慢　在常压下，血液中一定的氧含量维持着中枢和外周化学感受器的紧张性活动，缺氧时将增强对化学感受器的刺激，从而提高其兴奋性；反之，当吸入气中氧分压增高，这类刺激会减少或缺乏，化学感受器发放的冲动也就减少或消失，因而呼吸中枢得不到适当的刺激而呈一定程度的抑制状态，表现出呼吸变慢。一般情况下高气压环境下呼吸的压缩空气、混合气或者纯氧，其氧分压均高于常压空气，这使血液中的氧分压高于正常水平，减少了对外周和中枢化学感受器的刺激，最终通过呼吸中枢反射性地使呼吸频率减慢。

呼吸运动的幅度和阻力加大　在高气压下，呼吸加深，呼吸阻力加大，且呼气阻力比吸气阻力显著。气体的密度随着压力的增高和呼吸气体分子量的增高而增加。呼气阻力增加的原因，主要是由于高气压下气体密度的增加。也就是说呼吸同一种气体，压力越高，呼吸阻力越大；在同一压力下，呼吸气体分子量越大，呼吸阻力越大。

肺功能变化　①潮气量加大，这是由于在高气压下呼吸运动的幅度加大的结果。②肺总量加大，原因是多方面的，一是高压下腹腔胃肠道内气体被压缩，故腹围缩小，膈肌下降，于是胸腔上下径扩大；二是由于气体密度的增

高而引起呼吸阻力增加所致的被动扩张。③肺活量的加大，肺总量和潮气量的增加导致了肺活量的增加。④每分钟静息通气量降低，虽然潮气量增加，但是由于呼吸频率减慢，故每分钟静息通气量表现降低。⑤肺泡通气量增加，主要是由于呼吸加深，潮气量增加，解剖死腔相对减小造成的。在高气压下，肺泡通气量增加，同时吸入气中氧分压增高，有利于肺泡与毛细血管之间的气体交换。

呼吸功增加　呼吸功是呼吸过程中肌肉克服胸廓-肺脏系统的弹性阻力和气体与气道摩擦的非弹性阻力形成的。在高气压环境下由于气体密度增高，气体与气道之间的非弹性阻力增加，这使呼吸功增加；另外如果是在潜水活动中，潜水员需要穿着潜水服、佩戴呼吸器，增加了胸廓的额外负载，相当于呼吸弹性阻力增加，也会造成呼吸功的增加。

屏气时间延长　在高气压下，人的屏气能力增强已是公认的客观事实。在高气压下屏气时间的延长可以从屏气时间的理论计算公式略见端倪：$BHT = TLC/VO_2 \times FAO_2 \times (PB-47)/863$，式中：BHT 为屏气时间；TLC 为肺总量；$VO_2$ 为每分钟耗氧量；FAO_2 为肺泡氧浓度；PB 为大气压。从公式中可以看出，屏气时间与肺总量、肺泡氧浓度和大气压成正比，与每分钟耗氧量成反比。

肺泡气体成分的变化　通常安静条件下，同一人体内肺泡中气体成分的浓度大致维持在一定恒定范围，这是肺脏进行气体交换的必要条件。在不同气压下，肺泡气中的二氧化碳含量的百分比随气压升高相应地减少，但其分压却维持在相对恒定范围内。

这是因为在水下工作时二氧化碳排出量增加，通过呼吸调节机制来完成与维持其平衡。但若吸入气中二氧化碳含量增高，或者机体对二氧化碳排出障碍，将出现二氧化碳潴留，其张力超过机体所能调节的生理限度，肺泡气中的二氧化碳分压也将相应地增加，当增加到一定程度就可能产生二氧化碳中毒。

血液内呼吸功能的变化 在高气压下呈物理状态溶解的氧量增加，以至于足够供机体组织和细胞代谢所需用，因而氧合血红蛋白的还原减少，因此，也使得作为二氧化碳运输媒介的还原血红蛋白量不足。二氧化碳运输受阻，机体和血液中的二氧化碳含量增多、分压增高，造成高碳酸血症。另一方面氧合血红蛋白对氢离子的缓冲作用较还原型为弱，最终引起组织毛细血管内二氧化碳分压和氢离子浓度增高，从而刺激呼吸中枢，使呼吸功能增强，增加肺通气量。

离开高气压环境后肺功能的变化 当人体离开高气压环境后肺功能会出现一系列的变化，表现为肺容积的增大、小气道功能受损、弥散功能下降等。这些变化与高气压下氧气的作用、呼吸气体过于寒冷干燥、呼吸气体中的有害成分以及减压过程中肺部形成的微小气泡等有关。随着离开高气压环境时间的延长，肺功能的这种变化逐渐减小并趋于正常。

（陶恒沂 马 骏）

gāoqìyā huánjìng shénjīng xìtǒng xiàoyìng

高气压环境神经系统效应

（the effects of hyperbaric environment on the nervous system）

机体暴露于高气压环境，当吸入气的气体成分分压超过一定的阈值时，对神经系统产生特殊的作用，使机体产生病理生理反应。高分压气体对机体可产生各种影响，尤其对大脑皮质影响较大。高气压对神经系统的影响是复杂的，多方面的，因此，表现也是各式各样。

神经细胞功能变化 ①神经细胞电位 在 20 MPa 压力下，枪乌贼巨轴索静息电位无变化，动作电位的传导速度也基本不受压力的影响；在 34 MPa 压力下，传导速度下降 5%～15%，动作电位时间延长；在 0.9 MPa 压力下，去极化和复极化时间延长，神经细胞兴奋阈值降低。据报道，当环境气压上升至 0.7 MPa 时，枪乌贼巨轴索的兴奋阈值就开始下降，当气压上升至 20.4 MPa 及以上时，兴奋阈值接近零，动作电位发生自发性激发。坎达里（Kindry）指出，自 3.5 MPa 压力起，小龙虾的轴索对单一刺激出现重复激发动作电位；压力如果大于 10MPa，在无刺激的情况下，也会出现自发性动作电位。因此，坎达里推论，高压下动作电位的重复激发是高压神经综合征的原因之一。②兴奋在突触部位的传递高压下，兴奋在突触部位的传递受到抑制，在 5～20 MPa 压力下，大白鼠的颈上神经节的兴奋性突触后电位的振幅减小，其上升时相徐缓，突触后临界电位上升，在 3.4 MPa 较低压力下，这种突触传递疲劳就已出现，对重复刺激的传递很快就中断。当气压上升至 2 MPa 时，突触传递疲劳程度即达到常压的 20 倍，高压可以抑制神经突触的兴奋性传递已经明确，但作用的部位尚无统一认识。通过突触传递信息并加以综合，是中枢神经系统的重要

功能，压力对突触传递的抑制作用，随压力升高会逐渐导致中枢神经系统功能的变化和紊乱。神经肌肉接头兴奋的传导也因压力的升高发生抑制，阿西（Athey）的动物实验证明，在高压下，压力每升高 0.1 MPa，神经肌肉接头的电位就下降 0.6%，当气压升至 16.9 MPa 时，神经肌肉接头的电位下降至零，动物肌肉麻痹。然而，在相对较低压力下，肌肉收缩力增大，运动功能亢进，动作过度，这可能是在高压下有关兴奋收缩的某一环节发生变化或某种不同程度变化的结果。

中枢神经系统功能变化 在高压下，脊髓兴奋性升高，但当压力达到 0.9 MPa 时，脊髓运动神经元的兴奋性下降。切断脊髓不同部位的动物实验证明，切断部位以下不出现痉挛发作，这说明高压下的运动功能亢进及异常来源于脊髓以上的中枢；但当压力超过 7.5 MPa 时，脊髓切断以下部位亦有痉挛发作，脑电活动增强，只有实施完全神经切除的部位，痉挛发作的表现才可消失，这说明，在较高的压力下，脊髓段亦可发生功能异常。在 0.4 MPa 下，动物反射活动出现抑制，例如：在 0.9 MPa 压力下出现条件反射均等相，即对强弱不同刺激反射量类同，压力愈高，抑制愈深。这种抑制程度与动物神经类型有关。不同种类的动物存在明显的差异，有的动物耐受力明显较强，承受压力较高。在较高压力下，尤其是在呼吸各种混合气时，神经系统功能变化更趋复杂。如人在 3 MPa 压力下，脑电图出现 θ 波，额部明显，智力活动时进一步增强（最多增强 75%）；当压力达 3.96 MPa 时 θ 波可增加 90%。θ 波的出现，个

体差异也很大，有的人在 2 MPa 时即可出现，动物实验证明，θ 波、棘波、棘波波群、棘慢综合波等一系列变化与震颤、肌阵挛、强直性阵挛性惊厥的发生似乎有对应关系。电生理研究还证实，在 0.7 MPa 下，脑电图的 α 波明显减少，而在 1 MPa 下，α 波可以消失。在研究恒河猴高压下行为与生理变化时发现，在 1.2～1.5 MPa 下，防御性反射动作减少不明显，个别的反而增强；但属于个体所特有的行为动作却受到严重抑制，精细反应、鉴别判断与技巧的行为活动受到干扰与破坏，这一点与人在大深度下精确操作发生障碍相一致。在研究高气压下脊髓的兴奋性时发现，新潜水员在 0.26～0.30 MPa 下，脊髓运动神经元反射的兴奋性增高，但当压力升高到 0.80 MPa 时，脊髓运动神经元的兴奋性就降低了。当在更高的压力下，尤其应用各种混合气进行模拟潜水时，神经系统功能会有更复杂的变化。电生理研究表明，EEG 在高压下表现为 Q 波活动增加。在 3.08 MPa 时 Q 波可增加 75%，在 4.0 MPa 时增加达 90% 以上，有时还会出现 δ 波。人在高气压下，虽然神经系统功能可能出现多种复杂的变化，一般在减压结束后数小时至数日即可逐渐恢复正常。暴露压力愈高、停留时间愈长，恢复时间相对愈长。

氮麻醉　当吸入气中的氮分压大于一定的阈值时，机体出现的欣快、共济失调、嗜睡、神经反射迟钝等一系列类似酒醉的表现（见氮麻醉）。

神经型氧中毒　当吸入气中的氧分压大于一定的阈值，并经过一定的时程后，机体出现的类似间歇性癫痫样大发作的表现

（见氧中毒）。

高压神经综合征　当环境总气压高于一定阈值时，出现的一系列神经系统功能紊乱现象。以肌肉震颤、脑电图变化、视觉障碍、眩晕、恶心和嗜睡为主要特征（见高压神经综合征）。

（陶恒沂）

gāoqìyā xuèyè xìtǒng xiàoyìng
高气压血液系统效应（the effects of hyperbaric environment on hematology）

在高气压环境下，高压气体对人体血液系统的影响。人处在高气压环境下，各种气体的高分压（如氧、氮、氦、二氧化碳）等对机体血液系统会产生一系列的生理作用。一般来说，高气压对血液系统的生理作用产生的影响是一时性、可逆的；但若作用时间持久，程度严重，也可导致持久的、不可逆的病理改变。

白细胞增加　国内外资料显示，在高气压作用下白细胞数增加，与加压前相比，可增加 20%～40%，其中以中性粒细胞为主，而淋巴细胞减少。一般这些变化在离开高压环境后 24～48 小时即可恢复。该变化的发生机制可能与高气压暴露环境时的氧分压有关、饱和潜水时发生的皮肤细菌和真菌感染以及减压时产生的隐性气泡引起的炎症有关；此外，精神心理应激等因素也有可能引起白细胞增加，因为白细胞表面存在应激激素受体，暴露应激引起的激素分泌通过这些受体调节细胞的重新分配。

红细胞、血红蛋白和血细胞比容降低　高气压作用下，体内的红细胞、血红蛋白、血细胞比容降低。红细胞可减少（0.5～1.0）×10^{12}/L，血红蛋白下降 10% 以上。这种变化决定于暴露高气压的高

低和高气压下暴露时间的长短。气压越高，暴露时间越长，外周血液的这种变化越明显。该变化的发生机制：①由于高气压下组织氧供较多，作为体内运载氧的主要工具红细胞需要量减少，多余的红细胞储存在脾，增加红细胞的脆性，从而导致红细胞破坏。高气压暴露后血液中胆红素、尿胆素原的明显增加，也表明了红细胞破坏的增多。②高气压暴露产生的一些活性物质，可破坏红细胞膜，从而引起红细胞破坏，也可能是溶血的原因之一。③正常情况下骨髓是处于低氧状态的，低氧是刺激骨髓造血的因素之一，在高压氧环境下长期停留，可抑制骨髓的造血功能，从而使红细胞和血红蛋白合成减少。

血小板减少　高气压作用下，外周循环血小板可减少。饱和潜水后 12～24 小时，循环血小板可减少 20%。该变化的机制可能与高气压应激引起儿茶酚胺分泌增加，促进血小板聚集，以及减压过程中产生的微量气泡，使血小板黏附性增加有关。

对凝血纤溶系统的影响　有关资料表明，高气压作用可降低凝血因子浓度，激活纤溶系统。饱和空气潜水后凝血因子Ⅻ表达下调，而凝血酶原-凝血酶原复合物上调，提示纤溶系统亢进。这种变化发生的机制尚未明确，可能和减压过程中产生的微量气泡对血管内皮的物理生理性损害，引起血小板聚集，触发后续的凝血纤溶系统有关。

（陶恒沂　包晓辰）

gāoqìyā mìniào xìtǒng xiàoyìng
高气压泌尿系统效应（the effects of hyperbaric environment on the urinary system）

机体暴露于高气压环境时泌尿系统

出现的变化。主要包括尿量和尿中电解质的改变。

在高压环境中水盐代谢会出现明显的变化。在加压过程中尿量即可明显地增加，在空气、氮氧以及氦氧饱和潜水中均可观察到这一现象。1967年汉密尔顿（Haimilton）首次报道人暴露于高气压下，有多尿现象，称为高压性多尿（hyperbaric diuresis）。此后又被许多其他学者所证实。在氦氧饱和潜水试验中发现，潜水员长期在高压下尿量增加，常压时尿量为 2 000 ml/d，在 18.6 绝对大气压（atmosphere absolute，ATA）、31℃时，尿量可达 2 600 ml/d，此时潜水员每天摄取水量或身体总水量皆无明显变化，而不显性失水明显减少，较 1ATA 时降低 35%。此外，研究发现在长时间饱和暴露期间，尿量增加主要由夜间尿量的增加造成。

关于高压性多尿的可能机制包括寒冷应激（cold stress），气体渗透压梯度（osmotic gas gradients），负压呼吸增强（augmented negative pressure breathing）和不显性失水减少（suppression of insensible water loss），特别是从皮肤丧失的不显性失水明显减少。以上几种因素均有可能导致胸腔血容量增加，使抗利尿激素（ADH）分泌减少，继而出现多尿。例如，在 18ATA 时血浆醛固酮浓度及尿醛固酮排出量明显增加，而抗利尿激素排出量明显减少。然而，高压性多尿的某些现象应用上述机制还无法解释，如在加压阶段和高气压暴露初期，尽管多尿现象明显，但此时 ADH 分泌排泄量却是增加的；在高气压下暴露结束后，多尿现象已经消失，但 ADH 分泌排泄减少的现象仍会持续几天。进一步研究提示心房利尿钠肽（ANP）分泌排泄增加在高压性多尿，尤其是在"早期多尿"中可能起着更为重要的作用。

高气压对尿中电解质排泄量的影响。虽然目前研究发现不同结果。但钠和氯的排泄量增加时一致的、肯定的。在高压下，尿钾排出要比尿钠排出增加更多，研究显示在 4ATA、10.2ATA、23.8ATA 氦氧环境中，潜水员尿中除钠、钾、氯排出增加外，磷的排出量也增加，并持续到减压的早期。血液中电解质的浓度比较稳定，在 36~40.5 ATA 氦氧环境中，潜水员血中钠、钾、钙、镁、铜和锌等在加压前后皆未见明显变化。在 43 ATA 氦氧环境中进行的钙平衡实验也未发现明显变化。

无论是多尿还是电解质排泄量的变化，在潜水员回到常压时即可恢复正常。迄今为止，在潜水中，尚未发现存在肾功能改变的现象。

在高压下呼吸纯氧时，尿量也会增多，电解质及肌酐的排泄也有所增加，然而，高压氧暴露可使肾血流量减少，常压吸纯氧时，肾血流量可减少 17%~19%，2 ATA 时肾血流量减少 32%~33%。动物实验发现，狗呼吸 1.8 ATA 的纯氧，肾血流量减少 61%，2.8 ATA 时则可减少 70%。对此机制尚不清楚。

（陶恒沂 徐伟刚）

gāoqìyā xiāohuà xìtǒng xiàoyìng

高气压消化系统效应 （the effects of hyperbaric environment on the digestive system）机体暴露于高气压环境时消化系统出现的变化。主要包括消化腺分泌功能和胃肠道运动的改变。

消化腺分泌功能的变化 潜水员暴露于高气压下，常有口渴的感觉，这是因唾液腺分泌受抑制之故。实验证实，狗暴露在 2~5 ATA 下，腮腺分泌量下降，压力越高，腮腺分泌抑制越明显。

高气压暴露时，胃肠和胰腺分泌也均有不同程度的抑制。胃对各种食物刺激引起的分泌降低，在离开高气压后的最初 1 小时内，巴甫洛夫小胃的胃液受到抑制尤为明显，但海登海因小胃并无明显变化，说明这些改变不是高气压直接作用于消化腺的结果，而与高气压作用于分泌过程的神经反射机制有关。高压下，肠激酶活性增强，胃酸增多，而胰腺分泌抑制。为避免高压下胃液分泌抑制而影响消化功能，在高压暴露前 1~2 小时内应禁食或不能过多进食。

高压下胆汁分泌量减少，回到常压后，出现自发的胆汁分泌量增加，但胆汁浓度却逐渐变稀。

上述高气压对消化腺分泌的影响，与暴露的压力成正比，压力愈高影响愈明显，作用的时间也愈长。

胃肠道运动变化 高压暴露时，肠蠕动亢进，尤以大肠明显。将家兔置于 7~10 ATA 的压力下，X 线造影发现，在 7 ATA 下肠道平滑肌的紧张性升高，造影剂在肠道内移动的速度不平稳，大肠排空加速，在 10 ATA 压力下这些现象更为明显。将狗暴露于 3~4 ATA 压力下，胃蠕动无明显变化；但在 7~11 ATA 压力下，胃的收缩期延长，收缩次数减少。在停留结束后，空胃的运动出现抑制，胃的收缩期缩短，每次收缩的力量也减弱，食物的排空时间延长。上述胃肠道运动紊乱现象，在离开高气压环境后一段时间后才会解除。

高压暴露后食欲减退可能与空胃运动减弱有一定关系，此外，与消化腺分泌抑制也有关。

人在高气压下往往会出现便意，除了肠道蠕动亢进外，与肠道中气体受到压缩而引起的肠蠕动增强也有很大关系，故潜水前最好先解大便。如果胃肠内有大量气体，在减压过程中还会因气体膨胀而导致不适甚至损伤。因此，在进行高气压环境暴露前和暴露过程中，禁食产气的食物，如豆类、葱、蒜等。

（陶恒沂　徐伟刚）

gāoqìyā dàixiè xìtǒng xiàoyìng

高气压代谢系统效应 （the effects of hyperbaric environment on the metabolism system）

机体暴露于高气压环境时代谢系统出现的变化。涉及氧耗量、能量代谢、蛋白质代谢、脂肪代谢等。

氧耗量和能量代谢 高气压暴露可导致氧耗量和能量代谢显著增加。有研究显示，潜水员呼吸 5 ATA 压缩空气时，氧耗量明显大于常压下的氧耗量；呼吸 7 ATA 的氦氧混合气时，氧耗量较在常压下增加 20%。常压下潜水员基础代谢为 6 048 kJ 时，在 26 ATA 时可达到 6 720 kJ，31 ATA 时更高达 10 500 kJ。对处于 18.6 ATA 氦氧饱和暴露环境的潜水员进行 24 小时连续监测，发现当环境温度为 31℃（舒适温度）时，潜水员能量消耗较加压前增加 12%，当环境温度为 27℃时，潜水员能量消耗较加压前增加 26%。若只测定白天休息时的能量消耗，则较加压前分别增加了 11% 及 54%。另一项饱和暴露监测发现，在 43 ATA 舒适温度下，潜水员休息时的能量消耗较加压前增加 12%。总体而言，暴露压力越大、呼吸氦氧混合气以及环境温度低时，能量消耗增加越多。

大多数潜水员在潜水作业后体重都会下降，这一方面是由于水下多种因素导致能量消耗增多，包括低温、水的阻力、精神紧张、不便的作业姿势等；另一方面，与高压环境条件下潜水员能量摄入难以达到消耗水平有关。有研究发现在常压下潜水员可摄入 13 230 kJ，在 16 ATA 时还能维持此水平，但在 21 ATA 时则下降为 12 180 kJ。另一研究显示，常压下潜水员摄入能量为 12 180 kJ，在 26 ATA 时即减少为 10 080 kJ，在 31 ATA 时进一步减少为 8 400 kJ，仅为加压前摄入量的 69%，而此时基础代谢却为加压前的 1.7 倍，摄入的能量远不能满足能量消耗的需要。当然，研究提示，高压暴露后体重的减轻还可能与器官含水量的减少以及生长激素分泌减少有关。

蛋白质代谢 蛋白质代谢对高压环境较为敏感，在较低压力暴露时就能观察到潜水员的蛋白质代谢变化，主要表现为随着压力的升高，蛋白质的分解代谢增加。例如，在 1.83 ATA 空气中饱和、巡潜至 4.1 ATA，以及在 2.5 ATA 空气中饱和、巡潜至 4.1 ATA 和 7 ATA 的潜水中，都观察到潜水员血清尿素氮含量增加，尿中尿酸、尿素排出量皆增加，这是由于高压环境引起了蛋白质分解代谢增加引起。在 26 天的 4.65 ATA 氦氧饱和暴露实验中，潜水员摄入蛋白质量减少，尿氮排出量随之下降。在另一模拟 21 ATA 氦氧饱和潜水试验中，蛋白质摄入量也明显低于常压环境，但尿氮排出量未见明显变化。但在减压过程中，4 名潜水员中有 2 人尿氮排出量超过了氮的摄入量

呈负氮平衡。高压暴露后，血清游离氨基酸含量下降，其中必需氨基酸下降较多。此外，有报告显示，在 43 ATA 氦氧饱和潜水试验中，随着气压的增高尿氮排出量进行性地增加，血浆中甘氨酸含量显著增加，赖氨酸与缬氨酸含量也有增加。在动物实验中观察到，在高压环境中，蛋白质的消化吸收率为 95.6%~98.2%，与常压环境相近，补充蛋白质弥补吸收的下降，使生长良好。

脂肪代谢 有关高压环境对脂肪代谢影响，有观察发现在 19.2 ATA 氦氧饱和潜水时，潜水员血中胆固醇先增加、后逐渐下降，血中游离脂肪酸减少，并持续到减压后。

维生素代谢 多种维生素是辅酶的组成部分，对物质代谢有重要的作用，研究显示高压环境对维生素代谢也有显著影响。在历时 22 天的 27 ATA 氦氧饱和、巡潜至 31.5 ATA 的模拟潜水试验中，潜水员 24 小时尿中核黄素、N′-甲基尼克酰胺、烟酸、叶酸和吡哆醇在第 7 天前后都有一过性地增加，而硫胺素在加压后持续减少，血中维生素 A、胡萝卜素及抗坏血酸未见明显变化。在 26 天的 4.65 ATA 氦氧饱和暴露实验中，尿中维生素排出量也出现类似变化。在高压环境中停留时间较短时，维生素代谢的变化有所不同，潜水员在 11 ATA 压缩空气中暴露 4.5 小时后，24 小时尿中硫胺素、核黄素和 N′-甲基尼克酰胺排出量较加压前显著增加，而 4-吡哆酸与抗坏血酸的排出量都明显减少；在高气压暴露后 6 个月复查时，除 4-吡哆酸排出量恢复到加压前水平外，其余指标的改变仍存在。在大鼠为实验动物的实验中发现，饲料中维生素量

较普通饲料增加 1 倍时，对暴露于 11 ATA 氦氧混合气中的大鼠的生长无益，但能使暴露于 21 ATA 氦氧中的大鼠生长加快；若维生素的量仅增加 25 和 50％时，则能使暴露于 11 ATA 氦氧中的大鼠生长良好，却不能使暴露于 21 ATA 氦氧中的大鼠维持正常生长。表明要使动物在高压环境中生长良好，必须增加维生素的供给量，且深度愈深需要增加的量愈多，特别是硫胺素、泛酸、生物素或维生素 K，必须要补充其中至少一种，否则动物就不能维持正常生长；维生素 A、维生素 D 和维生素 E 中也必须要补充至少一种，否则也会影响动物维持正常生长。

（陶恒沂　徐伟刚）

高气压内分泌系统效应

gāoqìyā nèifēnmì xìtǒng xiàoyìng

（effects of hyperbaric environment on the endocrine system）

机体暴露于高气压环境后所出现的内分泌改变。高气压可通过神经内分泌系统影响某些激素的合成与释放，也可对内分泌细胞及其信号转导产生直接作用。

高气压对内分泌系统的作用主要表现为：①高气压对肾上腺内分泌作用。例如人体在 0.3～0.8MPa 暴露 35 分钟然后减压，均可观察到尿中皮质醇、去甲肾上腺素（NE）增加。短时程高气压暴露可增加促肾上腺皮质激素（ACTH）的释放，升高血清皮质醇。高气压亦刺激交感-肾上腺髓质系统，例如豚鼠每天在 0.5MPa 暴露 30 分钟，持续 50 天，肾上腺髓质增重。但是随着暴露时程的延长，肾上腺的内分泌在适应期之后可出现一些相反的改变，例如人体在 0.5MPa 高压常氧暴露 3～7 日，从尿中检测到的 NE 仍增加，但是皮质醇则减少，并

有分泌节律的改变。当环境压力增加至 150m 以深时，可观察到肾上腺改变现象。②高气压对生殖内分泌作用。在形态上，2MPa 高气压（氧分压仍为 20kPa）环境下暴露 12 周并不影响健康大鼠的精液量和睾丸、精囊组织学特征。但是在功能上，0.6MPa 高气压暴露可促进潜水员催乳素和生长激素分泌，减少 NE 和睾酮的分泌。高气压对生殖内分泌还可因物种不同而表现出相反的作用，例如在 10MPa 暴露 3 周，与常压下的对照组相比，雄、雌银鳗垂体促黄体素（LH）β 亚单位 mRNA 的表达增多，促卵泡激素（FSH）β 亚单位 mRNA 的表达降低；雌性银鳗血浆雌二醇和卵黄生成素升高，卵母细胞显著增大，这可能是银鳗进行降海性生殖洄游的原因之一。雄性小鼠在 4.9MPa 暴露一个生精周期，则出现生精上皮的结构紊乱和斑片状坏死，但是这种损害可以在脱离高气压环境后 8 周内逐渐痊愈。③高压性多尿。人体在高气压下，心房钠尿肽分泌增加，下丘脑分泌的抗利尿激素减少，出现高压性多尿（hyperbaric diuresis）和血容量减少。④内分泌系统对高气压暴露的适应性。同样在 180kPa 或 450kPa 暴露 30 分钟，普通受试者血液中 ACTH 要比职业潜水员高得多，催乳素的差异则更加明显，显示机体内分泌系统对高气压暴露具有适应性。机体的这种适应性也是潜水员需要进行加压锻炼的重要原因之一。

（陶恒沂　黄志强）

高气压免疫系统效应

gāoqìyā miǎnyì xìtǒng xiàoyìng

（the effects of hyperbaric environment on the immune system）

高气压环境下各高分压气体及环

境因素对人体免疫系统的影响。当机体处在水下高气压环境或高压氧环境下，环境中的各种高分压的气体（如氧、氮、氦、二氧化碳）等对机体免疫系统会产生一定的作用。高气压环境对机体特异性免疫功能、非特异性免疫功能以及分子免疫水平均会产生一定的影响，但这种影响往往是一时性、可逆的。高气压引起免疫抑制的报道较多，但亦有少量报道表明上述各指标未发生变化甚至出现免疫促进的现象。

对特异性免疫功能的影响　首先表现在对特异性细胞免疫功能的影响，许多研究显示，机体在饱和潜水环境暴露后，T 细胞比例改变，CD4 细胞比例降低，在整个潜水过程中 CD4/CD8 降低，CD4$^+$T 细胞持续受到抑制，而且与暴露的压力有一定的相关性。在常规空气潜水高压暴露后及单纯高压氧暴露后也会出现 CD4$^+$T 细胞及 CD4/CD8 比值降低的现象。其次，高气压也会对特异性体液免疫产生影响，饱和潜水暴露后，潜水员外周血 IgG 较潜水前有非常显著的降低，IgA，IgM 潜水前后无明显差异，显示潜水员特异性体液免疫功能有下降趋势。高压氧也能降低机体的免疫球蛋白含量，在高压氧治疗后患者静脉血 IgA、IgM、IgG 明显降低，治疗前后比较差异显著。出现此变化的机制可能与机体对高压环境的应激反应及高氧分压的影响有关。

对非特异性免疫功能的影响　空气潜水会引起白细胞数下降，可能与减压时的气泡形成有关，因发现在血气界面聚集有白细胞，但也实验发现潜水后白细胞增多的，这可能与潜水引起的感染有关；空气潜水及饱和潜水后会出

现自然杀伤细胞（NK细胞）数的升高；粒细胞会在潜水高气压暴露后升高。连续多次的高压暴露会引起单核巨噬细胞比例先升高后恢复到正常，但关于高气压情况下机体单核巨噬细胞的吞噬功能及对吞噬体的杀伤功能有无明显变化尚不明确。

对分子免疫的影响　资料显示，在空气潜水和高压氧暴露后，均出现外周血 IL-2 减少、可溶性 IL-2 受体下降，分离外周血 T 细胞或脾淋巴细胞与致分裂原共同培养后，培养上清中亦出现相同结果。空气潜水后外周血补体 C3 水平无明显变化，而 C3a 及 iC3 在潜水后下降明显。可能是 C3a 及 iC3 结合到了组织和微循环中活化细胞的补体受体导致了循环血液中 C3a 及 iC3 的下降。

高气压引起免疫抑制的机制可能包括高分压氧的生理及毒性作用和氧自由基的生成，应激反应引起的儿茶酚胺分泌，减压时的组织创伤反应，压力机械作用引起血流的重分布，血管内气泡形成，温度、感知的变化引起相关激素反应等。

（陶恒沂　袁恒荣）

gāoqìyā bàolù yuǎnqī xiàoyìng

高气压暴露远期效应（long-term effects of hyperbaric exposure）

高气压长期或反复暴露对职业潜水员健康产生的长远期影响，受影响的主要器官是肺、骨骼和中枢神经系统。高气压环境对机体的影响主要因素是环境高压和高分压气体，其中环境高压不仅存在压力本身对组织细胞的作用，也存在压力增加导致的气体密度增加。

对肺的影响　高气压暴露中的一些因素，会对肺的结构或功能产生影响。

高分压氧　当呼吸空气中的氧分压达到一定分压值后，会对肺组织产生毒性作用，引起支气管肺炎样表现，即肺氧中毒。这种毒性作用会累积，长时间处于较高氧分压的高气压环境中，可能导致肺脏的纤维化。高分压氧对肺的损伤作用存在一定规律。莱特（Wright）提出了"肺氧中毒剂量单位"的概念和理论，通过时间和氧分压两个参数来估算肺受损害的程度，从而有效预防肺氧中毒的发生。

静脉微气泡　高气压暴露必然涉及减压，体内可能产生微气泡。静脉内微气泡最后会集中到肺毛细血管网。虽然微气泡栓子在肺毛细血管中都能被滤除，通常不会产生明显影响；但如果微气泡数量过多，会引起肺组织炎症反应、内皮细胞损伤等不利影响。

呼吸阻力　研究发现，潜水员的肺活量明显大于非潜水人员。可能与气体密度增加、气道阻力和呼吸功增加有关，也是潜水员长期从事潜水和高气压暴露后机体适应性改变的结果。呼吸阻力增大和浸泡产生的肺毛细血管压改变协同作用可能导致毛细血管内外压差梯度增大，可能会引起肺水肿。

呼吸气体　潜水呼吸气体通常是干冷的，呼吸散热和水分流失可诱发支气管收缩，引起气道机械阻力增大，这种效应的长远期影响目前尚不清楚。此外，潜水呼吸气体容易被有毒物质污染，长期接触可能对肺功能产生远期影响。

对骨骼的影响　减压引起的局部气泡会导致骨和骨髓的细胞成分的局部缺血性坏死，即减压性骨坏死（dysbaric osteonarcosis, DON）。经过潜水、高气压暴露后发生骨坏死的比率目前尚缺乏大规模的流行病学调查结果，综合各散在的研究报道，显示 DON 的发病率在 0.4%～67% 之间。有关 DON 的发生机制的假说有很多，但主要与脂肪含量丰富的骨骼组织在高气压暴露后减压不当有关。成人肱骨、股骨和胫骨中富含黄骨髓，脂肪含量高、但血供很少，在长时间高气压暴露后，骨髓中溶解的大量惰性气体需要相当长的时间才能安全排出，即便采取了看似充分的减压，仍可能没有达到骨髓减压需求，而在局部形成气泡。此外，上述部位的侧支循环极差，更会促进缺血性骨坏死的发展。在骨髓窦状隙中，局部气泡形成、扩大、融合，也可能扩散到血管导致血小板凝集、脂肪栓塞等反应，这些因素共同或相继发生，最终会阻断整个骨组织的血供，导致 DON。

一般将 DON 的病理进程分为 5 期。0 期：血管内凝聚；1 期：无修复的死骨；2 期：有修复无萎陷的死骨；3 期：有修复有萎陷的死骨；4 期：继发性变性关节炎。1、2 期甚至到 3 期时通常都无症状，直到累及关节面，出现持续关节疼痛、无力、僵硬。可有触痛、畸形、骨擦音、肌肉挛缩和活动受限。因此，DON 起病隐匿，常于高气压暴露后数月至数年才出现。患者常有减压病病史或减压不当史。目前，骨放射性同位素扫描、磁共振及放射学手段可检测到 2 期以后的病变。到后期关节受损严重影响正常工作时，只能采用关节重建术恢复功能。

对脊髓的影响　脊髓的脂质含量较高，而血流灌注相对较差，所以容易因为高气压暴露后减压不当而产生气泡，导致脊髓功能受损，是潜水员致残的一个主要因素。不仅脊髓局部气泡导致脊髓损伤，右-左分流导致的动脉气泡栓塞、脊髓内原位气泡形成以及椎静脉系统气泡栓塞均可能与减压病脊髓损伤有关。栓塞继发的免疫-炎症过程中，内皮细胞活化、血小板聚集和凝血等，均参与脊髓损伤的病理生理机制。减压病脊髓损伤的临床特征呈现多样性，而且神经学症状也各不相同，从微小的主观感觉异常到包括膀胱功能异常在内的截瘫都有可能出现。减压病脊髓损伤的临床症状和体征主要表现在病损水平以下，呈现：①传导功能障碍，如截瘫、感觉减退等。②反射功能障碍，如大小便失禁或尿潴留，一些反射（腹壁反射、提睾反射等）减弱或缺失，另外一些反射（跖反射、跟腱反射）则呈病理性表现。③运动功能障碍。

尽管减压后出现脊髓功能受损但随后发生自我恢复的现象常有报道，早期诊断和治疗是预防脊髓损伤导致严重瘫痪关键，即使是轻微的临床体征也可能暗示存在广泛的病变，可能导致严重的后遗症。临床神经学检查是发现减压病脊髓损伤的简单、敏感手段。治疗主要包括加压治疗和辅助治疗，后者主要包括补充液体、神经营养药物和康复治疗。存在任何运动和感觉障碍等表现的减压病脊髓损伤后遗症患者，均不应继续潜水。

对大脑的影响　大脑也会受脑动脉气栓或减压病气泡的影响，虽然表现有时很严重，但如果及时诊断和治疗，往往能完全治愈。部分患者会有持续数月甚至数年的头痛、记忆力减退、注意力不集中等表现，影像学常有阳性发现，但随着时间延长都有好转的

趋势。脑部损伤的症状大部分属于中度损伤，一般无严重功能障碍，其表现特点和病情演变的特征类似于中度颅脑损伤。减压病引起的脑损伤是否能导致患者智力障碍，目前尚缺乏有说服力的证据。

除非发生减压病，目前没有发现浅深度潜水对大脑存在不利影响。但大深度饱和潜水和混合气潜水对大脑是否存在影响，目前尚不能完全定论。虽然多数潜水员没有出现异常，但也有不少潜水员在多次大深度潜水后长时间存在神经心理学改变、MRI异常和反应迟钝等变化。

（陶恒沂　徐伟刚）

qiánshuǐ qìtǐ

潜水气体（diving gas）

在潜水过程中，为了保障潜水员在水下的正常呼吸，供给潜水员一定比例的压缩空气或人工配比的各种含氧混合气体。

在较小深度（不大于50～60m）短时间的潜水活动中，压缩空气就可以作为潜水气体用于供给潜水员呼吸。由于空气中含有78%的氮气，在进行更大深度的潜水时（大于50～60m），呼吸气体中的氮分压将同步增加，导致机体出现氮麻醉。为了解决潜水员氮麻醉的问题，在大于50～60m潜水时，需要呼吸配置含有不同比例氧气的混合气进行呼吸，如氦氧混合气、氢氧混合气及氢氮氧混合气。为了缩短水下减压时间，在进行水下特种作战水下作业时，潜水员在一定深度下呼吸纯氧或高浓度氧气的氮氧混合气。由于在水下长时间呼吸高分压氧气将导致机体的氧中毒，在使用混合气时，要根据安全用氧要求进行配置适合于水下作业的混合气。在潜艇脱险中也

依据潜水医学理论使用合适的呼吸气体。

（陶恒沂　袁恒荣）

qiánshuǐ hūxī qìtǐ biāozhǔn

潜水呼吸气体标准（standard of diving breathing gas）

为保证潜水员健康和潜水作业安全对潜水呼吸气体作出的标准化要求。潜水呼吸气体标准是潜水医学保障规范的重要组成部分，目的是对潜水呼吸气体的质量保证、安全供气等提出科学要求和参照规范。

基本内容　主要包括潜水呼吸气体纯度标准和供气流量的要求等。

潜水呼吸气体主要有压缩空气、氧气、氮气和氦气。压缩空气和氧气在规定的潜水深度-时间范围内可单独使用；氮气和氦气则必须按照潜水作业要求与氧气配制成一定比例的混合气体，如氦氧混合气、氮氧混合气等。供气流量要求视潜水作业深度、潜水员所用的潜水装具类型和潜水员潜水作业时的劳动强度而定。各国制定的潜水呼吸气体标准并不完全相同。以中国为例，相关潜水呼吸气体国家标准有《潜水呼吸气体及检测方法》（GB 18435）和《潜水员供气量》（GB 18985）。

潜水员潜水时潜水员呼吸与环境静水压压力相等的高压气体，潜水呼吸气体的纯度和供气流量等要求对潜水作业的安全保障至关重要。为了确保潜水员健康和潜水作业安全，潜水呼吸气体必须符合纯度和供气流量等标准的规定。

主要特点　包括以下几方面。

压缩空气纯度要求　氧20～22%（按体积百分比，下同）；二氧化碳$\leqslant 500\times 10^{-6}$；一氧化碳$\leqslant 10\times 10^{-6}$；水分（露点）

≤－21℃；油雾与颗粒物≤5mg/m³；气味：无异味。

氧气纯度要求 氧≥99.5%；二氧化碳≤100×10⁻⁶；一氧化碳≤5×10⁻⁶；水分（露点）≤－43℃；气态酸和碱含量：按规定方法检验合格；臭氧及其他气态氧化物含量：按规定方法检验合格；气味：无异味。其中液态氧不规定水分指标。

氦气纯度要求 氦≥99.99%；氧≤50×10⁻⁶；氢≤10×10⁻⁶；一氧化碳≤5×10⁻⁶；二氧化碳≤10×10⁻⁶；甲烷≤5×10⁻⁶；水分≤15×10⁻⁶。

氦气纯度要求 ①常规氦氧潜水及饱和深度300m以浅（含300m）的氦氧饱和潜水，选择使用纯氦一等品：氦≥99.993%；氖≤25×10⁻⁶；氢≤5×10⁻⁶；氧（氩）≤5×10⁻⁶；氮≤17×10⁻⁶；一氧化碳≤1×10⁻⁶；二氧化碳≤1×10⁻⁶；甲烷≤1×10⁻⁶；水分≤15×10⁻⁶。②饱和潜水深度超过300m的氦氧饱和潜水，选择使用高纯氦合格品：氦≥99.999%；氖≤4×10⁻⁶；氢≤1×10⁻⁶；氧（氩）≤1×10⁻⁶；氮≤2×10⁻⁶；一氧化碳≤0.5×10⁻⁶；二氧化碳≤0.5×10⁻⁶；甲烷≤0.5×10⁻⁶；水分≤3×10⁻⁶。

使用潜水装具从事不同劳动强度潜水作业时所需供气流量 Q_v（L/min）要求

$$Q_v \geq q \times \left(\frac{d}{d_0} + 1 \right) \qquad (1)$$

式中：d 为潜水深度（m）；d_0 为静水压强每增加 0.1MPa 时的水深（即10m）；q 为常压下潜水员使用特定潜水装具从事各种劳动强度作业时的耗气量（L/min）。使用水面供气需供式潜水装具时，轻劳动强度 $q=30$，中劳动强度 $q=40$，重劳动强度 $q=65$。使用自携式装具所需供气流量要求同水面供气需供式潜水装具。使用通风式潜水装具时，轻劳动强度 $q=65$，中劳动强度 $q=100$，重劳动强度 $q=190$。使用引射再生式氦氧潜水装具时，轻劳动强度 $q=15$，中劳动强度 $q=30$，重劳动强度 $q=45$。

（姚健 杨涛）

qiánshuǐ duòxìng qìtǐ

潜水惰性气体（diving inert gas） 单纯地以物理溶解状态存在于机体内部，保持原有性质，与机体内的物质不发生化学键关系，不参与机体的新陈代谢，只按体内外该气体的分压差梯度扩散进出的一些气体。

潜水医学中涉及的惰性气体与化学中所指的惰性气体并不相同，化学上所指的惰性气体是指原子最外层为饱和层的那些气体，这些气体的化学性质十分稳定，一般不参加任何化学反应。如氦族气体，包括氦（He）、氖（Ne）、氩（Ar）、氪（Kr）、氙（Xe）和氡（Rn）。潜水医学中最常见、常用的惰性气体（或称中性气体）是氮气（N_2）、氦气（He）和氢气（H_2）。其中氢气的化学活性较高，是较强的还原剂，容易与其他物质发生化学反应，在化学上并不属于惰性气体范畴，但是作为潜水呼吸气体，氢气并不参与机体的新陈代谢，不被机体利用，在体内仅以单纯物理性溶解状态存在，可以替代昂贵的氦气作为潜水惰性气体使用，已经用于饱和潜水人体实验。

（陶恒沂 袁恒荣）

duòxìng qìtǐ bǎohé

惰性气体饱和（inert gas saturation） 机体进入高气压环境，溶解于组织的惰性气体将随时间的延长而不断增加，直至组织内该气体张力与环境压力平衡为止的过程。惰性气体饱和过程主要通过呼吸-循环系统的功能活动完成。通过呼吸，肺泡内的惰性气体分压与吸入气中该气体的分压迅速平衡，流经肺部的血液在肺泡膜表面形成很薄的液体层，血液与气体隔着极薄而气体分子可透的血气屏障充分接触，惰性气体在肺泡与血液间、血液与组织之间迅速达到平衡，使血液和组织中的惰性气体张力有所提高。饱和了惰性气体的血液流经组织时，血液中的惰性气体扩散入组织，使组织中的惰性气体张力有所提高。血液由组织回心后再到肺，肺泡内惰性气体又与血液取得平衡，但所溶入的惰性气体量要比前一次有所减少。随着时间的推移，溶入体内组织的惰性气体张力与外界环境该气体张力逐渐趋于平衡。到完全饱和后，肺泡气、动脉血、组织、静脉血各环节之间惰性气体的压差梯度都消失（图1b）。但由于机体的各种组织成分相异，惰性气体对不同组织的溶解系数相差甚远，不同组织的血液灌流状况也不尽相同，所以在一定的高气压环境中，同一种惰性气体，在相同的时间内，不同组织所达到的饱和度不同（图1a）。同样，不同组织完全饱和所需时间也不相同。

（陶恒沂 袁恒荣）

duòxìng qìtǐ tuōbǎohé

惰性气体脱饱和（desaturation of inert gas） 机体在水下高气压环境下暴露一定时间后，从较高气压减压至较低气压或常压时，体内的惰性气体按照压差梯度向体外扩散直至平衡的过程。脱饱和与饱和的不同，仅在于惰

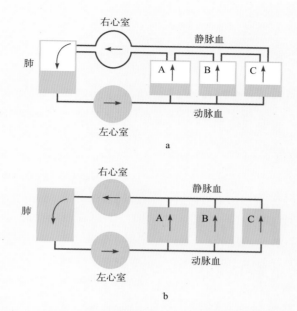

图1 组织饱和过程示意图（A、B、C代表机体的各类组织）

性气体扩散的方向相反，即脱饱和时血液输送溶解气体，不是从肺脏到组织，而是从组织到肺脏。至于惰性气体借压差梯度而运动的规律，则与饱和相同。

在一般潜水减压过程中的初期阶段，半饱和时间短的组织，即惰性气体饱和度高的组织领先脱饱和，与此同时，半饱和时间较长的组织，惰性气体张力尚不太高，减压过程中脱饱和的程度不大，甚至还继续饱和。减压过程进行到后期阶段，各类组织都脱饱和，会转为半饱和时间长的组织领先脱饱和，最后完成整体的脱饱和。

脱饱和过程也通过呼吸-循环系统的功能活动而完成，以其他途径的脱饱和也可忽略不计。影响脱饱和的许多因素，都是直接或间接地影响了呼吸循环活动才改变脱饱和的速度。饱和快的组织，脱饱和也快；饱和慢的组织，脱饱和也慢。习惯上称前者为快组织，称后者为慢组织。

（陶恒沂　袁恒荣）

duòxìng qìtǐ guòbǎohé

惰性气体过饱和 （super saturation of inert gas）

机体在高气压环境中暴露一定时间，高气压环境中的某惰性气体溶解于机体内达到相应的饱和度后，降低其周围气压（减压），在高气压下已溶入机体内的该气体张力超过外界同种气体的分压，但仍保持溶解状态。

过饱和状态是暂时性的，过多地溶解在机体内的惰性气体，根据减压后体内惰性气体张力与外界分压的压差梯度，以不同速度（单位时间内的弥散量）向体外弥散。若减压速度过快，且减压后组织内该气体张力高于外界总气压太多，则以过饱和状态溶解在体内的惰性气体，来不及通过循环、呼吸途径弥散离开机体，而在组织、血液内游离出来，形成气泡，引起减压病。若减压速度适当，减压的幅度不是太大，过多地溶解的氮张力超过外界总气压在适当的范围内，则氮能够从容地由组织弥散到血液，再由血液弥散到肺泡进行脱饱和，而不致在体内形成气泡，潜水医学中把这种脱饱和时不致形成气泡的状态称作安全过饱和。

（陶恒沂　袁恒荣）

duòxìng qìtǐ guòbǎohé 'ānquán xìshù

惰性气体过饱和安全系数 （supersaturation safety coefficient）

安全减压过程中，允许的各类理论组织中的总惰性气体张力与外界总气压之比值极限。

霍尔丹（Haldane）通过对大量空气潜水实践进行分析总结之后发现，如果潜水深度不超过12.5m（总气压不超过2.25ATA），即使停留较长时程，快速上升到水面（1.0ATA），潜水员也不会发生减压病，但在12.5m以深停留一定时间后迅速上升到水面，潜水员体内就会形成致病气泡而发生减压病。霍尔丹据此进行了逻辑推理，并率领其同仁们进一步实验，结果得出了这样的结论：如果减压前较高的总气压与减压后所到深度的较低的总气压比值不大于2，那就是安全的。如果比值大于2则不安全。例如减压前总气压为6.0ATA，那么迅速减压到环境压力为3.0ATA或大于3.0ATA的气压条件下将是安全的，很快减压到环境压力小于3.0ATA的深度则不安全。后来，因为确定气泡的主要成分是氮气，而氮气在空气中约占80%。所以，减压前体内组织的气压值应以氮在高气压下逗留期间溶入机体内的张力值（t_{N_2}）为准。这种比值应当不大于1.6（即2×80%）。如果按霍尔丹最初总结的经验应当是：不大于1.8（即2.25×80%）。1.6（和1.8）是高气压空气暴露（或潜水）最常用的过饱和安全系数。

气体不论是处于自由气体状

态还是溶解状态，都有通过气体分子运动从分压（张力）高的部分向分压低的部分扩散直至平衡的特性。因此，当减压前已溶解在体内的惰性气体超过减压后完全饱和所能溶解的量时，其超过部分必然按它在体内的张力与外界同一气体分压之间的压差梯度向外扩散，直到平衡，不可能长久地保持在过饱和状态。若减压的速度过快、幅度过大，则会造成组织内溶解的惰性气体张力超过外界总气压过多，惰性气体既不能保持过饱和溶解状态，也来不及通过循环呼吸扩散到肺泡转为自由气体，就在组织内原地逸出，成为气泡，即"原地生成气泡"，这是发生潜水减压病的直接原因。

（陶恒沂 袁恒荣）

zǔzhī zuìdà duòxìng qìtǐ zhānglìzhí

组织最大惰性气体张力值

（maximum allowable tissue tension of inert gas） 允许上升到某限定深度的组织内惰性气体最大张力的数值。简称 M 值。1965 年由美国学者沃克曼（R. D. Workman）提出。M 值以绝对海水英尺（feet of sea water absolute）表示，海平面的绝对大气压为 33 fsw。为符合中国人的使用习惯，常将 10 fsw 换算成 3m（近似值）。以减压站间距 3m（10 fsw），从较深的一个停留站向邻近的较浅一站上升时，各类理论组织惰性气体的最大张力不得超过相应的允许值。目前潜水中常用的惰性气体为氮气和氦气，研究的较多。潜水生理学家将呼吸氦和氮时的理论组织分为 5、10、20、40、80、120、160、200 及 240 分钟等组织；同时规定在不同减压深度（30 m 以浅）处各类组织允许上升的氦和氮的 M 值（表 1 和表

2）。30 m 以深的减压站深度允许上升的 M 值，可用下列公式求得：

$$MP = MO + (\Delta M/\Delta d)D \quad (1)$$

式中：MP 为所在减压站允许上升的理论组织的 M 值；MO 为出水减压站（深度：3 m）允许上升的 M 值；换算成绝对压即为 ΔP +10 m；Δd 为离、到两站之间的间距（3 m）；D 为离站与出水站之间的间距。

在计算过程中单位为 m（米）。如前所述，计算饱和潜水减压方案，只需要根据最慢理论组织的情况进行。

（陶恒沂）

hàiyǔyīn

氦语音（helium speech） 人员

在氦氧混合气环境中发声时呈现的一种音色改变、清晰度降低的畸变语音。在氦氧混合气环境中，潜水员的语音显示出特殊的变化，音调失常（呈童音样改变），带有鼻音，语音清晰度明显降低，难以听懂，甚至完全不能听懂，这种异常语音即为氦语音。因为发出的声音类似于"唐老鸭"，所以最初人们将此现象称为"唐老鸭效应"。

表 1 不同理论组织允许上升到下一站的最大氮张力（M 值）

理论组织	停留深度/m										ΔM *
/min	3	6	9	12	15	18	21	24	27	30	
5	26	31	35	40	45	49	54	58	63	67	5
10	23	27	31	35	40	44	48	52	57	61	4
20	20	24	28	32	36	40	44	48	52	56	4
40	18	22	26	30	33	37	40	44	48	51	4
80	17	21	24	28	32	35	39	43	46	50	4
120	16	20	24	27	31	35	38	42	46	49	4
160	16	20	23	27	30	33	37	40	43	47	3
200	16	19	22	25	28	31	34	37	41	44	3
240	16	19	22	25	28	31	34	37	41	44	3

注：* ΔM 深度每增加 3m 时氮 M 值的增值。

表 2 不同理论组织允许上升到下一站的最大氮张力（M 值）

理论组织	停留深度/m										ΔM *
/min	3	6	9	12	15	18	21	24	27	30	
5	32	37	43	48	54	59	65	70	76	81	5
10	27	32	37	41	46	51	56	61	66	77	5
20	22	27	31	36	40	45	50	54	59	63	5
40	17	21	26	30	34	38	43	47	51	55	4
80	16	20	24	28	32	36	40	44	48	52	4
120	16	20	23	27	30	34	38	41	45	49	4
160	16	19	23	26	30	33	37	40	44	47	4
200	16	19	22	26	29	32	36	39	42	46	3
240	16	19	22	25	29	32	36	39	42	46	3

注：* ΔM 深度每增加 3m 时氮 M 值的增值。

通过声带波形的测定和对声波频率分析发现，氦语音具有以下几个特点：①共振峰频率向高频方向移动，这种共振峰频率的大幅度移动是降低氦语音可懂度的主要原因。②共振峰带宽增，在高压氦氧环境中，共振峰带宽可明显增加，并且不同频率处增加的比例不同。③高频共振峰幅度衰减，衰减的幅度和原因未明。④基频略有升高或没有变化，这不会对可懂度造成很大影响。⑤高强度噪声，采集到的氦语音信号经常被高强度的噪声污染，包括呼吸噪声、生命支持系统噪声、海洋背景噪声及面罩内回声等。

由于氦气分子量小、密度小，声波在氦气中传播速度快，导致了语音共振峰频率往高频移动，这种由于介质的不同而造成的效应称为线性移动。在高压下，气体密度的增大使声道壁震动的效应放大，其与声波的耦合使得低频处的共振峰往高频方向额外移动，发生非线性移动。

氦语音与声带紧张度和共鸣腔变化也有关。喉头肌电证实，呼吸氦氧混合气时，肌电变化到音爆发之间的时程，要较吸空气时短，肌电幅度也比呼吸空气时为小。潜水员在氦氧环境中停留较长时间后，维持嗓音基频的能力可逐步有所改善，但共振峰位移的变化不能自然恢复，语音也因此不能完全恢复正常。氦浓度愈高，语音谐波频率升高愈明显，语音畸变也就更明显。

氦语音直接影响潜水员与水面的通话联系。克服的办法是根据不同原理研制相应的潜水通话机，以提高氦语音的可懂度。这类通话机有许多种，采用的原理及方法如下：①滤波法。通过滤波方法将高频部分滤掉一部分，使高压氦氧中的语音频谱与空气中接近。此法在噪声环境中有一定作用。②录放法。将高压氦氧中的语音录下，而后以较慢速度放送，使语音频谱与空气中的频谱接近，同时也可延长听辨的时间，有一定效果，但实际应用不便，声音不连贯。③波型伸展。将高压氦氧中的语音录下，然后每一小段（几分之一秒）切去1/4，再连在一起，再以减慢1/4的速度播放，使语音频率接近正常而发送时间不变，此法技术上难以准确做到。④频率分析法。将语音频谱分为单个频带，再使用调幅器分别调幅，使低频部分放大，而后再合并放送，有一定效果。⑤用电子计算机全自动跟踪进行语音的频率补偿，通过补偿后，氦气语音便可校正为正常语音，效果较好。也有人曾尝试过用电码联系，但需要系统训练，且不能有效沟通，不实用。

（陶恒沂　徐伟刚）

jiǎnyā lǐlùn

减压理论（decompression theory）

采用物理和数学模型方式，描述惰性气体在体内溶解和释放规律，指导安全减压的学说。暴露于高气压环境后进行的减压过程是为了避免减压病的发生。水下作业时必须呼吸高压气体以对抗水压对胸廓的挤压，保证正常的呼吸。呼吸用气体中含有高分压惰性气体在水下逗留期间逐步溶解于身体组织内。当水下逗留完毕返回水面时，由于外界压力降低，这些高压下溶解于组织的惰性气体将处于过饱和状态，需要向体外脱出，或释放成游离状态以达到压力平衡。一定程度的过饱和是允许的，也是脱饱和所必须的。但如果过饱和形成的压力差过大，气体释放过快，将形成大量气泡，阻塞血管，造成减压病。

19世纪，在压缩空气环境中（桥梁施工，隧道沉箱作业），额外施加的工作压力超过1.5～2.0个大气压后，患减压病是非常常见的。法国人保罗·伯特（Paul Bert）意识到体内溶解的氮气是造成减压病的主要原因。按照当时的观点，在一定的气压变化限度内，液体尤其是胶体类如血液可以长时间维持气体的过饱和状态，因此，有人提出非常慢的减压过程避免减压病的发生，并有了匀速减压的概念，认为以每20分钟减少一个大气压的速度是安全的。

20世纪初，为了能够从更大的深度下实现安全减压，在英国生理学家霍尔丹（Haldane）领导下开展了英国海军部下达的一项解决减压问题的研究。这是针对暴露于高压空气中的动物和人对减压的需求所进行的首次系统性研究，通过大量小型动物和羊的压力暴露实验，获得了计算减压表的理论基础，并于1908年发表了实验结果和计算的基本原则，即被后人所熟知的"霍尔丹减压理论"。这是第一个运用了模型概念完整的减压理论。至今为止，多数实用的减压表都是根据霍尔丹理论所制定的。

基本内容　霍尔丹理论主要涉及两个方面：①在任一压力暴露时程中体内组织被惰性气体饱和与脱饱和的百分比的估计。②在压力减少到1个大气压之后或这一过程中在不发生减压病的前提下允许组织中存在的超出静水压的惰性气体压力值，即过饱和安全压差。

在考虑惰性气体在体内饱和

与脱饱和规律时，霍尔丹提出血液的灌注过程是主要的制约因素，因此建立了并联模型，提出组织中血液循环的丰富程度决定不同理论组织参数。高压暴露时，惰性气体通过血液运载至组织，组织内气体饱和度逐渐提高，而瞬时饱和速度则与组织尚未饱和的余额成正比，这一饱和过程大体上遵循指数曲线轨迹；减压时，只要没有气泡形成，脱饱和曲线与饱和曲线相同。霍尔丹通过山羊的实验结果推论人的饱和慢的组织达到 50% 饱和度所需要的时间约为 75 分钟。在此基础内再设定由快到慢的具有不同半饱和时间完成饱和缺额的一半所需时间的理论组织（假定时间单位分别为 5 分钟，10 分钟，20 分钟，40 分钟，75 分钟）以便在计算中替代各类不同饱和特性的人体组织（神经，肌肉，韧带，脂肪等），即半饱和理论组织。通过不同理论组织和半饱和时间的假定时间单位设定，进行安全减压速度的理论计算，由此形成更合理的减压过程。

为确定允许组织中存在的超出静水压的惰性气体压力值，霍尔丹通过动物实验，观察到在减压时，在 7 个大气压内绝对压快速减少一半是安全的，由此确定了 2∶1 的惰性气体过饱和安全系数。

根据以上结果，霍尔丹用阶段减压法取代了匀速减压法，在缩短减压时间的同时降低了患减压病的危险。霍尔丹相信饱和与脱饱和慢的组织对于减压病的出现具有重要意义，认为在很高压力下达到完全饱和后的减压必定是非常缓慢的，为避免这类长时间减压，就要严格限制在该压力下的暴露时间。根据霍尔丹理论，

人们认为正确的减压，首先应该快速地将所处的高压按绝对压减少一半，后续的减压速率应该越来越慢，以使体内任何部位的氮气压力不至超过环境中氮气的 2 倍。以往匀速减压则必须以极慢的速度才能达到同样的安全效果，其错误是在减压初期当快不快，末期当慢不慢，增加了在高压下的暴露时间，而无法充分利用体内外的氮气压差来加快组织脱饱和。

霍尔丹在他后续的著作中意识到对于更长时间和更大深度的暴露，过饱和安全系数采用 2∶1 是不够充分的，认为超过 6 个绝对压的空气潜水，应该采用更小的系数。并推测对于那些容易发生减压病的部位，饱和的速率可能更慢。

20 世纪 60 年代，美国海军试验潜水队的沃克曼（R. D. Workman）对霍尔丹方法进行了修订。在潜水实践经验积累的基础上，将半饱和理论组织扩展到 240 分钟，并制定了针对不同半饱和时间理论组织各自所允许的安全系数，即 M 值理论，以应对更长时间和更大深度的高压暴露过程。M 值理论适用于水下作业深度和时间有限的常规潜水。霍尔丹与沃克曼安全过饱和的概念的共同特点是机体内惰性气体始终保持在溶解状态（溶解态的减压模型），允许减压至下一站的安全压差随深度（压力）增加而呈线性增加。

20 世纪 70 年代，将多普勒超声气泡探测技术用于了安全减压，在认为安全的减压过程中观察到气泡的存在，即所谓静默的气泡（silent bubble），进而提出气泡模型（bubble models）。气泡模型不仅考虑溶解的惰性气体，同时把

组织内的游离气体作为减压表计算的因素之一。气泡模型认为过饱和安全压差不仅取决于气体是否处于溶解状态，还取决于减压时组织内气体解离生成的气泡的体积和数量。这一学说认为减压过程中允许出现一定量的气泡。合理的安全压差既要提供脱饱和所需的驱动力，同时要避免导致气泡体积过快增长而形成致病性气泡。随着饱和潜水技术的诞生，允许潜水员在极高的气压环境下长期逗留，每天以上下班形式进行水下作业，任务完成后一次通过漫长的减压过程返回至水面。饱和潜水减压实际应用的半饱和理论组织达到了数百分钟，甚至 1000 余分钟，此时，在常规潜水中采用的与深度呈线性规律的安全压差将不再适用，提出了在这种条件下，随压力而变化的非线性过饱和安全压差更适合饱和减压，而气泡学说则满足了这一要求。

有些学者在考虑惰性气体在体内饱和与脱饱和规律时，认为不应忽视气体的扩散作用，强调理论组织相互之间的影响，因而采用以往曾被用来模拟某些特定模式的潜水过程，例如反复潜水等的串联模型进行减压方案的计算。

（肖卫兵）

guòbǎohé 'ānquán yāchà

过饱和安全压差（allowed value of supersaturation difference, ΔP）

以不引起致病气泡生成时的组织内惰性气体总张力与外界总气压之间的最大压差值。其计算公式是：$\Delta P = t - P$　式中：t 为惰性气体总张力；P 为外界总气压。

20 世纪初，英国著名生理学家霍尔丹（Haldane）及其同事创

立了减压理论，阐明了惰性气体在机体内饱和、过饱和以及脱饱和的运动规律，并根据大量实践观察和实验研究结果，推理认为：在一定范围内，绝对压减少一半，可以安全、迅速地减压，而不会导致减压病的发生。因此提出，安全过饱和状态的维持，不是决定于高压和低压之间的压差值，而是决定于高压和低压之间的压差比值。霍尔丹称这种比值为惰性气体过饱和安全系数。潜水实践证明，霍尔丹所采用的上述安全系数，在常规空气潜水深度较浅、水中暴露时间较短的潜水条件下是安全的。但在深度较大、时间较长的潜水中，则据以计算的减压时间不足，不能确保安全。

1963 年，沃克曼指出，对于大深度和/或长时间的潜水，组织的过饱和限值可采用"过饱和安全压差"（ΔP）来表示，即按此压差值来控制减压，要较霍尔丹的过饱和安全系数（压差比值）更为安全。他制定了各类理论组织在使用氦或氮时的一系列 ΔP 值。理论组织的半饱和时间越长，ΔP 值越小，但缩小到一定程度后趋于恒定（不是无限缩小）。氦气的最慢理论组织的过饱和限值为 6m，氮气为 5m。

有学者通过实验认为，减压病的发病率可用压降幅度来描述。压降幅度大，发病率高；压降幅度小，发病率低；两者关系呈 S 形曲线。各种不同动物可耐受的压降幅度虽不同，但呈 S 形的关系则基本一致。但是，组织的过饱和限值究竟是以"压差比"还是"压差值"来描述好，尚有争议。初步的结论是，在深度较大、时间较长的潜水中，趋向于采用一系列压差值来表示。实践表明，不能用单一的一个数值来应对所有的理论组织和不同深度及时间范围的潜水。

（陶恒沂　徐伟刚）

jiǎnyā lǐlùn zǔzhī

减压理论组织（decompression theoretical tissue）

研究制定潜水减压方案时根据组织内惰性气体的半饱和时间进行理论分类的人体组织。

由于惰性气体在不同组织中溶解系数不同、不同组织的血液灌流状况也不同等因素，因此不同组织中惰性气体的半饱和时间（$t_{1/2}$）也有长短差异。氮气为潜水高气压医学中惰性气体的一种，潜水生理学家霍尔丹根据氮气在体内不同组织中的半饱和时间长短，将全身组织分为以下 5 类理论组织：Ⅰ 类组织：$t_{1/2}=5$ 分钟，又称 5 分钟组织，包括血液、淋巴等。Ⅱ 类组织：$t_{1/2}=10$ 分钟，又称 10 分钟组织，包括腺体、中枢神经系统的灰质等。Ⅲ 类组织：$t_{1/2}=20$ 分钟，又称 20 分钟组织，包括肌组织等。Ⅳ 类组织：$t_{1/2}=40$ 分钟，又称 40 分钟组织，包括脂肪、神经系统的白质等。Ⅴ 类组织：$t_{1/2}=75$ 分钟，又称 75 分钟组织，包括肌腱、韧带等。

5 类理论组织的半饱和时间虽各不相同，但只要在高压下暴露相同倍数的半饱和时间后，所达到的惰性气体饱和度就相等。一般认为，经过各自的 6 个半饱和时间后，5 类理论组织的饱和度均可达到 98.438%，理论上认为达到了完全饱和。因此，根据各类理论组织的半饱和时间可推算它们各自接近"完全饱和"所需的时间（t_s），其计算公式为：$t_s=t_{1/2}\times6$。按此公式计算，五类理论组织达到"完全饱和"所需的时间依次为：$5\times6=30$ 分钟；$10\times6=60$ 分钟；$20\times6=120$ 分钟；

$40\times6=240$ 分钟；$75\times6=450$ 分钟。可见，半饱和时间愈长的组织，达到完全饱和所需的时间也愈长。饱和快的组织，脱饱和也快；饱和慢的组织，脱饱和也慢。习惯上称前者为快组织，称后者为慢组织。

设定理论组织的目的，主要是为了形成合理的减压（脱饱和）过程。随着潜水医学、高气压医学的发展，实践表明霍尔丹（Haldane）所定的半饱和时间最长的 75 分钟理论组织并不适用于大深度，例如 60m 以深长时程的潜水作业若仍照此处理，那减压过程就不安全了。许多学者根据各自的实践和科研结论，提出理论组织的分类法。例如：范德奥厄（Van der Aue）将理论组织分为 5~120 分钟，共 6 类；沃克曼（R. D. Workman）将理论组织分为 5~240 分钟，共 9 类；施赖纳（Schreiner）将理论组织分为 7~720 分钟，共 13 类；米勒（Miller）等将理论组织分为 5~1280 分钟，共 15 类。按照这些分类方式，达到完全饱和的时间将分别为 12、24、72、128 小时。在饱和潜水中，通常把人体暴露 24 小时看作达到完全饱和。

（李　慈　杨　涛　陶恒沂）

jiǎdìng shíjiān dānwèi

假定时间单位（hypothetical time unit）

以一个半饱和所需的时间作为惰性气体饱和和脱饱和的计时单位。又称为半饱和时间单位（half-saturation time unit）。半饱和时间单位是用一个潜水惰性气体在组织中尚未饱和的缺额就被填充一半所需的时间，一般以分钟为计量单位。

基本内容　潜水惰性气体在机体的饱和不是线性的，而是按指数递增的，于是英国潜水医学学者霍尔丹（Haldane）提出半饱和时间的概念，并以空气潜水呼吸气体中的氮气为背景，将全身组织的半饱和时间分为 5 类（见减压理论组织）。

机体进入高气压环境后，高气压环境和呼吸气体中的惰性气体也随之分压，开始时，体内惰性气体的饱和度在常压下为 100%，但是在新的高气压环境压力下体内惰性气体的饱和度为零，出现了饱和缺额为 100%，因此在第 1 个半饱和时间单位所完成的惰性气体饱和缺额的 50% = $(50\%)^1$。在第 2 个半饱和时间单位又完成了第 1 个半饱和时间单位结束时遗留缺额的 50%，即 $50\% \times 50\% = (50\%)^2 = 25\%$，累计饱和度达 75% ［即 $(1-0.5^2) \times 100\% = 75\%$］；这时饱和缺额为 25% ［即 $50\% \times 50\% = (50\%)^2 = 25\%$］。在第 3 个半饱和时间单位又完成了第 2 个半饱和时间单位结束时遗留缺额的 50%，即 $(50\%)^2 \times 50\% = (50\%)^3 = 12.5\%$，累计饱和度达 87.5% ［即 $(1-0.5^3) \times 100\% = 87.5\%$］；这时饱和缺额为 12.5% ［即 $(50\%)^2 \times 50\% = (50\%)^3 = 12.5\%$］。

主要特点　随着在高气压环境下停留时间的延长，假定时间单位（n）次数的增加，饱和度的增长幅度呈指数关系递减。饱和度的缺额相应地缩小，而饱和度的累计百分数（s）则不断增加。以公式表达为：$S = (1 - 0.5^n) \times 100\%$。因此，理论上讲惰性气体在体内完全饱和，100%饱和，将需要无数个半饱和时间单位。在实际应用中，一般把惰性气体饱和 98.43% 作为"完全饱和"。因此，一般认为"完全饱和"需要 6 个假定时间单位。

（李　慈　黄志强　陶恒沂）

děngyā qìtǐ nìxiàng kuòsàn

等压气体逆向扩散（ isobaric gas counter diffusion）　分压相等的两种不同惰性气体，分隔在某种界面的两侧，在总压不变的情况下，两种气体会各自沿着压差梯度透过界面向对方方向扩散的现象。

在压力平衡之前有一个阶段，扩散快的气体进入扩散慢的气体所在侧的量，大于扩散慢的气体离开该侧的量，以致在该侧两种惰性气体张力之和，超过外界总气压，即形成过饱和，便是"等压气体逆向扩散过饱和"。例如：在氦氧环境中通过呼吸器呼吸空气（氮氧混合气），则将以皮肤等为界面，氦向体内扩散，氮向体外扩散。氦向内扩散的速度大于氮向外扩散的速度，在一段时间内，皮肤以内两种气体张力之和大于外界总压；反之，当机体组织在与氮平衡的情况下，换吸氦氧，动脉血与氦迅速平衡，则在血液与组织之间（以血管壁为界面）发生等压气体逆向扩散，在组织内会形成等压气体逆向扩散过饱和。若等压气体逆向扩散过饱和超出了组织的安全过饱和阈值，则有可能生成气泡，从而引起皮肤瘙痒、前庭功能紊乱等病症，称为等压气体逆向扩散综合征。在有等压气体逆向扩散过饱和的背景上减压，会使减压而成的过饱和同等压气体逆向扩散过饱和累积起来。因此等压气体逆向扩散现象，是深潜水时，特别在轮换呼吸不同混合气时，值得注意的一个问题。

（陶恒沂　袁恒荣）

chángguī qiánshuǐ

常规潜水（ conventional diving）　潜水员在水下或高气压暴露，机体内各组织中所溶解的惰性气体未达到饱和状态的潜水。与饱和潜水不同，进行常规潜水时，每次均应根据潜水深度和水下停留时间，按照相应的减压方案上升出水。

常规潜水从屏气潜水和使用呼吸管潜水的基础上发展而来。在潜水技术和装具设备发展的过程中，压缩气泵、空气压缩机等设备出现后，实现了连续向水下供给高压气体，也能够将高压气体储存在气瓶中由潜水员携带至水下供给呼吸，常规潜水由此得到迅速发展。目前，常规潜水仍然是潜水活动中最为常用的潜水方式。

常规潜水通常采取自携式潜水、管供式潜水、开式潜水钟潜水和闭式潜水钟潜水等方式进行。自携式潜水时，潜水员自行携带压缩气瓶，通过供气调节器将压缩气体自动调节为适合潜水深度下人体所需要的压力和流量，供给潜水员水下呼吸。携带压缩气体的量决定潜水时间的长短，潜水员必须在气源用尽以前上升到水面。管供式潜水时，潜水员水下呼吸的气体由水面通过压力调节装置和管路供给，潜水员在水下可以获得连续的气体供应，水下停留时间大大延长，但由于供气管路长度的限制，潜水员水下行动通常被限制在一定范围之内。使用开式潜水钟潜水时，通过脐带由水面向潜水钟提供气源、通信、热水等，潜水员则通过连接在潜水钟体上的脐带获得呼吸气体、通信信号以及用于给潜水服加热的热水等。潜水员搭载潜水钟下潜，到达作业深度时，离开潜水钟在一定范围内进行水下作业，待作业结束后返回，搭载潜水钟上升出水。使用闭式潜水钟潜水时，供气方式、下潜和上升及水下作业的过程与开式潜水钟潜水相似，但闭式潜水钟为潜水员提供了与水下环境隔绝的干燥空间，钟内有为潜水员提供生命支持的设备，为潜水员提供适宜的环境，潜水员在潜水钟达到预定深度后，对潜水钟加压至水底压力，钟内压力与水中环境压力平衡后打开潜水钟下盖，潜水员经由钟底部的门进入水中，完成潜水作业后，潜水员回到潜水钟内。在潜水钟吊放的过程中，潜水员可在钟内进行着装、卸装，在上升过程中可以进行减压，如在钟内未完成减压，可将潜水钟与水面加压舱对接，继续进行减压。因此，应用潜水钟潜水，在相同的高压停留时间内延长了水下作业的时间。

（李 慈　付国举　肖卫兵）

bǎohé qiánshuǐ

饱和潜水 （saturation dive）

潜水员在水下某深度或高气压环境中长时间暴露，致使呼吸气体中的惰性气体在机体各类理论组织中达到完全饱和，在这一深度下不论暴露时间如何延长，其减压时间不会因高气压暴露时间延长而增加的潜水方式。一般认为机体在高气压环境下暴露 24 小时以上即达到了饱和。

在常规潜水中，随着潜水深度的增加和潜水作业时间的延长，其减压时间大大增加，作业效率不断降低。潜水深度较大时，允许的水下工作时间很短，难以满足大深度长时间潜水作业的需要。1957 年，美国海军潜水生理学家邦德（Bond）提出了使潜水员在水下长期停留生活工作，以提高潜水作业效率的饱和潜水新概念，并通过实验证实了这一设想。1962 年 9 月，美国的林克（Link）利用水下居住舱首次在海上完成

了代号为 "Man in sea I" 的现场饱和潜水实验，验证了饱和潜水的原理。此后，各国进行了大量的饱和潜水实验研究和实践探索。从 20 世纪 70 年代开始，饱和潜水进入了实际应用阶段。1988 年法国在地中海开展的 "Hydra-8" 饱和潜水，最大潜水作业深度 534m（目前人类现场饱和潜水最深纪录）。1992 年法国进行的 "Hydra-10" 模拟饱和潜水实验，模拟深度达到 701m（目前人体承受压力的世界纪录）。从 20 世纪 70 年代以来，中国先后开展了空气，氮氧和氦氧饱和潜水系列研究。2010 年中国完成的模拟 480m 氦氧饱和−493m 巡回潜水实验创造了亚洲模拟饱和潜水最大深度纪录。

按潜水员呼吸的气体种类不同，饱和潜水主要分为空气饱和潜水、氮氧饱和潜水、氦氧饱和潜水等。由于呼吸气体组分对机体产生作用，其所应用的深度范围有所不同。空气饱和深度常限于 15m 以内；氮氧饱和潜水限于 15～39m；氦氧饱和潜水多用于 48m 以深。为了缓解大深度氦氧饱和潜水中出现的高压神经综合征，有的学者在氦氧混合气中加入适量的氮或氢，这样，呼吸氦氮氧混合气或氢氦氧混合气的饱和潜水则称为氦氮氧饱和潜水或氢氦氧饱和潜水。

在饱和潜水条件下，潜水员离开居住舱到水中某一深度进行潜水作业，然后返回居住舱的潜水方式称为巡回潜水，简称巡潜。巡回潜水又分为向上巡潜、水平巡潜和向下巡潜 3 种类型。向上巡潜指潜水员离开饱和深度向较浅深度进行的巡回潜水，其实质上是在一定幅度内的减压。为了避免发生减压病，向上巡潜绝对

不允许超出规定的极限。水平巡潜也称等深度巡潜，潜水员所处的压力无变化，始终在饱和深度，不存在加压、减压问题。向下巡潜指从饱和深度出发向较大深度的巡回潜水。在规定的深度−时间范围内，可不经过减压程序而安全返回饱和深度，这种向下巡潜称为不减压巡回潜水。在实际作业中，向下的不减压巡回潜水最为常用。采用这种巡潜方式作业时，所选择的饱和深度比实际最大作业深度要浅，这有利于减少减压总时间。如果向下巡潜超过了所允许的深度−时间极限值，则必须经过减压方能回到饱和深度。向下巡潜返回饱和深度后，应在饱和深度停留一定时间，待过多的惰性气体基本脱饱和后，才允许进行下一次巡潜。

饱和潜水是目前人直接进入大深度水下环境的唯一手段，也是较浅深度、长时间作业的重要方法。利用饱和潜水技术，潜水员可在高气压环境下长期停留，潜水作业效率显著提高。在饱和潜水中结合巡回潜水方式，还可延伸到更大的深度范围进行潜水作业，实用意义较大。饱和潜水技术目前已发展成为一种重要的潜水方式，广泛应用于海洋石油工程、救助打捞及援潜救生等领域中。

（李 慈　付国举　肖卫兵）

kōngqì qiánshuǐ

空气潜水 （air diving）

以空气作为呼吸介质进行的潜水。是人类最早使用并且目前使用最为广泛的潜水方式。

最早进行的空气潜水采用呼吸管进行水下呼吸，由于潜水者肺内气体是常压，吸气比较费力，只能下潜到很浅的深度。后来，采用了携带盛装空气的皮囊进行

水下呼吸的方法，但由于皮囊的体积有限，而且里面无法储存高压空气，潜水深度和水下停留时间的增加都十分有限。直到空气压缩泵的出现，实现了持续向水下供给高压空气，潜水装具也有了较快的发展，形成了目前仍在采用的自携式、管供式以及利用潜水钟进行的多种空气潜水方式。自携式空气潜水由潜水员使用气瓶携带压缩空气，通过与气瓶连接的供气调节器、呼吸咬嘴或面罩等，供潜水员在水下呼吸。管供式空气潜水通过水面供气设备和管路向潜水头盔或面罩持续供给压缩空气，供潜水员呼吸。早期的空气潜水一般都采用管供通风式潜水，经由连接在潜水员头盔上的供气管，从水面直接向头盔内供气供潜水员呼吸，多余的空气经由头盔上的排气阀排入水中。后来经过改进，出现了按需供气的潜水装具，即吸气时供气，呼气时停止供气，这样就节约了呼吸气体，减轻了潜水装具的重量，方便了水下行动。

进行空气潜水所用的压缩空气应符合规定的纯度和卫生学标准。环境中的空气直接使用不能满足潜水员呼吸介质所要求的标准，游离空气中除了可能存在污染物外，空气压缩机和储气系统中也会产生某些污染物，如碳氢化合物、蒸汽以及接头、密封垫和阀门上使用的润滑剂等，使用前需要经过净化以达到供给呼吸的标准。由于空气中79%的成分为氮气，而高分压氮对机体神经系统产生一系列的功能异常，可导致氮麻醉的发生，因此，为了安全，进行空气潜水时，在潜水深度方面有着严格的规定。英国规定为50m以浅，美国、苏联和中国规定为60m以浅，采用空气自携式潜水则以40m为限。

（李 慈 付国举 肖卫兵）

hùnhéqì qiánshuǐ

混合气潜水（mixture gas diving）

以人工配制的含氧混合气作为呼吸介质的潜水方式。这些呼吸介质可以由比例不同于空气的氮-氧组成，也可以由氦气或其他惰性气体与氧气配置的混合气体组成。

随着潜水深度的增加，空气中过高的氮分压对人体的神经系统产生影响，导致氮麻醉的发生，而过高的氧分压也会使潜水员产生氧中毒。为了防止氮麻醉和氧中毒的发生，在进行更大深度的潜水作业时，需采用氮氧、氦氧、氮氦氧或氢氧混合气体来代替压缩空气。根据不同的潜水深度，通过计算和精确的人工配制，获得所需要的不同介质成分和浓度的混合气体。

目前，混合气潜水应用最多的是氦氧混合气体。由于氦气对人的麻醉作用比氮气小很多，呼吸阻力也小于氮气，能够大大提高机体对高气压的耐受限度，从而增加潜水深度。根据潜水深度确定混合气的配比是进行混合气潜水的关键环节，在配制混合气的过程中，要根据下潜深度与机体耐受范围对混合气中的氧浓度进行调整，保证既不缺氧，又不发生氧中毒，满足潜水员大深度潜水呼吸的需要。配制好的混合气应充分进行混匀，至少静置24小时后才能使用。

（李 慈 付国举 肖卫兵）

hàiyǎng qiánshuǐ

氦氧潜水（heliox diving）

以人工配制的氦氧混合气作为呼吸介质的潜水方式。是现代深潜水的主要技术之一。人类进行50m以深（大约相当于6个ATA）常规潜水作业时，为了克服空气潜水造成的氮麻醉和氧中毒等生理障碍，而采取的氦氧潜水方式。

基本内容 1924年美国学者塞耶斯·杨特（Sayers Yant）和美国学者希尔德布兰德（Hildebrand）首先应用氦氧混合气以减轻沉箱减压病并逐渐将它应用到潜水作业中来。在一般常规空气潜水的基础上，氦氧潜水在以下几个方面有了新的进展与成就。①对氦的理化特性及其生理作用有了进一步的了解。人们进一步了解与阐明氦的一些理化特性及其生理作用，如扩散系数、导热性能、传声速度以及氦在体内的吸收与排出，氦的过饱和安全系数及理论组织的半饱和时间，高压氦引起的体温调节、语音和神经功能的改变等。②氦氧潜水医务保障工作进展。通过研究与实践，已积累了成套的经验，例如制定了氦氧潜水规则，营养、作息制度，混合气配制方法与原则，安全减压方案与供各种情况下使用的减压表等。③不断提高的下潜深度。1925年塞耶斯（Sayers）等人首先报告应用氦氧混合气于沉箱作业，1948年R巴特兰（R Bartlall）用氦代替有爆炸危险的氢气潜到164m，1962年12月凯勒（Keller）在美国西海岸太平洋的圣卡塔里纳岛，使用轻装深潜装具，借助潜水钟从海面送到304m海底，在钟外海底巡游了5分钟。中国氦氧潜水起步于60年代初期，于1962年10月首次进行了13人次模拟氦氧潜水160m获得成功，1965年7月把氦氧深潜技术应用于南京长江大桥3号桥墩水下工程，2010年7月成功试验了模拟480m氦氧饱和潜水。④氦氧潜水装具装备的发展。改进与完善了喷射再生半闭合回路式氦氧重装潜水装具（满足120m以浅潜水），发展了轻装深潜水装具（满足120m以深300m以浅潜水），研制耐压的装具与装备（适用于200m以深到数千米深处的水下作业任务），改善了深潜水配套使用的仪器、设备，建造了专用的氦氧深潜工作母船。

主要特点 主要有：①氦气及其理化特性。氦气是一种惰性气体，与氖、氩、氪、氙、氡等气体一样，最外层的电子数目是饱和的，结构比较稳定，不易引起化学反应。氦分子具有小而轻，扩散速度快，脂水溶比小，导热性大，热容量大等特性。②氦气在医学及潜水事业中的应用。医学界曾在全身麻醉时将氦与麻醉剂配伍使用，自氦气在潜水中应用以来，为深潜开辟了新的途径。这种用氦气取代氮气，并与氧气的适宜浓度配制成混合气作为潜水人员的呼吸介质，从而进行较大深度的潜水。③高压氦对机体的影响。潜水医学的研究和实践表明，氦对呼吸阻力、代谢、体温调节、发音器官功能和语音以及神经系统（见高压神经综合征）等都有一定的影响，也可以说，这些方面比氮气的生理作用更为特殊，而且氦氧潜水减压病也有其特点。为此，在进行氦氧潜水时，必须充分利用其有利方面，减少或防止其不利作用，因而要深入了解氦对机体的影响。④氦氧潜水装具与设备。主要研究氦氧潜水装具的研制与改进，氦氧重潜水装具主要包括头盔、领盘、前压重物、后压重物、带有安全阀的潜水衣、电热服、潜水鞋、潜水软管、信号绳等。氦氧潜水装备则包括供气控制台、氦氧潜水电话、潜水钟与甲板加压舱以及重要的测量用仪器等。⑤混合气体的配制与分析。氦氧混合气的配制是氦氧潜水准备工作中的一项重要工作，它需要一定的设备与技术条件。主要包括根据下潜深度选择适宜的氧百分浓度，按规定的氧浓度配气，配好后放置24小时后取样分析氧的浓度，从而保证用氧安全。⑥氦氧潜水减压理论：主要研究氦的饱和与脱饱和规律，理论组织与过饱和安全系数，劳动强度对饱和、脱饱和的影响、氦氧潜水中氧的合理应用、多种混合气的应用以及氦氧常规潜水减压表的制定等方面。

（李 慈 攸 璞 肖卫兵）

dànyǎng qiánshuǐ

氮氧潜水（nitrox diving） 以人工配制的氮氧混合气作为呼吸介质的潜水方式。主要用于水下特战作战和15～39m范围的饱和潜水。

早期人类潜水采用的呼吸介质为压缩空气。在实践中发现，随着潜水深度的增加，潜水员会出现中毒症状，如欣快感、判断能力减低，甚至忘了潜水作业的目的。20世纪30年代才把这种"深度混乱"（rapture of the deep）与氮气的麻醉作用联系起来，被称为"氮麻醉"。为了避免这个问题，将空气潜水深度限制在50m或60m以浅，在更深深度的潜水采用了氦气作为氧气的稀释剂制备潜水用呼吸混合气，即氦氧潜水。

目前在商业潜水的常规潜水中，一般不采用氮氧潜水。在饱和潜水中，仍应用氮氧潜水，深度范围限制在15～39m范围，以尽可能避免高分压氮对人体的麻醉作用导致的判断能力下降引起其他次生危险。但在氮氧饱和潜水的巡回潜水过程中，由于潜水员需要供给大量呼吸气体，一般采用空气作为巡回潜水时的呼吸介质。在水下特种作战部队使用的半闭式潜水装具中，常常采用富氧的氮氧混合气补充循环呼吸气体中氧气的消耗；在失事潜艇艇员采用减压脱险方法时，在水下某一段深度范围内采用氦氧或氮氮氧混合气作为呼吸介质，以尽可能减少减压时间，尽快脱险出水。

（李 慈 刘晓波 肖卫兵）

qīngyǎng qiánshuǐ

氢氧潜水（hydrogen-oxygen diving） 以氢氧或氢氦氧等含氢混合气作为呼吸气体的潜水技术。

氦气资源稀缺，价格昂贵，并面临日趋枯竭的危机，制约着氦氧潜水技术的应用和发展。经过多种气体实验研究之后，人们发现，氢气可在潜水中应用，而且可作为氦气的替代物。少数国家（美国、法国、瑞典、俄罗斯及中国等）的海军或商业潜水领域开展了氢氧潜水研究。其中较引人关注的是美国的Hydrox项目和法国的Hydra项目。20世纪70年代美国进行的"Hydrox"系列氢氧潜水实验证明呼吸氢气在生理学上是无害的，不仅能降低人在高压下的呼吸阻力，并能减轻高压神经综合征。后来，美海军还进行了模拟氢氧潜水时的生物化学减压研究。20世纪80年代初，法国考麦克斯（Comex）公司开始实施"Hydra"氢氧潜水研究计划。该计划包括动物实验、人体实验及现场实际潜水，其中人体氢氧潜水的总时间超过38 160人时。1988年Hydra-8项目中，潜水员在地中海呼吸氢氦氧混合气下潜到534m海底（目前世界上海上实潜最大深度）。1992年Hydra-10氢氦氧饱和潜水实验创造了 701m 的人类模拟潜水最深记录。

除了早期的探索阶段，氢氧潜水研究和实践取得了突破性的进展多与饱和潜水技术的发展密切相关。目前，接近实用阶段的相关技术主要有氢氧饱和潜水、氢氦氧饱和潜水及氦氧饱和-氢氧（或氢氦氧）巡回潜水等方式。

氢气用于潜水有其优点和缺点。其优点是：①氢气密度小，可显著减轻高压下的呼吸阻力，提供更舒适的高压生活环境。②氢麻醉性介于氮气和氦气之间，有利于改善高压神经综合征，提高作业效能。③氢气价格低廉，丰富易得，能降低大深度潜水成本。缺点：①氢气易燃易爆。氢氧混合气中，氧浓度控制在 4% 以下时是安全的，即使有明火存在，也不会发生燃爆，所以氢氧潜水只适合在一定深度范围安全使用。②氢氧潜水过程中存在气体转换程序，增加了操作的复杂性。

（李 慈 杨 涛 肖卫兵）

bùjiǎnyā qiánshuǐ

不减压潜水（no-decompresion diving）

潜水结束后，潜水员可以一定的速率，从水底直接上升出水，无需停留减压，也不发生减压病的潜水方式。

18 世纪中期，随着早期的潜水服、潜水钟和"沉箱"等潜水装具设备的出现，潜水员可以在水下长时间停留，但直接上升出水后，大量人员出现了关节疼痛、头晕甚至瘫痪等症状，直到对减压病的认识和研究不断深入，才找到了预防和治疗减压病的方法。同时，通过对惰性气体在机体内溶解和脱饱和规律的认识，计算出不同深度下直接上升出水的时间限制，从而能够安全地进行不减压潜水。

不减压潜水的原理是：当机体在一定高气压下作短时间停留后，瞬间降至常压，机体组织内的惰性气体饱和程度保持在安全范围内，机体组织惰性气体处于安全脱饱和状态，可避免减压病的发生。因此，不减压潜水的关键在于各种不同深度停留时间不超过相应的限度，这一限度就是在某一深度潜水时，所允许的能直接以预定速率安全上升至水面的最长的水底停留时间。不减压潜水与潜水深度密切相关，随着深度的加深，不减压潜水允许的安全水下工作时间将进一步缩短。在不减压潜水出水瞬间，机体内惰性气体融入较快的组织内的氮张力已经超过了过饱和安全系数值，所以，上升出水后，为防止减压病，必须对潜水员进行严密观察，并适当休息。尽管潜水上升过程中不需要停留减压，但在 12 小时内，潜水员体内组织中仍有惰性气体，如果 12 小时内再次潜水，需要选择反复潜水减压方案时，需考虑前次潜水时潜水员体内多余的惰性气体。进行不减压潜水时，应严格根据不减压潜水的时程表规定进行精确计算后实施。

（李 慈 付国举 肖卫兵）

qiánshuǐ chéngxù

潜水程序（diving procedure）

潜水必须顺次进行的步骤。包括：潜水前准备；入水、下潜和着底；水底停留；离底、上升、出水；卸装、潜水后观察等。本条目以常规潜水的管供式潜水为例阐明。

潜水前准备：接受潜水作业任务后到潜水员着装完毕为止，需要做一系列相应的工作，这一过程为潜水前准备。包括：制订潜水作业计划；选择和准备潜水装具、设备；加压舱备便；确定潜水人员和分工；潜水装具检查；潜水前体检和潜水员着装。

入水、下潜和着底：潜水员着装结束，确认感觉良好后，沿潜水梯或直接下到水中的过程，称为潜水员入水。入水后应检查装具气密性，确认气密性良好后通知潜水员下潜。下潜是潜水员入水后下到预定深度的过程。下潜速度根据供气量和潜水员咽鼓管通畅情况而定，一般为 15～18m/min。下潜到达预定深度后即为着底，应立即向水面报告着底并同时报告主观感觉，水面人员及时记录着底时间。

水底停留：潜水员着底后到离开水底的过程。

离底、上升和出水：在水底停留结束前，水面人员通知潜水员准备出水。潜水员接到通知后，应清理信号绳和作业工具，准备上升，开始上升时为离底，同时应向水面报告，水面人员记录离底时间。从开始下潜到离底所经历的时间为水下工作时间。潜水员离开水底，向水面上浮的全过程称为上升。上升过程中应当按照选定的减压方案逐站停留减压。当头顶露出水面时称为出水，要记录出水时间。从离底到出水所经历的时间为减压时间。

卸装、潜水后观察：潜水员出水后，在信号员引导下踏上潜水梯，上到工作平台。水面人员协助进行卸装。潜水医生要询问潜水员主观感觉并进行医学观察，根据潜水深度和潜水时间确定离开加压舱的时限和要求。

（李 慈 付国举 肖卫兵）

qiánshuǐ jiǎnyā

潜水减压（diving decompression）

潜水过程中，按照一定的速度，使潜水员从高气压下（水下工作深度）逐步转移到正常大气压（水面）的过程。在人体暴露于高气压环境中，机体组织中的惰性气体张力与周围的吸入气中该惰性气体的分压逐渐达到平衡，直到气体在机体内达到饱和为止，如果从高气压环境下重新回到低压环境，则会出现与上述情况相反的脱饱和过程。如此时转移速度过快，血液和组织中便可形成气泡，出现减压病，为了防止这一情况出现，选用合理安全潜水减压方法，控制减压速度、充分排出机体组织内多余的惰性气体，使体内组织不形成气泡是关键。

形成与发展 早期人类进行潜水和沉箱作业时，由于对潜水生理学的认识不够，没有采取减压措施，经常发生潜水减压病，在沉箱作业中又称为沉箱病或屈肢症（bends）。1878 年，法国生理学家保罗·伯特（Paul Bert）第一次阐述了减压病的病因，并提出了逐步减压的建议，以后又在沉箱作业中普遍配置了加压舱，收到显著的预防效果，大大降低了严重减压病发病率和死亡率。由于保罗·伯特的认识并不完全和全面，依然有潜水员患病，以至于当时认为人类的极限潜水深度不大于 40m（120 英尺）。20 世纪初，英国生理学家霍尔丹（Haldane）通过实验研究，提出了减压理论，减压理论组织和惰性气体过饱和安全系数等概念，制定出有现代意义的潜水减压表，推行了阶段减压方法，大大降低了减压病的发生。这不仅使得当时的潜水深度得以提高，也成为现代潜水减压的基础理论。经过 100 多年的努力，逐步形成了现代的潜水减压程序，包括水下阶段减压、吸氧减压法、水面减压

法等，也制定了一系列潜水减压表，包括空气潜水减压表、氦氧潜水减压表、饱和潜水减压表。随着潜水装备的发展，如潜水吊笼、减压架、潜水钟的采用，潜水减压的安全性得到进一步提高。中华人民共和国从成立初开始进行潜水医学的研究，颁布了中国各种潜水方式的减压表，逐步完善了国内的潜水减压程序。

分类 潜水减压按照不同的方式方法分为以下几种。

等速减压法 以缓慢而相等的速度使潜水员从高气压下（水下工作深度）不停留地连续转移到正常大气压（水面）的减压方法。

阶段减压法 潜水员在高气压下（水下工作深度）逐段地减压上升，每上升一段距离停留一会的减压方法。停留处称为停留站。

氧气减压法 在减压过程中从一定深度（一般为 18m 以浅）开始吸纯氧的减压方法。

"下潜式加压舱—甲板加压舱系统"减压法 潜水员的减压过程在"下潜式加压舱—甲板加压舱系统"完成，所应用的减压表和一般阶段减压法相同，整个减压过程并不缩短，但避免了水下环境对机体的影响。

水面减压法 潜水员在水底工作结束后，上升减压时，大部分或者全部减压过程于出水后在水面加压舱内进行的一种减压方法。根据现有的条件和设备，合理选用减压方法，减少减压病发生的概率，是潜水作业的重中之重。

（陈锐勇）

shuǐxià jiēduàn jiǎnyāfǎ

水下阶段减压法（underwater stage decompression） 潜水员潜水作业后，自水底逐段上升减

压，每上升一段距离，停留一段时间的减压出水方式。简称阶段减压法。使整个减压过程在水中分成了数个阶段，停留处的深度称为停留站（简称站）。

1908 年，英国生理学家霍尔丹（Haldane），对历史上许多潜水积累下来的经验和知识进行了科学的总结，提出了最初的减压理论，据此学说推算了世界上第一份 60m 空气潜水阶段减压表。霍尔丹从当时实践经验中得知，机体组织暴露在 2.25ATA 下（相当于 12.5m 水深）长时间停留后，迅速降至常压，虽然机体内的氮气已呈过饱和状态，但还未达到机体组织内形成气泡的程度，因此 2.25∶1 的比值即被称作安全减压的界限，此 2.25 称为机体组织氮气过饱和的安全系数。以过饱和安全系数和理论组织原理，霍尔丹计算了供空气潜水作业用的水中不同停留站、停留时间的阶段减压表，称为霍尔丹减压表。以后世界各国均用这个原理进行减压表研究，制定各国的潜水减压表。为了研究制定适合中国人情况的水下阶段减压法潜水减压表，中国人民解放军海军医学研究所在 1962~1963 年期间，进行了一系列实验室和现场研究工作，制定了中国的"60m 水下阶段减压潜水减压表"，并在此后经过几次修订，不断完善和发展。

阶段减压法具体实施方法如下：①在潜水员咽鼓管通气性能良好及水面供气可能的条件下，尽快地下潜（一般为 15m/min 左右，有经验的潜水员可达 30m/min）。②潜水员工作完毕后，按减压表规定的速度（一般为 (7~8) m/min）上升到第一停留站，根据潜水深度和水底停留时间按"氮气过饱和安全系数"的

原则计算确定第一停留站深度。③按照减压表确定的停留时间，在第一停留站上停留一定的时间，使机体内的部分氮气得以排出，然后继续上升。④从第一停留站开始，每上升3m停留一次，在各停留站上都需要停留相应的时间，直到最后一个停留站完毕后上升出水，减压过程即告结束。

阶段减压法的特点是，降低了减压病的发病率。但在较大深度潜水时减压时间太长，限制了应用范围。

（陈锐勇）

shuǐmiàn jiǎnyāfǎ

水面减压法（surface decompression） 潜水员在水底工作结束后，上升减压时，其大部分或者全部减压过程于出水后在水面加压舱内进行的减压方法。

发展历史 水面减压法是长期劳动和经验积累后，为了满足作业的需要、减少水中环境对于减压过程的影响、保障潜水员安全和减少减压病的发病率等要求下，逐渐产生的。1914年，英国海员在从沉船"爱尔兰女皇"中打捞物资时，曾首先实施过水面减压。1917年，在打捞英国沉船"劳伦（Laurentic）"号时，由于意外的气象条件的变化和海上防卫的原因，也曾使用过让潜水员先行直接出水，然后在水面加压舱中完成减压的方法。

1936年霍金斯（Hawkins）及希林（Shilling）等首先发表了在实验室加压舱及海上现场条件下，系统地观察水面减压法的实施效果的研究报告，才使得这一方法为各方面所重视。

1939年在援救美国沉没潜艇"萨卢斯（USS-Sqalus）"号的潜水作业中，曾广泛使用水面减压法，效果良好。1943年美国海军正式将水面减压法编入其《潜水手册》，作为正式减压法之一推荐使用。

基本内容 水面减压法是潜水员按照潜水减压规则，自水底或水下某一停留站停留完毕后迅速出水，在潜水平台上尽快卸装后进入加压舱内，关闭舱门后，立即加压，直至舱压升至上升出水前的静水压或更高压力，然后按相应的规定进行减压。主要特点在于尽量缩短水下停留时间，在一定的深度减压后快速上升出水，以便进舱加压、减压。只要潜水员按照规定的速度上升，在出水过程中尽量减少体力活动，出水后又能争取最短时间内进入加压舱，重新暴露于一定压力条件下，体内通常不致有气泡形成，当然组织内的氮张力的水平会直接影响水面减压实施的安全性，故水面减压法也不是任何潜水条件下均可随便使用的，所以各国严格规定进行水面减压法的深度、时间极限、水下停留的站数、出水的深度。此外，间隔时间是水面减压实施中关于安全的极其重要的环节。如不严格控制，将对气泡的形成创造有利的条件，从而影响舱内减压时间及整个水面减压的效果。尽管间隔时间的范围有所不同，但绝大多数国家均规定为5~6分钟，从水底（或某一停留站）上升，速率均有限定，不允许过快，所以这一期间不可能，也不应再减缩。

主要特点 水面减压法的优点是在水文气象条件不良、意外事故、潜水员被迫放漂等情况下，可采用水面减压法；大大缩短了潜水员在水下必须停留的时间，消除诸多不利因素的影响，有利于体内氮的排出；在加压舱内减压，有利于观察潜水员的情况，确保安全；潜水员进舱后可安排下一位潜水员作业，提高工作效率。其缺点是如果上升过快，未按规定深度出水，违反操作规则，容易发生减压病。

水面减压法作为一种成熟有效的减压手段，特别是在克服各种不良的水文气象条件下减压困难等方面有重要价值。水面减压法可缩短水下减压时间2/3，提高作业效率3~5倍，该减压法在重潜水作业和轻潜水作业中，都有很大的应用价值，适用范围大，效果好。

（陈锐勇）

xīyǎng jiǎnyāfǎ

吸氧减压法（oxygen decompression） 在潜水的减压过程中，从一定深度开始吸用纯氧以缩短减压时间，减少减压病发生的减压方法。

早在1891年曾有人提出，潜水员在减压时吸用氧气可缩短减压时间，并减少减压病的发生。但是由于高气压下吸用氧气易发生氧中毒而一度放弃。自从1933年正式出现水下吸氧潜水减压表后，才得以推广使用。

惰性气体从机体内排出的速度，取决于机体内该种气体的张力与肺泡内该气体分压之间的压差梯度。潜水减压阶段吸用纯氧代替吸入气体中的惰性气体，能使肺内惰性气体的分压值几乎降低至零，大大有利于惰性气体的脱饱和，缩短减压时间。由于呼吸纯氧的气压和外界环境压力保持一致，惰性气体的分压降低而环境总压不变，因此，可防止气泡的产生。多重混合气体的交替使用，即用另一种惰性气体代替吸入气中某一惰性气体，可促进惰性气体的脱饱和。

吸氧减压法可结合水下和水

面阶段减压。在水下减压阶段使用吸氧减压时，需要特殊的潜水头盔，对于供气设备也有一定要求，避免火灾等事故的发生。通风式潜水装具因耗气量很大，一般不适用于水下直接吸氧减压。在进行水面减压阶段时，可采用在加压舱内面罩式供氧装置进行吸氧减压。

一般潜水吸氧减压采用两种方式：①阶段式吸氧减压法。潜水员分别在各停留站呼吸纯氧减压。②等压式吸氧减压法。潜水员在某一深度内 1 次完成呼吸纯氧减压，随后再从该深度快速降至常压。

在水面减压法实施中，结合吸氧方法同时使用，可有效地促进机体内的惰性气体的排出，进一步缩短舱内减压时间，提高作业效率，预防和减少减压病的发生。吸氧减压法是一种行之有效的减压方法，目前已被各国广泛采用，中国也制定了水面减压潜水减压表，可供水面加压舱内吸纯氧减压用，开始吸纯氧的最大深度 12~18m，在军事和民用潜水领域得到了广泛的应用。

（陈锐勇）

qiánshuǐ jiǎnyābiǎo

潜水减压表 （diving decompression table）

潜水人员在水下或高气压环境中暴露一定时间后，回到水面或常压时所遵循的深度（压力）、时间程序表。由一系列根据潜水减压理论和实验所计算的减压方案组成。其内容主要包括下潜深度范围、水下工作时间档次、各个减压停留站的深度以及各站的停留时间等。潜水或高气压暴露后按所选表中规定的相应减压方案减压，以防止减压病的发生。按使用的呼吸气体，可以分为空气潜水减压表和氦氧

潜水减压表；按操作方式可分为水下阶段减压潜水减压表和水面减压潜水减压表；按气体在体内的饱和程度可以分为常规潜水减压表和饱和减压表（饱和减压程序）；此外，还有用于 12 小时内超过一次以上潜水的反复潜水减压表。1878 年法国生理学家保罗·波特最早提出了 1.5m/min 的潜水下潜和上升速率的等速减压。1908 年英国生理学家 J.S 霍尔丹（Haldane）根据其创立的氮气在体内运动规律的理论，首先制定水下阶段减压法的空气潜水减压表。此后 100 年来，各国使用的减压表大多数仍然基于霍尔丹理论的基础。随着计算机技术的发展，实时计算复杂潜水过程的减压方案已经实现。几十年来，中国人民解放军通过对国外减压表的引进、实践和改良，对于常用的减压表和减压程序做到了应用上的标准化。

（陈锐勇）

bǎohé qiánshuǐ jiǎnyā

饱和潜水减压 （saturation diving decompression）

饱和潜水的减压方式。为人体在一定压力下暴露 24 小时以上，体内惰性气体溶解量达到饱和的状态下，提供过饱和惰性气体安全释放到体外，回到常压状态的安全减压方式。

潜水员在完成饱和潜水水下作业后，按照一定的方式降低压力，从高压返回到常压的过程。饱和潜水时，潜水员在一定压力下暴露时间超过 24 小时，一般认为机体组织内惰性气体的溶解量达到完全饱和。由于机体已经达到完全饱和，在这个压力下再暴露更长时间，不会增加惰性气体在机体内的溶解量，因而不需要改变减压程序。饱和潜水减压就是基于机体惰性气体溶解达到完

全饱和的状态，按照惰性气体在机体内的运动规律，逐步减小压力，机体组织内溶解的惰性气体张力和外界压力间形成安全的过饱和压差梯度，使得溶解的惰性气体顺利地通过呼吸循环系统的功能，释放出体外，不至于过饱和惰性气体在体内形成致病性气泡，发生减压病。

某一特定的饱和潜水减压表，也适用于其所涵盖的所有深度的饱和潜水减压。饱和潜水减压依然遵从基于物理和数学模型的减压理论。其中霍尔丹（Haldane）减压理论中关于饱和过程遵循指数曲线轨迹，脱饱和曲线与饱和曲线相同的概念同样适用于饱和潜水减压计算。惰性气体为氦气时，人体经过 24 小时即可基本达到饱和状态。由于机体已经达到完全饱和，减压速度将始终由最慢的组织所决定，呼吸气体中所含的惰性气体成分不同，最慢理论组织假定时间单位取值也不同。实际计算中，用于人的 Ht 取值通常较常规潜水长很多，一般为数百分钟。作为气体脱饱和驱动力的过饱和安全系数（ΔP）也必须限定在一定范围内，比常规潜水要小得多，因此，常规潜水采用的与深度呈线性关系的安全系数或安全压差并不适用于饱和潜水。饱和潜水减压多采用随压力而变化的非线性 ΔP。20 世纪后期的气泡学说（bubble theories）为 ΔP 赋予了更精确的物理含义。随着潜水减压理论的发展，多采用沃克曼的 M 值代替霍尔丹的过饱和安全系数计算饱和潜水减压表，形成了分深度阶段等速减压和阶段减压等饱和潜水减压方法。20 世纪后期，饱和潜水减压多采用随压力而变化的非线性 ΔP 计算，饱和潜水减压表也体现为随深度

减小时间分布增加的连续曲线，在实际应用中采用最小 1m 的停留站方式。中国在 1984 年就在气泡学说中提出了明确的数学模型的构想，研究推算出中国饱和潜水减压程序，在中国完成 493m 模拟饱和潜水实验和 330m 深海实潜中，得到了充分验证，保障了潜水员的安全和健康，为中国饱和潜水技术的自主发展提供支撑。

现在大部分饱和潜水的减压程序均采用的是随压力变化的非线性 ΔP。受到最慢组织 Ht 和过饱和安全压差的制约，为了便于操作，一般将饱和减压过程分割成一系列停留站。通常站间距设为 1m 或 0.5m。一般饱和潜水减压程序确定后，使用者只需要根据实际深度，截取该深度作为减压起始点就可以使用了。

（肖卫兵）

qiánshuǐ jíbìng

潜水疾病（diving disease）　在潜水过程中，因水下特殊环境（或高气压环境）因素或意外情况而导致潜水者罹患的病症、遭受的创伤或发生的功能紊乱的总称。

不同的水下条件、潜水装具（备）、呼吸气体、下潜深度、操作情况等，都可引起相应的潜水疾病。主要包括减压病、肺气压伤、耳（中耳、内耳和外耳）气压伤、鼻窦气压伤、高压神经综合征、加压性关节痛、氧中毒、氮麻醉、二氧化碳中毒、缺氧症、浅水黑视、各种挤压伤、水下生物伤、水下爆炸（震）伤、体温过低和溺水等。

（肖卫兵　刘晓波）

qiánshuǐ jiǎnyābìng

潜水减压病（diving decompression sickness）　潜水或脱险过程中，机体在高于大气压的环境下暴露时间超过不减压潜水时限后，因环境压力下降速度太快、幅度过大，使机体组织内溶解的惰性气体游离形成气泡而导致的疾病。

病因和发病机制　具体如下。

体内气泡形成　是减压病的直接原因。当呼吸含有惰性气体的混合气下潜至一定深度，机体内各组织被惰性气体逐渐饱和，深度愈大（压力愈高）、暴露时程愈久，组织中溶解的惰性气体的张力愈高。如果惰性气体的张力达到一定的压力值后，迅速而大幅度地上浮（减压），已溶解在组织中的惰性气体便呈过饱和状态，当其张力超过周围环境总气压的一定值时，组织内溶解的惰性气体来不及扩散到血液并由血液循环通过肺从容扩散至肺泡排出体外，而是在组织和/或血液中游离成气相，成为气泡。

气泡继发其他病理变化　减压病发生发展的原因。产生于血管内的气泡可成为栓子，阻塞血液循环，引起组织缺血、缺氧、水肿和血管壁通透性增加等，产生坏死灶；另外气泡在血液-气泡界面上的作用引起广泛关注，气泡不仅激活凝血因子，致血小板聚集并释放凝血物质，产生凝血、血栓、脂肪栓等病理改变，还可损伤血管内皮细胞，致血流严重障碍，直接导致心脑血管病甚至死亡。

临床表现　99% 的潜水减压病病例在出水 6 小时以内出现症状。由于气泡可形成在机体的任何部位，且形成于脉管内的气泡又可移动，故减压病的症状和体征多种多样且复杂多变。常见的症状和体征有以下几方面。

皮肤　常见瘙痒、灼热感、蚁走感及多汗等。皮肤瘙痒出现较早，而且多见，往往是轻型减压病的唯一症状。瘙痒常发生于皮下脂肪较多的部位，如前臂、胸部、后肩、大腿及上腹部。瘙痒的特点是奇痒难止，搔之如"隔靴搔痒"。气泡如栓塞或压迫了皮肤血管，可出现形似猩红热样斑疹或荨麻疹样丘疹，在皮肤上可见到苍白（缺血部分）和蓝紫色（淤血部分）相互交错所形成的大理石样斑纹（图 1）。此外，还可发生水肿或皮下气肿。

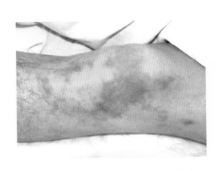

图 1　减压病皮肤大理石样斑纹

关节、肌肉和骨骼　关节、肌肉和骨骼疼痛，尤其关节疼痛，是减压病常见的症状（约占病例数的 90%）。疼痛常发生在四肢关节和肌肉附着点，也可发生在肌腹或骨骼（累及骨膜时）。减压病的关节痛症状，空气潜水以肩、肘为多，膝、髋次之，氢氧潜水则以膝关节为多。另外，背、颈、胸、腹等部也可有疼痛发生。潜水减压病患者常发生肢体疼痛，疼痛常从一点开始向四周扩展，由轻转重，当患肢处于一定的较松弛的屈位时，疼痛可稍缓解，因此患者常有意保持患肢处于该屈位，故减压病又称屈肢症。疼痛位于深层，局部无红、肿、热、无明显压痛，一般镇痛剂常无显效或无效，疼痛常多发，但对称的极少见。

中枢神经系统　中枢神经系统内的气泡形成，大多数在脊髓。

脊髓受累时，症状和体征的表现主要在病损水平之下：①传导功能障碍，如各种类型的截瘫、感觉减退、过敏或丧失。②反射功能障碍，如大小便失禁或潴留等。若脑部受累，可发生头痛、感觉异常或丧失、颜面麻痹、运动失调、单瘫、偏瘫、失语、失写、情绪失常、神经衰弱甚至癔症状表现，亦有伴随体温升高者。极严重者发生昏迷甚至迅速死亡。另外，还可侵及听觉、前庭平衡觉和视觉系统，分别出现相应的中枢神经系统症状。

气泡进入右心及肺血管时，表现为皮肤和黏膜发绀、脉搏细数、心前区压榨感、四肢发凉；气泡栓塞血管运动中枢，常发生无前驱症状即丧失知觉的情况；气泡栓塞脑部终末动脉或心脏冠状动脉，可造成猝死；如果血管内气泡引起了广泛血栓形成，可造成弥散性血管内凝血，危及生命。由于气泡的移动性，心脑症状有时会好转与恶化交替。大量气泡造成肺栓塞时，患者有胸部压迫感（憋闷），胸骨后疼痛（突发灼痛），深吸气时加重。部分减压病患者吸气受突然的哽噎所限（有时是潜水员出水后吸烟开始发觉），面色苍白，呈恐惧状并出汗，这些表现又被称为气哽症，严重者可引起休克。

淋巴系统内有气泡形成时，可造成局部肿胀和淋巴结肿痛。胃、大网膜、肠系膜的血管内有多量气泡时，可引起恶心、呕吐及上腹部急性绞痛及腹泻。腹痛、腹泻常伴发脊髓损伤，应予注意。气泡还可损及肾上腺、肾、肝、脾等，引起极度疲劳、全身代谢紊乱等。

临床分类　包括以下几方面。

根据病情轻重　潜水减压病可分为Ⅰ型减压病（或称轻型减

压病）和Ⅱ型减压病（或称重型减压病）。仅表现为肢体、关节、皮肤症状，不伴有其他系统损伤和表现的潜水减压病为Ⅰ型；累及中枢神经系统、呼吸、循环系统等重要器官，危及生命的潜水减压病为Ⅱ型。目前国际上都趋于一致地使用这种分类法。

根据病程长短　潜水减压病可分为急性减压病和慢性减压病。气泡形成后，在短时间内机体所表现的病症，称为急性减压病。气泡形成后，因各种原因，患者初期未能及时获得治疗；或虽经治疗但不够彻底，症状一直未消失，甚至迁延数月、数年，单纯加压治疗可以治愈或出现显著疗效的病例。这种情况的减压病，有研究者称为慢性减压病，有些研究者也称为延误治疗的减压病。

诊断与鉴别诊断　潜水减压病的诊断依据主要有4个方面：①有呼吸压缩空气（或人工混合气）进行潜水（高气压）作业且减压不足的历史，或虽按规定减压，但可能有未预料到的促使减压病发生的特殊因素影响。②有上述某一或某些症状和体征（尤其在出水或出舱后36小时以内）的表现。③有条件者可应用气泡探测仪，探测到血管内流动的气泡有助于确诊。④可疑病例经过加压鉴别而症状能够减轻或消失者。加压鉴别是把患者送入加压舱，将舱压加压到18m，在该压力下吸氧20分钟。如果症状减轻或消失，可诊断为减压病；如症状无变化，基本可排除减压病。⑤辅助诊断。MRI检查可用于早期脊髓损伤确诊（最佳检查时间在出水后24小时内）。多普勒超声可探测心脏和大血管内气泡，有助诊断。

治疗及转归　对减压病的治

疗，可分为加压治疗和辅助治疗。

加压治疗　最有效的病因治疗方法。将患者送入加压舱内，升高舱压到合适的程度，持续一定时间，待患者的症状和体征消失或做出明确的判定后，再按照一定的治疗表减压出舱。根据病情和潜水史，选择合适的治疗表。

辅助治疗　提高加压治疗的效果，促进加压治疗后某些残留症状的消除。①吸氧。除了在加压治疗时吸氧，在治疗之前和之后吸氧，可收到减轻症状和预防复发的效果。②药物疗法。可适当使用一些中枢兴奋药、神经营养药、血容量补充剂、抗凝剂等；可根据临床表现选用镇痛剂、抗菌药、扩血管药和稳压药。③物理疗法。热水浴（在出水后休息一段时间之后才进行）和湿热敷，以及蜡疗、红外线、高频电疗、电兴奋治疗及体疗等，都可一定程度改善皮肤、肌肉疼痛酸胀症状。④按摩和针灸。有一定疗效。⑤支持疗法。主要是营养和饮食。

及时、正确的加压治疗，可使90%以上的急性减压病患者获得治愈，若治疗不及时或处理不当，气泡将造成不可逆损伤，遗留永久性病变，如减压性骨坏死。

预防　减压病应坚持预防为主。具体从下列几方面进行预防：①使潜水员具备有关知识，技术娴熟，自觉遵守各项潜水规则。②正确选择减压方法和减压方案，这是预防减压病的根本措施。③认真进行下潜前的体格检查，对不适合潜水者一定要禁止下潜。

（李慈　方以群）

duōpǔlè chāoshēng qìpào tàncè

多普勒超声气泡探测

（doppler ultrasonic bubble detection）　采用多普勒超声探测技术检测高气压或低气压暴露人员

或动物心血管内的气泡信号，用以评判减压的安全性和发生减压病风险的方法。气泡是减压病的直接致病原因，减压后体内气泡的生成情况决定着是否发生减压病以及发生的严重程度。因此，气泡量是评估减压风险的最客观指标。多普勒超声系统的无创性和实时性，加上血液中气泡的声学特性，使多普勒超声成为目前在体探测减压病气泡的最常用的方法。

发展历程　1968年，美国学者斯潘塞（Spencer）等率先使用多普勒超声血流仪分别探测了绵羊和猪大静脉内由减压引起的气泡。同年，斯潘塞又开展了人体探测研究，并在1970年发明了专门用以探测气泡的心前区传感器，同时研究建立了鉴别和分级气泡的方法。1977年，美国的克思曼（Kisman）和马叙尔（Masurel）联合开发了KM评分系统，比斯潘塞分级更易被使用者学习掌握。1978年，克思曼等又提出了"严重指数"概念，整合了气泡消失之前一段时间内探测到的气泡数量，用以分析潜水减压安全。此指数在1997年又被重命名为克思曼综合严重值（Kisman integrated severity score，KISS），整合了减压后多个时间点的多普勒气泡等级（0到Ⅳ）。KISS是对等级数据的线性化，能以常用参数方法进行统计分析。同时，各种便携、耐用的多普勒气泡探测仪也不断问世，可适合于潜水现场和高气压下使用。多普勒气泡探测是目前评估潜水安全最常用的客观手段。

基本内容　多普勒气泡探测的原理是利用气泡对声波的散射特性，多普勒探头通过接收循环液体中流动的气泡反射的声波辨别气泡。因为气泡的散射效率特别高，可以很容易从背景信号中分辨出它们产生的增强信号。多普勒频率变化主要位于听觉频率范围内（0～10 kHz），易于被人耳辨识。它同时包含振幅和频率信息，不需定量调校即可用来探测气泡。

多普勒气泡探测仪有专门设计的探头，适合在心前区监测流经特定血管部位的气泡，也可以监测其他部位，包括锁骨下静脉、股静脉和下腔静脉。通常采用耳机监听气泡信号。

即使不能确定引起症状的气泡存在的部位，从引流自组织的静脉系统中探测到的气泡数量可以作为体内气泡生成量的一个指标。因此，测量静脉系统中气泡数量可作为安全减压的定量指标，而不必借助于是否发生减压病来判断。研究表明，隐性气泡（不引起减压病症状和体征的气泡）可以存在于血管系统中。

减压病诊断时最佳检测部位是肺动脉和右心室流出道，通常将多普勒探头置于第三肋间胸骨左缘2～3 cm处。从理论上讲，此位置可以估算整个静脉系统气泡产生的量，因为血管内气泡最终都会流经此处。每一次探测一般包括两次，先检测潜水员静止站立状态时的气泡，然后在潜水员进行特定的运动（如深屈膝）后再探测。运动可促进气泡密集出现，容易被鉴定。

在潜水员出水后，通常不能立即探测到气泡，其延迟及持续存在的时间主要取决于潜水强度。短时间或单次监测不足以全面评估气泡的生成量，但一般不太可能进行持续监测，通常是以规定的时间间隔进行周期性监测。具体的监测间隔根据受测潜水员数量和评估的潜水方案而定。当提供评价结果时，需要描述监测的步骤和使用的分级规则，以使不同的研究之间有可比性。

应用多普勒进行的研究很多是用于评估潜水程序和减压表。相对于减压病的传统诊断标准而言，多普勒系统提供了另一类减压安全性评估方法。

主要特点　多普勒超声气泡探测的主要缺点是耗时、费力、观察者需要高度集中并且训练有素。需要注意的是，只有达到一定大小的气泡才能被探测到，其他较小者被血流中红细胞产生的背景噪声所覆盖。最主要的问题是使用者不能准确解释信号，对声音信号的判定带有很大的主观性。心前区探头位置的轻微变动即会导致气泡信号有无之差别。使用者只有经过良好训练并在专家指导下进行大量实践操作，才能准确探测和判断。也有不少研究者探索了自动探测和分析技术，但至今还没有建立令人满意的方法。电子和计算机技术的普遍发展，以及临床用于诊断目的的超声设备的广泛使用，已经实现了对减压性气泡进行二维探测，并能获得高质量的图像，供人工或自动分析。预期在不久就可以解决目前多普勒气泡探测及分级方法中存在的主观性、非线性和盲目性。

（姚　健　徐伟刚）

jiǎnyāxìng gǔhuàisǐ

减压性骨坏死（dysbaric osteonecrosis，DON）　潜水减压不当时，气泡形成于骨内及骨关节附近引起气泡栓塞导致骨坏死。减压不当致使气泡形成于骨内及骨关节附近，导致骨缺血、营养障碍，若未能及时、正确的治疗，则骨细胞死亡，经过一定时间后，逐步形成不同程度的骨坏死。减压性骨坏死是一种对潜水员身体健康威胁较大的潜水疾病。

病因和发病机制 减压性骨坏死是无菌性骨坏死的一种。骨组织的微循环血管很丰富,骨细胞离毛细血管的距离非常近。由于长骨的骨髓腔内黄骨髓多,脂肪含量高,溶氮丰富,易于形成气泡。如果在减压过程中,骨毛细血管网中出现气泡,或血管外气泡压迫血管,或有脂肪栓子形成,均可使髓内压增高,骨髓血流量减少,血液淤滞、缺血或凝血。此时即使气泡已消散,由于局部已有凝血,缺血状态仍可持续存在,若超过6～12小时未进行正确的加压治疗,则骨细胞死亡且不能再复活。

减压性骨坏死的病变过程可分为3个阶段:①早期,缺血坏死期。由于血液供应中断,成骨细胞死亡,邻近组织充血,并有吞噬细胞浸润。此时,X线照片上死骨和活骨无法区别。②中期,重建脉管期。新的肉芽组织从活的骨髓边缘"匍匐"长入坏死区,长成的新骨覆盖在坏死的骨小梁上,引起骨实质的增加。在X线照片上,此时可见骨密度增加。如原坏死区不大,可完全重建脉管而自愈;如原坏死区太大,重建脉管不完全,将留有死骨及空洞。③结构变形期。病变靠近关节时,可因负重而引起关节皮质塌陷、皮质下死骨形成,关节面出现骨赘和骨关节炎。X线照片可见相应的关节结构破坏征象。多数病例发展到中期,病变即渐趋稳定。

临床表现 减压性骨坏死主要发生于肱骨和股骨的头、颈,以及股骨干的远段和胫骨干的近段,呈多发性对称性分布。若病变仅限于骨干或关节面附近而未

累及关节面者,无临床症状;病变在关节面附近并且侵及关节面时,可出现疼痛、肢体活动受限或残疾。

根据骨骼X射线改变,减压性骨坏死可分为3期。Ⅰ期:股骨、肱骨及/或胫骨可见有局部的骨致密区、致密斑片、条纹及/或小囊变透亮区,后者边缘可不整或呈分叶状,周围绕有硬化环。骨改变面积,上肢不超过肱骨头的1/3,下肢不超过股骨头的1/3。Ⅱ期:骨改变面积,上肢或下肢超过肱骨头或股骨头的1/3,或出现大片的骨髓钙化。Ⅲ期:病变累及关节,关节面模糊、破坏、变形(图1)、死骨形成,关节间隙不规则或变窄;髋臼或肩关节盂破坏、变形,骨质增生和骨关节损害等。患病关节有局部疼痛和活动障碍。

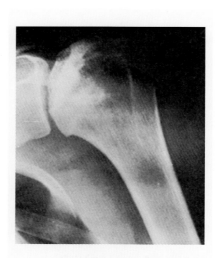

图1 减压性骨坏死X线照片(左肩肱骨关节面塌陷)
[引用自 Alfred A. Bove, BOVE AND DAVIS'DIVING MEDICINE, 4th edition. CHAPTER 21, Aseptic Necrosis of Bone, 421-430.]

诊断与鉴别诊断 有高气压作业史,多数还有急性减压病史;X线片可见主要发生于肱骨、股骨及/或胫骨的骨或骨关节坏死表

现,经综合分析,并排除骨岛等正常变异和其他骨病,方可诊断。有文献报道,磁共振(MRI)对早期的减压性骨坏死有更高的敏感性,有条件者应增加MRI检查以便更及时地发现减压性骨坏死,使患者更早地得到治疗。

治疗及预后 对于已确诊减压性骨坏死的潜水员,视情况不同而作相应的不同处理:①病变仅位于骨干者,无需治疗,可继续从事空气潜水或高气压作业,但应避免深潜水。②病变位于关节附近但尚未侵及关节面、无临床症状者,一般也无需治疗,但潜水员仅允许进行氧气潜水。③对已有症状出现者,应停止潜水高气压作业;进行高压氧治疗,对缓解疼痛和改善功能有一定效果。④对关节疼痛和残疾者,可行矫形外科手术。

预防 除遵守潜水减压病的预防措施外,还可参考以下原则:①采用较慢的加压速率可能会降低远期的减压性骨坏死发生率。②每年定期拍片复查。对已出现减压性骨坏死的潜水员,严格按病情区分,进行相应处理。如有可能,可定期进行磁共振检查。

(李 慈)

qìyāshāng

气压伤(barotrauma) 外界环境压力发生变化时,机体本身含气腔室或潜水装具与人体之间形成的含气空间与外界环境存在明显压差导致的机体组织损伤。气压伤常在潜水加减压过程中或飞机起飞降落过程中出现。

人体组成成分,水占总量的70%,其余物质多溶于水,在一定的压强范围内水是不可压缩的。所以,外界压力变化时,机体不含气的部分,由于水不可压缩,

无体积变化，压力与外界平衡；而含气部分则由于气体可压缩，如果不能或不及时随外界压力的升降而相应的增减气体，则压力将与外界不平衡，表现为含气部分与其他部分之间有压差存在。这种压差超过一定限度会导致组织损伤。含气部分包括机体本身的含气腔室和人为造成的含气空间，机体本身固有的含气腔室包括肺、中耳鼓室、鼻窦等部位，因特殊情况造成的非固有含气腔室包括有气体存在的胃肠腔、被堵塞的外耳道、与外界不通的龋齿腔等。人为造成的含气空间，如重潜水装具的头盔-领盘内空间因穿戴潜水装具而形成的含气空间，轻潜水装具面罩覆盖的空间等。

根据气压伤发生部位的不同，气压伤有肺气压伤、耳气压伤、鼻窦气压伤、胃肠气压伤以及潜水员挤压伤等。由于损伤部位不同，其临床表现各不相同。治疗主要包括支持疗法，对症治疗。

（方以群　孟　森）

fèi qìyāshāng

肺气压伤（pulmonary baro-trauma；lung barotrauma）

肺内压与外界环境压力差造成的肺组织撕裂性损伤。气体进入破损血管或皮下组织形成气泡栓塞及皮下气肿，发生呼吸循环功能障碍的疾病。肺气压伤是常见的潜水疾病之一，在潜水训练、作业中，多发生于不同原因导致的气道通气功能障碍、未能熟练掌握闭合式潜水装具的操作规程及放漂潜水意外等状况，随着潜水装具性能的不断改善及训练作业操作规程正规化、科学化程度的不断提高，再加上相关部门对潜水安全重视力度的不断加强，如今肺气压伤的发病率极低。

病因和发病机制　肺内压与外界气压差值超过 80～100mmHg 便可发生肺组织撕裂伤，如果肺脏以往有肺大疱、支气管痉挛等疾病，则更易发生肺气压伤。发生肺气压伤的病因大致分为肺内压过高和肺内压过低。①肺内压过高。当外界气压急速降低，而肺内压不能及时通过气道与外界气压取得平衡时，便会形成压力差，当这一差值超过临界值时，肺泡就可能过度膨胀，导致肺组织发生撕裂性损伤，最终发生肺气压伤。潜水员发生意外性放漂，潜艇艇员快速上浮脱险上升减压时，如果艇员屏气，或潜水员发生氧惊厥时，仍然进行减压，就有可能发生此类肺气压伤。②肺内压过低。当吸气时，由于支气管痉挛等原因致使无外界气体进入肺内，形成相对负压，超过一定程度后便可肺组织损伤，可出现出血或气体进入血管内等。当戴潜水帽潜水发生咬嘴意外脱落或意外供气不足时，便有可能发生此类肺气压伤。

发生肺气压伤时，由于肺组织发生撕裂伤，可出现出血、气体进入血管、胸膜破裂、气肿等病症，从而直接影响呼吸功能、循环功能等生理功能。首先，肺组织撕裂伤破坏了肺泡的正常结构，使其不能进行的气血交换，导致机体缺氧和二氧化碳在体内蓄积，引发一系列生理功能紊乱；其次，肺内压相对变化、胸膜破裂及气体进入血管等可直接影响静脉回心血量和肺血管阻力，引起血液循环功能障碍，最终发生心力衰竭。值得重视的是，从肺破损血管进入血液循环内气体，可形成气体栓塞，引起局部供血障碍，当栓塞发生在脑动脉或心脏的重要部位时，便可发生严重

的人体功能障碍，甚至危及生命。另外，当进入血液循环的气泡达到一定程度时，也可能发生呼吸和心搏停止，危及生命。

临床表现　①呼吸系统。肺出血、咯血是本病特有的临床症状，发生迅速，以口鼻溢出泡沫状血性液体多见。轻症患者可仅见少量血痰，甚至无明显肺出血症状。另外，患者还可伴有不同程度的胸痛，在深吸气时尤为明显，故患者常表现为呼吸急促、浅表性呼吸困难。肺部叩诊在出血区为浊音区，在气肿区为过清音。听诊可闻及呼吸音低和不同程度的散在干湿性啰音。②循环系统。可出现口唇发绀，脉搏弱，心音低，当心室内聚集大量气泡时，还可在心前区闻及"车水样"杂音，严重者可发生心力衰竭等一系列症状。由于气栓在循环系统的流动性，症状可出现时轻时重的反复现象。③神经系统。脑血管急性气泡栓塞或肺损伤的反射性反应均可导致昏迷的发生，比较常见。由于气栓发生在大脑和脊髓血管等不同部位，可出现轻瘫、偏盲等视觉障碍、失语等轻重不一的症状和体征。④皮下气肿。颈胸部气肿发生多见，触之为握雪感、捻发音，可有疼痛、呼吸急促、烦躁等症状。⑤X 线检查可见纵隔两侧有以条索状阴影为界的透亮带。

诊断与鉴别诊断　肺气压伤患者一般均有明确的潜水及发生潜水意外的病史，再结合咯血等特征性症状、体征，均可明确诊断。另外注意询问其有无肺大疱等基础病史，有助于诊断。

肺气压伤需与潜水减压病相鉴别。潜水减压病是由于经高压暴露一定时间后溶解于机体组织的惰性气体因为减压速度过快，

超过过饱和极限而原地逸出形成气泡，引发一系列的病症，一般不会有气胸、呼吸困难等症状，加压治疗效果较好。从病因学、发病条件、临床症状和体征及加压治疗效果等方面鉴别不难。

治疗及预后 肺气压伤患者需立即进行抢救，搬运患者时应取稍偏向左侧的俯卧位，并取头低脚高位，避免气泡进入脑部，发生严重后果。肺气压伤患者应尽快安排进行加压治疗。

加压治疗是肺气压伤最有效的治疗手段，应由专业的潜水医师根据患者的病情选择正确的加压治疗方案，气胸等对症治疗可由陪护医务人员在加压治疗舱内进行，国内外多家医院已经建立了高压条件下的手术室、特护室等。积极、正确的加压治疗是获得良好预后的关键；同时进行有效的对症治疗，使患者有一个较好的预后。

预防 肺气压伤的预防工作主要从潜水员和潜水装具两方面入手。①加强对潜水员（潜艇艇员）进行潜水基础理论知识和潜水技能的学习，熟练掌握所执掌潜水装具的正确使用规程和正确应对常见的潜水意外。②做好潜水装具的日常维护，保证潜水装具时刻处于最佳状态。另外，在潜水训练时，潜水医师应做好应急处置预案，时刻做好抢救的准备。

（方以群 孟 森）

zhōngěr qìyāshāng

中耳气压伤（middle ear baro-trauma）

中耳鼓室内气压由于某种原因不能与外界压力瞬间达到平衡时导致的耳病理变化。又称气压损伤性中耳炎（barotitis media）。是潜水医学最常见的问题。

中耳位于颞骨内，由鼓室和咽鼓管组成。鼓室为一含气窦腔，以鼓膜与外耳道相隔，经咽鼓管与鼻咽部相通。咽鼓管是鼓室通向外界的唯一通道。咽鼓管在静态时关闭，每当张口或用力吞咽时打开，空气即可进入鼓室，使鼓室内气压与外界气压保持平衡。

致伤机制 在下潜过程中，外界环境气压不断升高，咽鼓管未能开启调节压力时，鼓室内形成相对负压，即可发生中耳气压伤。上升过程中，由于鼓室内的相对正压可以自动开启咽鼓管，通常不会造成中耳气压伤。

症状和体征 鼓室内形成相对负压，鼓室黏膜出现充血，渗出，甚至出血，鼓膜受到挤压内陷。随负压增加，出现轻度闷胀感、耳痛、耳鸣和眩晕，甚至可使鼓膜破裂和蜗窗破裂。在实际潜水中，耳痛在下潜到 2～3m 时即可发生。当深达 5m 时，耳痛无法忍受。继续下潜，就可发生鼓膜破裂。检查时，可见鼓膜内陷，充血，中耳腔内有渗出液；严重者鼓膜破裂，中耳内出血。

治疗 ①鼓膜未破者。一般鼓膜充血等病变均能自行恢复。局部热敷及透热疗法可使耳痛缓解，促进恢复。鼻腔内滴血管收缩剂可使不适过程缩短。有耳痛、头痛者，给予镇痛药。当中耳腔内有明显渗出或出血时，可考虑作鼓膜穿刺术，避免鼓室黏膜组织增生及纤维化。可以全身性给予抗生素。在鼓膜充血、渗出未恢复前（3～14 天），不能潜水。②鼓膜已破者。治疗原则是保持干燥，防止感染，促使其自然愈合（通常在 1～2 周内）。可以预防性全身性地给予抗生素。应避免局部冲洗和局部使用抗生素。需要局部冲洗时，应由专科医生

进行。冲洗液可以用 1.5% 过氧化氢溶液（达到体温）。含有乙醇或酸性溶液应避免使用。在鼓膜未彻底愈合前（3 个月内）禁止游泳和潜水。

预防 患呼吸道感染或咽鼓管通气不良者，禁止潜水。潜水作业和高气压暴露时，控制下潜和加压速度，每下潜 0.3～0.5m 即要平衡中耳压力。应避免过度使用捏鼻鼓气法而形成过高的肺内压，中心静脉压和淋巴液压，导致内耳气压伤。使用吞咽动作开启咽鼓管是更安全的方法。

（方以群 孟 森）

bídòu qìyāshāng

鼻窦气压伤（nasal sinus baro-trauma）

鼻窦内外压力不平衡，导致的鼻窦及其周围组织的气压性损伤。

鼻窦是鼻腔周围的含气腔室，分别为上颌窦、额窦、筛窦及蝶窦（图 1），均通过狭窄的通道连通鼻腔而与外界保持压力平衡。鼻甲肥大、鼻中隔偏曲、鼻息肉、感冒或受邻近病灶感染而使鼻黏膜发生肿胀时，都可能造成鼻窦开口受阻而无法平衡鼻窦腔内外压力。此种状态下如果进行加压，外界气压就会大于鼻窦腔内压，窦腔内呈相对负压状态，鼻窦内

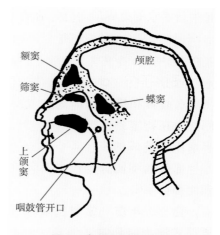

图 1 鼻窦部位示意图

黏膜血管扩张、渗出，甚至出血，黏膜肿胀；此种状态下如减压，外界气压就会低于鼻窦腔内压，腔内的气体膨胀，压迫损伤鼻窦黏膜。

本损伤多见于额窦，其次为上颌窦。主要症状为额部疼痛或面颊及磨牙麻木、疼痛，间或有鼻出血，偶有发生休克者。鼻内分泌物呈黏液性，常带血丝。损伤鼻窦局部可有压痛。鼻腔检查常为原有病变所掩盖或未发生异常，中鼻道内可见血性分泌物。X线片窦内黏膜增厚，窦腔混浊，常有液平面，有黏膜下血肿时可见半圆形影。

根据伤者在气压变化的环境中发生患处疼痛的病史，结合临床症状和体征，即可确诊。应与部分龋齿患者由于蛀孔内外气压不平衡引起的局部疼痛、压痛相鉴别。主要鉴别方法为应注意同时检查鼻腔内是否有炎症、息肉、鼻甲肥大及牙齿情况。

发生损伤后应尽快排除窦口堵塞的原因，恢复其通气功能。黏膜充血肿胀者宜用血管收缩剂滴鼻，使黏膜血管收缩。局部可热敷，促进恢复和疼痛缓解。疼痛严重者，给予镇痛药。可给予抗生素防止感染。对患有鼻腔疾患、急性上呼吸道炎症者，应禁止进行潜水等外界压力变化活动。

（方以群 孟 森）

qiánshuǐyuán jǐyāshāng

潜水员挤压伤（diver's squeeze）

潜水装具和机体之间的含气空间压力在特定条件下明显低于外界水压而造成的机体损伤。根据发生部位的不同分为全身挤压伤和面部挤压伤。

全身挤压伤 常发生在使用通风式潜水装具时。当潜水员潜水过程中出现下潜速度过快、供气不足甚至中断或排气过度等情况时，可导致潜水服内压低于外界水压。由于金属硬质的头盔和领盘能抵抗水压，而软质的潜水衣不能对抗水压，潜水服内气体被挤入头盔内。当头盔内的气压仍不足以与水压平衡时，头盔内就出现相对负压，导致潜水员身体下部的血液和淋巴液被挤向头、颈和上胸部，引起组织损伤（图1）。

轻度损伤主要有吸气困难、轻度头痛等症状。中度损伤时头、颈及上胸部静脉、毛细血管扩张充血、渗血、出血；皮肤呈紫红色，有大量瘀斑，皮下组织肿胀；领盘下部皮肤苍白，界线分明；剧烈头痛；舌、唇肿大，闭合困难；鼓膜外凸甚至破裂，部分有外耳道、胃以及肺出血表现。重度损伤时患者昏迷；头颈部严重肿胀、充血、出血，呈紫褐色，甚至头盔都难以摘下。当发生颅

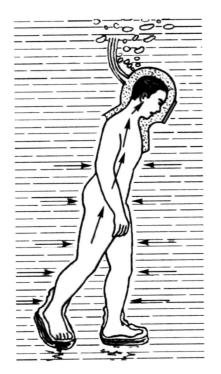

图1 全身挤压伤形成示意图

内出血时可导致伤者死亡。

根据潜水意外情况结合症状体征可明确诊断。发生意外后应迅速抢救伤者出水。若有发生减压病的可能，应立即进行再加压治疗，同时在舱内进行对症治疗。

预防措施 ①认真检查潜水设备。②遵守入水的各项规定，控制下潜速度。③保持足够的气垫。④防止潜水员跌落。⑤及时处理意外事故。

面部挤压伤 发生于轻潜水戴用眼鼻面罩或全面罩时，由于供气调节阀失灵、供气不足等原因造成面罩内压力低于外界水压而引起。轻者有面部被抽吸和边缘接触皮肤受压感，重者有面部疼痛，可出现视觉障碍。可见面部红肿、淤血等表现。原则上对症治疗。预防工作主要是保持潜水装具状态良好，控制下潜速度，并及时向面罩内呼气。

（方以群 孟 森）

yǎng zhòngdú

氧中毒（oxygen toxicity）

吸入高于一定压力的氧气一定时间后，机体的生理功能出现紊乱而导致的病理现象。氧是需氧型生物维持生命不可缺少的物质，但超过一定压力和时间的氧气吸入，会对机体产生有害作用。高压氧在临床医学和潜水作业上有广泛的应用：可以有效地治疗一氧化碳（CO）中毒、急性脑缺血、延迟性放射损伤、糖尿病神经并发症以及减压病等相关疾病；但高压氧过度使用会导致肺部损伤（肺型氧中毒）和中枢神经系统的损伤（又称脑型氧中毒）。一般说来，较长时间吸入 1~2 绝对大气压（atmospheres absolute，ATA）的氧气，所致的氧中毒以肺部损害为主，称为肺型氧中毒（pulmonary type of oxygen toxicity）；而

吸入 3~4 ATA 的氧气所致的氧中毒则以惊厥为主要表现，称为惊厥型氧中毒（convulsive type of oxygen toxicity），这种类型的惊厥称为氧惊厥，主要损害中枢神经系统，所以又称脑型氧中毒（cerebral type of oxygen toxicity）。目前研究表明，当吸入 0.6~1 ATA 氧气时，其毒性突出地表现在视觉器官；1~2 ATA 氧气时，主要表现在呼吸系统；3 ATA 氧气以上时，主要出现中枢神经系统症状体征。以上 3 种情况分别称为：眼型、肺型、脑型氧中毒。

病因和发病机制 过多的氧导致机体产生大量的活性氧族（reactive oxygen species，ROS），包含过氧化物、游离氧、过氧化氢、羟基等。ROS 导致肺部大面积充血、出血和水肿，严重者呈肝脏样肺。显微镜下可观察到肺毛细血管内皮和肺泡上皮细胞破坏，玻璃样变，基质密度丧失，线粒体肿胀和断裂。急性渗出期后，肺泡明显增厚，成纤维细胞增生。继续暴露，由于肺不张、血浆渗至肺泡内，导致气体交换受阻，全身组织缺氧而死。

临床表现 包括以下几个方面。

肺型氧中毒 临床表现类似支气管肺炎。正常人吸 0.83 ATA、1 ATA、2 ATA 氧气分别在 6 小时、4 小时、3 小时就可出现上述症状。开始为鼻黏膜充血，有发痒感觉。在 2 ATA 氧气下 5~6 小时即可出现口干、咽痛、咳嗽、胸骨后不适；7~8 小时发生频繁咳嗽、吸气时胸骨后灼痛；9~10 小时吸气时胸骨后剧痛、难以控制的咳嗽，肺活量（VC）出现有统计学意义的下降；10 小时以后两肺可闻及干湿啰音，气体交换障碍，肺对肺活量的弥散能力下降 16%~19%，出现呼吸困难。X 线检查显示肺纹理明显增加，进而可见片状阴影；继之可出现类似大叶性肺炎的严重肺部病变。氧压愈高这些症状体征出现的潜伏期愈短。肺活量是监测肺型氧中毒程度最灵敏的指标，早期即可检出，随症状加重而不断下降。肺活量下降完全发生在肺容量的吸气部分（1 秒钟用力吸气量及最大吸气中期流速），是吸气功能受损。脱离高压氧环境后，症状一般可在 2~4 小时内迅速减轻，肺部症状 1~3 天可完全消失。但如肺活量降至低于正常 10%，在离开高压氧治疗后 2~4 小时还会继续有所下降，需 1~3 天后才能完全恢复。肺活量变化有明显个体差异。每天呼吸高压氧治疗一定时间，连续数月，未见高压氧治疗（或富氧）有积累作用。

脑型（惊厥型）氧中毒 包括以下几个方面。

潜伏期 在高压氧治疗环境中出现症状之前有一个无症状期，它的长短与吸入气的氧分压成反比。脑组织内氧张力值必须达到一定程度才会引起惊厥，称临界压力或临界张力。在 3.4 ATA 环境下吸氧气 60 分钟或 4 ATA 环境下吸氧气 25 分钟约有 50% 的人可发生惊厥症状。氧中毒的临界张力不是一个固定常数。体内 CO_2 滞留或吸入气中 CO_2 增高、运动、高体温、潜水作业等都会缩短潜伏期；过度换气形成低碳酸血症则可延长潜伏期。由于发病的氧压高、潜伏期短，常被称作急性氧中毒。

前驱期 在惊厥发作之前，大多数有自主神经系统功能紊乱的前驱症状，最初出现额、眼、鼻、口唇及面颊肌纤维性颤动，也可累及手的小肌肉；面色苍白、有异味感；继而可有恶心、呕吐、眩晕、出汗、流涎、上腹部紧张；也可出现视敏丧失、视野缩小、幻视、幻听；还会有心动过缓、心悸、气哽、指（趾）端发麻、情绪反常（忧虑、抑郁、烦躁或欣悦），接着出现极度疲劳、嗜睡、呼吸困难等。少数情况还可能发生虚脱。前驱期一般为数分钟，时间长的可达数十分钟，此时神志清醒。有时也可无任何明显前驱症状而突然发生惊厥。

惊厥期 在前驱期如出现一个刺激，往往在听到一声尖叫后，即刻出现癫痫样大发作。先是颈、四肢做强有力的伸张，在强直阶段后的 30 秒内接着出现阵挛性痉挛、肌肉强有力的反复抽搐。角弓反张、牙关紧闭、口角歪斜抖动、双目直视、呼吸暂停、神志丧失、大小便失禁；然后逐步停止。此后便是潴留 CO_2 刺激引起的强有力的过度换气。每次大发作可持续 1~2 分钟，此时如离开高压氧环境，常可在 5~10 分钟开始恢复知觉，严重者则还会发作 1~2 次。回到常压后仍有意识模糊、出现头痛、恶心、疲劳困倦、动作不协调，并有一过性健忘。一般经 1~2 小时后可恢复，然后熟睡若干小时。

昏迷期 如惊厥后仍暴露在高压氧环境中，即可反复发作进入昏迷期（实验动物经昏迷、呼吸极度困难而最后死亡）。

眼型氧中毒 长时间吸入 0.7~0.8 ATA 氧气可十分缓慢地发病，主要表现为视网膜萎缩。不成熟的组织对高分压氧特别敏感，早产婴儿在恒温箱内吸高分压氧时间过长，视网膜有广泛的血管阻塞、成纤维组织浸润、晶体后纤维增生，可因此而致盲。

在 0.9~1 ATA 氧气、72 小时可出现视网膜剥离、萎缩、视觉细胞破坏；随时间延长，有害效应可积累。迄今为止，在能预防肺型、脑型氧中毒的条件下，一般可不发生视觉损害。

诊断与鉴别诊断 根据吸氧史及吸氧的压力和时程；结合患者的主要症状，即可诊断和鉴别诊断。

治疗及预后 在空气舱内吸氧减压时，如发生氧中毒，应立即改吸空气，并加强舱内通风，降低 CO_2 浓度，待患者清醒、呼吸规律时，才能按减压表缓慢减压。在氧舱内吸氧时，如发生氧中毒，应即减压。在进行氧气轻潜水时，一旦发生先兆症状或氧惊厥，前者应尽快出水，后者应立即派潜水员下水救护。出水后快速卸装，采用卧床、安静、保暖等措施。①肺型氧中毒的治疗。一旦确诊，首先要预防继发性感染，立即给予适量的抗生素。此外还要给予适当的支持疗法和对症治疗，以促进肺部病变的吸收。②脑型氧中毒的治疗。一般采用镇静、抗惊厥及催眠等药物治疗。③眼型氧中毒的治疗。在长时间吸氧治疗各种疾病时，要按时查眼底，一旦出现眼底血管痉挛、视力下降或视物模糊，应立即停止吸氧，并给予适量的血管扩张剂。

预防 要求了解氧中毒的先兆症状，并能严格遵守各项制度和操作规程。①严格控制氧分压与安全暴露时间。②准备好预防药物。③注意间歇性吸氧。④用纯氧潜水时要尽量避免负荷太大或过度疲劳，以免促发氧中毒。

（方以群 李开诚）

dànmázuì

氮麻醉（nitrogen narcosis） 机体受高分压氮作用而呈现类似酒醉表现的神经系统功能病理状态。这种作用随氮分压的升高而逐渐加重，随氮分压的下降会很快消失。如果在潜水过程中出现氮麻醉，极易导致潜水事故，必须提高警惕。

病因和发病机制 1861 年格林（Green）首先注意到呼吸压缩空气潜水时，发生"困睡的感觉"。1935 年本克（Behnke）等通过实验研究才把这些现象归因于高分压氮对机体产生的影响。后来发现其他潜水惰性气体在达到相应的高分压时，也有麻醉作用。

对于惰性气体麻醉的机制，通常用类脂质学说解释：物质的脂水溶比越大越容易进入富有类脂质的神经细胞，麻醉作用越强，从而妨碍神经细胞的正常兴奋性。氮的脂水溶比相当大，故达到一定的高分压时，就会使机体麻醉。氪、氙、氡等气体的脂水溶比都大于氮，它们的麻醉效能也都比氮大；氦的脂水溶比很小，就目前人能达到的潜水深度尚未发现氦有麻醉作用。

近些年，进一步的研究显示：①在高分压惰性气体环境下，惰性气体溶解入神经系统后，引起突触传递功能的障碍。突触膜中惰性气体分子的密度增加，将填塞到突触膜的类脂质部分中去，由于惰性气体分子的物理性占位影响离子通道功能，妨碍递质和离子穿过突触膜，导致突触后电位的形成，抑制和兴奋信息无法从突触前神经元传递到突触后神经元。②由于中枢神经系统磷脂总量的 50% 在线粒体，高分压氮融入其中取代氧导致突触部位的低氧性或窒息性阻滞。突触传递的抑制功能对缺氧特别敏感，因而在氮麻醉初期，抑制功能首先

受到影响。大脑皮质突触较多，当皮层抑制功能受到抑制后，表现出欣快或忧郁等情绪变化。③最后，当脑干网状结构内存在的上行激动系统受抑制，皮层的兴奋便得不到支持而出现整个皮层的抑制。

影响氮麻醉的因素 氮麻醉发生的早迟、发展快慢、程度轻重，受许多因素的影响，主要有：①CO_2 凡使吸入气内 CO_2 增加或使 CO_2 在体内潴留的条件，都足以加重、加速氮麻醉。可能是由于 CO_2 使脑血管扩张，以致进入脑组织的氮增多。此外，CO_2 可反转突触处氧和 CO_2 之间的化学平衡，以致氧经突触膜外逸出而 CO_2 进入导致神经细胞缺氧，加重氮麻醉。②适应。经常进行深潜水或相应深度的加压锻炼，可以在一定程度上提高潜水员对高压氮的适应能力。在同一次潜水中，也有轻度的适应现象发生。在空气潜水（或加压舱内加压）中，由于脑部的血液供应充足，脑组织的氮张力较易和血液取得平衡，故氮麻醉通常都在加压过程中、加压结束或稍后数分钟内发生。继续暴露在该高分压环境中，麻醉程度不但不再加重，反而会有所减轻。③个体差异。氮麻醉的出现迟早与程度轻重都因人而异。例如同样是初次潜水的人员，发生氮麻醉的阈值深度相差可能很大。较强的意志力和稳定的情绪在一定程度上可以克服或延迟氮麻醉的发生；反之亦然。国内外常有人报道，某些潜水员在氮麻醉症状已相当明显的情况下，仍能坚持完成任务。当他回到水面后，甚至不能回忆所完成工作的过程。④其他。酒精和氮两者的麻醉作用可以叠加，如果潜水前饮酒，会加速、加重氮麻

醉，所以在潜水前严禁饮酒。此外，劳动强度大及疲劳等因素也可加速和加重氮麻醉。

临床表现 类似酒醉。在空气潜水中，氮分压越高症状出现越快，而且表现程度也越重。主要是精神活动、神经-肌肉协调和其他高级神经活动等方面的障碍。不同个体或同一个体在不同情况下的临床表现，随具体条件而有所差别。

精神活动障碍 ①情绪改变。表现欣快、过度自信；但也有感到忧虑、惊慌者。②智力减退。判断和综合能力下降，注意力不能集中，思维能力降低，以至简单的算术也常算错。短期记忆力差，健忘，常有多语，无故发笑等表现。③严重者可有意识模糊，甚至出现麻醉性昏睡和神志丧失。

神经-肌肉活动的协调障碍 病人往往表现出动作摆动、体态不稳、举止过度。初期，精细活动失调，严重时即使简单动作也不能完成，定位能力极差。

其他高级神经活动障碍 在3.2及8ATA氮压的空气环境中，听觉、视觉激发电位及视觉反应时均显著下降。在6ATA空气中暴露，脑电波可出现 θ 和 δ 慢波，α 波阻滞消失。患者还可有嘴唇发紫、感觉迟钝、呼吸变慢，有时可出现味觉异常（有金属味感）。高压下出现氮麻醉，在减压后的初期，常有疲劳、嗜睡等感觉。但如在减压过程中吸用氧气，这些感觉可大为减轻，甚至不再出现。稍后上述症状可完全消失，恢复正常生理状态。

症状与氮分压的关系 未经高气压锻炼的人，在不同高分压氮范围内，大致的临床表现见表1。

诊断与鉴别诊断 潜水人员暴露于高分压氮环境下出现类似酒醉的症状，具有一定的精神活动障碍，机体协调功能降低等，且压力降低后症状消失就可确诊为氮麻醉，如果有既往史更能协助诊断。

治疗及预后 短时间内氮麻醉本身对潜水员的生命和健康不会产生严重危害，但对潜水员的精神活动及神经-肌肉活动可有一定影响，使其不能正确使用装具和严格遵守安全操作规程。在这种情况下，有可能发生比氮麻醉本身更为严重的潜水事故和疾病。

发生氮麻醉后，人员应立即离开高分压氮环境，氮麻醉的症状和体征即可很快消失。有时，患者可能感到疲倦，严重者有一过性遗忘症，但均可完全恢复。如果曾发生过神志丧失，出水后应在医院观察24小时。对出现氮麻醉后的处理，除注意正常减压外无需特殊治疗。

预防 主要有：①限制空气潜水的深度，是预防氮麻醉主要的措施，一般限于60m以浅。缺乏高气压锻炼的人，潜水深度应由浅入深，循序渐进。例如，新潜水员应限制在20m以浅，体质好有过训练的潜水员深度以60m为限。使用自携式呼吸器以40m

为限。②提高机体对高分压氮的耐受能力，主要通过加压锻炼。平时有计划地进行一定深度的加压锻炼，可提高潜水员对氮的耐受能力，又能体验氮的麻醉作用，使潜水员在预防氮麻醉时做到心中有数。③下潜或（升压）速度要按规定进行，不得太快，以免妨碍体内 CO_2 排出。到达水底（或规定的舱压）后，立即彻底通风换气，以免 CO_2 潴留。下潜前严禁饮酒。④加强潜水现场的医务保障工作，在下潜或加压过程中，特别是人员到达水底或规定的舱压初期。⑤用氦代替氮。进行深潜水时，用氦全部或部分代替氮，与氧配制成一定比例的氦-氮或氦-氮-氧混合气体，供人呼吸，可以有效地防止氮麻醉的发生，并可使潜水深度大为增加。

（方以群　刘晓波）

gāoyā shénjīng zōnghézhēng
高压神经综合征（high pressure nervous syndrome，HPNS）

机体暴露于大于 1.5~2.5MPa 的高气压下，由于压力本身的作用，出现的中枢神经功能紊乱症状和体征的总称。主要表现为震颤等运动障碍、脑电图变化、视觉障碍、眩晕、恶心、嗜睡等。

病因和发病机制 ①静水压

表1　氮分压与氮麻醉临床表现之间的关系

氮分/ATA	症状和体征
3.2~4.4	有些欣快，自信增加。精确分辨困难，精细动作效率降低
4.4~5.6	欣快，多话。有些眩晕，嘴唇发麻
5.6~6.8	笑失去控制，注意力集中减弱，记忆力及工作能力明显降低。简单的操作和思维作业造成错误。对信号刺激的反应迟缓。较少注意自身安全，有外周性麻木感和刺痛感
6.8~8.0	抑郁、幻觉、意识模糊，失去清晰的思维。明显运动协调障碍。定向能力和自制能力紊乱。已不能执行工作任务
8.0以上	麻醉性昏睡（在此以前或有短暂的强烈兴奋），神志丧失

对神经元的体积压缩作用可使其兴奋性增高。②压力的直接作用可使神经系统对能量的利用出现障碍，例如 2MPa 压强可使 ATP 酶抑制 20%。③细胞膜的分子热运动减慢，流动性降低。④压力变化时，血液和组织间的溶解气体分配不均，可引起细胞膜通透性的改变。⑤神经细胞内 Ca^{2+} 浓度增加从而降低 Ca^{2+} 内流，使脊髓、大脑皮质等处突触体上甘氨酸、γ-氨基丁酸（GABA）等递质的 Ca^{2+} 依赖性释放显著减少。⑥神经元树突的兴奋性增加，但是突触传导减慢。⑦NMDA 受体敏感性增强，5-HT1b 受体激活。⑧某些神经递质异常，例如：纹状体中多巴胺浓度变化，脑细胞外液谷氨酸浓度升高，天冬氨酸在神经元去极化时的释放显著增加。

临床表现 ①手、臂乃至全身出现震颤，潜水深度进一步增加后可出现抽搐乃至惊厥等其他运动障碍。②当潜水深度接近 300m 时，脑电图中 α 波抑制，出现 θ 波，还可出现 δ 波。③眩晕、头痛、嗜睡、视觉障碍等其他神经系统症状。④恶心、腹痛等胃肠道症状。⑤呼吸困难。⑥作业能力下降，例如滚珠投递成绩在 180m 深度可下降 20%。

诊断 根据潜水员暴露于高气压环境下的症状和体征，结合辅助检查，可以进行诊断。辅助检查包括以下几个方面。

震颤检测 用加速度感受器绑缚于潜水员手指，用计算机软件对信号进行处理，可发现频率（5～8）次/秒的有节律震颤，其幅度可随加压而增加，但随稳压而减轻，此为核心症状。

神经电生理检测 脑电图 θ 波与 α 波强度之比亦可作为诊断 HPNS 的客观指标之一。脑干听觉诱发电位则表现为峰间潜伏时延长。

神经行为功能测验 反映知觉广度、记忆、思维或手眼协调等心理指标的测验成绩都可下降。

防治 HPNS 已成为限制潜水深度的主要医学问题，其防治受到重视，目前的主要措施包括：①潜水员选拔。人体对高压的耐受有个体差异，多数人在 150～250m 不同深度开始出现高压神经综合征。②降低加压速度和设立停留站。深度越大，加压速度应越慢，驻留站的驻留时间应越长。③呼吸气体中添加在高压下具有麻醉性的气体，它们溶解于细胞膜上的类脂质后能拮抗静水压对神经元的压缩，还能增加神经细胞膜的流动性。例如，美国人在氦氧呼吸气中添加氮气，完成了 686m 的模拟潜水；法国人添加氢气完成了 701m 的模拟潜水。④药物预防。研究人员进行了很多研究，发现苯巴比妥可使大鼠在较高气压才出现震颤和癫痫样发作，提高高压神经综合征发生的阈值，氟西泮可升高震颤和阵挛性惊厥出现的临界压强，乙醇亦可减轻大鼠某些 HPNS 症状。由于以上药物虽然可以减轻高压神经综合征的发生，但是也影响潜水员的神经功能，影响水下作业效率和水下作业安全，因此未得到实际应用。由于缓解 HPNS 而不降低作业效率的药物尚未出现，某些 NMDA 受体拮抗剂、天冬氨酸拮抗剂、多巴胺受体拮抗剂以及 GABA 环化衍生物已引起研究者的兴趣，正在进行相关研究。

预后 HPNS 的症状和体征可随稳压、减压而减轻，远期效应尚不明确，目前尚未发现其远期作用。

（方以群 黄志强）

qiánshuǐyuán quēyǎngzhèng

潜水员缺氧症（diver's anoxia） 潜水员在潜水过程中无法自吸入气体中获得足够维持其正常机体功能的氧气所致的病症。是缺氧症的一种，与常规缺氧症的不同在于限定在潜水过程中发生的缺氧症，主要是由设备故障或供气失误等原因引起。

病因 ①潜水前呼吸装具已存在故障同时未进行严格检查而未发现，如供气装置失灵、呼吸管路泄漏等。②潜水过程违反操作规程或误操作，如使用闭式潜水装具，在特定阶段未按规定进行清洗、换气，使呼吸袋内存在大量氮气，氧分压降低。③潜水呼吸混合气浓度配错或压力不足，造成吸入气体中氧气严重缺少。④使用闭式潜水呼吸器，产氧剂使用存在问题，如过期失效或错误使用等。⑤潜水过程中发生意外，如呼吸装具意外损坏或故障、供气管路绞缠等。⑥潜水员在水下停留时间过长，呼吸气瓶内气体耗尽。⑦潜水员精神和体力过度疲劳以及寒冷均可促发缺氧症。

发病机制 由于吸入气中的氧分压过低，流经肺泡的静脉血无法得到足够的氧，因而动脉血氧分压降低，最终全身各组织、器官、细胞缺氧。缺氧会使细胞发生代谢的改变，主要为高能磷酸化合物生成减少、糖酵解加强和乳酸生成增多、细胞内水肿、细胞坏死。中枢神经系统对缺氧最为敏感，缺氧可引起中枢神经系统的功能紊乱，甚至脑水肿。

临床表现 潜水过程中出现的缺氧症，发展比较迅速，而且通常在没有明显的先兆症状的情况下，很快丧失意识，也往往在这时才被水面人员发觉。

症状 在发生缺氧症的早期，或缺氧程度较轻时（吸入气中氧分压下降到16kPa左右），潜水员可有疲劳、反应迟钝、注意力减退、精细动作失调、思维紊乱等表现，往往不会引起潜水员注意，甚至反而感到兴奋、愉快、自信。如果氧分压降低到9kPa以下，潜水员将迅速发生意识丧失、昏迷，在发生意识丧失前，可能有头痛、视物模糊、耳鸣、全身发热等感觉。

体征 在早期或轻度缺氧时，可有呼吸代偿性加深加快。当严重缺氧时，可以出现病理性呼吸，呼吸功能严重失调，甚至发生呼吸停止。早期缺氧可以出现代偿性的心跳加快、心搏加强、血压升高等，随着氧分压降至9kPa以下，机体代偿功能逐渐丧失，心跳缓慢、血压下降，随即出现循环功能失调以致衰竭，继之心跳停止。缺氧严重皮肤及黏膜可出现发绀。

辅助检查 心电图表现为心肌缺氧的改变，除心率加快外，出现T波降低和S-T段压低等变化。动脉血气分析显示低氧，部分动脉血氧分压低至 $30 \sim 40mmHg$。

诊断与鉴别诊断 在导致潜水员缺氧原因明确的情况下，根据患者突发昏迷等症状即可诊断。本病应与二氧化碳中毒相鉴别，二氧化碳中毒主要由于二氧化碳吸收剂失效等原因引起。另外，对潜水员呼吸气体进行封存，检测其中氧气和二氧化碳浓度可明确诊断。

治疗及预后 本病发展迅速，病情严重。因此，一经发现，应立即组织抢救。首先应迅速使潜水员脱离缺氧环境，这是抢救工作的重要措施，必须争分夺秒，

抢救越及时，患者的预后就越好。为脱离缺氧环境要先将潜水员抢救出水，出水后迅速卸装。但要注意潜水员出水的上提速度不要超过 10m/min，以防止发生肺气压伤。

脱离缺氧环境后，轻症患者多能自行恢复，无需其他处理。若患者呼吸停止，应立即施行人工呼吸。如有可能最好让病人吸入含有3%~5%二氧化碳的氧气，吸纯氧也可以。在自然呼吸恢复后，可注射呼吸中枢兴奋药物。若心跳微弱，可给予强心药物。若心脏停搏，应进行胸外按压、心内注射乃至开胸心脏按压。在进行上述抢救的同时，应注意保暖、安静，以免增加患者的消耗。

采取头部降温、脱水疗法等方法防治由于中枢神经系统缺氧引起的脑水肿。高压氧治疗脑缺氧、脑水肿疗效较好，应视情及早采用。

预防 本病发展迅速，危害严重，必须做好预防工作。在平时第一要对潜水员进行缺氧症的常识教育，使其熟知缺氧症的诱因、临床表现以及应对措施等；第二要使其对使用的潜水装具性能、使用方法做到熟练掌握。在潜水前要严格检查潜水装具的性能和呼吸气瓶的压力、混合气浓度等，防止各种可能导致缺氧发生的情况存在，将危险消灭在萌芽。潜水过程中潜水员和水面工作人员要严格遵守操作规程，避免一切违规操作发生，出现意外情况要根据预案沉着应对。

（方以群 孟 森）

qiánshuǐyuán 'èryǎnghuàtàn zhòngdú

潜水员二氧化碳中毒 （diver's carbon dioxide poisoning） 潜水员潜水、高气压暴露过程中，由于吸入高分压二氧化碳气体或体

内二氧化碳排出障碍等原因，造成体内 CO_2 潴留所引起的病理性变化。二氧化碳通常占干燥空气体积的 0.03%～0.04%。产生 $0.23 \sim 0.30mmHg$ 的分压。机体产生的二氧化碳体积与所消耗的氧大致相等。动脉血中二氧化碳张力正常为 40mmHg，与静脉血混合后为 45mmHg。肺泡气与离开肺的毛细血管血液中的二氧化碳是平衡的，因此肺动脉二氧化碳张力为 40mmHg。在与死腔气体混合后，呼出气中二氧化碳大致为 32mmHg。动脉血中二氧化碳张力对于控制呼吸非常重要，中枢和外周的化学感受器对动脉二氧化碳分压和 pH 改变比对氧分压变化更敏感。正常情况下，通过调整呼吸，肺泡二氧化碳分压保持相当恒定。在血液中二氧化碳通过血浆和红细胞的转运方式有3种，每100ml动脉血中，3ml是溶解的，3ml 以碳酸血红蛋白形式存在，44ml 以碳酸氢根方式（HCO_3^-）运输。静息状态下，人体每分钟约产生 200ml 二氧化碳，短时间运动时可以超过每分钟 3L，在每分钟 2L 的状态下可以持续超过半个小时。机体产生的二氧化碳分子数量，以及由此而形成的肺泡中二氧化碳分压与深度是无关的。肺泡中的二氧化碳百分比随压力增加是下降的。潜水时，虽然环境压力是增加的，动脉血和肺泡中的二氧化碳仍然维持在大约 40mmHg，在水面时占肺泡气的 5%，而在 40m 深度（5ATA）时仅占 1%。当二氧化碳以恒定的速率产生时，肺泡以及动脉血中的二氧化碳张力反比于肺通气量。在常规潜水中最常见的是急性二氧化碳中毒。随着饱和潜水等技术的应用，中毒症状可缓慢出现。

病因及发病机制　在总结潜水疾病的发生中，显示二氧化碳中毒发生率仅次于缺氧症。除窒息和溺水外，潜水时出现高碳酸血症有以下主要原因。

清除系统失效　多发生在使用闭合、半闭合回路式呼吸器，饱和系统，潜艇水下航行等情况。在依赖气体循环利用的潜水活动中，最常用的去除二氧化碳的方式是利用碱的金属氢氧化物与碳酸之间的反应。失效的原因有以下几点。

吸收剂低效见于颗粒过大，温度低，含碱量低，含水量低或海水污染。

设计失误，吸收罐容积和长度相对于截面积要适当。设计上要避免气体循环过程中出现"河床"效应，吸收剂颗粒之间的空隙应大于潮气量，以在下一个呼吸周期间留出时间供吸收剂反应。

操作失误，过分用力呼吸或使用过期产品等，不正确的吸收剂装填均可导致二氧化碳清除效率降低。

密闭环境下通风不良　见于采用需要利用通风来清除二氧化碳的头盔式装具或加压舱内。对通风量的需求随深度增加而增加，且由于二氧化碳比空气和氦气要重，倾向于蓄积在加压舱或潜水钟底部。

肺通气不足　见于呼吸较高密度气体的深潜水，或使用较大阻力的呼吸装具。在高压下主要由于呼吸气体密度增加，导致装具内和呼吸道内气流阻力增加。紧身湿式潜水服，披挂等会限制胸廓运动，潜水员处于站立姿态时头部与胸部膈肌之间形成的压力差也会增加呼吸的难度，增加呼吸肌负荷，影响二氧化碳的排出。

呼吸气体被二氧化碳污染　指个别人对升高的二氧化碳的应对，不是增加通气排出，而是提高耐受阈值。多发生在有经验的潜水员。由于对呼吸紧迫性不敏感，甚至无法将中等强度劳动产生的二氧化碳有效地排出。运动并产生大量二氧化碳时更容易发生二氧化碳潴留。这种对高浓度二氧化碳的适应，容易使潜水员发生危险，例如水下失去知觉。这些情况也可以发生在使用压缩空气的开放式潜水装具，潜水深度接近40m时。

临床表现　动脉血中二氧化碳张力超过45mmHg为高碳酸血症。临床特征取决于二氧化碳潴留发生的速度和程度。在1ATA呼吸含有3%二氧化碳的空气会使通气量加倍。浓度在6%～10%之间会产生焦虑，潮气量增加和呼吸急促，血压和脉搏增加，明显的神情恍惚和协调能力障碍，最终导致血压和脉搏下降和昏迷（此时动脉血中二氧化碳达到120mmHg），当发生二氧化碳急剧潴留时，昏迷的阈值可以降低。浓度达到12%～14%会由于中枢性呼吸心跳抑制而最终导致死亡（此时动脉血中二氧化碳 > 150mmHg）。浓度在20%～40%会迅速产生中脑性痉挛，伸展性痉挛和死亡。

如果吸入气中二氧化碳是缓慢增加的（可以发生在循环式呼吸装具中吸收剂失效），则会出现以下症状。可觉察到呼吸急促，前额或两颞侧跳痛，眩晕，不安，精神混乱和躁动；出现前额和手出汗，温热感，面红耳赤；呼吸深快，肌肉协调性差，动作不连贯，精神恍惚，对命令置若罔闻，一意孤行；可以出现明显的颤抖和痉挛。中枢神经的抑制最终导

致呼吸停止和死亡。二氧化碳潴留与氮气麻醉的综合作用使潜水员缺乏对危险的判断和预见性。处于焦虑状态下，潜水员可能会摆脱掉所佩戴的面罩或呼吸器去呼吸"空气"而造成溺水。

二氧化碳中毒在昏迷前可能没有警示症状。恢复期，潜水员可能记起曾有轻度头痛，视物模糊。静息状态下吸入1.5%～3%的二氧化碳3～5天，会发生明显适应。适应的特征是潮气量增加，呼吸频率下降，通气反应下降。

预防和治疗　①严格检查吸收剂是否装填，准确估计吸收剂有效吸收时间。②严格检查潜水呼吸器是否性能良好。③在安全可控的条件下让潜水员熟悉可以作为预警的症状。要训练潜水员在怀疑出现二氧化碳中毒时立即采取措施。立即停止工作并休息，同时通知结伴潜水员，以防随时可能出现昏迷。④理想的方法是对二氧化碳进行监测和预警，避免其达到危险水平。⑤必须保证舱室的通风量，避免潜水时供气不足或供气中断。⑥体力负荷要保持在净化系统能力以内。⑦尽快将呼吸气体转为呼吸环境气体或氧气。如果在发生呼吸困难之前潜水员能够脱离高二氧化碳环境，将在几分钟内大致恢复正常。⑧即刻的急救措施中可能涉及到心肺复苏，并应考虑到可能并存的减压病，肺气压伤和溺水。

（肖卫兵　方以群）

qiǎnshuǐ hēishì

浅水黑视（shallow water blackout）　屏气潜水接近结束时，由于脑缺氧导致的意识丧失。轻者仅表现为视物模糊或感觉眼前发黑。常发生于5m（16 ft）以浅。潜水前过度通气是导致浅水黑视

的重要原因之一。多发生于屏气潜水〔又有人将其称为动态屏气潜水（dynamic apnea diving）或（自由潜水 free diving）〕方式。如果使用潜水装具，也可发生浅水黑视，但多发生于使用闭式氧气呼吸器。

发生浅水黑视的潜水员往往身体健壮，也无既往史。引起浅水黑视的原因和机制尚不完全明了。过去认为是 CO_2 中毒导致；目前认为浅水黑视是各种促发晕厥因素综合作用的结果。呼吸高分压氧可使发生晕厥的阈值降低，这可能是由于呼吸高分压氧引起脑血管收缩，脑血流量减少所致。潜水员常误认为过度通气能增加氧的饱和量。虽然这在直觉上认为是正确的，正常情况下的呼吸频率即已经使得动脉血液氧的饱和度达到了 98%～99%，对呼吸活动的刺激主要依赖于血液中二氧化碳浓度的增加，而过度通气对增加血液氧的饱和度作用可以说是微乎其微，而潜水前过度通气能导致血液二氧化碳水平显著降低，发生低碳酸血症。低碳酸血症的出现，抑制了正常的呼吸刺激，因此潜水员很容易因为缺氧而导致意识丧失。反而关闭了正常情况下的呼吸刺激机制新潜水员往往对二氧化碳水平增加比较敏感，某些潜水员即使屏气仅15秒，就会强烈刺激呼吸。

对于大多数健康人，低氧的首要症状是意识丧失，而且往往无任何先兆症状。发生浅水黑视时，如果及时将潜水员抢救出水，摘去呼吸器，一般均能很快自行恢复，平卧位和取头低位，可加速恢复过程。如不及时抢救出水，会因晕厥而继发溺水和肺气压伤等更为严重的疾病。

对浅水黑视的预防，可采取以下措施：①屏气潜水时，必须采用结伴潜水的方式，入水前严禁过度通气。②如果采用轻潜水方式，建议以开式空气呼吸器替代闭式氧气呼吸器。③加强对潜水员的专业训练和心理疏导，使其能熟练使用潜水装具，克服焦虑和恐慌情绪。④潜水前充分休息，不饮酒，不空腹下潜或饱食后立即下潜等。⑤在屏气潜水或轻潜水现场，加强对下水潜水员的观察和监护，以便及时将发生浅水黑视的潜水员抢救出水，防止造成其他更为严重的后果。

（陶恒沂　刘文武）

shēnshuǐ hēishì

深水黑视（deep water blackout）　屏气潜水或自由潜水从大深度上升时，由于脑缺氧导致的意识丧失。一般情况下，深水黑视出现在10m或以深的自由潜水过程中。

临床表现　深水黑视通常发生在接近水面（3m以浅）甚至在出水的瞬间。有些潜水员甚至刚刚露出水面后再次下沉。水底和潜水上升早期阶段很少出现黑视。发生深水黑视的潜水员，大多是屏气潜水员，而且身体健壮，也无既往史。

发生机制　关于深水黑视的可能机制有3个：①自主呼吸抑制（voluntary suppression of breathing）。潜水员在训练时，常常主观故意抑制呼吸刺激，这可能是导致深水黑视的原因之一。但有的学者对此机制表示异议：即使经过高水平的训练，对呼吸刺激的主观故意抑制几乎是不可能的，即使可能，时间也相当短暂；潜水员深水黑视可见于水下，也可见于出水后，常常并不存在故意控制呼吸的经历。深水黑视的幸存者也常主诉并未有任何不适。有报道显示，健康潜水员能屏气至出现意识丧失，但要抑制呼吸刺激是很难做到的。因此，呼吸自主抑制可能是一个促发因素，但不是原发因素。②快速减压。由于深水黑视出现在接近水面，而且潜水员无明显窘迫症状，因此，快速减压也可能是其原因之一。意识的存在取决于脑内的最小氧分压，而不是整个系统的气体绝对量。水面时，肺内的空气压力是 1 ATA，10 m 时，由于水压的存在，肺内压加倍，为 2 ATA。常压下，大部分人肺内氧分压从正常的 105 mmHg 下降至 30 mmHg 时即可出现意识丧失。此时，若处于水下 10 m，则肺内的氧分压 60 mmHg，处于导致意识丧失的临界值之上，当肺内氧分压降低至 30 mmHg，即可出现黑视。研究者发现，若潜水员处于水下 10 m 时，肺内氧分压为 45 mmHg，上升过程中由于氧的消耗和氧分压的下降，有可能上升到 4 m 至水面之间这段时间内出现黑视。有人将其称为隐性缺氧（latent hypoxia）。③自发性低碳酸血症（self induced hypocapnia）。过度通气可导致低碳酸血症，从而丧失了对呼吸的及时刺激，这是深水黑视的主要机制。许多屏气深潜的潜水员也常采用过度通气，延长其在水下的停留时间，因此，该机制也有可能是导致深水黑视的原因。也有学者认为深水黑视是上述 3 个机制共同作用的结果。

（陶恒沂　刘文武）

jiāyāxìng guānjiétòng

加压性关节痛（compression arthralgia; compression joint pains）　在潜水或高气压暴露时，因加压而引起的关节疼痛。

加压性关节痛的机制尚不清楚。气体产生的渗透压导致关节腔液体丧失是一种假设。推测由于围绕关节组织的气体张力突然增加，导致液体移动，影响到关节润滑。也有人用压力对微小气腔的挤压作用来解释。

加压性关节痛发生于快速加压过程，表现为关节似无关节液与咬合欠佳感觉，活动关节有咯咯声响，感觉类似于Ⅰ型减压病的深部伤痛。发生突然，并且初起时较重。伴有关节干燥和摩擦感，重者关节僵硬，但无炎症表现。可以发生于任何潜水员和身体多个部位（膝、肩、指、脊、髋、肋、剑突）。

症状与潜水深度，加压速度，个体敏感性有关。在空气潜水，通常发生的深度超过60m，随深度增加而加重，运动会加剧症状。在深度较大，加压速度较慢的氦氧饱和潜水，发生深度通常超过90m。潜水深度超过180m后，即使采用非常慢的加压速度，仍旧可能出现加压性关节痛。有时，疼痛程度足以限制潜水员的活动，制约了潜水员向下巡回潜水的速度和深度。在饱和深度下逗留期间疼痛得到缓解，偶尔持续到减压阶段。减压时，随深度减小，疼痛以相反于加压时出现的规律减轻。因为症状出现在减压前，且不随减压加重，因此可以与减压病相区别。

只要在压力下未造成损伤，一般不需要治疗。避免关节的冲击和突然运动以缓解症状。偶尔有需要使用镇痛剂的案例。如果在压力下由于工作负荷造成损伤，则出水后疼痛与减压病不易区分，但再加压可以消除减压病疼痛。要注意反复进行潜水作业后，对关节功能潜在的影响，避免导致关节炎。

（肖卫兵　方以群）

qiánshuǐyuán tǐwēnguòdī

潜水员体温过低（diver's hypothermia）

潜水员在冷水中暴露后导致中心温度低于35℃而产生的一系列生理病理反应。属意外性体温过低的一种。

潜水员在水下作业过久或出现异常情况，致使机体处于冷水环境中，机体的散失热量多于产生热量，即会出现机体体温过低。当潜水员浸没于冷水时，虽然着有潜水服，但与冷水长时间接触后，身体的热量还是会以传导和对流两种方式散失；皮肤血管受低温刺激而收缩时，身体内部和皮肤之间的血流交换减少，防止体内热量的大量散失；此时，体内热量主要通过深部组织向体表直接传导，然后经皮肤-服装散失于水中；随着体温散失量增加，一旦机体的散热多于产热，且机体代偿功能受到抑制后，则出现体温过低症状。

病因和发病机制　主要是由于潜水员经海水浸泡使机体丧失热量过多或是产热减少而无法维持恒定的中心体温所致。潜水员在水下作业过程中会使用压缩气体，由于压缩气体比热及导热性比常压气体要高，因而，潜水过程中潜水员机体热量经体表和呼吸道散失增加，而经呼吸道散失热量增加则更加明显。在常压环境，即使空气温度很低，经呼吸道散失热量通常不大于代谢产热的10%。但是，机体不能调节经呼吸道的热量的散失，这部分散热量决定于吸入气的温度、湿度、密度、比热和导热系数以及肺每分钟通气量等因素。据研究报道，潜水员在休息状态下呼吸4℃的氦氧混合气，当呼吸气体压强分别

为729.36kPa和3 039kPa时，经呼吸道散失的热量分别为代谢产热量的28%和50%。潜水员水下作业接触的海水温度一般都低于人体皮肤温度，潜水时低水温对潜水员机体影响率先反应是皮肤血管的收缩，这也是一种保护性应激反应，但由于血供减少而致机体皮肤温度的进一步下降。当皮肤温度下降到32℃左右时，皮肤局部感到寒冷；皮肤温度下降至12℃左右，可感觉有剧痛；继续下降时，局部皮肤麻木，伴有肌肉力量减弱，情绪烦躁不安，将导致潜水时水下操作能力严重下降。在减压时，由于皮肤及其他组织血管收缩，局部血液灌流量减少，溶于相应组织的惰性气体的排出速度降低，可增加减压病的发病率。

如果潜水员在水下作业的时间过长，或者由于某些意外导致机体的冷海水暴露，由于水的比热和热传导率比空气要大得多，相同的温度下，人体在水中的散热量约为空气中散热量的23倍。潜水员水下作业时一旦出现冷海水暴露，人体在冷水中的皮肤温度会很快呈指数曲线下降而接近水温，在2分钟内可降至仅高于水温2~3℃，中心体温也会随之下降。人在15℃水中暴露3~5小时，即会出现头痛、嗜睡、寒战、意识丧失直至死亡。潜水员潜水过程中即使着有保护装备，但在周边浸有冷水的环境作业，机体热量散失比在空气中有增加。

临床表现　潜水员一旦出现体温过低，主要的表现是皮肤冰凉、颜色苍白或发绀，有时面部和周围组织有水肿，重者神志模糊或昏睡，肌肉强直，瞳孔扩大或缩小，对光反射迟钝或消失，心动过缓，心律不齐，血压下降

或测不到。可出现心房或心室颤动，后者的前驱症状是心动过速。严重时心跳停止而急性死亡。体温在32℃以下时，可出现体温过低机体特有的低温性"J"波，在第Ⅱ导联中最常见；并常有T波倒置，Q-T间期延长，出现心房纤维颤动等。当中心体温降低到35℃，可出现一系列代偿反应，肌张力增加、神经反射迟钝、体温调节能力减弱，呼吸、心搏减慢，嗜睡，寒战；中心体温降低到34~33℃，机体各种功能由兴奋转为抑制，逐渐出现精神错乱，言语不清，感觉减退，运动感觉损害，意识模糊，幻觉，嗜睡等。中心体温降到低于33℃时，血压下降，全身僵硬，可出现定向障碍，遗忘症和精神错乱，心功能异常，运动功能严重损害，对疼痛刺激无反应，对周围事物不能辨认等，此时寒战已大部分停止；中心体温降至28℃，可能陷于昏迷状态，皮肤苍白，心跳、呼吸微弱，瞳孔反射消失，血压降低，心房颤动，并有代谢性酸中毒；心脏受刺激可导致心室纤维性颤动，甚至心脏停搏，而体温降至25℃以下可自发出现心室纤维性颤动，一般认为寒冷使肾脏血管通透性增加，水盐大量排出，血液浓缩，血量减少，血压下降是造成心肌缺血缺氧的缘故。人体浸泡在不同水温中的中心体温剧降、心室发生纤颤是浸泡性体温过低主要死亡原因，其耐受时间的估计涉及诸多因素，个体差异明显。

诊断及鉴别诊断 首先明确有低水温潜水或低水温环境暴露史。由于冷水所致体温过低有其自身的特殊性，出水后意识清醒的潜水员可通过询问病史，测量肛温，不难诊断。但意识模糊或意识丧失者，又无低度体温计时，需与其他疾病鉴别。冷水致体温过低症除有冷水浸泡史外，肛温低于35℃，心电图检查有其特殊意义。中心体温在32℃以下时，心电图可出现低温波、T波倒置、Q-T间歇延长、房颤波等。

治疗 首先迅速使潜水员脱离冷环境，褪去潮湿潜水服，换上干燥服装。进行急救治疗前，了解潜水员体温过低是快速还是慢速过程。如是快速体温过低发生，机体的防御反应功能尚未被严重破坏，即使中心温度很低也存在复苏的希望，不能轻易放弃抢救机会。如是慢速体温过低过程，且存在严重的血液浓缩，代谢性酸中毒、循环衰竭等，其防御功能遭到严重破坏，即使中心温度高也不容忽视。对潜水员的体温过低要及时进行诊断分析，体温过低症患者的死亡，一般不能以临床上的死亡指征来判定，应以抢救后是否能复活为标准；由于体温过低症的病理生理有其自身的特点和发病的特殊性，对于重度体温过低患者，如发现无脉搏，血压测不出，瞳孔散大等体征，也不要轻易放弃抢救。

对中、重度体温过低的潜水员除治疗如减压病等潜水疾病外，复温前不要急于给药，重要的是首先恢复体温，复温时宜先恢复中心部位的体温，不可单纯地先将四肢复温，以免引起严重体温后降，并且由于周围冷血回流心脏，引起心室颤动。恢复潜水员体温是治疗的关键，将体温过低的潜水员转入温暖环境38~42℃水浴中复温，浸泡至直肠温度35℃以上，意识、呼吸、心率好转，进而给予热饮料或静脉给液至直肠温度37℃。亦可用微波、体外循环或腹膜透法快速复温。

直肠温度在28℃以上者存在复苏的可能，温度降至25℃则复苏可能性很小。体外复温以躯干复温为宜，注意克服机体体温过大的后降，后降对人体危害较大，甚至可导致死亡。另外，体表复温时要注意防止复温虚脱、复温休克的发生，预防血液稀释症和急性心力衰竭；因此对潜水员的体温过低，在现场搬动时动作宜轻，在后送途中应采取简易可行的复温措施，同时密切观察病情，及时对症处理，防止发生危险。体温过低救治时在保持足够的有效血容量同时，注意血清钾含量变化；另外，由于复温开始后整个体液平衡是一个负性平衡，在输液时还应注意肺水肿和脑水肿的发生。复温后对心、肺、肾等功能障碍进行治疗，并及时纠正酸中毒和电解质紊乱。

预防 潜水员预防机体水下体温过低的主要方法：①对低水温的适应，适应性可认为是在低温下暴露几个周期之后出现的变化，如环境适应、习惯上的适应和行动上的适应。②在潜水作业前在保暖室供潜水员着装，检查潜水防护装备的防水性能。③具备良好的低温防护装备，着干式潜水服时，可根据水温添加各种保暖内衣。着湿式潜水服时，由于保暖性能有限，可在水温不很低的情况下使用；潜水员在水下采取保暖措施的同时，再补充增加热量，如穿着克服水下低温对机体影响、限制体热散失的服装—水加热潜水服、电加热潜水服或气体加热潜水服等也是预防潜水员低体温的有效方法。④是掌握水下防护技术，且具备良好的水下作业心理素质。⑤科学控制水下作业时间。

（方以群　丁江舟）

qiánshuǐyuán wài'ěrdàoyán
潜水员外耳道炎（diver's otitis externa）

潜水员在潜水作业时，受水下各种特殊环境影响发生的外耳道急性炎症。是饱和潜水潜水员常见高发的急性职业伤病。中国及美、法、英等潜水强国都认为：如果不采取主动积极的干预措施，饱和潜水中潜水员外耳道炎的发生是不可避免的。潜水员外耳道炎造成潜水员因疼痛难忍而无法坚持潜水作业的事件在国内外多次发生，在饱和潜水时，其发病率一般在40%以上。该病可严重影响潜水员水下作业能力和健康水平。

潜水员外耳道炎的发病主要与饱和潜水舱内特殊环境和潜水员巡潜作业密切相关。其中环境因素主要包括高气压、高温、高湿以及环境致病微生物的严重污染暴露，这是导致该病的主要因素和生理基础；巡潜作业中外耳道进水是该病发生的主要诱发因素之一。

其发病机制是潜水员在饱和潜水舱内受到高气压作用，外耳道局部皮肤黏膜的 pH 呈弱碱性，局部黏膜防护能力减弱，为致病微生物感染创造了必要条件；外耳道长期处于高温高湿的微环境中，新陈代谢脱落的角质上皮发生堆积、粘连，使得耵聍不容易排出外耳道，为致病微生物感染提供了营养基础；潜水作业中和饱和潜水舱内致病微生物污染严重，且致病力增强、生长势加快，增加了致病微生物感染发生的机会；潜水作业时外耳道进水使得发生该病的可能性大增。

该病通常先出现患侧外耳道的瘙痒，进而出现局部的剧烈疼痛，严重的可导致发热、张口受限及耳周淋巴结肿大，触痛明显，患侧外耳道可有分泌物流出。

在饱和潜水作业中全程规范地使用含2%醋酸的复方醋酸铝溶液进行滴耳，可有效预防和阻止该病的发生，并可减轻疼痛和缩短疾病病程。该预防方法已被美国海军潜水手册和中国海军潜水医学保障规程推荐使用。

（方以群 巴剑波）

jiāyā zhìliáo
加压治疗（recompression therapy）

将因气泡栓塞、压迫、刺激而患病的患者送进加压舱做加压处理，并有控制地减压，以消除体内气泡、解除症状的治疗方法。加压治疗是减压病和肺气压伤唯一有特效的治疗方法。

加压治疗时，患者在加压舱内，通过升高舱内压力，使存在于患者组织及血管内的气泡体积缩小，并在该压力下停留一定时间待患者症状和体征消失或做出明确判断后，再按加压治疗表的某一相应方案减压出舱。

加压治疗时需使用为进行加压治疗而专门制定的方案和程序表，即加压治疗表。加压治疗必须按规定的程序进行，否则可能使病情恶化，甚至危及患者生命。加压治疗的进行，原则上应越早越好。

加压治疗时的加压速度，一般在患者咽鼓管口开启功能良好的情况下，每 1~1.5 分钟增加0.1MPa 或另行规定。加压时间计入高压下停留时间。所加的最高压力视症状及严重程度和加压过程中的症状消除情况而定，常用压力为 0.3~0.5MPa，对于症状严重者，也有主张 0.7~1.0MPa 的。近些年来主张对于轻型减压病用较低压力结合吸氧的方法治疗，使用 0.18MPa 吸氧治疗方案，许多国家已正式采用。

为使体内已存在的气泡能完全溶解以至消失，患者需在施加至最高治疗压力后，在舱内停留足够时间，一般为 30 分钟，包括加压时间。但有时需根据病情适当延长。

加压疗方案的确定，通常在加压治疗前，根据患者病情，参考潜水（高气压）作业的深度、工作时间等情况初步选择某一治疗方案，然后根据加压中的具体反应，特别是症状的消除与否最后决定应用哪种方案。在治疗过程中，如病情恶化或症状复发，还需对使用中的方案按使用说明进行修改或调整，但必须在潜水医生的主持下进行。潜水医生应根据病情采取适当措施，尽可能使患者通过一次加压处理得以完全治愈。加压治疗结束后，如症状复发应再进行第二次加压治疗。

（姚健 刘晓波）

jiāyā zhìliáobiǎo
加压治疗表（recompression therapy table）

减压病加压治疗中使用的多种加压治疗方案的集合。又称减压病（加压）治疗表。是在实践工作中，加压治疗表也常被用于某一个加压治疗方案。为便于描述，本处规定为前一种情况。不同的加压治疗方案用于治疗不同病情的减压性疾病，以及用于预防性治疗因放漂或遗漏减压后可能出现的减压病。

发展历史 1924 年，美国海军在《美国海军潜水手册》中出版了第一份标准减压病治疗表。该表对轻型病例有效，对重型病例疗效较差，复发率高达 50%。1944 年，美国海军内外科局制定并颁布了氧气治疗表。此后，美海军医学研究所及美海军潜水实验队经过系列实验研究，不断修订治疗表。在 1963 年出版的《美国海军潜水手册》中，减压病治疗表已基本定型。包括Ⅰ、ⅠA、Ⅱ、ⅡA、Ⅲ及Ⅳ共6个治疗方案。方案名称中的A是指全程呼吸空气（Air的字头），但方案Ⅲ及Ⅳ既可以全程呼吸空气，也可以在部分停留站上呼吸氧气，因此，也可以说共有8个方案。这些方案在世界各地被广泛采用。

1964年，美国海军实验潜水部里维拉（Rivera）对上述治疗方案的使用效果进行了分析，结果显示该表对较严重的减压病的治愈率明显低于预期。1965年，美国海军实验潜水部古德曼（Goodman）和沃克曼（Workman）提出了新的"最低压力吸氧治疗方案"，推荐最高治疗压力不超过0.18 MPa，治疗一开始即呼吸纯氧，经实践证明治疗时间短、压力低，而有效率较高。但是，很多人认为该方案仅适用于作业深度较浅、症状较轻、治疗较及时的病例，而对于重型减压病的治疗未被完全接受。美国海军对该方案进行了修改，并将其补充进"美国海军减压病治疗表"中，即方案Ⅴ、ⅤA、Ⅵ、ⅥA，并在1970年出版的《美国海军潜水手册》中正式颁布，得到广泛应用。在随后多年的实践应用中，发现方案ⅤA效果不佳，于1976年被停止使用。方案Ⅴ、Ⅵ及ⅥA等吸氧方案能够取得较好的治疗效果，基本上可以替代Ⅰ、ⅠA、Ⅱ、Ⅲ（部分吸氧）及Ⅳ（部分吸氧）这4个方案，因此这4个方案也逐渐被放弃，治疗表中最常用的方案从12个减为7个。此后，该治疗表又经过多次修订，目前颁布的最新版《美国海军潜水手册》中包括1A、2A、3、4、5、6、6A、7、8、9共10个，最高压力值分为0.135、0.18、0.3、0.5、0.68MPa五档。该表是目前最为系统的加压治疗方案系列，在全世界广泛应用。

"在较低压力吸氧的治疗原则"也被法国COMEX公司的减压病治疗表所采纳，其方案为Cx12，最高治疗压力仅为0.12 MPa；方案Cx18C及Cx18L，最高治疗压力均为0.18 MPa，均采用间歇性吸氧法。但这类方案明确规定只适用于轻型仅有肢体疼痛的病例。英国海军的减压病加压治疗表发布于1980年出版的《皇家海军潜水手册》上，大部分方案与美国海军的表相同。

虽然采用美、英、法等国的加压治疗表的治疗效果较为理想，但是在实践中也发现，部分病例疗效不佳。有专家主张采用较高的治疗压力，如苏联颁布的减压病治疗表，包括Ⅰ、Ⅱ、Ⅲ、Ⅳ、Ⅴ共5个治疗方案，最高压力值分为0.5、0.7、1.0 MPa三档。是世界各国加压治疗表中采用治疗压力最高的，治疗轻型病例至少加到0.5 MPa，重型病例则要加到1.0 MPa。20世纪60年代，中国留苏人员将该表引进国内，曾经被中国使用多年，曾取得了不错的治疗效果。后来随着中国自行研制的加压治疗表的广泛使用，采用苏联加压治疗表的高气压治疗单位越来越少，特别是其0.7和1.0 MPa的高压力方案，已极少使用。

中国的空气潜水减压病治疗表，汲取了各国的优点，主要由中国人民解放军海军医学研究所、中国人民解放军第二军医大学海军医学系和原海洋水下工程科学研究院分别自行研制。其中，第二军医大学海军医学系的治疗表最高压力值分为0.2、0.3、0.4、0.5、0.6、0.7、0.9及1.0 MPa八档，分吸氧治疗方案和吸空气治疗方案2组，共计22个治疗方案。海军医学研究所和原海洋水下工程科学研究院的治疗表最高压力值均分为0.18、0.3、0.5、0.7、0.9及1.0 MPa六档，都包括13个治疗方案。

加压治疗表结构 以中国常用加压治疗表为例，加压治疗表的结构包括治疗方案、治疗压力、高压下停留时间、减到第一站所需时间、各站停留深度和停留时间、吸氧总时间和治疗总时间等项目。括号内数字为吸氧时间，其余为吸空气时间；各停留站间的减压移行时间计入治疗总时间内；治疗总时间未包括加压时间。

加压治疗表选择 上述各类加压治疗表各有优点和不足。使用者首先根据个人或所在单位的使用经验和习惯，选择加压治疗表。每一类加压治疗表均有选择具体方案的详细规定，因为方案不同，具体的规则也有异，但确定治疗方案的基本原则类似，主要依据是：①疾病表现（症状类型、程度及进展）。②症状对加压的反应（症状明显缓解或消除的压力和时间）。③引起疾病的潜水过程（主要考虑错过减压的时间以及上升过程中的一些要素，如快速上升的原因、速率以及是否存在屏气等）。在潜水医学实践中，从业者应该博采众长，选择合适的治疗表和治疗方案，才能取得最佳的治疗效果。

（姚　健　徐伟刚）

qiánshuǐyuán nìshuǐ

潜水员溺水（diver's drowning）

潜水员潜水活动中口鼻淹没或浸入水中时经历的呼吸道损伤，导致呼吸、循环、神经系统功能以及血液成分、生化的严重紊乱，引起缺氧、昏迷、甚至死亡。有资料报道的约50%的潜水死亡人员是溺水造成的，而大多数溺水发生在休闲潜水中。美国海军也报道潜水员淹死是潜水事故的首要死因。

原因 ①装具进水问题。水面着装时未将潜水头盔的头带绑紧、头盔与潜水衣连接不紧密；头盔、面窗或潜水服破裂、穿孔，水面供气不足，当潜水员头低位或卧位时更易发生溺水；因水流过大、碰撞等致呼吸器咬嘴、头盔脱落等。②供气管路故障。供气软管破裂进水。③对装具使用方法、性能不熟；使用管供式潜水装具发生进水时，未及时采取正立位、打开自由流阀排水等措施。④发生潜水疾病如减压病、氧中毒、缺氧、CO_2中毒、肺气压伤、生物伤等，特别是意识不清或丧失时，处置不当问题，拉脱面罩、咬嘴脱落等导致。⑤发生事故时潜水员惊慌，引起心动过缓、心律不齐、心搏骤停、缺氧、意识丧失，CO_2积聚刺激呼吸中枢，反射性吸气时，导致溺水发生。

在发生溺水时，潜水者首先会自主屏气，声门和嘴唇紧闭，停止自主呼吸运动，可导致缺氧、CO_2蓄积、静脉回流量减少。随后机体在生物呼吸本能的驱动下而不自主呼吸，吸入大量水并丧失意识。海水潜水溺水时，高渗性的海水可使体液外渗至肺泡腔，增加肺泡腔内水量，有效循环血量减少，肺间质水肿。在湖、河等淡水区潜水时，溺水所吸入的低渗性水可降低肺泡表面张力，造成肺泡塌陷。淡水可经肺泡迅速进入血液循环，可造成肺水肿。溺水时机体摄取氧气不足导致低氧血症，大脑可发生功能障碍致意识丧失和呼吸暂停，心脏也可

停搏。

患者可有惊恐或神志不清，皮肤皱缩，眼球充血，颜面苍白肿胀，寒战发热。呼吸困难，咳嗽胸痛，口鼻有泡沫状痰，呼吸节律表浅不规则，肺部听诊可及呼吸音低，双肺布满湿罗音。血压降低，脉搏细弱，心率减慢，可有心跳、呼吸停止，腹胀，呕吐水样胃内容物，无尿或少尿。瞳孔反射可有迟钝或消失，腱反射亢进，病理反射阳性。X线可见肺纹理增粗，有絮状渗出物，有肺水肿的表现。肺功能检查可有肺活量减小、顺应性降低等。心电图可见各型心律失常，常有Q-T间期延长、T波高尖等。动脉血气分析可有PO_2下降，PCO_2升高。血液中白细胞计数增多，红细胞比容减少，可有血管内凝血，血中钠、钾、钙等可有轻度异常，尿中出现蛋白，可见管型。

由于潜水员溺水常伴有减压病、肺气压伤等潜水疾病的发生，因此，对潜水员溺水的救治强调一般治疗与再加压治疗相结合。将潜水员立即抢救出水送进加压舱，在进行再加压治疗的同时行急救措施，防止减压病的发生。在抢救出水、转移进舱的过程中，可采用海姆立克法进行控水。进舱后如果检查患者出现呼吸停止、颈动脉搏动消失，则应立即给予心肺复苏，可尽快使用自动体外除颤器进行除颤，并静注肾上腺素。可给20%甘露醇、高渗葡萄糖溶液、地塞米松、利尿剂、氨茶碱、特布他林以治疗脑水肿和肺水肿。在绝对压小于0.28 MPa时可给予高压氧治疗，对低氧血症、脑水肿等有较好疗效。海水淹溺者可根据血液浓缩情况补充血浆或5%葡萄糖溶液。因受到舱体的限制，一般在潜水员完成再

加压治疗出舱后才能进行机械通气，而在舱内可以按压气囊的方式协助通气。机械通气的常用模式包括呼气末正压通气、持续正压通气、高频喷射通气等，可联合吸入除泡剂、一氧化氮以改善肺通气功能。

潜水溺水者的预后与溺水严重程度密切相关，而及时有效的救治措施可以终止溺水继发的级联反应，最大程度地挽救受损的机体功能。根据相关统计，溺水事件最终转归结果为死亡人数：病残人数：无明显病残人数＝2：1：268。

良好的潜水装具性能和严格遵守潜水规程是预防潜水员溺水的关键。在潜水全程进行密切监测，及时发现异常情况。潜水员下潜前应熟练掌握潜水计划、装具性能，并做好装备检查工作，强调潜水作业规范化操作。潜水装备和供气应适合潜水方案，严格按技术指标使用。潜水现场应有潜水医师在场，并根据潜水计划备好加压舱和药品。

（姚　健　周建光　沈　泉）

fàngpiāo

放漂（blow up）　潜水员从水下不受控制地迅速上升漂浮到水面的过程。潜水装具内气体急剧地增加或装具的压重物脱落，负浮力减少，装具突然具有正浮力，当达到一定程度时，潜水员失去控制，快速上浮，甚至冲出水面。多见于使用通风式潜水装具潜水，用自携式装具者较少见，偶尔发生在使用带有呼吸袋的闭式或半闭式装具潜水（或潜艇艇员水下脱险及出艇训练）时。

原因　用通风式装具潜水时：①供气过多或排气不及。②压重物脱落。③外力使潜水员失去控制。用自携式装具潜水时：①压

重物失落。②呼吸袋过度充盈。潜艇艇员离艇减压脱险上升出水过程中，从浮标绳上滑脱，且呼吸袋充盈或脱险服未用铅鞋垫时，可发生放漂。使用潜水钟操作不当，压载脱落，潜水钟获得正浮力，放漂出水。

后果 放漂可引起以下几种潜水疾病或损伤：①减压病。②肺气压伤。③挤压伤。④溺水。⑤外伤。

处理 一旦发生放漂，水面人员要及时收紧松弛的信号绳和供气软管，迅速派救助潜水员下水援救，帮助拉开潜水服的紧袖口或打开头盔排气阀，适度地排出潜水服内气体以防潜水服破裂，然后将潜水员通过应急提吊设备引导回作业母船甲板，并根据情况进行相应处理。

如该次潜水需要减压，即使无减压病症状，也应将潜水员送入加压舱或重新下潜，如水面处理时间未超过5分钟，停留深度为该次潜水原减压方案中第一停留站深3m处，并停留5分钟；如超过5分钟，停留深度为该次潜水最大深度处，并停留5分钟。将上述处理放漂所用时间一并计入水下工作时间，重新选择相应方案进行减压。如有减压病、肺气压伤症状和体征，尽快进行相应的加压治疗。如发生外伤、溺水或挤压伤等，采取相应的急救治疗措施。如该次潜水属于不减压潜水，潜水员无减压病、肺气压伤等症状和体征时，可安排潜水员在舱旁适当休息和观察1小时。

预防 ①下潜前严格检查装具，闭式装具根据需要调节供气量。②按要求着装。③水面人员必须经常与水下潜水员联系，根据潜水员的需要随时调节供气量。

潜水员在水下要经常注意呼吸袋充盈情况，及时排气。④急流作业应派熟练潜水员下潜。⑤必须沿入水绳上升出水，注意及时排气，上升时潜水员要不断呼气，严禁屏气。水面人员在潜水员上升出水过程中，应收紧信号绳和供气软管，不能过快、过猛。⑥一旦发生不由自主的上升，潜水员应通过排气阀、袖口排气，水面人员要尽快收紧信号绳及软管，并减少对潜水员的供气量。

(姚　健)

shuǐxià chōngjīshāng

水下冲击伤 （underwater explosive injury）

由水下爆炸物（或气体）爆炸产生的冲击波，造成的水中人员组织器官损伤。水下冲击伤起病急，伤情重，常波及多脏器，引起多发伤。

由于身体和水具有相似的密度，水下冲击波可以穿过机体致伤。组织器官受到冲击波超压和负压的直接作用，可产生内爆效应、碎裂效应、压力差效应，以及生物力学效应，导致组织撕裂、出血、挤压、器官移位变形和细胞损害，并引起功能衰竭。冲击波动压作用可使机体与周围物体产生撞击引起间接损伤。水下冲击波作用于体内气液交界面，易造成体内含气液器官的损伤。

水下冲击波损伤常有暴露于爆炸冲击波现场的病史。常见症状有咳嗽、胸痛、胸闷、呼吸困难、呼吸变浅、咯血、腹部不适、腹痛、腹胀、便血；伤员有时出现头痛、恶心、呕吐、口吐血性泡沫；严重者可有剧烈腹痛，难以缓解，腹肌强直，大便呈柏油样或带有鲜血，呕吐物中也可混杂有陈旧样血块，出现昏迷。

轻度损伤患者体检仅有鼓膜破裂，听力减退，呼吸音稍低；

重症伤员体检时叩诊胸腹部可出现鼓音，肺部可闻及干湿性啰音，腹肌轻度紧张，有压痛、腹部小肠及结肠胀气等。严重者伤员常常四肢冰冷，处于休克状态。

伴有肠穿孔的伤员常在负伤后出现腹膜炎、腹腔脓肿和相应的临床症状。颅脑冲击伤患者可出现头痛、恶心、呕吐，甚至昏迷等。肝脏损伤患者，常出现肝区疼痛、体检有压痛。肾脏等内脏器官出现损伤。可出现肾区叩击痛、血尿。影像学检查可见肺部散在性斑点或小片状阴影；严重者可出现大片阴影，或大片云雾状阴影或磨玻璃样改变，可见气胸，胸膜腔积液；腹部检查可见膈下游离气体等；头颅CT和磁共振检查可发现颅脑出血、水肿和脑疝形成。水下冲击伤波直接致体表与四肢损伤较少见。

水下冲击伤关键在于早期救治。原则上以全身支持治疗和对症治疗为主。一般早期可给予吸氧、止血、抗休克、抗感染和生命支持治疗，有手术指征者可安排手术治疗。患者病情稳定，无高压氧治疗禁忌证，可辅以高压氧治疗。水下冲击伤的预防可采用在爆炸物与防护对象之间设置气泡帷幕、柴排或泡沫塑料等柔性遮蔽物和穿戴防护装置防护，也可利用河道的弯道、较大的礁石和浮出水面规避水下冲击波损伤。

(姚　健　王世祥　蔺世龙)

qiánshuǐ yīxué bǎozhàng

潜水医学保障 （diving medical supervision）

应用潜水医学技术和组织管理手段，维护潜水人员身心健康、对执行潜水任务的潜水人员进行伤病防治的活动。目的在于维护和提高潜水人员的身体素质，提高水下作业效率，保障潜水人员的健康和安全。

发展历史 潜水医学保障是随着潜水技术的发展而发展。18世纪中期，英国研制出带头盔的潜水服，使潜水员在水下停留时间得以延长，并能完成难度较大的作业，提出了潜水医学保障的需求。1878年法国生理学家保罗·伯特（Paul. Bert）在前人研究的基础上，阐明了潜水作业引起减压病的发病机制，为做好潜水医学保障奠定了医学理论基础。1890年，美国建造了医用加压舱，为潜水作业现场减压病的治疗提供了手段。1908年，英国生理学家霍尔丹（Haldane）等提出了水下阶段减压法，并制定了阶段减压潜水减压表，为制定潜水作业医学保障方案、预防潜水减压病、确保潜水作业的安全提供了依据。1910年，为规范操作，美国纽约州首先制定了管理高气压作业的法律。1924年，在总结以往潜水作业医学保障经验的基础上，美国海军修造部出版了《美国海军潜水手册》，包括潜水操作规程、安全减压方案、潜水疾病的救治等，作为安全潜水和潜水作业保障的指南。同时，美国国家海洋大气局也根据民用潜水需求，编制了潜水手册《国家海洋大气局潜水手册》。第二次世界大战后，由于科学技术的迅速发展，人类开发利用海洋的进程加快，潜水作业深度加大，水下作业时间延长，潜水医学保障技术也相应地发展，在开展氦氧常规潜水的基础上，1957年美国海军潜水生理学家邦德（Bond）提出了饱和潜水概念，各国潜水医学工作者开展了大量的有关饱和潜水医学保障的研究，从实验室研究过渡到海上实潜，应用到海军援潜救生和民用商业潜水。经过长期的潜水医学研究和潜水医学保障实践经验总结，美国对《美国海军潜水手册》和《国家海洋大气局潜水手册》不断完善，如对减压病治疗表进行了补充和完善，对新的潜水装具的使用及新的潜水方式的医学保障提出了明确的要求，补充完善在不同深度下的安全用氧、饱和潜水的医学保障等，以满足潜水作业需要。同时，很多国家编制了潜水医学保障有关的规程，如英国海军制定了《海军医学规范手册》《潜水疾病救治程序》等标准和规范，英国、挪威、法国等国家制定了潜水员的选拔标准。这些措施的采取，使潜水疾病的发病率、死亡率显著降低，保障了潜水作业的安全，提高了潜水效率。

中国明朝宋应星著《天工开物》一书，描述了潜水疾病的防治经验："凡没人出水、煮热毳急覆之、缓则寒栗死。"清代和中华民国时期，由于潜水作业条件差，设备落后，缺乏安全操作规则和医学保障措施，潜水事故多，潜水疾病的发病率很高。中华人民共和国成立后，根据潜水作业医学保障的发展，建立潜水医学保障研究、教学和保障机构，如在1954年成立了海军卫生勤务研究所（海军医学研究所前身），开始进行潜水医学研究和保障工作。1960年，在第二军医大学成立了海军医学系，开设了潜水医学课程，使海军军医了解和掌握潜水医学。随着海军的发展，又成立了海军军医学校，为海军培养潜水军医。在沿海港口、海军防救部队、医院、潜水医学研究、教学单位和潜水作业船等机构建立了加压舱，并配备了便携式加压舱，供潜水作业医学保障使用，编配了潜水医师或高压氧医师，以适应潜水事业的发展和需要。1961年以来，海军医学研究所开展了各种潜水作业减压表和潜水疾病防治的系列研究，取得了不少成果。中国人民解放军海军自1962年起先后颁布了各种潜水减压表、潜水规则、潜水员体检标准、潜水常见疾病防治条例以及一系列潜水作业规章制度，作为潜水医学保障的依据，基本保障了潜水作业的安全；海军先后完成了"跃进号"远洋货轮沉没后的勘察探摸、南京长江大桥桥墩沉井清岩工程、"阿波丸"沉船打捞、援潜救生和非战争军事行动等任务的潜水作业卫勤保障。

工作内容 由于潜水作业是一种在高气压条件下进行的水下劳动，涉及组织指挥、潜水装具、潜水装备、医学保障、潜水员状况等因素，是一项系统工程，需有多种专业人员在不同岗位上共同协作进行。潜水作业时，潜水员处于水下特殊环境中，易受高压、寒冷、水中阻力、水中浮力、水流、声、光以及水中生物等多种因素的综合影响，轻者降低作业效率，重者导致潜水疾病，甚至发生死亡。因此，为了保证潜水作业任务顺利完成和确保潜水人员的安全，必须组织实施潜水作业的医学保障。潜水医学保障一般包括潜水员平时的医学保障和潜水作业期间的医学保障。

其中平时医学保障包括潜水员选拔、卫生教育、营养指导，组织潜水员的定期体检、体育锻炼、疗养和日常医疗保健，定期组织加压锻炼和氧敏感试验，对潜水装具性能、供气质量检查和潜水规则的执行情况进行卫生学监督等。

潜水作业期间的医学保障根

据潜水作业三阶段，进行相应的医学保障。主要包括：①根据潜水医学基本原理，为潜水作业指挥机关提供医学技术支持，确定潜水作业方式、水下作业时间、潜水作业程序等。②按照潜水作业任务需要，制订潜水作业医学保障计划，建立潜水作业卫勤保障组织机构，明确人员分工。③协调潜水作业所需的装备、器材和卫勤资源，并对潜水装备进行卫生学监督。④针对潜水作业三阶段实施具体的医学保障工作，指导潜水员合理的下潜（加压）速度，确定安全减压方案，指导潜水部门实施，密切观察水下潜水员情况，避免潜水疾病和潜水事故的发生。⑤对潜水过程中出现意外情况，及时进行医学处理，如再加压治疗等，并为潜水指挥提供应急处理的医学指导。⑥对于现场不能完成救治的伤病员，组织伤员的后送。⑦组织实施潜水作业现场的潜水员门诊医疗、卫生防疫工作、卫生防护。在进行医学保障工作时，根据潜水作业的难度、工作量和复杂情况，视情加强医学保障力量。详细的保障工作见常规潜水医学保障和饱和潜水医学保障条目。

工作方法 主要是防救部队卫生部门根据指挥组下达的任务，制订各种医学保障计划（方案）、应急预案、卫生防疫计划，医学保障组按医学保障计划进行潜水员、加压舱、药品器材等医学保障器材的准备，潜水医生监督潜水装具等潜水装备的卫生学要求，实施潜水作业三阶段的医学保障，对发生的潜水疾病及时正确的救治。在潜水作业任务指挥员领导下组织实施战时或伤病员的救护治疗与后送。

（方以群 褚新奇）

qiánshuǐyuán yīxué xuǎnbá

潜水员医学选拔（medical fitness for diver） 根据潜水员体格检查技术要求对候选人员身体条件进行潜水员岗前医学检查，并根据相应标准进行判定遴选的活动。

发展历史 早期的原始潜水活动仅限于深度很浅的屏气潜水，对潜水员的要求只需要有较大的肺活量与耐力，随着潜水技术的发展，潜水员在水下停留的时间越来越长，受到高气压、低温、能见度差、呼吸高压气体等环境因素影响，作为潜水医学保障的重要内容之一，为保护和提高潜水员身体素质、健康水平以及工作效率，对潜水员的体格要求也越来越详细和明确。随着新潜水技术的发展，20 世纪 20 年代起，出现了氦氧混合气潜水及自携式潜水，50 年代出现了饱和潜水，对潜水员的体格选拔条件也做出了相应的要求。国外对潜水员医学选拔没有专门的规范，只有相关的医学检查手册或指南。中国于 1991 年颁布实施了 HJB46《海军潜水员体格检查标准》，2007年颁布实施了 GB 20827《职业潜水员体格检查要求》。

基本内容 潜水员医学选拔包括常规空气（氮氧混合气）潜水员选拔指标、常规氦氧潜水员选拔指标、饱和潜水员选拔指标以及在岗潜水员年审体格检查要求。氦氧潜水员比空气潜水员选拔要求高，相比常规潜水员，饱和潜水员更有其特殊要求。

常规空气（氮氧混合气）潜水员选拔指标 包括以下几方面。

一般检查指标包括性别、年龄；身高、体重；血压、心率、呼吸频率。

外科有下列情况之一者，不

合格：①各种原因引起的影响戴面罩的头颅变形。②胸廓畸形。③斜颈，单纯性甲状腺肿。④慢性腰腿痛，关节活动受限或疼痛。⑤骨、关节疾病或损伤，治疗无效或有后遗症。⑥脊椎疾病、损伤及进行性病变，脊椎活动范围受限或明显形态异常。⑦多发性囊肿，多发性脂肪瘤，大面积瘢痕或瘢痕体质。⑧前列腺肥大，肾下垂，各类隐睾或有结核性淋巴结炎。⑨有颅脑、胸腔、腹腔手术史。⑩泌尿生殖系统疾病或损伤，治疗无效或有后遗症。⑪脉管炎，动脉瘤，动脉、静脉瘘，静脉曲张。⑫消化系统结石，治疗无效或有后遗症。⑬肛门、直肠疾病，治疗后有后遗症或反复发作。另有下列情况者可视为合格：①轻度脑震荡治愈后 3～6 个月，无后遗症。②阑尾炎术后半年、腹股沟斜疝和股疝修补术后 1年，无后遗症。

皮肤科有下列情况之一者，不合格：①腋臭、头癣、泛发性体癣、疥疮、慢性湿疹、神经性皮炎、白癜风、银屑病。②手足部位习惯性冻伤。③性传播疾病及艾滋病病毒携带者。

内科有下列情况之一者，不合格：①各种类型心脏病（风湿性心脏病、心肌病、冠心病、先天性心脏病等）。②器质性心律不齐，直立性低血压，周围血管舒缩障碍。③呼吸系统慢性疾病，哮喘，肺结核。④慢性胃肠道疾病，治疗无效或有并发症。⑤传染性肝炎，肝硬化。⑥难以治愈的寄生虫病。⑦食物过敏。⑧泌尿、血液、内分泌、代谢系统疾病及结缔组织疾病。另有下列情况者可视为合格：①大叶性肺炎治愈 1 个月后，无后遗症。②消化性溃疡、胆道感染治愈 3～6 个月后，无复发，无自觉症状。③仰卧位深呼吸状态下，在右锁骨中线肋缘下触及肝脏不超过1.5cm，剑突下不超过3cm，质软，边薄，平滑，无压痛、叩击痛，肝上界在正常范围，左肋缘下未触及脾。④单项谷丙转氨酶增高，治疗后正常，观察3个月无复发，无自觉症状。⑤脂肪肝，不伴随其他临床症状与体征，肝功能正常。⑥急性细菌性痢疾治愈1个月后，无后遗症。⑦轻度贫血，治疗后恢复正常，全身情况良好。

神经科和精神科有下列情况之一者，不合格：①严重神经系统疾病史，有后遗症。②各种原因引起的脑供血不足，反复发作的偏头痛、紧张性头痛。③口吃，语言表达不清。④有癫痫、精神病、梦游、晕厥、神经症和癔症史，遗尿症，精神类药物滥用和依赖。

眼科有下列情况之一者，不合格：①偏盲，夜盲，斜视，复视，色弱，色盲。②眼睑、泪器、结膜、角膜、巩膜、晶状体、玻璃体、葡萄膜、视网膜、视神经疾病，青光眼。③眼球突出，眼球震颤，眼肌疾病。④周边视野向心性缩小10度以上。另有下列情况者可视为合格：①单眼裸眼视力不低于4.9（0.8）。②轻度隐性斜视，无症状，不影响潜水作业。

耳鼻喉科有下列情况之一者，不合格：①外耳畸形，耳前瘘管，外耳道狭窄，外耳道湿疹，耳霉菌病，外生骨疣。②慢性鼓膜炎，鼓膜穿孔、粘连或增厚，鼓膜内陷、萎缩。③听力图测定异常。④前庭功能不良，梅尼埃病史或经常发生眩晕。⑤乳突炎，乳突瘘管，乳突术史。⑥鼻窦囊肿，过敏性鼻炎，肥厚性鼻炎，萎缩性鼻炎，鼻息肉，重度鼻中隔偏曲，鼻中隔穿孔，反复鼻出血，嗅觉障碍，反复鼻阻塞等影响鼻功能的慢性病。⑦严重的慢性咽炎、慢性喉炎导致咽鼓管通气功能不良，反复治疗无效。⑧声带闭合不良，不合格。另有下列情况者可视为合格：①鼓膜瘢痕、石灰沉着不超过鼓膜的1/4，鼓膜活动良好。②慢性扁桃体炎手术治愈后半年，无后遗症。

口腔科除牙缺失不多于3颗，且固定义齿修复后功能良好者合格外，有下列情况之一者，不合格：①颞颌关节炎，颞颌关节功能紊乱，颞颌关节习惯性脱位。②慢性牙龈炎，牙周病，根尖周病。③牙排列明显不齐，牙咬合畸形，影响咬嘴使用的牙排列。④复发性口腔溃疡，口腔软组织慢性感染或其他慢性疾病，口腔肿瘤。

特殊检查指标包括加压试验、氧敏感试验正常。

辅助检查指标包括血、尿、粪常规；血糖；肝功能；乙型肝炎表面抗原；肺功能；X线检查；心电图；B超，检查显示正常。

常规氦氧潜水员选拔指标　在满足常规空气（氮氧混合气）潜水员选拔指标要求的基础上，常规氦氧潜水员选拔指标还包括以下要求：①身高、体重。HY6071重装潜水员身高不低于170cm；体重不低于标准体重15%或BMI不大于27。②皮肤科。瘢痕个数不大于3个，面积不大于3cm^2，合格。③神经精神科。发音准确，吐字清晰，表达能力正常，精神状态稳定，合格。④眼科。单眼裸眼视力不低于5.2（1.5），合格。⑤耳鼻喉科。前庭功能检查正常，合格。⑥辅助检查正常。

饱和潜水员选拔指标　在满足常规氦氧潜水员选拔指标要求的基础上，饱和潜水员选拔指标还包括以下要求：①年龄、体重。20～40周岁；不高于标准体重10%。②外科。有下列情况之一者为不合格，软组织损伤后有后遗症；精索静脉曲张；陈旧性肛裂、内痔手术史。③皮肤科。慢性皮肤瘙痒性疾病，广泛性或经常并发感染的痤疮、反复发生毛囊炎、疖肿为不合格。④内科。上呼吸道感染易发史，有胆石症、胆管感染病史者为不合格。⑤神经科和精神科。自主神经系统疾病史或异常为不合格。⑥耳鼻喉科。中耳炎好发史为不合格。⑦辅助检查。心脏彩色超声检查正常。

年审在岗潜水员体格检查要求：年审体格检查在二级乙等以上医院进行，检查项目与潜水员岗前体格检查项目相同，X线胸片可为X线胸透，X线脊柱片可免除，X线长骨、大关节片（包括双肩、双肘、双膝及双髋关节）每两年进行一次。必要时进行大骨关节磁共振检查。

（姚健）

jiāyā shìyàn

加压试验（compression test）

通过观察受检者在加压舱内加压、高压下停留以及减压过程中的表现，判断其对高气压的适应能力以及咽鼓管通气功能是否良好的检查方法。主要在潜水员或高气压暴露人员选拔时使用本检查。

受检者进舱前要告之进舱注意事项和本项检查过程中可能出现的情况和处理方法，掌握捏鼻鼓气等中耳调压方法。受检者进入加压舱后用压缩空气以

100kPa/min 的加压速度加至表压 300kPa。加压过程中受检者应注意及时地做中耳调压动作，任何人感到耳痛或鼻窦疼痛时，应立即报告，舱外停止加压或稍减压，直到中耳调压成功后再继续加压。若有人反复三次调压不成功，应减至常压令其出舱，其余受检者应继续进行加压，直至加压到 300 kPa。

包括加压时间计算在内，在 300 kPa 压力下共停留 15 分钟，最长不超过 20 分钟。停留期间，陪舱医务人员注意询问受检者的主观感觉，并检测呼吸、脉搏、血压等。高压停留完毕后即按照潜水减压表的相应方案执行减压。减至常压后询问受试者感觉，如感觉正常即可出舱。如有皮痒、关节痛等症状，留在舱内观察和处理。所有受检者在出舱后都应在加压舱附近休息观察 60 分钟。

本检查合格标准为：①在试验全过程中无呼吸困难，无心血管功能异常表现，无神志异常表现。②在加压过程中无鼻窦疼痛表现，无耳痛表现或虽有耳痛而最终调压成功、耳痛解除。③减压过程中及出舱后无任何不适。以上条件全部符合者为"合格"，如有一条不符合即为"不合格"。

（方以群 孟 森）

yǎngmǐngǎn shìyàn

氧敏感试验（oxygen susceptibility test）

通过观察受检者呼吸高压氧后是否出现氧中毒先兆症状以确定受检者对高压氧敏感程度的检查方法。

人体如果吸入气中氧分压过高、时间过久会导致氧中毒发生。因此目前所有的潜水作业和高气压暴露均有严格的氧分压与暴露时间规定，发生氧中毒的可能性

很小。但因氧中毒发生存在显著的个体差异，不同个体对高分压氧的耐受力差别很大。部分对氧敏感者即使在安全用氧范围内也会有发生氧中毒的可能。因此进行本试验可以剔除对氧敏感者，确保用氧的安全。需要吸用高压氧的人员在吸氧前均必须进行本试验。

本检查一般在体格检查的其他项目均已完成并结果合格的情况下进行。在受检者进舱前要告之进舱注意事项以及氧中毒先兆症状和体征，掌握捏鼻鼓气等中耳调压方法。受检者进入加压舱后用压缩空气加至表压 180kPa，然后戴上吸氧面罩吸氧 30 分钟，舱内陪舱医务人员在此期间要严密观察受检者表现与感觉。停止吸氧后就开始减压，如果舱内人员全部吸氧，可采用 30～50kPa/min 的速率减至常压，如舱内陪舱人员未吸氧，则须按潜水减压表的相应方案减压。

凡在吸氧过程中出现下列感觉和征象之一，即为氧敏感试验阳性：指（趾）发麻、恶心、呕吐、眩晕、胸骨后不适和视野变窄以及脸色苍白、出汗、嘴唇和面颊或颈部肌肉抽搐等主客观征象。无上述"氧敏感试验阳性"的主客观征象，即为氧敏感试验阴性。氧敏感试验阳性者不能呼吸高压氧，氧敏感试验阴性者可以呼吸高压氧。

（方以群 孟 森）

qiánshuǐyuán yīxué jiànkāng jiàndìng

潜水员医学健康鉴定（medical appraise for diver）

根据潜水员体格检查技术要求对在岗潜水员身体条件进行医学检查，并根据相应标准和勤务要求，对潜水员健康状况所做的医学评定活动。是健康鉴定的一种，包括年

度健康鉴定、潜水员入伍选拔、潜水专业院校入学和潜水员选调和执行重大任务时的健康鉴定。目的是依据海军潜水员体格条件评定潜水员合格程度、划分健康等级，以保障潜水作业安全。

潜水员健康对保障潜水作业安全非常重要，国外很多国家海军均制定了潜水员体格检查要求，颁布了潜水员体格检查医学检查手册或指南。中国人民解放军海军于 20 世纪 50 年代在成立防险救生部队后不久，制定了潜水员体检和健康鉴定的要求，经过实践不断完善。陆续建立和完善了一整套潜水员健康鉴定的制度、标准，先后组建了海军体检队、舰队和基地体检组，形成了潜水员健康鉴定的组织体系和技术队伍。结合《中国人民解放军舰艇条例》和军队体检工作的有关规定，结合潜水员工作的实际情况，制定了《海军海勤体检工作暂行规定》，包括了潜水员健康鉴定的卫生机构、体检队和体检组的职能、任务、组织实施要求和方法及健康等级准确划分依据。中国于 2007 年颁布实施了 GB 20827《职业潜水员体格检查要求》，中华人民共和国潜水打捞行业协会制定了《中华人民共和国潜水员管理办法及其实施细则》和《潜水人员资格要求》，对潜水员健康也提出了有关要求。

海军潜水员的健康鉴定由日常观察、体格检查、健康鉴定 3 部分组成。潜水员体格检查包括每次潜水作业前的体检、定期（年度）体检和任务体检。潜水作业前体检在每次潜水作业时进行，潜水军医根据体检结果，确定是否可以进行潜水作业。定期（年度）体检每年进行一次，是评定健康鉴定结论和划分健康等级的

依据。通常由海军后勤部卫生局和各级卫生部门主管,海军体检队、体检组或医疗机构组织实施。潜水员年度体检率要求100%,潜水训练和执行重大任务时体检率也是要求100%。

根据体检结果确定潜水员年度健康鉴定结论,包括合格、不合格和待定,其中待定需要进一步诊断或矫治后确定结论。潜水员的健康等级划分是评价受检潜水员状况和现职工作适应能力的依据和标准。健康等级划分为:①甲级。健康状况良好,对现职工作适应能力强,或有轻度不适,但能胜任现职工作。②乙级。健康状况一般,有轻度慢性疾病或缺陷,但对现职工作无明显影响,或者患有一般疾病经治愈预后较好,或者无明显疾病,但体质较弱、年龄偏大、体胖,不影响现职工作。③丙级。健康状况较差,有中度慢性疾病或缺陷,经住院治疗、疗养、治愈预后较差,对现职工作有明显影响或某些疾病诊断尚未明确,结论待定。④丁级。健康状况差,属于潜水员体检条件不合格,患有严重疾病或外伤后遗症,经反复治疗仍不能胜任现职工作,需调离现职岗位或作病退处理。

随着健康鉴定技术、设备不断发展,潜水员健康鉴定技术将向定量化发展,功能性指标和心理学评定等综合性方法将更加被重视。

(姚 健 方以群)

qiánshuǐyuán shuǐxià gōngxiào

潜水员水下工效 (diving ergonomics) 把工效学的原理运用到潜水作业中,以提高潜水员水下作业的效率和安全性、舒适性的学科。又称潜水工效学。

发展历程 工效学的英文"ergonomics"源于两个希腊语词根:εργον(ergon)意为工作,νομóς(nomós)意为规律、正常化。"ergonomics"一词最初主要在欧洲使用,类似的学科在美洲则被称为人因学(human factors)。现在,欧美国家已将工效学与人因学并提,难以明确二者的区别。工效学作为一门学科始于1898年美国人泰勒(Frederick W. Taylor,1856~1915)研究了铲煤的铁锹以提高工作效率,正式形成于第二次世界大战以后。

潜水工效学发展更晚,其研究方法、内容和结论至今少有系统的专著,而是散见于潜水心理学等方面的论文。随着人类潜水活动的拓展和对工作安全、效率、舒适度的日益重视,潜水工效学也越来越受到关注。

基本内容 主要包括以下几个方面。

测量潜水员人体参数和心理特征(见潜水员医学选拔),研究水下环境对潜水员生理、心理的影响,并将其结果用于潜水员的选拔,用于潜水装具和设备的设计、选用和改进,使潜水员-潜水装备-水下环境相协调。潜水装备的设计和选用除了考虑一般的工效学因素,还应当考虑水下环境对人员的影响,例如潜水服应考察保暖程度与浮力大小、压铅的量与位置,面罩或头盔应便于潜水员观察周围情况,深度计等重要仪表的数据应便于在紧急情况下准确无误地读取,供气管路和浮力背心应有防止误操作的机构,使用氦气或氢气潜水时必须配备专用电话机等。通过使用,针对潜水装备的适用性、防错性等工效学指标进行改进。

对潜水员的任务进行作业分析,提高其效率和安全性。潜水任务一般包括准备、入水、下潜、着底、水底作业、上升及出水等步骤。针对不同的人-机(工具)搭配,分别采用人-机作业分析、双(多)人联合作业分析、双手作业分析等方法研究潜水作业工序,使潜水员、劳动工具、生命支持系统以及保障团队达到最佳配合,可以减轻劳动强度,提高作业效率,减少潜水事故。在常规潜水时,少量缩短水底逗留时间即可大量缩短减压时间,从而大幅提高整个潜水任务的效率,潜水作业分析就更为重要。

对整个潜水任务的组织,包括潜水保障人员的工作,亦进行分析,有针对性地采取措施、进行训练,或者对操作界面进行工效学改进,以减少失误。将来还可能对操舱等重要岗位的人员进行选拔。

对加压舱、潜水钟和潜水艇等工作环境的温度、湿度、照明、噪声、振动、空气污染等理化参数进行调控,提高工作的舒适度,促进潜水员保持良好身心状态。在耗时较长的大深度饱和潜水中,环境控制的问题就更为重要。若温湿度调控不当,还可促进细菌、真菌繁殖,感染潜水员,影响作业。

对于长时间的潜水作业,无论反复潜水还是大深度饱和潜水,还需要有针对性地进行营养、运动、心理等方面的干预,使潜水员保持胜任工作的状态。潜水员的疗养与康复,也涉及潜水员水下作业的绩效。

主要特点: 潜水员水下工效涵盖了高气压与水下环境对人的生理、心理影响,潜水装具的人-机交互设计,潜水作业的组织等多个方面,具有跨学科的特点。

(姚 健 黄志强)

bǎohé qiánshuǐ yīxué bǎozhàng

饱和潜水医学保障 （medical supervision of saturation diving）

在饱和潜水全过程中，为保证安全、维护潜水员健康、提高潜水作业效率所采取的医学保障措施。饱和潜水存在持续暴露时间长、压力（深度）大、设备复杂、条件要求高等特点，相对常规潜水医学保障工作更复杂。主要工作包括饱和潜水员的医学选拔和训练、装备物资准备的医学监督、潜水程序的方案预案制订、环境条件的监督、饱和潜水员的医学监护、异常情况和特殊疾病的处理等。

饱和潜水员的医学选拔 主要是通过全面体格检查，在一般潜水员中选拔年龄 20~40 岁，符合饱和潜水的生理学、心理学要求者，并且进行定期的体检复查。进舱前尚需进行有针对性的体检，以确保进舱人员的健康符合要求。

饱和潜水员的医学训练 主要通过培训使其掌握饱和潜水医学基本常识、安全原则及自救、互救技术。

装备物资准备的医学监督 主要包括装具、设备的消毒和安全性能监督、气体净化剂的质量和数量控制、呼吸介质的质量和数量控制、舱内使用物品的安全性监督等。潜水医学保障人员在潜水员进舱前需要监督潜水装具和设备的全面消毒，根据作业要求选择呼吸介质并提供巡潜气、潜水钟加压气体、治疗气、应急气等的成分配比。监督进舱物品的防火、防爆、防静电等安全性。

潜水程序的方案预案制订 主要是依据潜水作业的深度、环境条件和作业要求，确定饱和潜水类型及饱和深度、加压程序、稳压程序、巡潜程序和减压程序。

饱和潜水的类型有空气饱和潜水（饱和深度限于 15m 以内）、氮氧饱和潜水（限于 15~39m）、氦氧饱和潜水（用于 48m 以深）。加压方案主要拟定加压介质、加压速率、是否设停留站等。稳压阶段主要关注补氧方式、环境条件要求等。巡潜程序是根据实际饱和深度、作业深度和作业要求选择巡潜方式和深度距离。减压阶段确定饱和减压程序和减压过程的实施方案。最后还需估计可能出现的异常情况预备调整方案，包括应急减压方案、减压病治疗方案等。

环境条件的监督 在人员高气压暴露全过程中监督压力、氧分压、二氧化碳分压、相对湿度、温度及其他有害气体的控制等符合潜水医学的要求。包括禁止挥发性、芳香类物品进入饱和居住舱，根据氧分压监测结果适时监督补氧，监督气体净化剂的更换，根据潜水员的主观感觉监督潜水设备保障人员适时适度调整温度和相对湿度，巡潜时潜水钟内和潜水装具的环境条件监控等。

饱和潜水员的医学监护 指在饱和潜水全过程中随时掌握潜水员生理、心理反应和生活工作情况，必要时进行神经电生理、心电图、血管内气泡检测等特殊检查，以便采取相应的医学措施。主要包括潜水前保证充足的营养素供给和睡眠，控制适度的体能锻炼，保障潜水员的良好身体状况；根据潜水员的生理和行为反应，控制适当的加压速率或增设停留站，防止高压神经综合征和加压性关节痛等的发作影响人员安全；监测舱内潜水员的生命体征和行为表现，预警氧中毒、二氧化碳中毒、缺氧等异常情况和特殊疾病的发生；观察舱内潜水员的心理状况，防止心理健康问题的出现和恶化；监督潜水员舱内的卫生生活习惯和舱内微生物污染状况，防止感染性疾病的发生；根据血管内气泡监测的结果适时适度调整减压方案，防止减压病的发生；密切观察潜水员巡回潜水后和饱和减压后的临床表现，做到早期发现减压病的发病；每次饱和潜水结束后择机安排必要的休息或健康疗养。

异常情况和特殊疾病的处理 异常情况主要包括饱和居住舱内气体成分和压力的异常变化、饱和减压无法进行而需要进行应急减压、人员中途进舱等，特殊疾病的处置包括氧中毒、二氧化碳中毒、缺氧、高压神经综合征、加压性关节痛和减压病等潜水疾病的处理，同时需协助处置舱内人员发生的普通临床疾病和损伤。

（陈锐勇 姚健）

qiánshuǐ shēngmìng zhīchí zhuāngbèi

潜水生命支持装备 （diving life support equipment）

保证潜水员水下活动安全进行的装具、设备、器材等的统称。包括个人潜水装备、潜水员出入水设备以及和潜水相关的水面设备。

个人潜水装备指由潜水员个人穿着或携带的用于保证潜水活动安全、舒适的装备，主要包括潜水呼吸器、暴露防护装备、保证潜水员水下稳性和运动的装备、潜水装具检测和导航装备、水下观察和通信设备、安全装备等。潜水呼吸器包括自携式潜水呼吸器、水面供气式潜水呼吸器等；暴露防护装备包括湿式潜水服、干式潜水服、热水潜水服、潜水头罩、潜水鞋、潜水手套等；保证潜水员水下稳性和运动的装备包括浮力背心、压铅、脚蹼、潜水推进器等；潜水检测和导航装备如深度表、潜水手表、潜水电脑表、水下压力表、指南针等；水下观察和通信设备包括水下手电筒、水下灯、手持声呐、水下通信设备等；安全设备如安全背心、潜水刀、浮标、信号绳等。

潜水员出入水设备包括减压架、潜水吊笼、开式潜水钟、潜水梯等。

和潜水相关的水面设备包括空气压缩机、高压储气罐、汇流排、混合气配气设备、潜水脐带、饱和潜水系统、加压舱、便携式加压舱等。

（顾靖华）

qiánshuǐ zhuāngjù

潜水装具 (diving equipment)

潜水员潜水时，为适应水下环境而佩戴的全部器材的统称。

发展历史 潜水装具的发展经历了一个漫长、不断完善的过程。呼吸管是最早的潜水装具，潜水员潜水时，口衔一根呼吸管，呼吸管一端露出水面，没入水中的潜水员通过呼吸管从水面获得空气，并通过它排出二氧化碳。呼吸管潜水只能在较浅的水中进行，一般不超过 1.5m。此后，又出现了气囊潜水，潜水员在潜水过程中自携气囊，这时潜水员呼吸同外界环境压力基本平衡的气体，但是气囊容积有限，所以潜水时间有限。1819 年，英国人塞布（A. Siebe）发明了通风式潜水装具。这种潜水装具将空气输入金属头盔内，供潜水员呼吸。1837 年，塞布改进了通风式潜水装具，把金属头盔与潜水服用螺栓连接起来保持水密，空气通过软管经单向阀输入头盔，供潜水员呼吸。通风式潜水装具沿用了100 多年，期间经过不断改进，20世纪 40 年代基本定型，形成了现代通风式潜水装具。1860 年，法

国研究了水面供气需供式潜水装具。这种潜水装具将压缩空气减压后，经脐带连接至头盔的供气组合阀后，至二级减压器，使呼吸气体的压力降至与环境压力一致，供潜水员呼吸。由于这种装具能按照潜水员的需要自动供气，故称为需供式潜水装具。

1866 年，法国设计出第一套自携式潜水呼吸器。20 世纪 40年代中期，法国海军设计出可供实用的开式回路潜水呼吸器，又称"水肺"。它由一个高压气瓶、一级减压器、中压软管、按需供气阀等组成。自携式潜水呼吸器的出现，是人类潜水史上的一次飞跃。这种潜水呼吸器的结构原理一直沿用至今，是现代自携式潜水呼吸器的原型。

19 世纪 70 年代，解决了用化学药物吸收潜水员呼出气中二氧化碳的技术，因而出现了闭式和半闭式回路潜水装具。这种潜水装具主要由自携气瓶、供气装置、呼吸袋、吸收剂罐等组成，自携气瓶中的气体经供气装置进入呼吸袋，供潜水员吸用，潜水员呼出的气体经吸收罐净化后，流入呼吸袋，再次供潜水员吸用。这种潜水装具大大节约了呼吸气体，另外，由于潜水员呼出气体不直接排入水中，水中产生的气泡少，因此隐蔽性较好，主要用于军事潜水。

随着新技术的不断发展，潜水装具的结构、性能也在不断地发展，日益完善。

分类 潜水装具有多种分类方法，按潜水员机体是否承受高压划分，可分为常压潜水装具和承压潜水装具；在承压潜水装具中，按潜水员的呼吸气体种类划分，可分为空气潜水装具、氧气潜水装具和混合气潜水装具；按

呼吸气体来源划分，可分为自携式潜水装具和水面供气式潜水装具；按呼吸气体供气方式划分，可分为通风式（即连续供气式）潜水装具、需供式（即按需供气式）潜水装具；按呼吸气体回路划分，可分为开放式潜水装具、半闭式潜水装具和闭式潜水装具；按用途划分，可分为作业型潜水装具和潜艇艇员脱险装具；按重量划分，可分为重潜水装具和轻潜水装具等。

组成 潜水装具通常由潜水呼吸器、潜水服及潜水附件组成（图 1）。潜水呼吸器通常包括呼吸咬嘴、面罩（头盔）、供气调节器、气瓶组件、供气管、呼吸袋、吸收剂罐、产氧剂罐和氧气控制装置等，根据不同类型的潜水装具，有不同的组合。潜水服包括干式潜水服、湿式潜水服、加热潜水服；潜水附件包括脚蹼、信号绳、安全吊带、潜水压铅及压铅带、浮力背心、潜水手表、气瓶压力表、潜水深度表、减压计算器、水下指北针、潜水刀、呼吸管、潜水脐带、通信装置和专用工具等。

（顾靖华）

jiāyācāng xìtǒng

加压舱系统 (compression chamber system)

建立载人高气压环境的医用设备系统。

人类利用高气压进行疾病治疗的记载始于 1662 年，1664 年英国医师亨肖（Henshaw）建造首台加压舱，用于探索呼吸系统疾病的治疗。随着海洋资源开发活动的深入以及军事活动需要，加压舱系统在潜水领域得到了广泛的应用和发展。

根据使用地点，加压舱系统分为陆用加压舱、船用加压舱和机动抢险加压舱系统。甲板加压

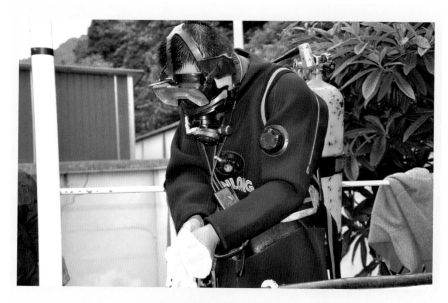

图 1　着潜水装具的潜水员

舱系统指安装于潜水工作船上，用于潜水员水面减压和潜水疾病治疗的加压舱系统；部分甲板加压舱系统设有潜水钟对接结构，构成潜水钟-甲板加压舱系统。饱和潜水加压舱系统主要用于饱和潜水作业时潜水员生活居住、减压，并能与潜水钟或调压进出式潜水器对接，配套使用，多安装于大型潜水工作母船上。陆用加压舱系统主要用于潜水减压病、肺气压伤等潜水疾病治疗，以及缺血、缺氧性疾病、厌氧菌感染等高压氧适应证的治疗，多设于陆地潜水单位或医院。机动抢险加压舱系统，为车载移动式加压舱系统，用于河流、湖泊潜水作业，以及防险救灾潜水作业医学保障。便携式加压舱系统，又称高压担架，用于急性潜水疾病的救治与病员高压后送。加压舱系统按舱体的结构形式，可分为 2 舱 4 门式、3 舱 7 门式和组合舱群式加压舱系统。组合舱群式加压舱系统，由若干个舱连接成一体，满足多种用途需要。在各类加压舱系统中，2 舱 4 门式较常见。

加压舱系统一般由钢制耐压舱体、压力监控系统、加压和减压系统、供氧与排氧装置、舱内 O_2 浓度和 CO_2 浓度监测装置、空调装置、通信装置、照明装置和气源系统等构成（图 1）。饱和潜水加压舱系统，由于其居住功能的需要，还设有温度与湿度监控系统、舱内 O_2 浓度和 CO_2 浓度监控系统、盥洗与排污系统、视频监视系统、生活娱乐设施等。目前常用的便携式加压舱系统舱体

为软质可折叠材料制成，可整体送入大型加压舱，具有体积小、重量轻，使用灵活，便于后送转运的特点。

（顾靖华　于峰涛）

jiāyācāng wèishēngxué yāoqiú
加压舱卫生学要求（compression chamber hygiene）

对加压舱及舱内生活环境作出的卫生学方面的要求。目的在于维护加压舱内环境质量，预防和控制各种不良因素对机体健康的负面影响。影响加压舱内环境卫生学质量的有物理性因素、化学性因素与生物性因素。为维护舱内人员的健康，应对这些影响因素加以控制，目前常用的卫生学要求如下。

物理性因素　包括以下几个方面。

压力　①最高工作压力时，空气泄漏量不得使压力下降超过 1%/4h（或泄漏率不大于 0.25%/h）。②压力 0.03MPa 时，空气泄漏率<1%/4h。

温度　温湿度控制以舱内人员的感觉舒适为宜。使用空气加压时，稳压条件下，加压舱内夏季温度 27±4℃，冬季温度 18±4℃。使用氦氧混合气加压时舱内

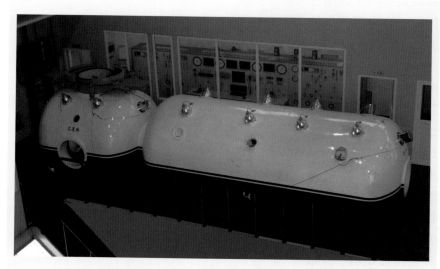

图 1　加压舱系统（海军医学研究所 500 米饱和加压舱系统）

温度 31±1℃。

相对湿度 50%~80%Rh。

噪声 最大供气噪声不大于90dB（A）；舱内连续8小时以上的平均噪声不大于65dB（A）。

照度 加压舱内照明的中心照度不小于100lx，平均照度应在65~80lx。

化学性因素 舱内氧浓度不应超过25%。饱和潜水舱室环境气体主要污染成分的最大容许值：二氧化碳≤9000 mg/m^3；一氧化碳≤22.9 mg/m^3；氨≤7 mg/m^3；二氧化硫≤1.31 mg/m^3；硫化氢≤0.1 mg/m^3；二氧化氮≤0.5 mg/m^3；甲烷≤8 500 mg/m^3；丙酮≤240 mg/m^3；苯≤1 mg/m^3（注：mg/m^3 指每 m^3 舱室容积中含污染成分的毫克数）。为了预防和控制舱内气体污染，入舱物品（含舱内装潢材料）尽可能使用无毒、无挥发性的材料。

生物性因素 加压舱内微生物污染尚无明确的卫生标准，可参考执行 GB1883《室内空气质量标准》等规定：舱内细菌总数不超过 40cfu/m^3（沉降法）或2500cfu/m^3（撞击法）。加压舱应定期进行清洁消毒。舱内人员须养成良好的个人卫生习惯。舱内生物污染物需彻底清理并尽快转到舱外。

（顾靖华 杨 涛）

jiāyācāng shēngmìng zhīchí xìtǒng

加压舱生命支持系统（life-support system of compression chamber）

为加压舱内的潜水员提供安全、舒适生存环境以保证其正常生命活动和工作能力的设备系统。加压舱是潜水及潜水医学的常规设备，常用的是陆用加压舱和船用加压舱。一般由主舱和过渡舱组成，加压介质为空气。加压舱生命支持系统作为维持舱内

环境条件稳定性的生命保障设备，其设计和制造应符合国家质监局及中国船级社相关标准规定，并符合环境卫生学相关要求。

加压舱生命支持系统主要是通过控制加压舱内的压力、温度、相对湿度、氧浓度、二氧化碳浓度等参数，提供加压舱内必需的生活条件，保证潜水员在舱内的安全。一般包括空气加减压系统、供排氧系统、通信照明系统、空调系统、氧浓度监测系统、二氧化碳浓度监测系统、卫生系统及消防设施等（图1）。

空气加减压系统 一般由空气压缩机组、油水分离器、储气罐、空气过滤器、加减压管路、应急卸压管路、压力采样管路及控制面板等组成。加压时，来自空气过滤器出气口的压缩空气经加压阀进入舱内。通过调节加压阀的开度，可以控制压缩空气的流量，从而控制加压速度。舱内压力超过预设压力（预设压力必须低于加压舱最高工作压力）时，超压报警装置进行声光报警。舱体配有安全阀，在舱内压力超过

加压舱的安全工作范围，即超过加压舱最高工作压力时，安全阀开启卸压；舱内压力下降到安全范围后，安全阀回座关闭。减压时，舱内的压缩空气经减压阀排出舱外。通过调节减压阀的开度，可以控制压缩空气的流量，从而控制减压速度。舱内压力通过控制台上的压力表反映。

供排氧系统 供氧部分包括氧气瓶、氧气汇流排、氧气减压器、压力表、氧气分配管、吸气调节器、呼吸面具、排气调节器、管路和阀门等。高压的氧气气源，经过汇流排的氧气减压器减压后，通过低压氧气管路进入控制台，打开控制台供氧阀门，经减压的氧气进入舱内氧气分配管。此时，舱内人员便可以开始吸氧。氧气气源压力，在汇流排和控制台上均有显示，可通过观察气源压力表，方便地掌握气源情况。减压后的低压氧气压力在控制台上也有显示，低压氧气压力一般控制在 0.4~0.6MPa。吸氧时，低压氧气压力表的示值允许有稍微波动，但一般不应超过 0.05MPa。

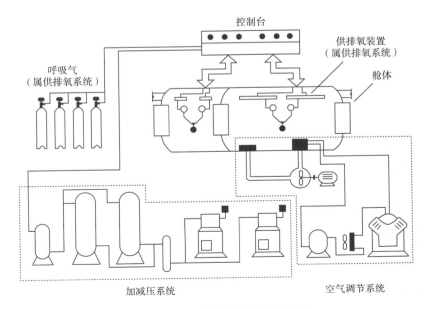

图1 加压舱生命支持系统示意图

低压氧气管路在近舱体处，均安装有应急阀门，以备在控制台上的供氧阀门故障时，快速切断氧气气源。

加压舱内氧浓度控制在23%以内，为防止吸氧过程中呼出气中含有的高浓度氧排入舱内，设有排氧系统。排氧部分通常由下列器件或部件组成：集气管、排氧调节器、舱内排氧缓冲箱、排氧管路、排氧控制阀门、舱外排氧缓冲箱和压力表等。舱内设有按需供氧式呼吸器，潜水员佩戴按需供氧式呼吸器，肺部吸气产生负压为动力，开启吸氧阀门，实现吸氧的目的；反之，肺部呼气产生正压，开启正压排气阀门，实现呼气，并将气体排出舱外。

通信照明监控系统　通信系统包括对讲机及应急呼叫装置。对讲机用于加压舱室内外进行沟通，用于加压舱时应作耐压、防火花等技术处理。应急呼叫装置是在对讲机出现故障时的一种辅助手段，以蜂鸣器的断续声响为信号来达到与舱内外交流的目的。

照明系统一般采用冷光源外照明，主要是将照明灯具放在舱外，通过舱体上设置的照明窗向舱内照明。舱内平均照度一般不小于60lx。

监控系统可以方便舱外工作人员观察、监视舱内潜水员的情况，一般包括：监视器、视频切换器、视频信号放大调节器、画面分割器、录像机、多媒体监视主机、支架、云台等。

空调系统　加压舱内部，空间小、环境密闭，在加压、减压时温度、湿度产生较大幅度的变化；季节不同也产生自然温度、湿度变化。所以，加压舱一般都安装有空调系统，以提高舱内环境的舒适程度。早期（20世纪50~60年代）加压舱内不设空调，舱内温度通过通风换气的方式调节。后来，较多采用开启式空调系统或热电空调系统，但其辅助设备多、安装复杂、故障率较高等。90年代以后，分体壁挂式空调技术迅速发展，加压舱空调系统开始逐渐采用分体式空调。

氧浓度监测系统　舱内氧浓度测量装置主要用于监测舱内的氧浓度，当舱内氧浓度高于预设的上限或低于预设的下限时，测氧仪便进行声光报警。本装置主要由阀门、减压器、流量计、测氧仪、传感器及管路组成。选定的被测气体经减压器减压后，到达流量计，调节流量计上的针型阀门，使被测气体的流量符合传感器的流量要求。被测气体流经传感器时，电信号由传感器送入测氧仪，这时测氧仪的显示屏便显示出舱内氧浓度值。

为了测氧仪测量的准确性，一般在每次使用前，都用标定气体（通常情况下为压缩空气）在传感器要求的流量下对测氧仪进行校正，使测氧仪的读数为21%。然后将报警的氧浓度上限和下限分别设定为25%和18%。使用时，关闭标定气体，接通被测气体。

二氧化碳浓度监测系统　在部分加压舱系统中，配有二氧化碳浓度监测系统。

卫生系统及消防设施　因为在空气加压舱内进行锻炼、治疗的一个周期时间不长，早期的加压舱不设卫生系统，随着时代的进步，现在的加压舱可以根据客户需求加装卫生系统，设置独立的卫生间，但一般不设置排污系统，每次使用完后及时清理。

加压舱内设置手提式水灭火器，灭火器内通常注入压缩空气（或氮气）及水。使用时拔掉灭火器头上的插销，一只手握灭火器喷嘴对准火源，另一只手握紧压把，即可喷出高压水流灭火。现在的加压舱通常也配置水喷淋灭火系统，发生火灾时，通过自动或手动方式启动水喷淋灭火装置，以储存在高压气瓶中的氮气为动力，在3秒内将压力水柜里的消防水通过管道和喷淋头开始向舱内喷出，迅速灭火。

（顾靖华　冯磊）

jiāyācāng huǒzāi shìgù

加压舱火灾事故　（compression chamber fire accident）　发生在加压条件下的加压舱内的火灾事故。由于高压氧医学的特殊治疗环境和条件，一旦发生事故，所造成的人员伤亡和设备损失是无法挽救的。据统计，火灾是加压舱事故的最常见的事故。

加压舱密闭、狭小，在高压氧治疗过程中舱内又处于高气压、高氧气浓度、高气温状态，一旦发生火灾燃烧十分猛烈，甚至可以引起爆炸。目前国内使用的氧舱设备有纯氧加压舱和空气加压舱两种：纯氧加压舱氧浓度＞70%，燃烧时以爆炸和爆燃为主，舱内人员几乎无生存可能；空气加压舱的氧浓度远低于纯氧舱，其燃烧特点多为燃烧和燃爆，舱内人员伤情多以呼吸道烧灼水肿、缺氧窒息和严重燃烧为主要特征，死亡率也极高。据粗略统计，截至2009年，中华人民共和国共发生加压舱火灾事故38起，事故造成77人死亡，8人受伤。

加压舱火灾的应急处理　在加压舱发生火灾时，不要惊慌失措，应沉着冷静，根据火灾发生的情况及时处理。对于不同部位、不同起火原因的火灾相应采取不同的应对，力争把损失降到最小。

舱内局部着火，未波及供氧

系统时 ①操舱人员应沉着指挥，要求病员停止吸氧，稳定病员情绪。②指挥舱内一名病员进行有效的灭火处理（舱内清水灭火器）。③实施舱内通风、换气。④进行氧舱减压。⑤打开舱门，疏散病员。

舱内局部着火，已波及供氧系统时 ①应立即关闭供氧阀，停止供氧。②加大舱内通风换气，实施减压。③指挥病员下蹲式俯卧，在吸气口呼吸，有序移动到舱门口。④打开舱门，移出病员。

舱内电器着火 ①迅速切断电源。②启动氧舱后备照明。③指挥病员参与灭火。④加大舱内通风换气、实施减压。⑤打开舱门，有序撤出病员。

舱内发生局部爆炸 立即打开所有应急阀门，迅速减压。在不同应对后，均应对危重病员实施紧急救治处理，并立即通知上级部门。作好现场保护，查找事故原因，研究善后处理办法，制定整改措施，修改相关受控文件，维修事故部位。

加压舱火灾预防方法 物质燃烧必须具备 3 个要素：可燃物、助燃剂、火源。要防止火灾的发生就必须控制燃烧的 3 个要素，但不能片面认为消除一种要素就可以防止火灾，而应从 3 个方面同时着手。

消除易燃物质 加压舱内的装饰尽可能使用金属材料。座椅外套、担架、被褥、床单均应使用纯棉材料，最好经过阻燃处理。同时要求病员衣裤使用纯棉制品，严禁病员携带任何杂物和易燃物品进舱，病员伤患处不应涂有油脂类药物或敷料。进舱的压缩空气不得含有油污形成空气微粒；气体油水分离器、空气过滤器要定期更换填充物，以保证压缩空气的清洁品质。

严禁火种入舱 进舱前向病员讲述安全、防火的最基本知识，请病员交出各类火种（如打火机、火柴、香烟、手机及各类电子玩具和电子产品）。对儿童和昏迷患者应在家属或陪伴的协助下，检查其随身携带的物品，防止将易燃物品带入舱内。尽量减少舱内电器，通信设备不应设置任何触发开关（应保持常通状态），舱内金属物品应有良好固定，避免摩擦产生火花，同时应经常检查舱室接地电阻不应$>4\Omega$，以减少静电火花的产生。

控制舱内氧浓度 根据加压舱火灾分析中的实验证明：氧的体积分数$<6\%$时，即使有可燃物和火种亦不易引起燃烧；氧的体积分数达到30%以上，燃烧可以很快；氧体积分数$>42\%$，燃烧可甚剧烈。通常，舱内氧浓度控制在25%以下，可以防止剧烈燃烧和爆炸。因供氧系统漏氧、呼吸调节器故障、操舱供氧过大或出现直排氧状态、呼吸活瓣关闭不严、面罩漏气、呼出气体从排氧管逆流入舱等原因，均可能导致舱内氧浓度升高。因此在加压舱的操舱中，应严格落实开舱前的检查制度，检查供氧系统有无漏气，检查压力表指示，对有疑惑的阀门、接头、法兰盘可用肥皂水检漏。舱内氧浓度到达23%应立即进行换气，停止吸氧后应及时关闭供氧阀。应建立健全使用的各项规章制度，如机房管理制度、供氧间管理制度、配电屏管理制度、设备维修保养制度等。

（顾靖华 高光凯）

bǎohé qiánshuǐ shèbèi xìtǒng

饱和潜水设备系统 （saturation diving system） 保证潜水员在体内的惰性气体含量达到饱和，并使潜水员能长时间在水下生活、居住、作业的设备。

发展历史 1957 年美国海军潜水生理学家邦德（Bond）提出了使潜水员在水下长期停留生活工作，以提高效率的饱和潜水新概念，并根据美国海军的深潜计划，进行了名为"创世纪"的一系列实验，验证了其饱和潜水的一系列设想，为饱和潜水的医学、生理学研究打下了科学的基础。1962 年美国与法国分别利用水下居住舱进行了第一次海底现场饱和潜水实验，此后，约有 17 个国家共建造了近 70 座水下居住舱。水下居住舱是在海底固定作业点，采用饱和潜水技术进行作业时，供潜水人员在水底生活、居住及工作的舱室。由于水下居住舱存在潜水员远离保障人员、监护困难、出现应急情况处置困难等不足，随着技术发展及海上石油开采等其他复杂任务的需要，饱和潜水系统向大深度、机动性方向发展，在海上应用方面采用下潜式加压舱-甲板加压舱饱和潜水方式，在此基础上，进一步发展为目前较为成熟的潜水钟-甲板减压舱饱和潜水系统。

为了研究和拓展饱和潜水技术应用，世界各国相继建设了大量的模拟饱和潜水系统，如 20 世纪 70 年代，美国杜克大学医学中心建设了 11MPa（1 100m）饱和潜水实验舱。美国海军在潜水实验分队（NEDU）建设了海洋模拟设施（Ocean Simulation Facility），最大工作压力可以模拟相当于海洋 2 250 英尺（690m）水深，并建有 500m 实验潜水设施，可以模拟无人操作的 500m 水深压力环境。1984 年，德国航空航天医学中心（DFLZ）建成最大工作压力 10MPa（1000 米）加压舱，可进行700m以浅的饱和潜水载人实验。在亚洲，日本海洋科技中心（JAMSTEC）和海上自卫队建成500m饱和潜水系统，进行饱和潜水技术方法及医学保障研究训练。

中国饱和潜水技术研究虽然起步较晚，但是进展较快。自从1975年开展饱和潜水研究以来，1976年中国海军医学研究所建立饱和潜水系统，开始空气饱和潜水研究，1985年，原交通部石油部海洋水下工程研究院建造了模拟300m饱和潜水系统。1988年，海军医学研究所建造了模拟500m饱和潜水系统（图1）。海上应用方面，1986年，海军引进了英国200m邦司潜水系统。1996年，海军建造了一套300m船用饱和潜水系统。上海打捞局拥有200m饱和潜水系统，并于2009年引进了戴维克斯（DIVEX）公司的移动式"SS300米饱和潜水系统"。

结构及应用 饱和潜水系统一般由甲板减压舱、潜水钟、吊放系统、生命支持系统、中央控制室、海水加热系统、氦气回收系统、高压救生舱等组成。

根据布局形式的不同，可分为两大类：一类为固定式饱和潜水系统，另一类为机动式饱和潜水系统。固定式饱和潜水系统中，安装在陆地上的一般为模拟饱和潜水系统，用于开展模拟饱和潜水的试验及训练；安装在潜水作业母船上的，用于开展海上饱和潜水作业。机动式饱和潜水系统是将饱和潜水系统各部分安装在标准或专用集装箱内，该系统平时可放置在陆地上，使用时可将其吊装到潜水作业母船或石油平台上，并在这些平台上展开，具有常规潜水及饱和潜水作业能力，可以用于水下勘察及饱和潜水作业。

甲板减压舱 甲板减压舱通常设二个居住舱和一个过渡舱，能同时在不同压力下使用。在饱和潜水全部过程中，由于潜水员在居住舱内生活超过24小时，通常设双层床铺，供潜水员休息。舱体上设有递物筒，其舱外筒盖上设有压力闭锁装置，当筒内有压力时，供饱和潜水期间（高气压暴露期间）舱内外传递物品。

舱体外表面包有保温层，供舱体保温用。舱顶部设有照明窗，通过舱外的冷光源灯给舱内提供照明。在舱体两侧设有观察窗，舱外工作人员能通过观察窗观察舱内情况。舱体上设有投影窗，通过设置在舱外的投影机，能对舱内幕布投影播放视频影像，结合舱内的头戴式耳机，潜水员即可在舱内观看电视和影像资料。通常居住舱通过隔壁，将舱分为两处空间，一处为潜水员起居舱，一处为卫生空间，内设有卫生设备，为潜水员大小便和盥洗使用。

过渡舱是居住舱通向潜水钟或出入舱（当舱内存有压力）时的过渡空间，有时兼作居住舱的卫生间。

潜水钟 潜水钟一般为圆柱形或球形设计的钢制耐压容器，既能承受内压，也能承受外压。通常容纳3名潜水员，作业时，2名潜水员着装具，由脐带为潜水员提供呼吸气体、热水和通信，潜水员一般从潜水钟底部出潜作业，1名潜水员在钟内负责照料联系。

潜水钟底部通道有上下两个门盖，上盖向钟内打开，当钟内压大于外界水压时，可使钟密封；下盖向钟外打开，当钟内压低于外界水压时，可使钟密封。钟壁设多个观察窗。

钟体外部安装有防护架，防护架与钟体的连接处装有橡胶缓冲垫。钟外表面敷设耐压浮力材料，既可为钟提供浮力又作为钟的保温绝缘材料。在钟体外底部两侧装有两套可抛压载装置，紧急情况下，潜水员可将压载抛离，潜水钟依靠自身正浮力，能自行浮至水面。

吊放系统 用于潜水钟的吊

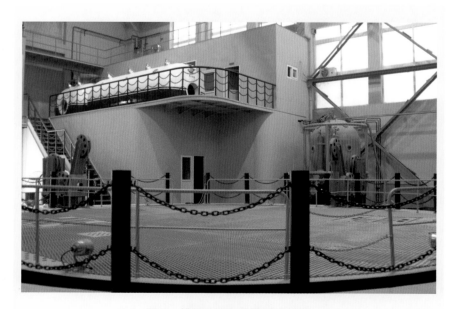

图1 模拟500m饱和潜水系统

放，有的吊放系统在船舷，有的在船尾，现在应用较多的是在船体中部中央井，潜水钟可经中央井，通过吊放系统下潜到海底作业。吊放系统主要设备有导缆及压载、吊钟绞车、潜水钟移放车架、抓钟装置及吊钟钢缆等组成。另外为配合吊放系统工作还设有脐带机械自动收放装置。潜水钟导缆压载吊放系统能防止潜水钟受水流影响发生旋转。当母船在波浪上升、沉运动时，钟缆受力发生变化，升沉补偿系统通过油缸运动，收起或放出钟缆，起到升沉补偿的作用。

生命支持系统　指控制潜水钟、居住舱及过渡舱内环境的一系列设备系统总称，包括：供配气系统、环境控制系统、卫生系统、医学监护系统、视频监视及通信系统等。目的是使潜水员在饱和环境下，能有较适宜的生活条件。

供配气系统主要由气瓶库、配气装置、空气压缩机、增压机、控制面板及管路附件等组成。气瓶库贮存供饱和舱及潜水钟加减压、供潜水员作业或治疗用的各种混合气及氧气；配气装置能够配置所需的各种浓度配比的混合气；空气压缩机可以提供高压空气；增压机可以输送和提高混合气压力。

环境控制系统功能是控制甲板减压舱内压力、温度、相对湿度、氧分压、二氧化碳分压及其他有害气体成分。包括加减压控制系统、温湿度控制系统、气体分析及供氧系统、二氧化碳清除装置等。加减压控制系统配置自动或手动控制系统对舱内实施加压、减压，并配置有压力表、过压报警装置等压力监控系统；温湿度控制系统由舱内机、舱外机及控制单元组成，可以控制舱内温度、湿度在设定的范围；气体分析及供氧系统能够监测舱内氧分压及二氧化碳分压，并能够为舱内补氧；二氧化碳清除装置可以去除舱内环境气体中的二氧化碳、生活臭气以及其他有害气体成分。

卫生系统包括供水和排污系统。供水系统由设在舱外的压力储水箱、调压装置、供水管及舱内的供水开关等组成，可以向舱内潜水员提供洗漱、淋浴及排污用的冷热水；排污系统由排污阀、机械连锁装置、污物贮存器及管路组成，用于将舱内潜水员的大小便及生活污水排出舱外。

医学监护系统对舱内潜水员进行医学监护，便于潜水医生随时掌握舱内潜水员的健康状况。主要由各种传感器、测试电极、生物电屏蔽电缆、接线柱盒及监护仪器，如多功能生理监护仪及多普勒超声气泡探测仪等。

视频监视及通信系统用于监视舱内及潜水钟内潜水员生活起居及工作情况，包括监视摄像头、显示器、录像系统等；通信系统主要包括：氦氧电话、声力电话及声光报警等设备。

中央控制室　饱和潜水系统进行集中操控、控制和监护的枢纽，通常由多个控制台组成。主要包括以下几方面。

潜水钟吊放操控台　用于控制潜水钟收放及移动操作，包括潜水钟导向压载的收放、潜水钟的吊放、潜水钟脐带的收放以及潜水钟配套液压生成设备的控制。

潜水钟综合操控台　用于潜水钟内压力、环境的监测、控制及通信、监护。主要包括实施潜水钟的加减压，为潜水员提供呼吸气体，监控潜水钟内氧分压、二氧化碳分压，控制为潜水员提供潜水服加热海水的加热系统热海水的温度、流量及压力，应用氦氧电话、声力电话主机、扬声电话机、水声通信机等设备与潜水钟内潜水员进行语音通信，应用电视监视器及硬盘录像机实施观察和记录潜水员在潜水钟内的行为及状态。

潜水员呼吸气回收操控台　氦氧潜水作业时，潜水员呼吸气的回收操作控制。

加压舱及过渡舱的综合操控台　对居住舱和过渡舱分别进行供气，加、减压及稳压的操纵和控制，供氧系统的操纵控制、氧分压和二氧化碳分压的分析和记录以及居住舱内环境温度的控制。微机监控台对饱和潜水系统各系统与设备进行集中监测，实时显示饱和潜水系统各分系统的运行参数并进行数据处理判断、数据保存、打印和数据分析，对运行故障进行监测和报警，对错误操作提供报警指示。

海水加热系统　用途是将海水加热并输送至过渡舱的加热器、潜水钟加热器以及潜水员的潜水服内，以保证潜水员在潜水作业期间工作和生活有一个适宜的环境温度。

氦气回收系统　由回收管路、过滤器、操作面板、气体分析仪、补氧系统、回收气罐或回收气袋及膜式压缩机等组成，可将潜水员作业时面罩内氦气混合气回收，经净化、补氧后供潜水员重复使用。

潜水员装具　一般由潜水头盔或面罩、水加热服、潜水员脐带等组成。主要是保障潜水员离钟水下作业时的通信、保暖、供气安全。

高压救生舱　主要供饱和潜水系统内潜水员遇到紧急情况下

救生撤离使用，通常设计为单舱室结构，工作压力与饱和潜水系统压力相同。高压救生舱外有保护性框架设计，可以保证在满员情况下有足够的正浮力，有专门的吊放系统可以将其从船上吊放入水中，并且在其被拖航中保持一定的稳性。高压救生舱可以与饱和潜水系统的甲板居住舱连接，其连接通道可以供潜水员进出。高压救生舱具有生命支持系统，紧急情况下可供舱内潜水员24小时生存需要。

（顾靖华 冯磊）

xiàqiánshì jiāyācāng-jiǎbǎn jiāyācāng xìtǒng

下潜式加压舱－甲板加压舱系统（submersible compression chamber-deck decompression chamber，SCC-DDC）

供潜水员在水面工作船上高气压居住舱内长时间生活、休息和安全减压，水下作业时，用特殊的运载工具将潜水员在高压下送到水下作业，休息时返回水面居住舱内的设备系统。该系统包括两套独立的承压容器，其中甲板加压舱为水面的高气压居住舱，运载工具为下潜式加压舱。二者可以互相接口，当内压调至相等后，潜水作业人员可以相互转移。

主要用途 SCC-DDC系统通常装备在防险救生船和潜水工作船上，具有常压水下观察、常规潜水及饱和潜水作业能力，可以用于水下勘察，水下作业，在科学研究、海洋开发、援潜救生领域用途广泛。

发展历史 1929年英国在潜水钟的基础上发明了"戴维斯下潜式减压舱"，由金属制成，立式圆柱形，有底门可供潜水员进出。潜水工作母船通过软管对舱内注呼吸气体和加、减压及通风。此舱由母船吊放到海底作业点或水中第一停留站，当潜水员水底工作结束时，舱内人员调压打开底门，舱内保持干燥环境，潜水员即可进入舱内，卸去头盔，关闭舱门，在舱内休息。舱靠母船吊机控制，吊上甲板，按减压表规定减至常压后，潜水员出舱，以达到安全减压目的。

到20世纪30年代，在此基础上又进一步发展成下潜式加压舱（SCC）－甲板加压舱（DCC）复合系统，即在潜水工作母船上设一套可以互相对口连接的SCC及DCC，对口部位各设一连接凸缘，并配一吊放SCC的甲板吊机，构成一个复合系统整体，当潜水员在水下进入SCC后，关闭舱底门，可在不改变压力的情况下，直接将舱吊上母船，与DCC对口连接，调压平衡后，潜水员即可转入DCC中减压。这样，不仅可以避免水文气象等不利因素的影响，潜水员可在舱内保暖、进食、吸氧、休息和有医务人员直接照顾等条件下安全地减压，而且他们所使用的潜水装具和有关设备，可由另一名潜水员接着利用下潜，从而加速装具、装备的周转，提高工作效率。

后续国内外新建的潜水作业母船上都配置这种潜水系统，且设计日趋完善，接口部有特制的滑轨和箍夹，使操作简便而准确。在深度较大的常规氦氧潜水和轻装潜水中，已被广泛采用。

SCC不仅提供潜水员从海底上升时使用，也可用它将潜水员直接从母船送到海底作业点去。因此，它的主要作用不再是当初的供水中减压，而是潜水员下潜、上升时的运载工具。其名称亦可称为下潜式潜水舱（简称SDC）或人员运载舱（简称PTC）。

SCC除圆柱形外，也可设计成球形。一般容2~4人。要求既能承受外压，也能承受内压，其工作压决定于要求作业的深度。舱内保持常压下潜，舱壁上设有多个观察窗，可兼做观察舱使用。舱内呼吸用气、照明、通信、取暖、仪表器材用电均由母船借脐带管缆供应。舱体外壳周围放置若干个各种不同气体的气瓶，以备应急供气。舱内配置通话设备，可使母船－下潜式潜水舱－外出巡回潜水作业的潜水员三者中，任意两者间进行联系。舱与母船间装有闭路电视，可直接相互观察。为保证安全，舱内亦设应急上浮设备。当外出潜水时，需对呼吸气体及潜水服提供加热的热水，由舱内通过脐带提供。

从提高工作效率着眼，一般主张，一个或几个DCC，同时设两个SCC，可使潜水员以母船上的DCC为基地，构成一个以水面为基地的潜水系统，以进行各种形式的潜水作业。

随着深潜及饱和潜水技术的发展，SCC-DCC系统又进一步发展成饱和潜水深潜系统（DDS），自1962年以来，许多国家采用SCC-DCC系统进行了上百次的现场饱和潜水试验研究。在饱和潜水、生理学和潜水医学保障研究方面也取得了丰硕成果。现场饱和潜水最大深度已达460m，巡潜深度535m。

海洋技术的不断进步促使SCC-DCC系统也变为现在的主流SDC（潜水钟）-DDC（甲板减压舱）系统。为在海上能顺利、机动地开展饱和潜水作业，现在的SDC-DDC系统安装在具有动力定位的工作母船上，可以在更大深度海域、更高效作业。鉴于这一系统造价较高，不可能在每艘潜水作业船都予配置，因此这一系统又被设计成为机动性更高的模块化集装箱系统，即将 SDC-DCC 各组成部分分别安装在数个集装箱内，每一个集装箱如同一个小工作间。这些集装箱可以方便地通过海陆空运输，安装在具有作业条件的潜水母船甲板上。

优缺点 通常的饱和潜水作业，使用 SCC-DCC 系统较水下居住舱有较多优点，如：设备和操作相对比较简单和安全，造价也较低；甲板加压舱内各项生活条件的维持，也比水下居住舱容易；供应和保障方便，机动性较大；万一潜水员发生意外，舱外人员能够及时提供帮助，紧急情况下，可以进入舱内帮助；潜水员居住在甲板加压舱中，可以很好与舱外人员沟通，可以通过观察窗看到外面工作人员活动，有助于潜水员心理放松。SCC-DCC 系统还可以用于非饱和潜水使用，或者作为一般的加压系统设备，用于加压试验、加压锻炼、加压治疗、高压氧治疗及各种科学实验研究。

SCC-DCC 系统用于饱和潜水的局限性在于，下潜式加压舱对接和吊放频繁，费时多，一次性运载人数不多；下潜式加压舱本身无动力，潜水员在海底的活动半径受脐带限制较大；在一定程度上母船也受气象、海况条件的影响，难以全天作业。

原理和结构 SCC-DCC 系统主要包括下潜式加压舱、下潜式加压舱吊放系统、甲板加压舱、生命保障系统、中央控制室、气源系统、供水系统、加热系统、氦气回收系统、潜水装具等。

实施饱和潜水作业时，潜水员先在 DCC 内加压到海底作业点深度；然后，分批通过过渡舱进入 SCC，关闭底门。由吊放系统

将 SCC 放入海底，潜水员通过脐带式潜水装具外出巡回潜水，进行水下作业。脐带一般长 15～30m，潜水员即在此半径范围内活动；工作结束回到 SCC 内，关闭底门，起吊回母船，经过渡舱转入 DCC 中休息。由于各环节压力相同，不存在减压问题。各批依次进行。如潜水工作母船需移动定位，可在潜水员都回到 DCC 内休息的间隙期进行。全部任务结束，全体潜水员在 DCC 中完成饱和潜水的减压步骤后出舱。在整个过程中，潜水员可通过 DCC 的观察窗每天见到舱外工作人员，心理上较在水下居住舱内有较大的安全感。必要时，潜水医生还可进入 DCC，对潜水员进行特殊检查和照顾。

近年来，为了克服 SCC-DCC 系统的缺陷，增加机动性，后期诞生了调压进出式可潜器代替潜水钟，其本身具有动力，并能与母船上过渡舱进行对口连接，克服了脐带长度限制的缺点。缺点是受自身携带气源及动力的限制，还需要不断从母船得到气源及能源补给。

（顾靖华 冯磊）

kāishì qiánshuǐzhōng

开式潜水钟（open bell） 一种运送潜水员往返于水面与水下作业地点之间、上半部分为半球形压缩空气环境、潜水员可将肩部以上部分置入其中、其余部分暴露于水中的运载设备的总称。又称湿式潜水钟（wet bell）。

发展历史 潜水钟是人类进行水下作业和勘探的最早设备之一。在公元前 4 世纪亚里士多德第一次描述了潜水钟的运用："……他们把一口大锅倒置着垂直放进水中，大锅中不会充满水，而是保留着空气，潜水员在大锅

里正常呼吸。"在 1535 年，古格列尔莫·德·罗瑞拉创造和应用了被公认为第一个现代的潜水钟。在 1538 年，西班牙托利多两个潜水员应用开式潜水钟进行了一次实验。1663～1664 年，人们应用开式潜水钟打捞了瑞典大型帆船沉船"瓦萨号"上的 53 门大炮。1691 年，艾德蒙多·哈雷发明了圆锥形空木桶外敷金属材料并配有玻璃观察窗的潜水钟，2 名潜水员应用该潜水钟在 18m 水下停留了约 1.5 小时。以后结合新型材料和加工技术，使开式潜水钟不断完善。目前很多国家潜水公司均配备了开式潜水钟，而且要求超过 45m 水深的潜水作业，必须使用开式潜水钟。

中国于 20 世纪 80 年代开始研制开式潜水钟，安装在潜水作业母船，主要用于 100m 以浅的潜水作业。在 21 世纪初，中国又研制了机动性开式潜水钟，为集装箱式，不固定在母船上，可根据需要运送至作业地点和潜水作业船上。

基本内容 开式潜水钟的基本原理是：进行潜水作业时，潜水员着装后进入开式潜水钟，由吊放装置将开式潜水钟放入水中。开式潜水钟内一般可容纳 2～3 名潜水员，潜水员在钟内取站立体位，头肩部置于钟罩内，在下潜过程中通过气垫平衡阀向钟内供气，以保持钟罩内足够的气垫。到达预定深度后，作业潜水员从钟罩下游出，到达工作地点，通过潜水员脐带提供呼吸气体和潜水钟内以及水面保持联系。潜水作业结束后，潜水员返回潜水钟，在潜水钟内进行减压。减压时，潜水员头和肩部处在干燥环境中，因此可以舒适地减压；如减压时间较长，或潜水员呼吸器出现故

障，潜水员可在钟罩内卸下潜水面罩呼吸钟罩内气体。因此可大大减少潜水员下潜、上升过程中受水文气象等不利因素的影响，在常规潜水中使用开式潜水钟可增加潜水员安全性和工作效率。开式潜水钟是国际上较为流行的潜水运载工具之一。

主要特点 开式潜水钟的优点：①开展工作简便。不需要大面积的作业平台，与吊放装置、供气、供热水系统结合，可以安装在各类型的潜水作业母船上。②潜水员机动灵活。可使潜水员在水平与垂直位置上保持最大的灵活性。③下潜和减压阶段舒适。由于下潜和减压时，潜水员的头和肩部处在干燥环境中，潜水员在潜水减压阶段感到舒适。④可放置辅助器材。潜水钟的踏脚平台上的工具篮可以放置各种小型工具、灯具以及其他器材。⑤应急供气。钟本身具备应急气瓶，提供了应急措施，提高了潜水安全（图1）。

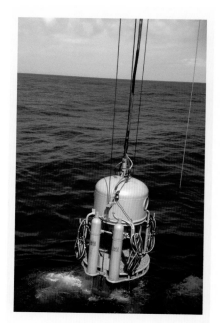

图1 开式潜水钟

（方以群 顾靖华 张 剑）

biànxiéshì jiāyācāng

便携式加压舱（the portable compression chambers） 具有高气压环境的轻型移动式加压舱设备系统。又称高压担架。

便携式加压舱最早出现于20世纪40年代，由德国 Dräger 公司设计制造，其舱体由直径不等、可伸缩的多个金属筒体构成，供单人使用，设计加压介质为空气。随着新材料、新工艺的发展，20世纪末～21世纪初，出现了舱体用软质复合材料制成、可折叠的便携式可折叠加压舱（portable collapsible hyperbaric chamber），也有些国家称其为紧急后送高压担架（emergency evacuation hyperbaric stretcher）。

目前常用的便携式加压舱主要由舱体、加压减压装置、供氧排氧装置、CO_2 吸收装置、采样分析与监测装置、通信对讲装置等组成（图1）。舱体由密封囊体、承压网罩、围栏、舱门、递物舱等构成，用于建立载人压力环境，是便携式加压舱的主体部

件；加压减压装置由压力表、加压阀、减压阀、管路和压缩空气瓶等构成，用于控制舱内压力；供氧排氧装置由呼吸面罩、供气阀、排气阀、压力表、管路和氧气瓶等构成，用于为舱内人员提供氧气，并将其呼出气排至舱外；CO_2 吸收装置由吸收剂罐、钠石灰、流量控制阀、管路、压缩空气瓶等构成，用于清除舱内 CO_2；采样分析与监测装置由氧浓度分析仪、CO_2 浓度分析仪、采样阀和管路等构成，用于监测舱内氧浓度和 CO_2 浓度；通信对讲装置由喉震式对讲机、线路和通舱电连接器构成，用于舱内外通话对讲。

便携式加压舱使用时，可在现场直接展开进行水面减压或潜水疾病救治，也可作为高压担架，将患潜水疾病伤员在高压下转运至潜水疾病救治场所，把便携式加压舱整体送入大型加压舱内，在高压下将伤病员从便携式加压舱内转至陆用加压舱内，进行综合治疗。便携式加压舱具有体积

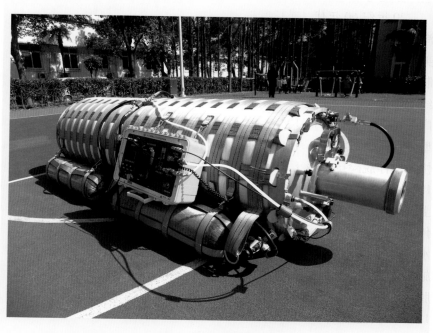

图1 便携式加压舱

小、重量轻，使用灵活，便于后送转运的特点。主要用于急性潜水疾病、有害气体中毒以及其他高压氧适应证等病症的后送、转运或治疗，亦用于潜水作业医学保障，是海军援潜救生和民用潜水作业的重要装备之一。

（顾靖华　于峰涛）

qiántǐng shuǐxià tuōxiǎn zhuāngbèi

潜艇水下脱险装备（submarine escape facilities）

潜艇失事时，用于潜艇艇员安全脱离失事潜艇险境的装备。包括潜艇单人脱险装具，潜艇集体援救装备以及潜艇脱险设备器材。

发展历史　20世纪30~40年代，失事潜艇艇员主要是依靠着单人脱险装具（individual submarine escape apparatus），经舱室或鱼雷发射管调压后，离开失事潜艇逐站减压上浮至水面。采用这种装具脱险，最大安全脱险深度一般在60m左右。中国在20世纪60年代，开始研制水下减压脱险装具，20世纪70年代研制成功并装备部队，这种装具减压脱险的最大深度为120m。

20世纪60年代，英国和美国海军开始研究快速上浮脱险法。美国研制了斯坦克头罩，英国研制了单人快速上浮脱险抗浸服。经不断改进，目前世界上使用最广泛的是英国的MK10和MK11型艇员脱险抗浸服，并应用单人快速上浮脱险抗浸服于1970年和1987年在海上完成了183m快速上浮脱险人体试验。20世纪80年代，中国研制成功新型潜艇艇员水下脱险装具，这种装具既可实施减压脱险，也可实施快速上浮脱险。其中，减压脱险最大深度120m，快速上浮脱险最大深度200m。

救生钟是世界上最早的集体救援装备。1928年，美国研制了麦卡恩（McCann）救生钟，曾于1939年从72m深的海底通过对接救出33名艇员，充分显示了救生钟的价值和生命力。现美海军装备的救生钟是在麦卡恩救生钟的基础上进行了改进的救生钟，配有整套水面支持设备，并带有轻型锚泊系统，最大援救深度为259m，在理想海况条件下，可与纵倾和横倾角30°的潜艇对接，一次可援救8名失事艇员。此外，法国、意大利、土耳其等国家均装备有不同型号的救生钟。其中法国的救生钟装备有自动推进装置，重量约13吨。因自带推进器，钟在水下具有一定的机动性，而且可在水下自行调节位置，最大救援深度1000m。

深潜救生艇是另一种集体救援装备。目前，英国、美国、澳大利亚、俄罗斯、意大利、韩国、印度、日本、中国等国海军都拥有不同类型的深潜救生艇或深潜救生器。其中，英国的LR5深潜救生器每次可运送9名艇员，最长作业时间达12小时，最大作业深度550m，可与最大倾角为60°的失事潜艇对接。美国的深潜救生艇（DSRV）可乘载24人，最大援潜深度为1 066 m，最大抗内压强度为0.5MPa。澳大利亚海军的REMORA深潜救生艇一次可援救6名艇员，最大作业深度500m，最大抗内压强度0.5MPa，最大对接倾斜角60°。瑞典海军最近研制的S-SRV新一代深潜救生艇，最大援救深度可达700m，可承受内压0.7MPa，（极限压力0.9MPa）。意大利深潜救生艇SRV300最大援潜深度300m，最大抗内压强度0.5MPa，最大对接倾角55°，一次可救援12名艇员。

20世纪80年代，中国研制了深潜救生艇并交付部队使用。20世纪90年代，中国研制了移动式救生钟，21世纪初，又研制了机动型救生钟，并引进了英国LR7，均已经交付部队使用。

分类　潜艇水下脱险装备可分为潜艇单人自救脱险装具（图1）和潜艇集体援救装备，另外还包括潜艇脱险设备器材。潜艇单人自救脱险装具包括潜艇艇员减压脱险装具和潜艇艇员快速上浮脱险装具；潜艇集体救援装备包括救生钟、深潜救生艇等；潜艇脱险设备器材包括潜艇上的失事浮标、救生闸套、单人脱险舱、救生平台、潜艇营救管路系统、脱险浮标和浮标绳、橡皮救生艇等。

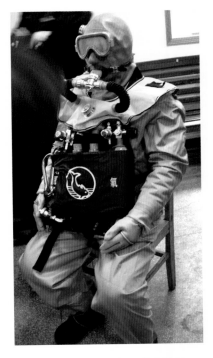

图1　潜艇艇员水下脱险装具

（顾靖华）

shēnqián jiùshēngtǐng

深潜救生艇（deep submergence rescue vehicle）

一种自行式深潜载人微型潜艇，主要用于拯救失事潜艇和执行秘密任务。通常根据用途不同分为两种型号：研究勘探用深潜艇（DSVs）和拯救失事潜艇和执行秘密任务用的深潜救生艇（DSRVs），或两种用途同时具备。深潜救生艇配有允许人员进出的对接转裙，可以与潜艇对接。

主要用途 使用深潜救生艇援救被认为是实施水下援潜救生的首选方法。可进行常压救援和高压救援。常压救援为对失事潜艇舱室内为常压条件下的救援；高压救援为对失事潜艇舱室内为高压环境下的救援。救援时，深潜救生艇由救生母船或母潜艇载带至潜艇失事海域，通过驾驶员操作与失事艇对接。它的优点是，受海情和海况的限制较少，具有较大的机动性；一般能够满足在潜艇设计破损深度实施救生的要求；同时，每次救援的人数也大大超过其他救援方法。缺点是，深潜救生艇援救需要有一套复杂完善的作业系统，一般采用传统的电池推进，持久工作能力有限，需要水面母船或母潜艇支援，紧急任务可通过大载重货机进行空投布置，对失事潜艇的态势和海区的水文气象条件也需要有一定的要求。

发展历史 20 世纪 60 年代美国海军"长尾鲨"号潜艇沉没，艇上所有人员无一幸存，美国海军经过研究论证提出了深潜救生艇研制计划。分别于 1970 年和 1971 年建造了"神秘号（DSRV1）"和"阿瓦隆号（DSRV2）"。美海军 DSRV 深潜救生艇由 3 个直径 2.13 m 的球形压力舱组成耐压艇体，艇内可乘载 24 人。最大援潜深度为 1 066 m，实用深度为 610m，最大抗内压强度为 0.5MPa，可在 40m 以浅对已高压暴露的艇员实施高压下援救。深潜救生艇建造后，美国海军并组织了联合训练，显示深潜救生艇具有良好救援能力。与救生钟相比，深潜救生艇具有更好的援潜救生性能，为此世界各国海军都竞相研究和开发这种救生装备。目前，英国、美国、澳大利亚、瑞典、意大利、日本、俄罗斯等国海军都拥有不同类型的深潜救生艇或深潜救生器。

英国 LR5 深潜救生器与失事潜艇救生舱对接后，可直接将艇员送至水面，每次可运送 9 名艇员，最长作业时间 12 小时，正常援潜深度可达 475 m，最大作业深度 550m，可与最大倾角为 60°的失事潜艇对接，并可承受内压 0.5MPa，因而仅可进行失事潜艇高压暴露后的压力下转运。瑞典海军最近研制的 S-SRV 新一代深潜救生艇，最大援救深度可达 700m，可承受内压 0.7MPa，（极限压力 0.9MPa）。意大利深潜救生艇 SRV300 最大援潜深度 300m，最大抗内压强度 0.5MPa，最大对

接倾角 55°，一次可救援 12 名艇员。

20 世纪 80 年代，中国研制了深潜救生艇并交付部队使用。20 世纪 90 年代，中国研制了移动式救生钟，21 世纪初，又研制了机动型救生钟，并引进了英国 LR7（图 1），均已经交付部队使用。

深潜救生艇的救援 深潜救生艇在救援时，通过救援母船将深潜救生艇运至失事潜艇附近，通过吊放系统将深潜救生艇吊入水中。深潜救生艇通过自身动力搜索到失事潜艇并接近失事潜艇，深潜救生艇与失事潜艇救生平台对接，确保接口水密，用高压水泵排除深潜救生艇裙罩内的水，使深潜救生艇牢固地吸在救生平台上，待深潜救生艇、过渡通道和失事潜艇舱室内的压力平衡后，打开深潜救生艇下盖和失事潜艇升降口上盖，失事潜艇艇员按顺序进入深潜救生艇，同时向失事潜艇补给维生器材和食品，艇员转移至深潜救生艇后，关闭失事潜艇升降口上盖和深潜救生艇下

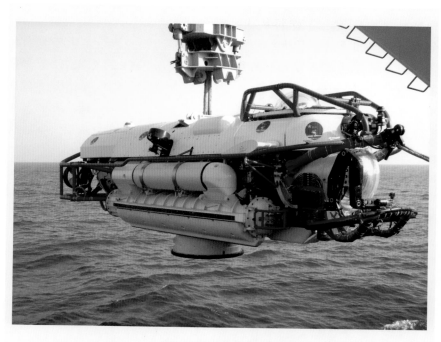

图 1　深潜救生艇 LR7

舱口盖,向裙罩内注水,平衡压力,深潜救生艇与失事潜艇脱离,深潜救生艇通过调整浮力和自航,上升出水回到救生母船。如果失事潜艇舱内压力为常压,深潜救生艇到达水面救生母船上后,艇员直接由深潜救生艇转到救生母船上即可。如果失事潜艇舱室内压力已经升高,艇员在高压下已经暴露一定时间,应在深潜救生艇上升时进行减压,如果上升过程中尚未完成减压,则将深潜救生艇与救生母船上的甲板加压舱对接,艇员转入加压舱,继续进行减压。

(顾靖华 张 剑)

jiùshēngzhōng

救生钟 (rescue bell, submarine rescue chamber)

用于救援失事潜艇艇员脱离险境的一种钟状设备。又称潜艇救生舱(submarine rescue chamber, SRC)。通常安装在援潜救生母船上,是重要集体救援的潜艇救生装备之一。

救生钟是一种系缆式潜水器,根据其是否带有推进器,可分为自航式救生钟和非自航式救生钟;根据其是否固定在工作母船上,分为固定型和机动型救生钟救生钟。美国海军于 1928 年开始研制救生钟,即麦卡恩(Mc Cann)救生钟,其最大工作深度 259m,一次可援救 8 名失事潜艇艇员,并于 1939 年成功救出 33 名幸存潜艇艇员,意大利、土耳其等国海军也装备麦卡恩型救生钟,巴西、印度等国也开发了具有一定水下机动能力的救生钟。法国海军研制的救生钟带有推进器,在水下具有一定的机动性,其最大工作深度 400m,一次可援救 8 名失事潜艇艇员。中国于 1972 年开始设计救生钟,于 1990 年正式装备部队。2001 年 4 月,中国的第

二代救生钟——移动式救生钟正式装备部队,以代替老式救生钟,最大工作深度 200m,一次可援救 8 名失事潜艇艇员。2011 年,中国第三代救生钟——机动型救生钟装备部队,该救生钟采用适合国际标准的集装箱底座,便于船运和集装箱拖车装运,可根据需要运送至作业地点,在相应母船上展开后进行潜水作业,具有机动灵活的优点(图1)。

救生钟系统一般由钟耐压壳体、浮力调整系统、生命支持系统、观察通信系统、移位和对口作业系统、操作控制系统、铠装电缆、甲板吊放系统等组成,救生钟的用途类似往返于潜艇和水面援救母船之间的水密运载设备。大部分救生钟仅有干式救援功能,只有小部分救生钟既有干式救援功能又有湿式救援功能。干式救援时,救援母船在失事潜艇上方就位,吊放系统将救生钟放入水下,下潜与失事潜艇上方脱险接口对接,排水后,人员从潜艇进入救生钟,关闭救生钟下盖和潜艇上盖,救生钟与潜艇分离,起

吊救生钟运回母船。湿式救援时,母船在失事潜艇附近就位,潜艇艇员离开失事潜艇进入海水再进入救生钟内,关闭救生钟下盖,将艇员在高压下转移到甲板减压。

采用救生钟援救失事潜艇艇员的优点是救生钟结构简单,投入资金少,常压干式救援安全。缺点是每次援救人数有限;对母船抛锚定位要求很高,锚链长度限制了使用深度;流大时钟脐带操作困难;干式救援对口时,对失事艇的倾斜角有要求;作业时必须有潜水员协助。

(顾靖华 刘平小)

tuōxiǎn zhuāngjù

脱险装具 (escape equipment)

潜艇在海上失事时,为潜艇艇员提供水下离艇上升出水脱险过程中正常呼吸的潜水装具。脱险装具通常分为减压脱险装具和快速上浮脱险装具。俄罗斯海军装备减压脱险装具,最大使用深度 200m,英国装备 MK10 快速上浮脱险抗浸服,最大使用深度 200m,最新的 MK11 理论深度达到 310m。中国目前的脱险装具有

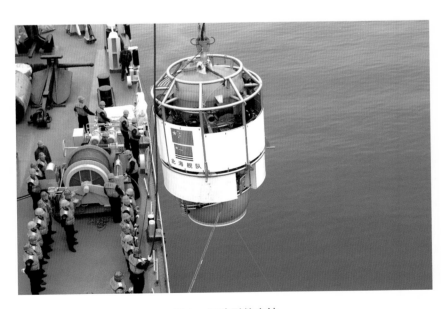

图 1　机动型救生钟

2-8、2-8Ⅱ、2-8G 型脱险装具，2-8 型、2-8G 型脱险装具可进行 120m 以浅的减压上浮脱险，2-8 Ⅱ既可进行 120m 以浅的减压脱险，也可进行 200m 以浅的快速上浮脱险（图1）。

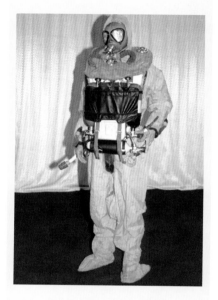

图1　2-8Ⅱ型脱险装具

脱险装具主要由呼吸器和脱险服组成，呼吸器包含头盔、呼吸袋、产氧剂罐、供气系统（氦氧、氦氮氧、氧气瓶及减压阀等）、呼吸阀箱、供气调节器、转换阀、启动器和安全阀等，脱险服包含本体、储气囊、头罩、排气安全阀、充气接头及充气导管等。有的还配有保暖内衬服和单人救生筏，附件有信号灯、口哨、手套等。呼吸器采用再生式半闭式/闭式呼吸回路，使用多种混合气轮换供气方式，以充分利用氧气减压，有效地缩短了水中减压时间。艇员呼出的气体经产氧剂罐吸收二氧化碳，并产生氧气后，与供气系统供给的新鲜气体进入呼吸袋，再次给艇员呼吸，进行循环使用。减压脱险时脱险服配套呼吸器，快速上浮脱险时使用

脱险服，为艇员提供微小呼吸环境和浮力，并保持直立姿态上浮。脱险艇员到达水面后待援，脱险服可起到抗浸保暖作用，如携带单人救生筏，可爬入单人救生阀。

脱险装具艇员每人配备 1 套，主要用于失事潜艇艇员自救脱险，根据潜艇失事后的具体情况，组织实施减压脱险或快速上浮脱险。也可用于潜艇舱室损管作业和轻潜水作业，必要时还可以作为防化学毒剂、有害气体和防放射性污染或隔绝式呼吸装具的防护器材使用。

（顾靖华　刘平小）

qiántǐng tǐngyuán shuǐxià tuōxiǎn yǔ jiùshēng

潜艇艇员水下脱险与救生

（submarine escape and rescue）

潜艇沉没并失去上浮能力时，使艇员脱离险境的活动。经一切抗沉措施仍无法使潜艇上浮时，艇员生命受到严重威胁，可采用一系列方式，依靠艇内生命支持系统、水面援潜救生及医学保障、卫勤组织指挥，并借助一定的脱险装具和设备，经鱼雷发射管、指挥室、快速上浮脱险舱、深潜救生艇、救生钟等脱险途径和装备，按照规定的减压方案使艇员脱离危险环境。

发展历史　潜艇在训练或作战时由于各种原因而失去上浮能力而沉没于海底，发生潜艇失事。为此失事潜艇人员脱险问题随之产生，人们开始研究艇员脱险技术和方法。早在 1851 年德国"鹦鹉螺"号潜艇执行任务时由于操作不当发生意外，沉没于基尔港 18.288m（60 英尺）水深处。潜艇艇员在艇内外压力平衡后，打开潜艇上盖，离艇浮出水面，这是第一次从潜艇中脱险成功的实例。

在自救脱险方面，从 20 世纪

40 年代开始先后发展了着装减压脱险，自由上浮脱险和快速上浮脱险法。1970 年，英国皇家海军在地中海 183m 海底的模拟失事潜艇"Osiris"号中成功完成脱险人体实验，这是迄今为止最大的海上现场脱险深度记录。中国海军也于 2002 年 9 月在海军医学研究所完成了实验室模拟 153m 深度快速上浮脱险的载人试验。并使该项技术在部队成功推广，于 2010 年完成了海上 50m 深度的快速上浮脱险训练。

在集体救援方面，1930 年美国人麦卡恩指挥建造了世界上第一个能与失事潜艇对接的潜艇救生钟——"麦卡恩"救生钟，并于 1939 年利用此救生钟从沉没于 72m 水深的失事潜艇"Squalus"号上成功营救出 33 名艇员。在麦卡恩救生钟的基础上发展出了各种新型救生钟，如美国的可空运潜艇救生钟系统、法国队移动式救生钟等。中国于 1989 年开始自行研制救生钟，目前中国海军已装备了新型的移动式救生钟。

最早的深潜救生艇是美国人于 1970 年研制成功，此后英国、日本、苏联等均先后自行研制了自己的深潜救生艇。中国也于 20 世纪 70 年代自行研制过类似装备，目前中国海军装备的深潜救生艇是近年从英国引进的。

基本内容　潜艇脱险包括自救脱险和援救脱险以及单人自救与援救相结合等方式，自救脱险可分为减压脱险和快速上浮脱险，援救脱险又包括干法援救和湿法援救两种方式。

着装减压脱险法指艇员着脱险装具，按照一定的步骤和方法通过艇上的脱险途径单个地离开失事艇，在水中逐站停留减压上升到水面的过程。

快速上浮脱险指艇员穿戴脱险抗浸服，经艇上特设的单人快速上浮脱险舱快速调压后，离艇快速上升出水，不需在水中停留减压，艇员在调压和上升出水过程中可进行正常呼吸。到达水面后抗浸服又可以充气，使艇员漂浮水面等候援救。艇员在高气压下暴露已超过不减压的时间极限时，就不能采用这种方法脱险。

集体脱险指依靠救生船等援助，全体艇员借助集体救援装备从失事潜艇转移至水面的脱险方法。包括救生钟救援法、救生艇救援法及单人-集体救援脱险法等方法。集体脱险方法适用于：失事潜艇损伤不严重，艇员可以较长时间在失事艇内生存；失事艇沉没在我方控制海区、及时被发现、水文气象条件良好等环境下。

近年来各国对潜艇脱险的设备和演习比较重视。欧美等国研制的艇员单人抗压脱险服、失事潜艇减压系统、潜艇脱险与救生专家系统等对援潜救生水平起了一定积极作用。在组织训练方面，各国对海上训练更加重视，多国海军联合海上援潜救生演习已逐渐成为惯例。

（姚　健　袁恒荣）

qiántǐng tǐngyuán jiǎnyā tuōxiǎn

潜艇艇员减压脱险 （decompression escape）

失事潜艇艇员在统一组织下，着单人水下出艇装具，经潜艇上的出艇装置，通过调压，离开失事潜艇，然后沿救生浮标绳在水中按潜艇艇员水下脱险减压表的要求，逐站减压上升到海面的脱险过程。属于单人脱险方法之一。

发展历史　从第一次世界大战前后各国开始研究本脱险方法，20世纪30~40年代各国普遍开始使用本脱险方法。1929年美国海军正式装备了称为莫姆森（Momsen）肺的艇员脱险呼吸器；1930年英国海军设计成功戴维斯（Davis）艇员脱险呼吸器；1948年苏联研制并装备了NCA-M48型水下脱险装具。第二次世界大战前后，32艘各国失事潜艇上的成功脱险艇员中有1/3使用了本脱险方法。

基本内容　脱险艇员离开失事潜艇的途径主要有鱼雷发射管、指挥室、尾舱升降口、导弹发射筒和鱼雷输送口等（图1）。各个舱室的艇员可分别经过同一个或不同的脱险途径离开失事潜艇。

艇员脱险的第一个步骤是着脱险装具。在潜艇，根据艇员编制配备相应的脱险装具，至少每名艇员均配有脱险装具，并留有余量。脱险装具主要由呼吸器和潜水救生服组成。呼吸器用来保证艇员在水中的正常呼吸，潜水救生服用来保证脱险艇员在脱险过程中与水隔离。

潜艇失事后，艇员着脱险装具，按顺序进入鱼雷发射管等脱险途径开始调压。调整压力就是把艇员所处脱险途径内的密闭环境压力升高到与艇外压力相等的过程。调整压力的方法主要有水-气调压法和注水调压法。

水-气调压法是先向舱室或鱼雷发射管内注水，水升高到一定程度后，再用储备的压缩空气增加其内压，使其与艇外水压平衡。此种调压法适用于舱室内压力正常或基本正常、艇员可在此环境下停留较长时间，供气系统和出艇装置能正常使用，且艇内有足够的压缩空气供艇员分组调压使用。如果不能满足以上条件或最后一组艇员离艇脱险时要使用注水调压法。该方法直接向指挥室或鱼雷发射管等出艇装置中注水，直到与艇外压力平衡为止。此种调压方法，脱险艇员的身体完全浸没在水中，对出艇操作会造成一定的影响。

调压完毕打开舱盖后，艇员就离艇上升减压出水。因为在调压过程中艇员会在高压环境中暴露了一定时间或者在脱险前潜艇固壳已破损造成艇员已经在高压下暴露了一定时间，为避免发生减压病，艇员在上升出水过程中必须沿救生浮标绳逐站停留减压。在脱险前，舱室长或潜水军医应根据艇员在高压下暴露的时间，选择相应的减压方案，要求艇员牢记各停留站的深度和各站的停留时间。为了便于实施和记忆，

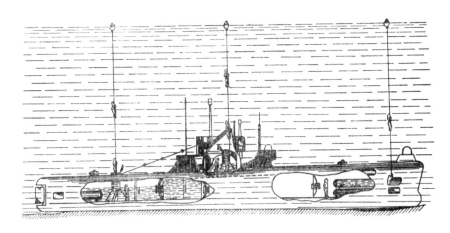

图1　艇员经鱼雷发射管、指挥室、尾舱升降口脱险示意图

脱险减压表的各停留站深度均符合救生浮标绳上的深度标记。艇员在每一个停留站的停留时间是根据自己的呼吸次数来掌握的。当艇员离艇后，即抓住救生浮标绳，将弹簧钩钩住浮标绳，然后沿浮标绳上升。如海面风浪较大，上升到12m处时，可将12m以浅各站所需的停留时间一并加在12m处停留，然后以3~4分钟的时间缓慢上升出水。

当艇员着装完毕，进入鱼雷发射管或指挥室等脱险途径后，即与艇内隔绝，无法进行语言上的沟通，只有使用敲击发射管壁或舱壁的方法与舱内人员进行信息沟通。敲击不同的次数代表不同的意义，因此脱险人员必须牢记敲击信号的意义，严格遵守使用敲击信号的相关规定，以防传递错误信号或无法传递信号。

主要特点　仅用减压脱险装具，可进行120m以浅水深脱险，如果结合救生钟实施水下脱险，可进行200m减压脱险。如果潜艇失事深度过大，脱险艇员要在水中停留较长时间减压，将面临寒冷、呼吸气体不足等问题限制，安全脱险很难保证，因此，本方法一般适用于潜艇失事深度小于60m的艇员脱险。

目前很多国家已经摒弃此脱险方法，如英国、美国等国家。但是本脱险方法可以不过多依赖水面救援力量，在艇内环境不允许继续在失事潜艇内生存的情况下，水下人员可以自行组织脱险。另外本脱险方法也不受潜艇固壳已破损的影响，艇员已经在高气压环境下暴露一段时间后仍可以选择本脱险方法，因此本方法在部分国家仍然被采用，如俄罗斯、印度等国家。

（方以群　袁恒荣）

kuàisù shàngfú tuōxiǎn

快速上浮脱险（buoyant ascent escape）　潜艇艇员穿着脱险抗浸服，经艇上的单人快速上浮调压舱快速加压，调压离艇快速上升出水的逃生方式。是单人脱险的一种方法，在水中不需要停留减压，调压及出水过程中艇员可正常呼吸，到达水面后抗浸服可充气或借助单人救生筏，使艇员漂浮水面等待救援。

发展历史　早在20世纪30~40年代，失事潜艇艇员自救脱险主要依靠单人脱险装具，经舱室或鱼雷发射管等脱险途径实施减压脱险。到了第二次世界大战结束时期，英国人根据失事潜艇艇员自救脱险的资料分析后发展出了一种不使用任何装具，直接上浮出水的单人脱险方法即自由上浮脱险法。20世纪60年代英美等国海军为了克服自由漂浮脱险的缺点，专门从潜水医学、单人脱险装具与单人快速调压脱险舱等方面开展了大量研究工作，经多年努力终于发展成现行的"呼吸空气、浮力助推、自由上浮脱险法"即快速上浮脱险法。1970年，英国皇家海军在地中海183m海底的模拟失事潜艇"Osiris"号中成功完成脱险实验，这是迄今为止最大的海上现场脱险深度记录。目前该脱险方法已被美、英、法、德、荷兰、日本、澳大利亚等国所采用。

中国在这方面的研究虽然起步较晚，但发展很快。2002年9月，中国海军在海军医学研究所完成了实验室模拟153m深度快速上浮脱险的载人试验。该项技术也在一线部队得到成功推广，于2010年完成了海上50m的快速上浮脱险实艇训练，使中国海军在该项技术上达到了世界先进水平

（图1）。

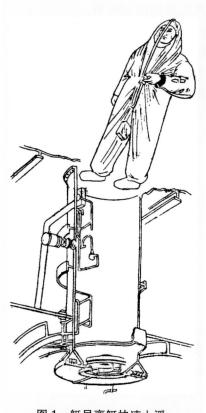

图1　艇员离艇快速上浮

基本内容　快速上浮脱险法采用了不减压潜水的基本原理。采用这种方法脱险，艇员离艇前在特设的单人快速上浮脱险舱内调压，所需的时间极短（如由183m海底脱险，调压时间仅20秒），在高压下暴露时间也很短（如在183m仅暴露3秒），惰性气体溶解在机体组织的量尚未超出减压过程中过饱和安全限值，这就保证了脱险艇员可以不减压迅速上浮出水（上升速度可达3m/s）而不发生减压病。

快速上浮脱险时需严格遵守高气压下允许的安全暴露时间，可避免减压病的发生。由于艇员在高气压下暴露时间极短，许多潜水疾病，如氮麻醉、氧中毒和CO_2中毒，得以避免，或虽发生但轻且迅速消除。

主要特点 采用快速加压是缩短高气压下暴露时间的先决条件，但快速加压有导致耳及鼻窦的气压伤的可能，同时艇员如不能适当地进行吸气和呼气，也有发生肺气压伤的危险。因此，加压速率是最重要的限制因素。上浮过程中须掌握正确的呼吸动作。艇员在进行快速上浮上升出水途中可以自由呼吸，但须注意呼气大于吸气，以防因肺内压过高而发生严重的肺气压伤。艇员上升速率，一般保持在 2.2～3.0m/s。在上升出水途中，如感到胸部疼痛应加速呼气并控制上升速度。水面应及时组织援救。由于快速上浮的脱险抗浸服的保暖效果有限，因此，艇员到达水面后应及时得到水面援救，否则脱险艇员将因低温海水浸泡而导致体温过低和死亡。

（方以群　袁恒荣）

qiántǐng tǐngyuán shuǐxià tuōxiǎn yīxué bǎozhàng

潜艇艇员水下脱险医学保障

（medical spervision for submarine escape） 潜艇失事后，艇内正常生活环境受到破坏，全体艇员在失事艇舱室内以及在脱险过程中，被迫处于特殊环境下，会受到压力变化、呼吸气体成分改变以及寒冷等因素的影响，为了保持潜艇有生力量，维持艇员身体的基本健康，预防可能发生的潜水疾病，保证艇员安全顺利地完成脱险，必须实施各项医学保障工作。

潜艇艇员水下脱险医学保障按保障内容可分为艇内的医学保障、脱险时机的选择、脱险方案的制订、海面救生的医学保障以及整个艇员脱险过程中发生疾病的防治。

出航前对脱险救生器材的检查，军医应对脱险器材的数量、性能进行检查，同时检查再生药板数量、气体分析仪性能情况。失事潜艇舱室内遇到各种情况时艇内大气环境的维持和应采取的措施的预案。为避免发生 CO_2 中毒、缺氧或氧中毒，应尽可能使舱室内的 CO_2 浓度不超过 2%；氧浓度不低于 18%，最高不超过 60%（均指相当于常压下）。食品及饮水按应急标准供给，维持最低限度需要。一般规定：每昼夜每人给水量 1.5L，食品减少到正常供应量的 1/3～1/4。禁止不必要的活动，以减少体能和氧气消耗，节省二氧化碳吸收剂；避免过劳和过冷。水面援救力量到达后，应首先给予新鲜、充足的空气，合适的食品，热饮料以及保暖品。因潜艇内发生火灾、海水进入蓄电池形成有害气体、核武器爆炸后被沾染的水从舱室损坏处进入舱内以及核动力艇的反应堆发生事故等，舱室内含有烟雾、有害气体或放射性沾染，舱室内艇员应迅速使用单人脱险装具，并迅速转移到较安全的舱室或救生室，必要时可组织脱险。制订合适的脱险方案以及对脱险过程中有可能发生的气压伤、减压病、二氧化碳中毒等的预防和治疗工作。

（姚健）

qiántǐng tǐngyuán jiùyuán

潜艇艇员救援

（submarine rescue） 潜艇失事后对坐沉水底不能自浮的失事潜艇及艇内人员进行的援救。又称援潜救生。

基本内容 按失事潜艇及艇内人员情况，援潜救生可分为 3 级：①三级援潜。即使在情况尚未完全查清前，首先为艇员提供必需的生存条件，如通风换气、应急供电、投送产氧剂，食品和淡水等；创造延长艇员生存时间及使失事潜艇能自浮上升的条件，如救生船只从失事潜艇舷外将其主水柜中的水排出，使其增加正浮力；协助艇员离艇脱险，并予接应。②二级援潜。对固壳破损、部分舱室进水、已失去不沉性、艇员尚存活的失事潜艇，除采取相同于三级援潜的措施外，还使用外浮力将失事潜艇及艇内人员一起救援出水。③一级援潜。对固壳破损、全部舱室进水、已失去不沉性、艇已离艇或艇内已无生存者的失事潜艇实施打捞。

组织实施 现代潜艇救生一般由水面支援母船和/或母潜艇携带专用救生装备，如救生钟、深潜救生艇（DSRV）、常压潜水系统（ADS）、遥控式潜水器（ROV）等，对失事潜艇内的艇员实施救助。

浮囊（浮筒）起浮救捞 这是一种早期曾使用过的水下物体打捞方法，也可用于对沉没潜艇的整体打捞。实施打捞作业时，由潜水员将浮筒或浮囊系于潜艇的两舷，在筒内或囊内的水被气体排除后所产生的强大正浮力可将失事潜艇提升至水面。

救生钟救生法 潜艇救生钟是一只钢质的可承受外压的钟状舱室，一般分为分上下两层舱室，中间有隔板和水密门。上舱为救护舱，有顶盖，供人员出入；舱内设有座位、电话、照明、注水、供气、排水、压力表等设备。下舱为过渡舱，内有下盖，供脱险艇员进入。钟内还配备 2 名操钟员或称钟内救生员。下舱内设有供作业用的绞车和钢缆等，另在下舱周围设有压载水柜，用以控制救生钟沉浮。在钟的下舱底部与潜艇救生钟平台对接后，艇员可由下舱的底盖进入救生钟，关

闭救生钟下盖，再将救生钟提升至救生母船，使艇员脱离失事潜艇环境。

深潜救生艇救生法 深潜救生艇实际上是一艘微型潜艇，拥有动力、观察、通信、导航等设备。执行救生任务时，只要由救生母船或母潜艇将其载带至潜艇失事海域，便可在水下自行搜索和执行艇员救生任务，完成与失事潜艇的对接并将艇员转运至水面（图1）。

单人脱险与集体援救相结合 此脱险法分两步进行，首先，艇员使用脱险用呼吸装具，呼吸相应压力的气体，经调压后离艇至水中；然后，艇员进入等候在失事艇旁的救生钟或深潜救生艇内，在保持一定压力的条件下，再由救生船上的吊放系统将后者吊至船甲板与甲板加压舱对接后，艇员进入加压舱内完成减压。

（方以群　袁恒荣）

qiántǐng tǐngyuán jiùyuán yīxué bǎozhàng

潜艇艇员救援医学保障

（medical supervision for submarine rescue） 在进行潜艇艇员救援过程中，针对各类影响艇员生命健康的危险因素所进行的一系列医学保障工作。包括：①维持失事潜艇内环境稳定和艇员的健康维护。②水面救生力量给予失事潜艇艇内的各项生命支持。包括救援装备的医学卫生学监督、制订实施转运救援的艇员转运方案和程序；潜艇艇员救援过程中发生伤病的防治；应急情况的医学处理。

主要内容 了解失事潜艇内情况，给失事潜艇通风换气，首先派潜水员下潜到失事艇，接通供、排气系统的接头，水面通过供、排气管给失事艇舱室通风换气。尽快地使舱室内氧浓度不低于19%、CO_2浓度不超过1.0%（均指相当于常压下）。若失事艇舱室内已处于高气压状态，应保持稳压通风，否则舱内艇员将会发生减压病。如条件允许，应根据舱内艇员高气压下暴露的压力和暴露时间，按相应的方案进行减压。向失事艇输送物品，由潜水员经鱼雷发射管或指挥室向艇内输送入食品、单人脱险装具、再生药板、药品和工具等，水或流质食物也可经排气管送入。救生船甲板现场救护，军医应根据具体的情况，预先选择好减压方案，及时进行水面减压。对脱险后减压病或肺气压伤患者，及时进行加压治疗，合并其他疾病者在舱内治疗。对无需再加压治疗但患有其他伤病的脱险艇员开展现场救治。为脱险艇员准备休息室、保暖设备以及热的饮料和食品等。潜艇基地医院、战区联勤医院特勤科作好收治伤员准备工作，随时准备接受救生创伤的后送伤员。

（姚健　袁恒荣）

gāoqìyā zuòyè yīxué bǎozhàng

高气压作业医学保障

（hyperbaric performance medical supervision） 运用高气压医学、临床医学和其他有关专业知识为维护高气压作业人员的身心健康、提高对高气压环境的适应性、防治由高气压暴露而引起的相关疾病与意外事故。从而确保作业人员安全、顺利地完成高气压作业任务所提供的医学技术保障。它直接关系着高气压作业人员的安全与健康，同时也影响着作业效率。

发展历史 高气压作业医学保障始终伴随着高气压作业的产生与发展同步前进，它是人们在不断地认识和解决地下工程与自然环境之间的各种矛盾而产生和发展的。1830年，科克伦（Cochrane）首先在隧道工程中采用高气压作业方法，以压缩空气来平衡地下水涌入作业面。随后这种方法在隧道、沉箱工程中被广泛应用。20世纪初，随着潜水医学的减压理论以及潜水技术与减压方法等方面取得的重大成就，进一步推动了高气压作业的医学保障。1934~1937年，中国在钱塘江大桥建造工程中，首次采用沉箱高气压作业技术。20世纪50年

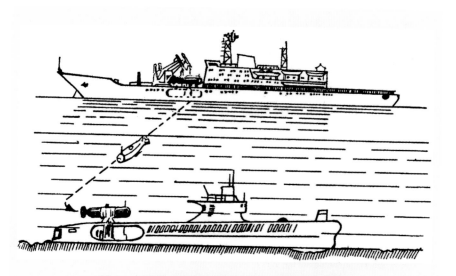

图1　深潜救生艇进行失事潜艇艇员援救示意图

代，上海先后成立了基础公司和隧道公司等承建地下工程设计和施工的单位。随着城市现代化建设的加速，地下铁道以及其他隧道作业已在中国各大中城市中广泛开展。高气压作业医学保障水平也取得了飞速发展与提高，建立了一整套医学保障制度。

主要特点 从广义的角度看，潜水作业、沉箱作业（由于沉箱工程设备造价高而作业效率低，目前沉箱作业已基本不再采用）是在高气压环境中进行的特殊作业；地下铁道以及其他隧道工程施工作业中，为确保施工安全，防止地下水渗入、准确保持掘进方向以及严格控制地面沉降，有时也需采用高气压作业。与潜水作业相比，隧道高气压作业的特点有：①干式环境中作业。②高气压压力值一般不很高，但暴露时间长，通常在 4~6 小时甚至更长，这样，惰性气体在机体组织内处于亚饱和状态，也就是说半饱和时间长的理论组织中已达到相当大的饱和程度。为保证惰性气体在这些组织中的安全脱饱和，因而减压时间相应延长；也正因为如此，隧道、沉箱高气压作业人员的减压病发病率虽不高，但减压性骨坏死的发生率远高于潜水员。③作业环境湿度大、噪声强。④呼吸气中常含用多种有害气体，如气焊、电焊、电切割产生的有害气体、土层中含有的有机质腐败产生的甲烷、氮氧化物和硫化氢等。也正因为潜水作业与隧道高气压作业具有明显的特殊性。

工作内容与工作方法 高气压作业医学保障分平时、准备阶段、高气压作业期间和工程结束后（或暂告一段落）4 个阶段。

平时的医学保障 其目的是保持高气压作业人员的体质，提高作业人员对高气压环境的适应性，以利于机体能更好地适应作业环境。平时医学保障的内容主要包括：高气压作业人员的膳食卫生与营养指导；与高气压医学保障相关的卫生宣传教育；定期对高气压作业人员体检并根据相关体检标准作出健康鉴定；组织高气压作业人员开展体育活动，增强体质与耐力，增加肺活量。

准备阶段的医学保障 其主要工作有：收集了解本次高气压作业工程的相关信息，包括工程工期、施工方法、工作压力、每天作业班数和每班工作时间、工地环境条件、交通状况、参加作业的气压工人数量、年龄、健康状况与作业技术水平、高气压作业现场条件、空压机及通风系统情况、医用加压舱系统情况、医务保障人员的数量与专业水平情况等，据此制订出周密的医学保障计划。明确医学保障组的组成、分工与职责；安排并组织高气压作业人员的体检并根据体检结果做出能否参加高气压作业的评定；对选拔确定的高气压作业人员建立健康档案并组织加压锻炼和氧敏感试验；确定高气压作业减压表与减压病加压治疗表；准备、补充医疗急救器材与药品。当工作压超过 0.06MPa 时，工地现场（或附近）必须设一工作压不低于 0.7MPa 的医用加压舱，并备有足量的医用氧气以便一旦出现减压病时能及时救治；对高气压作业过程中可能出现的严重高气压疾病与意外，制订相应的应急预案；明确后送医疗单位、联系及后送方法等。

高气压作业期间 在每次进闸作业前，每位进闸人员必须进行体检并根据体检结果做出能否进闸的结论；在高气压作业过程中，高气压医师及闸门工必须时刻注意保持隧道闸内压力的稳定；人员进出闸时必须按医学保障规程规定的步骤执行，进闸加压时防止中耳气压伤与鼻窦气压伤，而在出闸减压时必须根据作业压力、暴露时间、劳动强度等实际情况选择相应的减压方案，严格按照方案要求逐步减压出闸，减压过程中严禁屏气，不得将裸露的身体直接贴于舱壁；出闸后应在工地现场休息室进行医学追踪观察 2~4 小时方可离开。在此期间不得进行重体力劳动及剧烈活动；出闸后如有不适应及时报告，医务人员应正确作出判断并采取相应措施；出闸后 36 小时内应对高气压作业人员密切观察，如有异常应正确及时做出诊断与处置；完成当天高气压作业减压出闸后，务必在常压下连续休息 12 小时以上，方可参加下一次高气压作业（特殊情况例外，但需按"反复高气压暴露"处理）。

高气压工程结束或暂告一段落时 应及时收集整理、保管好医学保障资料，并进行总结；对所有参加高气压暴露的人员在工程结束 1 个月内进行一次全面体格检查并作预防性加压治疗，并在高气压作业结束后 6 个月内进行双侧肩、肘、髋、膝关节的 X 线摄片。

高气压作业医学保障中还需注意：①反复高气压暴露。高气压作业人员在前一次高气压暴露结束后 12 小时内再次进入高气压环境时称反复高气压暴露。对反复高气压暴露的作业人员必须要考虑前一次高气压暴露后遗留在机体组织内的惰性气体在反复高气压暴露开始时剩余的量，在反复高气压暴露出闸减压时减压方案必须做延长修正，其修正方法需根据前一次高气压暴露的压力、暴露时间以及两次高气压暴露间的时间间隔等具体情况确定。②高温环境下高气压作业。应采取适当的防暑降温措施；加强作业现场的通风换气；作业现场应准备好含盐防暑饮料、清凉饮品以及防治中暑的药物；高气压作业人员作业前应有充分的休息；一旦中暑，应及时处置。③存在有害气体污染的高气压作业。应针对有害气体的种类、对人体的影响机制，制定周密的医学保障计划；定时测定作业现场有害气体的浓度，采取相应的措施；对作业现场加强通风换气，以降低有害气体浓度。④高海拔地区进行高气压作业。由于海拔高度的增加大气压力相应逐渐下降，因此在高海拔地区进行高气压作业时必须制定该海拔高度专用的高气压作业减压表。⑤生活在海平面地区的人员乘坐飞机直接到达高海拔地区且在到达后12小时内进行高气压作业的人员，由于高海拔地区呼吸气中氮分压的降低，机体组织内存在余氮，因而在高气压作业结束后出闸减压时，必须按反复高气压暴露的原理，根据到达的海拔高度、到达高海拔地区时至高气压暴露开始时止的间隙时间，对减压方案作适当的延长修正。⑥高气压作业后乘坐飞机。高气压作业减压出闸后，作业人员机体组织内仍处于惰性气体的过饱和状态，此时，人体依然在继续脱饱和，直至将机体组织内多余的惰性气体全部排出体外为止。在高气压暴露结束后如要乘坐飞机，由于升空后随着飞行高度的增加，环境气压将降低（乘坐直升机、货物运输机等非加压座舱飞机时，座舱内气压

值与外界相等；即使乘坐加压座舱的商业飞机，座舱内压力值相当于海拔2 400m左右高度的气压值），此时机体组织内的惰性气体张力值与体外气压的比值进一步加大，很容易引发减压病。而且减压结束出闸时体内还可能存在一定数量的隐性气泡或亚临床气泡，因此，在高气压暴露减压结束后不得在短时间内乘坐飞机升空，而应根据暴露的气压值、暴露时间和将要飞行的高度，必须在地面等待一定时间后再允许升空。

（方以群　王世锋　吴生康）

gāoyāyǎng zhìliáo

高压氧治疗（hyperbaric oxygen therapy）

机体在高于一个大气压的环境下吸纯氧用来治疗疾病的方法。

发展历史 自1775年普里斯特利（Priestley）从空气中分离氧气成功后，氧在机体生命活动中的重要作用才被逐步认识。随着物理学的发展，特别是对气体在液体中的溶解以及气体分压定律的认识，才为高压氧治疗提供了理论基础，推动了临床应用的发展。1887年，巴伦苏埃拉（Valenzuela）第一次成功地在0.2 MPa（2 ATA）压力下用纯氧治疗疾病，为高压氧的临床应用作出了良好的开端。20世纪60年代，荷兰阿姆斯特丹（Amsterdam）大学外科教授博雷马（Boerema）在荷兰海军合作支持下，建造了一台手术加压舱，在高压条件下开展了多种心血管外科手术，包括大血管移植、法洛四联症等。1956年，他首次报道了在0.3 MPa（3 ATA）氧压下，延长循环停止时间，成功地进行了心脏直视手术，高压氧疗法才重新受到世界范围的重视。1959年，博雷马又报道，

在3ATA的氧压下，仅靠动物血浆中物理溶解的氧量即可维持没有血红蛋白的动物的生命，即著名的"无血生命"实验。这一工作之所以有价值，因它为阐明高压氧治疗的机制（主要依靠血浆中溶解的氧量，而不需动用红细胞中血红蛋白结合的氧，即可解决组织的缺氧状态而起到治疗作用）奠定了基础。1961年，布鲁梅尔·坎普（Brummel kamp）又发现高压氧可抑制厌氧菌的感染，成功采用高压氧治愈了梭状芽胞杆菌感染引起的气性坏疽。扩大了高压氧的应用范围。1962年，英国史密斯（Smith）在门诊用高压氧成功地治愈了急性一氧化碳中毒患者。随着自然科学、医学科学以及潜水医学等邻近边缘学科的进展，特别是近40多年来，世界各国相继重视，并积极开展了一系列应用基础的科学实验研究工作，对高压氧的认识步步深入，利用高压氧治疗多种临床疾病的工作也得到蓬勃发展，总结了许多经验和教训，取得了一批又一批的新成果，使高压氧治疗发展成为高气压医学的一个重要组成部分，在临床治疗学上得到了应有的地位。

中国高压氧事业起步较晚，但发展速度很快。新中国成立前仅上海打捞局有一座供潜水员防治减压病的加压舱。新中国成立后1954年，海军医学研究所建造了一座供训练潜水员及治疗减压病的加压舱。1958年，军事医学科学院建造了供动物实验用高压氧舱，随后于1960年又建造了一座20个大气压供潜水实验用的大型加压舱。中国首座医用高压氧舱建于1963年，福建协和医院心脏外科专家李温仁教授，建成了中国第一座大型高压氧手术舱，

在高压氧舱内进行了心脏直视手术，取得了良好效果。从 20 世纪 70 年代开始在上海、杭州、北京、天津、南京、沈阳、广州、青岛、哈尔滨等城市先后建成了高压氧舱，以供抢救、治疗和科研应用。80 年代中期以来，中国高压氧事业的发展极为迅速，到目前为止，中国高压氧舱已达 4 000 余台，专业人员 25 000 余人。中国应用高压氧治疗的疾病已逾 100 种，治疗范围几乎已涉及临床各科，高压氧治疗在临床医学的重要地位已为医学界所公认。

治疗方法 整个高压氧治疗过程分为 3 个阶段：加压、高压下停留、减压。

加压 患者进入高压舱，舱门关闭。向舱内加入高压气体，舱压增加。当气体进入时，气体冲入舱内会发出噪声，其水平可高达 90 分贝（dB）。当气体进入舱内时，气体分子之间的摩擦和撞击也会产生热量。此热量会使舱内温度增加，患者感到不适。此时，可减慢加压速度或增加通风量来使温度更适合于患者。一旦压力达到 2～3m 海水（fsw），压力差可能使体内任何充满空气的气腔产生气压伤。体内气腔如肺、鼻窦、中耳和牙齿（不适当填充）必须在相同压力下加压，否则，将产生疼痛。

根据玻意耳定律：温度不变，容积与压力成反比。即如果患者周围的压力增加 1 倍，则空气的体积将减半。在高压氧疗中，体内所有气腔必须与体表交流至平衡。中耳通过咽鼓管与外界大气交流。需要通过瓦尔萨尔瓦（Valsalva）动作（捏鼻鼓气入中耳），弗伦埃尔（Frenael）（闭嘴、鼻和声门，用舌抵住口腔顶部压迫空气进入中耳），托因比（Toynbee）（捏鼻吞咽），或打哈欠和吞咽以打开咽鼓管使鼓膜后达外界压力环境。

如果压力未达平衡，鼓膜会自然内陷以充填因平衡压力所需的空间而产生疼痛。如果继续加压而未达平衡鼓膜会破裂。昏迷患者无能力诉说其对压力的不适，应接受鼓膜穿刺或放置咽鼓管压力平衡管以预防鼓膜破裂。相同的压力作用于鼻窦、肺或体内的气腔（如含有气腔的牙齿），由于这些气腔不能平衡压力，就会产生疼痛和损害。

高压下停留 高压下停留，吸入纯氧会使氧分压增加。氧分压增加将抑制颈动脉窦和主动脉体的作用；抑制对 CO_2 的敏感性。使血管收缩，减少脑血流、冠状动脉和眼的血流，引起心动过缓。一旦血红蛋白完全饱和，氧含量的增加仅能表现于溶解氧。高气压下，压力每增加 1ATA 则有 2ml 氧以溶解方式增加于每分升血中。在 2.8 ATA 下呼吸 100%氧，PaO_2 为 2 059mmHg 或 64ml/L 生理溶解氧。一定压力下吸氧不是没有危险的。像任何药物在增加浓度下，都具有毒性一样，氧也具有毒性。一定压力下的氧可在两个方面对肺和脑产生毒性。

减压 减压过程是治疗最关键的部分。患者应以正常呼吸方式完成减压。背离这一原则会产生悲剧。根据玻意耳定律压力影响容积，它也影响减压。在快速不控制的减压中，如果患者屏住呼吸关闭声门，产生喉痉挛或惊恐，可能会出现肺的过度伸张或延伸甚至撕裂（肺气压伤）。当患者靠近常压时，更容易发生。

当屏住呼吸，减压仅 1m 将增加肺内压 31cmH₂O（1cmH₂O = 9.8kPa），其容积增加 1/33。如果容积扩张允许肺充气而无任何限制，该肺将撕裂。设想双手握一气球充气。在气球放气前压力可达很高；然而，如果该气球充气而不被紧握，球会扩大致爆炸而其内压力很小。从这一例子推论，就可明白仅上升 4～8fsw 而撕裂肺。

肺撕裂可使空气分离结缔组织层出现以下 3 部位及导致损伤：胸膜导致气胸；纵隔导致纵隔气肿；或血管致动脉气栓。气胸表现为胸痛或呼吸困难。如果在多人舱高压下发生气胸，舱压应继续增加直到患者容易呼吸为止。患者卧于受累侧，直至外科医师置入胸腔引流管。在多人舱中，减压前有必要治疗气胸。单人舱内发生气胸的治疗有必要从舱内移出患者。当单人舱治疗重新开始，胸腔引流管连接一单向阀以预防空气进入胸腔。

当空气进入纵隔或颈部皮下组织，会产生捻发音、胸痛、吞咽困难、声音改变或由此联合。通常没必要治疗。然而，应被严密观察潜在气栓的存在，因气栓常常伴随这一现象。

另一方面，当空气以动脉气栓形式进入血管，应立即加压至 165fsw 以缩小气泡大小。立即诊断和治疗对挽救生命是必需的。首先要做的是放平患者，这就有利于避免气泡进入大脑。动脉气栓的症状包括管状视野、急性意识丧失、呼吸窘迫、抽搐、瘫痪。惊厥或由冠脉或脑梗死引起死亡。更客观的体征为视网膜的气泡。舌苍白、皮肤大理石花纹、咯血、局灶性或全身抽搐和神经异常。如果迅速给予再加压治疗将通常逆转症状。任何延误开始治疗时间将失去完全恢复的机会。

减压病通常对进行高压氧疗的患者不存在危险。减压病发生可能是患者高压下长时呼吸惰性气体。多人舱内陪伴患者的陪舱者有发生减压病危险，因他们在高压下呼吸空气。

根据亨利定律，在一定温度下，气体在液体中的溶解量与该气体在液体中分压成正比。溶解气体的绝对量是随气体变化的溶解系数决定。在高压下，组织将接受较大量气体以平衡因素由高至低弥散增加组织中该气体张力。

减压时，当环境压力降低。如果血流不足以带走这部分气体，组织气体张力将增加。组织压力梯度增加到一点，产生过量气体张力，气体（通常是氮气）将从液体中出来并产生气泡。这就像快速打开碳酸饮料一样。这一方式产生的气泡将压迫神经末梢等组织、器官导致减压病。

对减压病的首要治疗是再加压治疗和提供氧气及液体。因为其神经学症状不易与其他疾病区分，必须警惕动脉气栓的可能性。应及时根据治疗表在加压后减压。评价高压舱内患者对治疗的反应是主观性的，因此在开始治疗前和治疗过程中不要对患者应用麻醉剂，因分辨症状的表现以确定进一步治疗过程。

合理应用减压表排除了大部分与高气压暴露相关的危险。人体生理学的变异能增加减压过程相关的危险。已知年龄、温度、健康状况、肥胖、创伤、吸烟、疲劳、药物（如酒精）、脱水和女性能增加减压病的危险、另外，以前曾有减压病发作史提示患者可能再发该病的可能。因此，合理减压方案是预防的关键。必须严密监视高压舱治疗全过程。是避免患者或陪舱者患减压病的重

要方法。应根据工作量、温度和减压速率调整减压表。

在高气压治疗中均可能出现以上并发症，应跟每一位患者解释并填写知情同意书。然而，保持适当警惕、加强训练、质控和治疗过程标准化是高压氧治疗的常规过程。

基本要求 包括以下几方面。

设备要求 ①所使用的高压氧舱及其附属设备必须为具有医用高压氧舱制造许可的单位制造。②高压氧舱应具有技术监督机构颁发的使用许可。③空气加压舱必须有过渡舱。④在用高压氧舱及其附属设备应始终处于安全、完好的工作状态。

人员要求 ①高压氧（治疗）科（室）的医师、护士、工程技术人员经过专业培训，取得上岗许可后才能上岗。②没有专职医师的高压氧（治疗）科（室）不能收治患者。③空气加压舱的工作人员不应少于3人，氧气加压舱的工作人员不应少于2人。

卫生要求 包括以下几方面。

高压氧舱每次治疗结束后均应通风、换气；清洁表面及地面，随后用紫外线照射（1.5W/m³）30~60分钟。高压氧舱内壁、外表面擦拭，至少每周1次。

压缩空气：①空气压缩机提供的压缩空气应符合医用空气加压舱空气的相应要求，例如中国的是 GB/T 12130—2005《医用空气加压氧舱》要求。②患者吸入的氧气应符合医用氧气相应要求，中国的 GB 8982—2009《医用及航空呼吸用氧》要求。

面罩、头盔、氧帐等吸氧用具面罩每人专用，吸氧头盔、氧帐等用具的消毒，每次使用前、后用清水、消毒棉球擦拭，或在舱外用75%酒精擦拭。参照 GB

15982—2009《医院消毒标准》。

吸氧管吸、排氧管与三通管应每周消毒，并符合消毒标准，中国的是 GB 15982—2012《医院消毒标准》要求。舱内使用的痰盂、便盆、垃圾桶每次治疗后均应清洗。

安全要求 ①身着全棉或进行过阻燃处理的衣物。②杜绝火种、易燃、易爆、有毒、有害物品和易引起电火花的设备。③治疗期间严禁管路、电气部分及高压氧舱维修作业。④空气加压舱治疗全程舱内氧浓度不应超过23%。⑤医务人员在抢救患者生命的前提下，对患者于高压氧治疗期间可能出现的问题应进行预测和做出适当处置准备。

主要特点 高压氧治疗可以起到以下作用：①迅速纠正机体缺氧状态。高压氧可增加血氧含量，提高血氧分压，增加血浆中物理溶解氧，可治疗心血管疾病、脑血管意外、心肺复苏术后急性脑功能障碍、CO中毒等各种毒物中毒。②有效改善微循环。提高血氧弥散能力，使氧的有效弥散半径加大，组织内氧含量和储氧量增加，可治疗伴有微循环障碍的疾病，如烧伤、冻伤、挤压伤、休克、植皮、植骨、断肢再植等。③防治各类水肿。高压氧对血管有收缩作用（肝动脉与椎动脉除外），故可降低血管通透性，减少血管、组织渗出，改善各种水肿，如治疗脑水肿，降低颅内压30%~40%，治疗肢体肿胀、创面渗出、减少大面积烧伤患者的液体丢失。④促使侧支循环的建立，增加血脑屏障的通透性。促进有害气体的排出，可治疗因缺氧所导致的一系列疾病。如心肌梗死、缺血性脑病、断肢再植、某些眼底病及皮瓣移植的成活。⑤加速

组织、血管、细胞的再生和修复，特别是缺血、缺氧组织。⑥抑制厌氧菌生长、繁殖和产生毒素的能力。是气性坏疽特效疗法。

⑦抑制微生物生长繁殖。对许多需氧菌及其他微生物的生长繁殖都有抑制作用；增加某些抗生素药效，协同治疗感染性疾病。

⑧增强放疗、化疗对恶性肿瘤的疗效。

（方以群　高光凯）

索　引

条 目 标 题 汉 字 笔 画 索 引

说　明

一、本索引供读者按条目标题的汉字笔画查检条目。

二、条目标题按第一字的笔画由少到多的顺序排列，按画数和起笔笔形横（一）、竖（丨）、撇（丿）、点（丶）、折（乛，包括丁乚乀等）的顺序排列。笔画数和起笔笔形相同的字，按字形结构排列，先左右形字，再上下形字，后整体字。第一字相同的，依次按后面各字的笔画数和起笔笔形顺序排列。

三、以拉丁字母、希腊字母和阿拉伯数字、罗马数字开头的条目标题，依次排在汉字条目标题的后面。

十一　画

十二　画

条 目 外 文 标 题 索 引

T

内 容 索 引

说 明

一、本索引是本卷条目和条目内容的主题分析索引。索引款目按汉语拼音字母顺序并辅以汉字笔画、起笔笔形顺序排列。同音时，按汉字笔画由少到多的顺序排列，笔画数相同的按起笔笔形横（一）、竖（丨）、撇（丿）、点（丶）、折（乛，包括丁乚𠃌等）的顺序排列。第一字相同时，按第二字，余类推。索引标目中夹有拉丁字母、希腊字母、阿拉伯数字和罗马数字的，依次排在相应的汉字索引款目之后。标点符号不作为排序单元。

二、设有条目的款目用黑体字，未设条目的款目用宋体字。

三、不同概念（含人物）具有同一标目名称时，分别设置索引款目；未设条目的同名索引标目后括注简单说明或所属类别，以利检索。

四、索引标目之后的阿拉伯数字是标目内容所在的页码，数字之后的小写拉丁字母表示索引内容所在的版面区域。本书正文的版面区域划分如右图。

a	c	e
b	d	f

K

本卷主要编辑、出版人员

执行总编　　谢　阳

编　　审　　谢　阳

责任编辑　　李元君

索引编辑　　王小红

名词术语编辑　　王晓霞

汉语拼音编辑　　潘博闻

外文编辑　　顾　颖

参见编辑　　周艳华

责任校对　　张　麓

责任印制　　张　岱

装帧设计　　雅昌设计中心·北京